Simon Hofstetter •
Das Unsichtbare sichtbar machen

T V Z

Simon Hofstetter

Das Unsichtbare sichtbar machen

Pflegende Angehörige und der diakonische Auftrag der Kirchen

T V Z
Theologischer Verlag Zürich

Bibliografische Informationen der Deutschen Nationalbibliothek
Die Deutsche Nationalbibliothek verzeichnet diese Publikation in der Deutschen Nationalbibliografie; detaillierte bibliografische Daten sind im Internet über http://dnb.d-nb.de abrufbar.

Umschlaggestaltung: Simone Ackermann, Zürich

Druck: ROSCH-BUCH GmbH, Scheßlitz

ISBN 978-3-290-17872-7

www.tvz-verlag.ch

Inhaltsverzeichnis

Vorwort

Die Arbeit «Das Unsichtbare sichtbar machen. Pflegende Angehörige als Herausforderung für den diakonischen Auftrag der Kirchen» wurde von der Theologischen Fakultät der Universität Bern im April 2016 als Dissertation im Fach Diakoniewissenschaft angenommen. Die vorliegende Druckfassung stellt eine aktualisierte und leicht überarbeitete Fassung der Dissertation dar.

Im gesamten Verlauf meiner Anstellung als wissenschaftlicher Assistent an der Dozentur für Diakoniewissenschaft hatte ich die Möglichkeit, mich mit der Situation pflegender Angehöriger von betagten Menschen zu befassen und damit ein Thema zu behandeln, das bereits vor der Publikation auf breites Interesse in unterschiedlichen Kreisen stiess: Verschiedene Elemente der Arbeit konnten für die Politik, für Verbände der ambulanten Pflege sowie für die kirchliche Diakonie nutzbar gemacht werden. Es versteht sich von selbst, dass sich ein solches Interesse von «aussen» motivierend auf die Verschriftlichung und Fertigstellung der Arbeit auswirkte.

Zahlreiche Personen haben mich in unterschiedlichen Stadien der Arbeit mit Anregungen und Hilfestellungen begleitet und unterstützt, wofür ich Ihnen herzlich danke. Zuallererst ist an dieser Stelle PD Dr. Christoph Sigrist zu nennen. Er hat als Doktorvater während der vergangenen Jahre durch seine sorgfältige, fundierte und motivierende Begleitung meiner Dissertation und Förderung meines wissenschaftlichen Arbeitens wesentlichen Anteil am gelingenden Abschluss meiner Promotion. Prof. Dr. Isabelle Noth hat das Zweitgutachten erstellt und mir insbesondere im ersten Teil der Arbeit wichtige Anregungen mitgegeben. Die Mitglieder des Instituts Neumünster, namentlich Anemone Eglin, Evelyn Huber, Dr. Heinz Rüegger und Dr. Werner Widmer, haben mehrmals mit mir die Konzeption der Arbeit beraten. Dr. Sara Hutchison, ehem. Assistentin am Institut für Psychologie der Universität Bern, und Prof. Dr. Matthias Riedel, Dozent am Institut Alter der Berner Fachhochschule, verdanke ich viele Hinweise zu den sozial- und pflegewissenschaftlichen Grundlagen. In Fragen des Sozialversicherungsrechts verdanke ich Prof. Dr. Hardy Landolt, Titularprofessor an der Universität St. Gallen für Haftungs-, Privat- und Sozialversicherungsrecht, zahlreiche Hinweise. Prof. Dr. Martin Kronauer, Professor für Strukturwandel und Wohlfahrtsstaat in internationaler Perspektive an der Hochschule für Wirtschaft und Recht Berlin, sowie Prof.

Dr. Gerhard Wegner, Direktor des Sozialwissenschaftlichen Instituts der EKD, sowie Prof. Dr. Matthias Zeindler, Titularprofessor für Systematische Theologie an der Universität Bern, haben mich in der Konzeption des zweiten Kapitels beraten. Dr. Susanne Graf, ehem. Präsidentin der Begleitkommission der Dozentur für Diakoniewissenschaft, hat mich stets in der Fortführung der Arbeit unterstützt; zudem hat sie verschiedenen Stellen der Arbeit den notwendigen sprachlichen Schliff verliehen. Schliesslich habe ich von den Kolleginnen und Kollegen aus dem praktologischen Doktorandenkolloquium wertvolle Anregungen mitnehmen können.

Dem Schweizerischen Evangelischen Kirchenbund (SEK), der Lang-Stiftung sowie dem Emil Brunner-Fonds der Evangelisch-reformierten Landeskirche des Kantons Zürich danke ich für die grosszügige finanzielle Unterstützung zur Drucklegung dieser Arbeit.

Ein besonderer Dank gilt meiner Familie und meinen Freunden, die mich in der ganzen Dissertationszeit unterstützt und getragen haben.

1. Ausgangslage und Zugang zur Arbeit

Die Schweiz erlebt – wie viele andere hochindustrialisierte Gesellschaften – insbesondere seit der Nachkriegszeit des letzten Jahrhunderts einen markanten Anstieg der durchschnittlichen Lebenserwartung ihrer Bewohnerinnen und Bewohner. Lag die durchschnittliche Lebenserwartung zu Ende des 19. Jahrhunderts noch bei rund 40 Jahren, so ist sie nach der Jahrtausendwende auf über 80 Jahre gestiegen.[1] Das erhöhte Wohlstandsniveau, neue Hygiene- und Ernährungsstandards sowie insbesondere die gewaltigen Fortschritte in der Medizin haben dazu beigetragen, dass heute eine grosse Zahl von Menschen ein vergleichsweise hohes Alter erreicht. Die Hochaltrigkeit hat ein historisch gesehen nie dagewesenes Ausmass angenommen.[2]

Gerontologische Forschungen weisen darauf hin, dass die längere Lebensdauer im Blick auf den jeweiligen Gesundheitszustand der Hochaltrigen als ambivalent einzustufen ist: Mit der Hochaltrigkeit steigt auch das Pflegebedürftigkeitsrisiko an,[3] d.h., mit der Zahl der hochaltrigen Menschen erhöht sich die Zahl derjenigen Personen, die auf Hilfe und Pflege angewiesen sind – Hilfe- und Pflegebedarf im hohen Alter wird so zunehmend zum «Bestandteil der Normalbiographie»[4] bzw. zu einem «normal risk of living».[5]

Für die meisten hilfe- bzw. pflegebedürftigen Betagten, und zwar «unabhängig von Geschlecht, Bildung und kultureller Zugehörigkeit»,[6] ist es

1 Mit einer beträchtlichen, wenn auch sich verringernden Differenz zwischen der durchschnittlichen Lebenserwartung der Männer und derjenigen der Frauen (vgl. Bundesamt für Statistik, Zukunft, 14).

2 Vgl. Schweppe, Alter, 276.

3 Vgl. Blinkert/Klie, Solidarität, 81. In I.1.1.3.2. «Ausmass des zukünftigen Hilfe- und Pflegebedarfs in der Schweiz» wird darauf hingewiesen, dass sich der Pflegebedarf jedoch leicht langsamer erhöht, als dies eine lineare Fortschreibung der demografischen Entwicklung nahelegen würde. Dies ist insbesondere dem Umstand geschuldet, dass (gemäss Prognosen) die behinderungsfreien Jahre der gestiegenen Lebenserwartung deutlich mehr zunehmen als die Lebensjahre mit Beeinträchtigungen (vgl. Höpflinger/Hugentobler, Pflegebedürftigkeit, 12).

4 Lettke, Pflegen, 72.

5 Bittman et al., Making, 71.

6 Perrig-Chiello et al., SwissAgeCare, 106.

ein «zentrales Bedürfnis und prägendes Leitmotiv»,[7] trotz den gesundheitsbedingten Einschränkungen möglichst lange in den eigenen vier Wänden im gewohnten Kreis und Umfeld der Familie verbleiben zu können.[8] Diese «Aufrechterhaltung der eigenen Häuslichkeit»[9] wird nach wie vor häufig als entscheidende Rahmenbedingung erachtet, um das eigene Leben trotz Beeinträchtigungen weitgehend individuell und selbstbestimmt führen zu können.[10] In der Schweiz deckt sich dieser gewünschte Vorrang des Verbleibs in den eigenen vier Wänden nur teilweise mit der empirischen Wirklichkeit. Schätzungsweise die Hälfte der älteren hilfs- und pflegebedürftigen Personen werden zu Hause gepflegt, die andere Hälfte der Betroffenen lebt in sozio-medizinischen Einrichtungen.[11]

Zur pflegerischen Betreuung der hilfe- und pflegebedürftigen Betagten besteht in der Schweiz ein dichtes und professionell ausgebautes Netz von ambulanten Dienstleistern, die in zahlreichen häuslichen Pflegesettings wichtige pflegerische Unterstützung leisten.[12] Dennoch erweist sich die «Verfügbarkeit über ein stabiles, privates Hilfenetzwerk» von Angehörigen oder weiteren nahestehenden Personen als «entscheidende Voraussetzung für die Versorgung und Betreuung zu Hause».[13] Nur wenn dieses private Hilfenetz «bereit und in der Lage ist, auch die notwendigen Versorgungsleistungen kontinuierlich zu erbringen,»[14] ist es möglich, dem Wunsch der betagten Personen nach Verbleib, Wohnen und Pflege in den eigenen vier Wänden nachzukommen. Das Leben von Hochaltrigen in den eigenen vier Wänden mit Hilfe- und/oder Pflegebedarf ist also «keine individuelle

---

7 Bundesministerium für Familie, Senioren, Frauen und Jugend, Möglichkeiten und Grenzen III, 7.

8 Vgl. Perrig-Chiello et al., SwissAgeCare, 18.

9 Bundesministerium für Familie, Senioren, Frauen und Jugend, Möglichkeiten und Grenzen III, 7.

10 Vgl. dazu auch Dörner, Leben, 81–83.

11 Vgl. die Ausführungen in I.1.1.2. «Definition und aktuelles Ausmass des Hilfs- und Pflegebedarfes bei zu Hause lebenden älteren Menschen».

12 Vgl. dazu die Ausführungen in I.1.2.2.3. «Ressourcen der Angehörigen» sowie in I.2.2.2.1. «Leistungen aus dem Dritten Sektor: Bedeutende Organisationen der ambulanten Hilfe und Pflege».

13 Bundesministerium für Familie, Senioren, Frauen und Jugend, Möglichkeiten und Grenzen III, 3.

14 Ebd.

Angelegenheit»,[15] vielmehr sind die Betreuungsleistungen der Angehörigen hierfür konstitutive Voraussetzung – so dass nach wie vor gilt, dass in unserer Gesellschaft «die Angehörigen das Rückgrat der häuslichen Pflege»[16] bilden.

In der Schweiz betätigen sich rund eine Viertelmillion Menschen als Hauptpflegepersonen für ihre betagten Angehörigen. Vorwiegend sind dies Mitglieder aus der Kernfamilie, insbesondere (Ehe-)Partnerinnen und -Partner sowie Kinder der Betroffenen. Diese zeitlich oftmals intensive Tätigkeit leisten die Angehörigen «nicht einfach so nebenher»,[17] sondern sie betreffen häufig «ihren Alltag, ihre Freizeit, ihr Familienleben und in manchen Fällen auch ihren Berufsalltag»;[18] die Angehörigen richten diese Elemente nach den Bedürfnissen der pflegebedürftigen Person aus.

Trotz diesen bedeutenden Leistungen stand die Tätigkeit pflegender Angehöriger während langer Zeit im Schatten öffentlichen Interesses. Erst seit den 1970er Jahren haben sich einzelne wissenschaftliche Disziplinen für die Umstände der Tätigkeit pflegender Angehöriger und die Eigenheiten häuslich-informeller Pflegesettings zu interessieren begonnen.[19] Mittlerweile kann festgehalten werden, dass verschiedene Forschungsdisziplinen durchaus in der Lage sind, eine detaillierte Situation ihrer fachlichen Perspektive über pflegende Angehörige nachzuzeichnen; dabei setzen die Disziplinen aufgrund unterschiedlicher fachlicher Interessen je verschiedene Forschungsschwerpunkte:[20] Sozialwissenschaftliche Fächer befassen sich etwa mit dem Umfang und der Bedeutung der familialen Pflegeleistungen sowie den psychosozialen Auswirkungen auf die Leistungserbringenden, namentlich die pflegenden Angehörigen (bspw. mit Forschungen zur Motivation zur Pflegeübernahme, zu Belastungsfaktoren und Ressourcen der Pflegetätigkeit sowie zu unterschiedlichen Copingstrategien); die Soziale Arbeit untersucht spezifisch die förderlichen und hinderlichen Umstände der Pflegetätigkeit an der Schnittstelle zwischen informeller

15 Kesselring, Herausforderung, 12.

16 Perrig-Chiello et al., SwissAgeCare, 18.

17 Perrig-Chiello et al., SwissAgeCare, 81.

18 Perrig-Chiello et al., SwissAgeCare, 81f. Vgl. dazu auch die Ausführungen in I.1.2.1. «Eckdaten der häuslichen Pflegesettings».

19 Vgl. Jansen, Pflege, 613ff.

20 Vgl. dazu die Darlegung des Werdegangs vom Belastungsdiskurs über die Kompetenz- bzw. Ressourcenperspektive bis zum psychodynamischen bzw. psychosozialen Diskurs in I.1.3. «Fazit».

und ambulanter Pflege; die Medizin interessiert sich vorwiegend für Unterstützungsmöglichkeiten für Angehörige von Demenzkranken, u.a.m.

Von besonderer Bedeutung ist der Umstand, dass die Erkenntnisse aus diesen Fachdiskussionen in den sozial-, familien- bzw. gesundheitspolitischen Diskursen auf staatlicher Ebene noch kaum angekommen sind und die politischen Debatten den genannten Fachdiskussionen also weitgehend hinterherhinken. Wenn auch die Situation pflegender Angehöriger in den vergangenen Jahren mehr und mehr Gegenstand politischer Vorstösse und Programme geworden ist,[21] so muss nach wie vor festgehalten werden, dass die meist umfangreichen Tätigkeiten der pflegenden Angehörigen de facto als implizite Voraussetzungen gelten, auf denen sozialstaatliche Programme überhaupt aufbauen. Ihre Rolle und der Wert ihrer Arbeit sind darin kaum konzeptuell mitbedacht; die Tätigkeit der pflegenden Angehörigen gilt weitgehend als selbstverständlich und wird unhinterfragt geleistet.[22] Aufgrund dieser als implizite Voraussetzung für viele Bereiche sozialstaatlichen Handelns zugrunde gelegten Tätigkeit pflegender Angehöriger kann davon als «Wohlfahrtseisberg»[23] gesprochen werden: Sozialpolitische Programme behandeln in verschiedenen sozial- und familienpolitischen Fragen die Spitze des Eisbergs, bauen jedoch (meistens unreflektiert) auf den umfangreichen, aber nicht sichtbar gemachten Leistungen von Angehörigen im familiären Umfeld auf – mit der Konsequenz, dass mögliche sozialpolitische Herausforderungen der Tätigkeit pflegender Angehöriger kaum Beachtung finden.

Eine kurze historische Herleitung zu Prozessen der Haushaltsentwicklung in der Neuzeit mag diese weitgehende politische Nichtbeachtung der häuslich-informellen Pflege erklären: In ländlich-agrarischen Wirtschaftssystemen existierten Haushalte als mehrere Generationen umfassende Familiengemeinschaften; darin ereigneten sich Produktion und Reproduktion (inklusive die Sorge um pflegebedürftige Mitglieder) in einer räumlichen Einheit: Arbeit, Erholung und Sorgetätigkeiten fanden am selben Ort statt und konnten daher leicht ineinander übergehen. Mit der Industrialisierung entstand ein historisches Novum, mit welchem durch die Arbeitsteilung

---

21 Vgl. hierzu die Ausführungen in I.2.2.1. «Leistungen staatlicher Akteure» sowie etwa auch in III.3.2. «Modelldiskussion 1: Finanzielle Transferleistungen für pflegende Angehörige».

22 Vgl. dazu grundsätzlich Kesselring, Angehörige, 504.

23 Bittman et al., Making, 70 («iceberg of welfare»).

auch die bisherige Einheit von Arbeiten und Leben im Haus aufbrach.[24] Mit der Trennung von Wohn- und Arbeitsort entfiel der ehemals integrierte Platz Pflegebedürftiger im Haushalt weitgehend.[25] Die Angehörigen waren und sind durch die ortsexterne Arbeit nicht mehr wie früher selbstverständlich verfügbar für Pflege- und Betreuungsaufgaben, d.h., die beständige Verfügbarkeit von Angehörigen kann unter diesen Umständen nicht mehr bzw. nur unter Inkaufnahme von anderen Schwierigkeiten gewährleistet werden: Wer sich heute der Pflege bedürftiger Angehöriger widmet, hat damit verbundene Lasten oftmals alleine zu tragen, Entlastungen bzw. Stellvertretungen (wie sie ehemals selbstverständlich waren) sind heute nicht ohne Weiteres verfügbar.[26] Zudem können Pflegetätigkeit und Erwerbsarbeit aufgrund der erfolgten konstitutiven räumlichen Trennung nicht mehr am selben Ort erfolgen und sind somit nicht mehr in gleichem Masse vereinbar wie früher. Diese folgenreiche Veränderung von Haushaltsstrukturen hat für pflegende Angehörige Herausforderungen hervorgebracht, die von sozialpolitischen Programmen bislang nur unzureichend mitverfolgt und bearbeitet worden sind.

Ebenso sind die genannten Herausforderungen auch von kirchlich-diakonischen Akteuren bislang noch kaum beachtet worden: Zwar können gerade reformierte Kirchgemeinden eine «lange Tradition»[27] vorweisen in Bezug auf ihre Altersarbeit, d.h. auf ihr diakonisches Handeln mit älteren sowie betagten Menschen; darüber hinaus sind die kirchlich-diakonischen Akteure hierzulande in einem recht klar definierten und umrissenen Feld von «Haupt-Arbeitsfelder[n]»[28] aktiv, die als diakonische Anspruchsgruppen gelten, da sie – nach der hier zugrunde gelegten Definition von Haslinger[29] – «aufgezwungene Einschränkungen von Lebensmöglichkeiten»[30]

24 Vgl. dazu Dörner, Leben, 20; Duden, Arbeit, 22.

25 Vgl. dazu Jansen/Klie, Häuslichkeit, 524f.

26 Vgl. dazu die Ausführungen in I.1.2.2.3. «Ressourcen der Angehörigen».

27 Evangelisch-reformierte Landeskirche des Kantons Zürich, Lebensabschnitt Alter, 3.

28 Stückelberger, Herausforderungen, 190. Stückelberger nennt neben der Altersarbeit vorwiegend Menschen mit Behinderungen, Suchtabhängige bzw. -gefährdete, Kinder und Jugendliche, Armutsbetroffene und Arbeitslose u.a.m. (Herausforderungen, 190–192).

29 Diakonie, 21.

30 Ebd.

zu gewärtigen haben, die durch einen «Mangel an Handlungsmöglichkeiten»[31] bestimmt sind, der wiederum den Betroffenen die «gleichberechtigte Teilnahme am sozialen Geschehen erschwert».[32]

Die pflegenden Angehörigen sowie weitere Gruppen, die im Hintergrund wichtige Dienste leisten, werden auf den ersten Blick in aller Regel nicht (oder nicht in gleichem Masse) als von den erwähnten «Einschränkungen von Lebensmöglichkeiten»[33] betroffen erachtet. Entsprechend wird die Arbeit von Angehörigen in der Diakonie sowie in der Diakoniewissenschaft in der Schweiz kaum explizit thematisiert; weder bestehen diakonische Reflexionen zum Umgang mit pflegenden Angehörigen, noch existieren in Kirchgemeinden flächendeckend entsprechende diakonische Projekte.[34] Aufgrund dieser weitgehenden Reflexionslücke sollen im Rahmen der vorliegenden Arbeit schwerpunktmässig zwei Fragestellungen behandelt werden:

Erstens: Angesichts des Umstands, dass die Kirchgemeinden und diakonische Werke mit ihrem diakonischen Handeln die Rolle einer «Pionierin»[35] beanspruchen, die neue soziale Brennpunkte identifizieren und mit als Erste reagieren in Situationen, in welchen einzelne Menschen oder Gruppen – der genannten Definition entsprechend – «aufgezwungene Einschränkungen von Lebensmöglichkeiten»[36] erfahren und dadurch einen «Mangel an Handlungsmöglichkeiten»[37] zu gewärtigen haben, muss die Frage aufgeworfen werden, ob die (in aller Kürze und vorläufig) geschilderte Situation pflegender Angehöriger es nicht notwendig macht, dass sie ebenfalls als diakonische Anspruchsgruppe zu identifizieren sind;

---

31 Ebd.

32 Ebd. Dass dieser Näherbestimmung eines diakonischen Handlungsfeldes gemäss dem genannten Dreischritt – ein Mangel von Handlungsmöglichkeiten führt zu aufgezwungenen Einschränkungen von Lebensmöglichkeiten und diese wiederum erschweren bzw. verhindern eine gleichberechtigte Teilnahme am sozialen Geschehen – eine grundlegende Bedeutung im Rahmen des vorgelegten Teilhabekonzepts zukommt, wird in 2. «Aufbau der Arbeit» sowie in II.1.2. «Diakonisches Handeln als Teilhabeförderung» ausführlicher dargelegt.

33 Haslinger, Diakonie, 21.

34 Vgl. hierzu die Ausführungen in III.2. ««Nahe Diakonie»: Handlungsoptionen im Bereich der Gemeinwesenarbeit (GWA)» sowie in III.3. ««Gesellschaftspolitische Diakonie»: Handlungsoptionen im Bereich des anwaltschaftlichen Handelns».

35 Evangelisch-reformierte Landeskirche des Kantons Zürich, Diakoniekonzept, 35.

36 Haslinger, Diakonie, 21.

37 Ebd.

wenn auch nicht als «primär Betroffene»,[38] so wohl doch als «konsekutiv Betroffene»[39] bzw. in unserem spezifischen Zusammenhang als Personen, die in «Situationen sekundärer Abhängigkeit»[40] leben. M.a.W., es ist zu fragen, ob und inwiefern die Situation pflegender Angehöriger nicht von einem «Noch-Nicht-Thema»[41] zu einem expliziten Thema kirchlich-diakonischen Handelns werden muss. Dabei sind die Formen und Ausgestaltungen der genannten Einschränkungen von Lebensmöglichkeiten und der Mangel an Handlungsmöglichkeiten genauer zu fassen und zu definieren.

Zweitens: Sollte sich dies bestätigen, d.h., werden sich gute Gründe finden lassen dafür, dass die Situation pflegender Angehöriger zu einem expliziten Thema kirchlich-diakonischen Handelns gemacht werden sollte, so ist hierfür ein eigenständiger und reflektierter diakoniewissenschaftlicher Zugang zu finden. Zu beachten ist dabei: In der Geschichte der Diakonie, gerade auch in ihrer jüngeren Geschichte, sind immer wieder Zugänge gewählt worden, nach welchen die Betroffenen vorwiegend über ihren Unterstützungsbedarf definiert und sie daher in einer defizitorientierten Perspektive wahrgenommen worden sind.[42] Dass solche Zugänge Gefahr laufen, den Betroffenen in paternalistischer Art und Weise zu begegnen und sie als Objekte des kirchlich-diakonischen Tuns zu behandeln, ist unterdessen hinlänglich bekannt.[43] Zum Tragen kommen soll demgegenüber vielmehr ein diakonischer Zugang, der die Betroffenen, im vorliegenden Fall die pflegenden Angehörigen, als eigenständige Subjekte ihres Tuns ernst nimmt und in erster Linie aus dieser Perspektive heraus die genannten Mängel an Handlungsmöglichkeiten auszugleichen bzw. zu beheben sucht.

---

38 Haslinger, Pastoral, 172.

39 Ebd.

40 Vgl. dazu Schnabl, Fürsorge, 233.

41 Stückelberger spricht mit «Noch-Nicht-Märkten» von diakonischen Arbeitsfeldern, die aufgrund der zunehmenden Marktorientierung im Sozialen noch nicht als (marktwirtschaftlich zu erschliessende) diakonische Themen definiert worden seien und daher noch im Schatten öffentlichen Interesses stünden (Herausforderungen, 199). Im Anschluss an Stückelberger ist im vorliegenden Kontext von «Noch-Nicht-Themen» die Rede.

42 Vgl. dazu Liedke, Menschen, 80 sowie Pietz, Diakonie, 156.

43 Vgl. dazu die Einleitung in II.1.1. «Kritik am Zugang zu Betroffenen über die ‹Defizit-Perspektive›».

Aufbauend auf dieser zweifachen Fragestellung ist die Arbeit wie folgt strukturiert:

2. Aufbau der Arbeit

Der Aufbau der Arbeit orientiert sich in grundlegender Weise am in der Diakoniewissenschaft üblichen methodischen Dreischritt Sehen/ Wahr-nehmen – Urteilen – Handeln.[44] Damit wird beabsichtigt, zuerst den vorgegebenen Wirklichkeiten und sozialen Herausforderungen in interdisziplinärer Perspektive nachzuspüren (Sehen/Wahrnehmen), diese Herausforderungen aus diakonischer Sicht auf ihre Bedeutsamkeit für die Betroffenen zu verstehen und zu beurteilen (Urteilen), bevor schliesslich Handlungsorientierungen entwickelt werden, die diesen Herausforderungen zu begegnen bzw. entgegenzutreten vermögen (Handeln).

Im Einstiegskapitel soll der Frage nachgegangen werden, ob, inwiefern und in welchem Ausmass pflegende Angehörige gemäss dargelegter Definition diakonischer Handlungsfelder von «aufgezwungenen Einschränkungen von Lebensmöglichkeiten» betroffen sind bzw. wann sie einen «Mangel an Handlungsmöglichkeiten» gewärtigen haben. Um diese Fragen beantworten zu können, sind in diesem ersten Kapitel gründliche Wahrnehmungen zu leisten:

Zuerst ist die Situation häuslicher Pflege in einem gesamtschweizerischen Überblick zu analysieren. Der Fokus richtet sich dabei auf neuere pflege- und sozialwissenschaftliche Studien, die spezifisch häusliche, innerfamiliäre Pflegearrangements in den Blick nehmen und dabei die pflegenden Akteure benennen sowie intra- und intergenerationelle Ambivalenzen der jeweiligen Pflegesettings thematisieren. D.h., es soll eine quantitative Bestandsaufnahme gemacht werden, wie viele Angehörige schweizweit in private Pflegearrangements eingebunden sind und genauerhin, welche Angehörige dies betrifft (I.1.2.1.); sodann geht es um eine qualitative Zusammenstellung von Studienergebnissen über Motive der Pflegeübernahme, Belastungsfaktoren, Ressourcen und Bewältigungsstrategien (I.1.2.2.).

---

44 Vgl. dazu ausführlicher in 4.4. «Der methodische Dreischritt».

Zu beachten ist dabei, dass die Situation pflegender Angehöriger nicht angemessen wahrgenommen und beurteilt werden kann, wenn allein das dyadische Pflegesetting zwischen betagter Person und Angehörigen betrachtet wird; vielmehr ist mit zu beachten, dass eine Vielzahl von Akteuren, Institutionen und institutionellen Rahmenbedingungen – professionelle wie ehrenamtliche, institutionalisierte bzw. organisierte und informelle, staatliche, markt- sowie Nonprofit-orientierte – ebenfalls im Bereich der häuslichen Pflege tätig sind und einen Einfluss auf die Situation pflegender Angehöriger haben. Somit hängt die Situation pflegender Angehöriger wesentlich vom (Nicht-)Vorhandensein bzw. der Leistungsfähigkeit weiterer Dienstleister in der häuslichen Pflege ab. Ihre Existenz ist als wichtiger Bedingungs- und Ermöglichungsfaktor der häuslichen Pflege mitzubedenken. Daher wird im nächsten Abschnitt das wohlfahrtspluralistische System der Schweiz im Hinblick auf das Vorhandensein bzw. die Leistungsfähigkeit weiterer Akteure der häuslichen Pflege analysiert (I.2.). Erst die Gesamtschau der Angebote und Leistungen aus dem staatlichen Sektor (bspw. sozialversicherungsrechtliche Leistungen), dem privaten Sektor (bspw. Entlastungsdienste) sowie dem dritten Sektor (bspw. ambulante Pflegedienste) machen es möglich, die Situation pflegender Angehöriger – nicht zuletzt im internationalen Vergleich (I.2.3.) – präziser fassen und einordnen zu können.

So werden die umfassend verstandenen und im Rahmen des schweizerischen wohlfahrtspluralistischen Systems eingeordneten «aufgezwungenen Einschränkungen von Lebensmöglichkeiten» der pflegenden Angehörigen zum Abschluss des ersten Kapitels gebündelt dargestellt (I.3.).

Im zweiten Kapitel, das dem methodischen Schritt des «Urteilens» entspricht, geht es sodann darum, einen diakonischen bzw. diakoniewissenschaftlichen Zugang zu finden, in welchem die in der obigen Analyse thematisierten aufgezwungenen Einschränkungen von Lebensmöglichkeiten für pflegende Angehörige angemessen behandelt und beurteilt werden können. Zu verhindern ist dabei jedoch, dass ein Zugang gewählt wird, nach welchem die Betroffenen, namentlich die pflegenden Angehörigen, vorwiegend über ihren Unterstützungsbedarf und damit über eine «Defizit-Perspektive»[45] wahrgenommen und sie so in paternalistischer Weise als Objekte kirchlich-diakonischen Tuns behandelt werden (II.1.1.). Vielmehr

[45] Pietz, Diakonie, 156.

ist ein Zugang mit einem Diakonieverständnis anzuwenden, in welchem die Betroffenen als eigenständige Subjekte ihres Tuns ernst genommen werden und in welchem primär aus dieser Perspektive heraus die genannten Mängel an Handlungsmöglichkeiten ausgeglichen bzw. behoben werden.

Der diakonische Zugang über das Konzept der Teilhabe bzw. der Teilhabeförderung soll dies zu leisten vermögen. Das in verschiedenen sozialwissenschaftlichen Disziplinen angewendete Konzept ist auch in der Diakoniewissenschaft bekannt und erprobt (vgl. II.1.2.); das Konzept setzt ein bei Fällen von nicht mehr gewährleisteter Teilhabe bzw. Ausgrenzung, namentlich wenn die Handlungsspielräume von Personen in gravierender Weise eingeschränkt und gleichberechtigte Teilhabechancen an den grundlegenden Aktivitäten der Gesellschaft ausgeschlossen sind. Dabei zielt das Konzept auf die Eröffnung eines elementaren Anspruchs auf Teilhabe an den Lebensmöglichkeiten der Gesellschaft und eine Befähigung der von Ausgrenzung betroffenen Personen zu einem sozial integrierten Leben. M.a.W., mit seiner Intention der Eröffnung gleichberechtigter Teilhabechancen bildet das Konzept der Teilhabe ein passgenaues Gegenstück zu den genannten Faktoren der Definition eines diakonischen Handlungsfeldes («aufgezwungene Einschränkungen von Lebensmöglichkeiten», «Mangel an Handlungsmöglichkeiten»).

Daher bietet das Konzept der Teilhabe – so wird hier postuliert – einen angemessenen Zugang zur Situation pflegender Angehöriger, da es für die Situation pflegender Angehöriger aus einer doppelten Perspektive von Bedeutung ist; zum Ersten für die Angehörigen als Teilhabe-Ermöglichende, zum Zweiten für die Angehörigen als von Teilhabeausschluss Gefährdete: Wenn betagte Menschen aufgrund von Krankheiten sowie physischen und/oder psychischen Beeinträchtigungen nicht mehr in der Lage sind, selbständig an den gesellschaftlichen Vollzügen zu partizipieren und wenn dadurch ihr Bewegungs- und Aktionsradius stark eingeschränkt ist, so sichern ihnen die Angehörigen mit ihren oftmals umfangreichen Betreuungsleistungen elementare Formen von Teilhabemöglichkeiten (Teilhabe-Ermöglichende). Zugleich weisen die sozialwissenschaftlichen Forschungsergebnisse auf, dass die pflegenden Angehörigen oftmals vielerlei Problemlagen zu gewärtigen haben, die mit gesellschaftlichen Ausschlussmechanismen einhergehen bzw. einhergehen können (von Teilhabeausschluss Gefährdete) (vgl. II.3.).

Der Kapitelaufbau sieht so aus, dass in einem ersten Schritt das Konzept der Teilhabe anhand von zwei Entdeckungszusammenhängen eingeführt wird (Armut und Ausgrenzung, II.2.1., sowie Menschen mit Behinderungen, II.2.2.). Darauf aufbauend wird das Konzept auf die Situation der pflegenden Angehörigen angewendet (II.3.). Weiter folgt eine theologische Verortung des Teilhabekonzepts (II.4.), bevor hieraus Handlungsorientierungen und Fragen für ein auf pflegende Angehörige angewendetes Teilhabekonzept erarbeitet werden (II.5.).

Das dritte Kapitel wendet sich dem methodischen Dreischritt entsprechend dem «Handeln» zu. Bei diesem «Handeln» soll es darum gehen, aufbauend auf dem zu Grunde gelegten Konzept der Teilhabe bzw. der Teilhabeförderung für pflegende Angehörige (II.3./II.4.) und den hierzu erarbeiteten Orientierungen (II.5.) Handlungsfelder zu identifizieren, in welchen kirchlich-diakonische Akteure zu Gunsten von pflegenden Angehörigen aktiv werden können, wobei sich die Handlungsmöglichkeiten auf das gesamte Spektrum diakonischen Handelns, von der «nahen Diakonie»[46] bis zur «gesellschaftlichen Diakonie»,[47] beziehen.

Die «nahe Diakonie» orientiert sich an der diakonischen Arbeit der Kirchgemeinden im sozialen Nahraum, in welchem sie in gemeinwesenorientierter Arbeit auf unterschiedliche Notlagen reagieren können und dabei mit ihren je eigenen Ressourcen und gemeinsam mit weiteren Akteuren des Wohlfahrtspluralismus helfend tätig sind (III.2.1.). Dargestellt und diskutiert werden im vorliegenden Zusammenhang zum Einen in- und ausländische Projekte kirchgemeindlicher Besuchs- und Entlastungsdienste, die sich an Betagte und (zuweilen) an ihre Angehörigen wenden (III.2.2.). Zum Anderen sind Projekte im Blick, die über die Grenzen der Parochialgemeinden hinausweisen und Kooperationen eingehen an der Schnittstelle zwischen den informellen und formellen Pflegesystemen (III.2.3.).

Mit der «gesellschaftspolitischen Diakonie» wird die Überzeugung vertreten, dass sich gelebte Nächstenliebe nicht allein im örtlichen Rahmen der Kirchgemeinde in Form von zwischenmenschlichen Beziehungen zu bewähren hat, sondern ebenso im öffentlichen Raum auftreten

46 Evangelisch-reformierte Landeskirche des Kantons Zürich, Diakoniekonzept, 33.

47 Ringeling, Auftrag, 112.

muss im Einsatz für eine menschengerechtere Gestaltung gesellschaftlicher Verhältnisse[48] (III.3.1.). Im vorliegenden Zusammenhang werden dabei die zwei wichtigsten sozial- bzw. familienpolitischen Massnahmen diskutiert, die im deutschsprachigen Raum u.a. für pflegende Angehörige konzipiert wurden. Es sind dies zum Einen finanzielle Transferleistungen für Angehörige, d.h. Modelle von Pflegeversicherungen, (III.3.2.) sowie zum Anderen Formen von Zeitleistungen für Angehörige (III.3.3.). Den Abschluss bildet eine Einschätzung zu Möglichkeiten kirchlich-diakonischen Handelns im Bereich der Angehörigenarbeit sowohl im Rahmen der «nahen Diakonie» als auch der «gesellschaftspolitischen Diakonie».

Vor dem Einstiegskapitel werden noch Klärungen und Eingrenzungen des Forschungsgegenstandes vorgenommen (3.), zudem erfolgt eine diakoniewissenschaftliche Grundlegung im Sinne einer Methodenklärung und einer fachlichen Verortung der diakoniewissenschaftlichen Disziplin (4.).

3. Klärung und Eingrenzung des Forschungsgegenstandes

Um den Forschungsgegenstand klarer zu konturieren und fassbarer zu machen, werden folgende zwei Eingrenzungen vorgenommen:

1. Wenn die vorliegende Untersuchung die *pflegenden Angehörigen von betagten Menschen* im Blick hat, so bedarf diese Fokussierung in dreifacher Hinsicht der Klärung:

a. *«Angehörige»:* Zunächst ist es notwendig, den Kreis der in Betracht zu ziehenden Angehörigen einzugrenzen. Als Angehörige sollen hier spezifisch die Mitglieder der engeren (Kern-)familie ins Blickfeld rücken. Neuere Angehörigenstudien legen diesbezüglich nahe, stets sorgfältig zu differenzieren zwischen intragenerationeller (Pflege durch Partnerin/ Partner) sowie intergenerationeller (Pflege im Wesentlichen durch Kinder bzw. Schwiegersöhne und -töchter der betagten Person) Pflege, da die

[48] Vgl. dazu Dietschy, Diakonie, 160.

Pflege in einer dyadischen Partnerschaft grundsätzlich anderen Regeln unterliegt als diejenige durch die Kinder.[49] Die Angehörigen leisten ihre Pflegearbeit im privaten, häuslichen Rahmen und sind somit Teil des *informellen* Pflegesystems.[50] Die konstitutive Bedeutung persönlicher Beziehungen sowie das weitgehende Fehlen organisatorischer und rechtlicher Vorgaben und Strukturen unterscheidet dieses vom *formellen* Pflegesystem, in welchem angestelltes und ausgebildetes Personal eines professionellen stationären (Heime, Betreuungsstätten, u. dgl.) oder aber ambulanten (spitalexterne Pflege Spitex, andere privatwirtschaftlich organisierte Pflegedienste) Dienstleisters die Pflege verrichtet. Die Ausführungen in Kapitel I.[51] werden zeigen, dass eine Mehrheit der Pflegearrangements mittlerweile von Kooperations- und Mischformen (v.a. durch pflegende Angehörige und ambulante Dienste wie die Spitex) geprägt sind; trotzdem ist es von Bedeutung, die einzelnen Akteure auseinanderzuhalten, um die spezifischen Arbeiten und Leistungen der pflegenden Angehörigen quantifizieren und qualifizieren zu können. Das Interesse richtet sich somit erstens auf die *häusliche, informelle und innerfamiliale* Pflege.

b. *«betagte Menschen»:* Generell werden in der wissenschaftlichen Diskussion drei Gruppen von unterstützungs- und betreuungsbedürftigen Personen unterschieden: Kinder, Behinderte und Betagte.[52] Als Betagte kommen diejenigen Personen in den Blick, welche aufgrund von gesundheitlichen Beschwerden und funktionalen Einschränkungen auf Pflege und Hilfe angewiesen sind.[53] Allerdings: Die Definition dieser Angewiesenheit auf Pflege und Hilfe bzw. der *Pflege- und Hilfsbedürftigkeit* erfolgt keineswegs einheitlich[54] und variiert je nach ausgewählten Kriterien. Es zeichnet sich jedoch ab, dass sich zur Erfassung der Pflegebedürftigkeit

---

49 So einführend Perrig-Chiello et al., SwissAgeCare, 1 sowie Höpflinger et al., Langzeitpflege, 68. Ausführlicher dazu unter I.1.2.1.1. «Wer pflegt die betagten Angehörigen zu Hause?»

50 Dazu werden üblicherweise auch Freunde und Bekannte der Familie gezählt. Auf diese wird jedoch zum Einen wegen der erstaunlich geringen Bedeutung (vgl. z.B. Höpflinger/Hugentobler, Pflege, 71; Perrig-Chiello et al., SwissAgeCare, 23) sowie zum Anderen wegen anderer damit verbundener Fragestellungen nicht vertieft eingegangen (siehe dazu spezifisch I.1.2.1. «Eckdaten der Pflegesettings»).

51 Insbesondere in I.1.2.2.1. «Zustandekommen und Motivationen zur Pflegeübernahme» sowie I.1.2.2.3. «Ressourcen der Angehörigen».

52 Vgl. dazu exemplarisch Braun/Giraud, Régimes und Lucas/Giraud, Beziehungen, 238–241.

53 Vgl. Perrig-Chiello et al., SwissAgeCare, 3.

54 Vgl. etwa Rumpf, Geschlechterverhältnisse, 20f., sowie Geister, Mutter, 16.

mehr und mehr das Konzept der ADL-Kriterien durchsetzt: Mit diesem Konzept lassen sich Einschränkungen der basalen Alltagsaktivitäten (activities of daily living ADL[55]) sowie der instrumentellen Alltagsaktivitäten (instrumental activities of daily living IADL[56]) messen. Katz und Lawton beschreiben in diesen beiden – zueinander komplementären – Konzepten 24 Alltagsaktivitäten (12 basale Aktivitäten: u.a. Fähigkeit bzw. Unfähigkeit, sich zu kleiden, zu Bett zu gehen und das Bett zu verlassen, sich innerhalb der Wohnung zu bewegen; 12 instrumentelle Aktivitäten: u.a. Fähigkeit bzw. Unfähigkeit, das Essen zuzubereiten, zu waschen, einzukaufen), anhand welcher sich das Ausmass und die Häufigkeit von Pflege- und Hilfsbedürftigkeit bei zuhause lebenden, betagten Personen bestimmen lassen.[57] Auf der Basis dieser analytischen Unterscheidung und Trennung der ADL- und der IADL-Kriterien nach funktionalen Gesichtspunkten wird – sprachlich und inhaltlich – vermehrt die Differenz von *Pflege-* und *Hilfe*bedarf festgehalten.[58] Die Pflegebedürftigkeit bezieht sich dabei auf Einschränkungen bei der Ausübung der basalen Alltagsaktivitäten (ADL), Hilfebedürftigkeit auf diejenige der instrumentellen Alltagsaktivitäten (IADL). Als pflege- bzw. hilfsbedürftig ist demnach eine Person zu bezeichnen, die aufgrund körperlicher und/oder kognitiver Einschränkungen nicht mehr in der Lage ist, den Alltag selbständig zu bewältigen und entsprechend über längere Zeit (in der Regel mindestens während sechs Monaten) und regelmässig auf Pflege und Hilfe angewiesen ist.[59] Die Nennung von betagten Menschen erfolgt in dieser Arbeit im Wesentlichen also entsprechend dieser Klassifizierung als altersbedingt pflege- und hilfsbedürftige Personen.

c. *«pflegende»:* Wer nun genau als Angehörige(r) gegenüber einer betagten Person pflegend tätig, ist zunächst nicht zweifelsfrei zu bestimmen. In

---

55 Begründet durch Sidney Katz in: ders. et al., Studies.

56 Begründet durch M. Powell Lawton in: ders./Brody, Assessment.

57 Neuere Angehörigenstudien und Untersuchungen zur Pflegebedürftigkeit in der Schweiz verwenden ebenfalls das (I)ADL-Konzept, allerdings in je eigenen Variationen (vgl. Bundesamt für Statistik, Gesundheit, 22 verwendet 5 ADL- und 8 IADL-Kriterien, darauf baut Perrig-Chiello et al., SwissAgeCare auf; Fluder et al., Alterspflege, 22.58ff. weisen 15 Kriterien aus; Haberkern, Pflege, bezieht sich nur auf die ADL-Kriterien aus der SHARE-Studie, vgl. dazu I.1.1.2. «Definition und aktuelles Ausmass des Hilfs- und Pflegebedarfs zu Hause»).

58 Vgl. dazu Perrig-Chiello et al., SwissAgeCare, 1.10; Haberkern, Pflege, 22.

59 Abstufungen (etwa in leichte, mittlere und schwere Hilfe- bzw. Pflegebedürftigkeit) werden allerdings je nach unterschiedlichen Kriterien vorgenommen (vgl. etwa Perrig-Chiello et al., SwissAgeCare, 22 und Haberkern, Pflege, 85).

dieser Diskussion ist die oben genannte Definition anhand der (I)ADL-Kriterien in zweierlei Hinsicht bedeutsam: Zum Einen wird dadurch Pflege inhaltlich und sprachlich eingeengt auf weitgehend körperbezogene, oft auch medizinische Unterstützungsleistungen. Der Gesetzgeber richtet sich in seinen Gesetzesgrundlagen in der Regel nach diesem eng gefassten Pflegeverständnis und verschafft diesem somit normative Geltung.[60] Zum Anderen dominiert mit diesem Verständnis von Pflege und Hilfe ein System, das allein nach funktionalen Gesichtspunkten ausgerichtet ist – was Pflege und Hilfe bedeutet, kann demnach anhand von evidenzbasierten, statischen Kriterien recht genau bemessen werden.

An diesem engen Pflege- und Hilfebegriff regt sich allerdings insbesondere in Studien, welche die *Pflegearrangements* explizit aus *Sicht der Angehörigen* beleuchten, zunehmende Kritik. Erstens wird festgehalten, dass die Grenzziehung zwischen Hilfe und Pflege zwar zur differenzierten Erhebung von Unterstützungsleistungen nützlich sein könne, jedoch im Alltag und Erleben der Angehörigen weitgehend fliessend und somit von geringer Bedeutung ist.[61] Ob die Angehörigen nun Unterstützung leisten bei einer basalen oder einer instrumentellen Alltagsaktivität, ist aus ihrer Sicht kaum bedeutsam – entscheidend ist vielmehr, dass sie dies tun und dafür ihre Zeit verwenden. Zweitens hat die Fokussierung auf die oben genannte funktionale Pflege- und Hilfedefinition dazu geführt, dass der ‹handwerkliche›, verrichtungsbezogene Aspekt der Pflege in den Vordergrund tritt, wobei die emotionalen, kommunikativen und sozialpflegerischen Elemente – die nicht selten die eigentlichen Belastungsfaktoren darstellen – vermehrt in den Hintergrund treten.[62] Pflege durch Angehörige lässt sich jedoch nicht auf einzelne Pflegebehandlungen nach obigen Kriterien reduzieren. So wird etwa darauf hingewiesen, dass der im englischen Sprachraum vorhandene Begriff «caring about» – im Sinne eines weiter

---

60 In der Schweiz kann auf das Krankenversicherungsgesetz hingewiesen werden, nach welchem nur die Pflegeleistungen für basale Alltagsaktivitäten mit eingeschlossen und versichert sind, nicht jedoch diejenigen für instrumentelle Alltagsaktivitäten (vgl. Bundesgesetz über die Krankenversicherung [KVG] vom 18. März 1994 [SR 832.10], Art. 25 «Allgemeine Leistungen bei Krankheit» und Art. 25a «Pflegeleistungen bei Krankheit»). Auf dieser Definition basiert auch die Auszahlung einer Hilflosenentschädigung zur Alters- und Hinterlassenenversicherung AHV (Bundesgesetz über den Allgemeinen Teil des Sozialversicherungsrechts [ATSG] vom 6. Oktober 2000 [SR 830.1], Art. 9 «Hilflosigkeit»).

61 Vgl. Jansen, Pflege, 605.

62 Vgl. Jansen, Pflege, 604, und Jansen/Klie, Häuslichkeit, 534.

verstandenen Sorgens – besser geeignet ist, um die Breite der Aspekte der Angehörigenpflege abzudecken, da er auch die emotionalen und sozialpflegerischen Aspekte umfasst, im Gegensatz zum aufgaben- und verrichtungsbezogenen «caring for», welches im Wesentlichen mit dem oben skizzierten Hilfe- und Pflegeverständnis identisch ist. Die Sozialwissenschaftlerin Mechthild Rumpf bringt ihre Forderung nach dem Zusammendenken beider Aspekte zu einem umfassenderen Pflegeverständnis auf den Punkt, indem sie formuliert: «*Wie* und *in welchem Umfang* die einzelnen Tätigkeiten (Pflege, Betreuung, etc.) ausgeführt werden und von welchen Kommunikationsaspekten sie begleitet werden, ist doch sicher in erster Linie von den *emotionalen Beziehungsstrukturen* abhängig und von der *Deutung* der Pflegesituation durch die Pflegenden. So liessen sich zwar einzelne Sorgetätigkeiten analytisch unterscheiden, die Trennung von aufgabenbezogen (caring for) und emotional (caring about) wäre jedoch für sich gesehen noch wenig hilfreich.»[63]

Im deutschen Sprachraum ist es schwierig, einen angemessenen Begriff zu finden, der entsprechend den beiden Aspekten von «caring for» und «caring about» die Eigenheiten und den Eigensinn der privaten Pflege durch Angehörige zu vereinen vermag. Gelegentlich wurde hierfür eine Neulancierung des Begriffs «Fürsorge» vorgeschlagen,[64] wobei im Begriff Fürsorge – als Inbegriff für die veraltete, überholte Einrichtung des Sozialstaats – stets eine paternalistische und bevormundende Haltung mitschwingt.[65] Andere propagierten hierfür den Ausdruck «Sorge-» bzw. «Kümmerarbeit».[66] Insbesondere aus der feministischen Debatte kommt der Anstoss, den oben verwendeten englischen Begriff «Care» zu übernehmen und damit einen in der deutschen Sprache unbelasteten Terminus einzuführen.[67] Wenn auch die Debatten darüber vielschichtig geworden und kaum unter einen Hut zu bringen sind,[68] so lassen sich doch einige Grundkonstitutiva von «Care» als Terminus für ein umfassenderes Pflege- und Hilfeverständnis im privaten Rahmen festhalten:

63 Geschlechterverhältnisse, 22 (Hervorhebungen im Original).

64 So insbesondere Schnabl, Gerecht sorgen, passim; ähnlich: Eckhart, Fürsorglichkeit, 414–425.

65 Wie Schnabl selbst einräumen muss (Fürsorge, 221f.).

66 Jansen, Pflege, 605.

67 Exemplarisch hierfür Conradi, Take Care; Kohlen/Kumbruck, Care-(Ethik).

68 Vgl. Madörin, Varianten, 11.

Mit «Care» wird eine Praxisform beschrieben, nach der ein zwischenmenschliches Handeln verstanden wird, das auf die unabwendbare Abhängigkeit und Verletzbarkeit von Menschen reagiert und das einen Akt der Zuwendung in Form von betreuen, pflegen und sorgen beschreibt.[69] Diese direkte Personenbezogenheit, die zwischenmenschlichen Beziehungen, sind dabei ein Grundkonstitutivum, das sie u.a. von Dienstleistungen oder der Güterproduktion (bei welchen ein Austausch etwa in unpersönlicher, anonymer Form über den Markt erfolgen kann) unterscheidet und abhebt.[70] Dieses Sorgen um eine Person umfasst sowohl zahlreiche körperbezogene Arbeiten wie auch emotionale Unterstützung, handwerkliche und organisatorische Aktivitäten. Aus Sicht der «Care»-leistenden Person[71] werden diese unterschiedlichen Ebenen jedoch kaum analytisch unterschieden, vielmehr sind diese in ihrem «Fühlen, Denken und Handeln verwoben.»[72] Die persönlichen Beziehungen sind dabei als asymmetrisch zu bezeichnen:[73] Aufgrund der unterschiedlichen Lage der Personen und damit zusammenhängend der unterschiedlichen Fähigkeiten kann die «Care»-leistende Person nicht damit rechnen, dass ihre Handlung auf dieselbe Art erwidert wird. «Care» reagiert auf einen konkreten Bedarf ohne eine Logik der Entsprechung, wenn auch gewisse Formen der Reziprozität (etwa Dankbarkeit oder Anerkennung als Reaktion) nicht von vornherein ausgeschlossen werden können[74] – sie ist jedoch nicht von diesem Moment der Wechselseitigkeit her zu begreifen.

Diesen Ausführungen entsprechend soll in der vorliegenden Arbeit ein Pflegeverständnis zugrunde gelegt werden, das sich zwar der beschriebenen Trennungen von Hilfe und Pflege aus medizinisch-analytischer Sicht bewusst ist, das jedoch aus Sicht der Angehörigen breit ausgelegt ist und die vielfältigen Aspekte der privaten, häuslichen Pflege im Sinne der genannten Praxis «Care» enthält.

---

69 Vgl. Schnabl, Gerecht sorgen, 59.

70 Vgl. Madörin, Beziehungs- oder Sorgearbeit, 67.

71 Im englischen Sprachraum wird dafür der Ausdruck «Caregiver» (Nordamerika) bzw. «Carer» und «Care provider» (Grossbritannien, Australien) verwendet (vgl. Bittman et al., Making, 86, Endnote 1). Ein entsprechender Begriff fehlt in der deutschen Sprache (noch).

72 Conradi, Take Care, 59.

73 Vgl. Conradi, Take Care, 53, sowie Globig, Care, 162–164

74 Vgl. Schnabl, Fürsorge, 224.

2. Mit der Fokussierung des Interesses auf die häusliche, informelle und innerfamiliale Pflege (vgl. 1.), d.h. auf die Betreuungstätigkeit der Angehörigen aus dem engeren Familienkreis, ist festgelegt, dass die Situation weiterer Betreuungskräfte im häuslichen, informellen Pflegeumfeld, namentlich die Situation von Pflegemigrantinnen aus Billiglohnländern, im Rahmen der vorliegenden Arbeit nicht weiter thematisiert werden kann:

In den vergangenen Jahren haben informelle Pflegearrangements mit Betreuungskräften aus Billiglohnländern, meistens aus Ost- oder Südeuropa, einen regelrechten Boom erlebt.[75] Wenn auch keine offiziellen Statistiken vorliegen,[76] so ist gemäss Beobachtungen klar, dass in Schweizer Haushalten eine Vielzahl von privaten Pflegekräften zur Betreuung von betagten Personen engagiert sind; meistens sind es gut qualifizierte Frauen ab 45 Jahren, die als sogenannte «Live-Ins» im Haushalt der pflegebedürftigen Person leben und diese für einen Zeitraum von mehreren Wochen (in Abwechslung mit einer zweiten Pflegeperson) oftmals rund um die Uhr betreuen und pflegen.[77]

Das Aufkommen solcher privater Pflegearrangements lässt sich in dreifacher Hinsicht erklären: Zum Ersten gelangt das Potenzial der innerfamilialen Pflege zuweilen an Grenzen. Viele Familienangehörige scheinen dem Wunsch ihrer pflegebedürftigen Familienmitglieder nach Verbleib in den eigenen vier Wänden trotz Pflegebedürftigkeit nicht mehr ausreichend entsprechen zu können – nicht zuletzt wegen der gestiegenen Erwerbsquote der Frauen, die immer noch den Hauptanteil der informellen Pflege übernehmen.[78] Zum Zweiten sind alternative Betreuungsmodelle, sei es der Beizug ambulanter Pflege- und Betreuungsdienste oder aber die Unterbringung in einer stationären Pflegeinstitution, je nach finanzieller Situation der betroffenen Familie[79] sehr kostspielig, so dass die Beteiligten sich nach kostengünstigeren Möglichkeiten umschauen. Zum Dritten wächst der Bedarf an Betagtenbetreuung aufgrund der demografischen

---

75 Vgl. Schilliger, Hauspflege, 122. Siehe dazu auch Brüschweiler/Wigger, Versorgung, 216–218.

76 In Deutschland wird deren Anzahl vage auf 100 000 bis 200 000 geschätzt (vgl. Schilliger, Hauspflege, 122). Allein in der Stadt Zürich wird die Zahl der hierfür spezialisierten Agenturen auf 30 bis 40 geschätzt (vgl. Bucher, Verborgen).

77 Ein ähnliches Wachstum ist bei Sans-Papiers-Hausarbeiterinnen festzustellen (vgl. Knoll et al., Wisch und weg).

78 Vgl. dazu auch die Diskussion in I.1.2.1.1. «Wer pflegt die betagten Angehörigen zu Hause?»

79 Vgl. dazu die Ausführungen in I.2.2.1. «Leistungen staatlicher Akteure».

Entwicklung stark an, wobei die professionellen Betreuungsstrukturen aufgrund des Fachkräftemangels im Pflegebereich dieses Wachstum kaum aufzufangen vermögen.[80]

Diese drei Faktoren lassen eine «Versorgungslücke»[81] entstehen, in welcher die Angehörigen nach Möglichkeiten zur Entlastung suchen und immer häufiger auf Migrantinnen aus den genannten Herkunftsländern zurückgreifen. Aufgrund der EU-Osterweiterung und der damit verbundenen erweiterten Personenfreizügigkeit erlangen die Migrantinnen hierzulande eine Niederlassungs- und Reisefreiheit,[82] in deren Rahmen sie die Betreuungstätigkeit vornehmen.

Mit dieser Form der Pendelmigration wird insgesamt eine «Kettenmigration»[83] in Gang gesetzt, in welcher private Sorge- und Pflegetätigkeit von «oben» nach «unten», d.h. von sozial höheren an sozial niedrigere Schichten,[84] sowie von Nord- nach Süd- bzw. von West- nach Ostländern weitergegeben wird.[85] Problematisch daran ist insbesondere, dass durch diese «Care Chains», d.h. Pflege- oder Sorgeketten, in den Herkunftsländern wiederum Versorgungslücken entstehen, die gedeckt werden müssen.

In der Schweiz arbeiten die Pflegemigrantinnen oftmals in einer unklaren und komplizierten Rechtssituation. Arbeitsbewilligungen, Sozialabgaben und elementare soziale Sicherheiten (etwa bei krankheitsbedingtem Ausfall) sind nicht grundsätzlich gewährleistet.[86] Dadurch dass die Vermittlung der Migrantinnen entweder auf informellem Weg geschieht (etwa durch Mund-zu-Mund-Weitergabe und Rekrutierung von Betreuungskräften aus dem jeweiligen persönlichen Umfeld) oder durch die stark wachsende Zahl von privatwirtschaftlich organisierten Vermittlungsagenturen[87] entsteht darin einer der grössten «informellen Märkte»,[88] der – entgegen der bisherigen Situation der in der häuslichen Pflege arbeitenden ambulanten Dienste – jeglicher Kontrolle und Regulierung entzogen ist.[89]

---

80 Vgl. zum Fehlen der Arbeitskräfte im Pflegebereich: Lanz, Frauenmigration, 116.
81 Schilliger, Hauspflege, 121.
82 Vgl. Schilliger, Hauspflege, 123.
83 Lanz, Frauenmigration, 118.
84 Vgl. Schnabl, Fürsorgearbeit, 70.
85 Vgl. Lanz, Frauenmigration, 118.
86 Vgl. Schilliger, Hauspflege, 123.
87 Vgl. Schilliger, Hauspflege, 121.
88 Schnabl, Fürsorgearbeit, 70.
89 Vgl. dazu Haberkern, Pflege, 26.154f.

Die also mit der Situation der in privaten Pflegesettings engagierten Pendelmigrantinnen verbundenen Fragestellungen – etwa die Beurteilung der ethischen Konsequenzen dieser Arbeitsmigration und der damit verbundenen «Care chains» sowie die rechtlichen Aspekte dieser Anstellungen im privaten Rahmen – gehen deutlich über diejenigen Fragestellungen hinaus, die sich aus der Beschäftigung mit den Familienmitgliedern als pflegenden Angehörigen ergeben (vgl. 2.). Es wird daher in der vorliegenden Arbeit nicht weiter auf die Problematika der Pflegemigration eingegangen, der Fokus bezieht sich im weiteren Verlauf auf die pflegenden Angehörigen.

4. Diakoniewissenschaftliche Grundlegung

Zugleich mit der Eingrenzung des Forschungsgegenstandes (3.) ist eine Klärung der diakoniewissenschaftlichen Grundlegung vonnöten. Diese Notwendigkeit ergibt sich erstens aus dem Umstand, dass die Diakonie im deutschsprachigen Landesteil der Schweiz – im Gegensatz etwa zu Deutschland, wo die Diakonie vorwiegend institutionell verfasst ist und wo die grossen diakonischen Werke einen wesentlichen Pfeiler des Sozial- und Gesundheitswesens darstellen,[90] und zur Westschweiz, in welcher die ‹diacres› ein eigenständiges und profiliertes, aber gegenüber der Deutschschweiz zu unterscheidendes Berufsbild einnehmen – kaum als eigenständiger Begriff bekannt ist. Zwar wird die gesamtgesellschaftliche Bedeutung und Wertschätzung der ‹sozialen› Arbeit der Kirchen in verschiedenen neueren Untersuchungen hervorgehoben,[91] jedoch wird diese Arbeit nicht immer mit dem Begriff der Diakonie verbunden.[92]

Zweitens – und damit zusammenhängend – besteht die Notwendigkeit der Klärung darin, dass in der Schweiz nur in verhältnismässig geringem Masse diakoniewissenschaftliche Forschung betrieben wird; so liegen bspw. die letzten hierzulande erschienenen Dissertationen aus diesem

---

90 Siehe dazu 4.5. «Kontextgebundenheit diakonischen Handelns».

91 Vgl. dazu etwa Marti, Dienstleistungen.

92 Vgl. dazu die Ergebnisse zur Evaluation der Diakoniekampagne «Hoffnungsstreifen» aus dem Jahr 2014 in DemoSCOPE, Evaluation, 13.

Fachbereich schon längere Zeit zurück,[93] nur wenige Personen veröffentlichten grössere diakoniewissenschaftliche Publikationen, die im deutschsprachigen Raum Beachtung fanden.[94] Von daher kommt es, dass sich die diakonischen Akteure in der Schweiz zu weiten Teilen an den Forschungsdiskursen aus dem deutschsprachigen Raum im Ausland orientieren. Das aber wiederum führt dazu, dass in der Schweiz nur wenige eigenständige Zugänge zur Diakoniewissenschaft bestehen, die spezifisch die sozialen, politischen und gesellschaftlichen Bedingungen in diesem Land berücksichtigen. Somit kann in der vorliegenden Arbeit für die Thematisierung eines diakonischen Handlungsfeldes in der Schweiz methodisch nicht auf ein breit etabliertes Vorgehen zurückgegriffen werden.

Angesichts dieser Problemanzeige sollen in den nachfolgenden Abschnitten vorläufige Klärungen der diakoniewissenschaftlichen Grundlegung erfolgen, insbesondere zu den Fragen der theologischen Verortung der Diakoniewissenschaft (1.), dem Verhältnis von Diakonie und Diakoniewissenschaft (2.), der Einordnung des Fachs in den theologischen und darüber hinausgehenden Disziplinenkanon (3.), der hier zur Anwendung gelangenden methodischen Grundstruktur (4.) sowie schliesslich der Kontextgebundenheit der Diakonie (5.).

4.1. Theologische Verortung

Wenn Diakonie «helfendes, solidarisches Handeln in christlicher Perspektive»[95] bzw. «soziales Handeln aus evangelischen Wurzeln»[96] bezeichnet, so ist dies in zweierlei Hinsicht, namentlich in Bezug auf die Bedeutung des Helfens sowie in Bezug auf die christliche Perspektive bzw. auf die evangelischen Wurzeln, näher zu beschreiben: Das helfende Handeln ist zu verstehen im Sinne von «Praxisformen [...], in denen Menschen, die unter Not leiden, durch Solidarität, durch Notminderung oder Notüberwindung und durch Bekämpfung der Ursachen ihrer Not Hilfe erfahren»;[97] wobei mit *Not* Situationen gemeint sind, «in denen Menschen unter einer aufgezwungenen Einschränkung von Lebensmöglichkeiten leiden, welche eine

---

93 Vgl. Kohler, Kirche; Sigrist, Gäste.

94 Zu erwähnen sind an dieser Stelle in chronologischer Reihenfolge Rüegger/Sigrist, Diakonie; Furler, Diakonie; Sigrist/Rüegger, Helfendes Handeln; Sigrist, Kirchen.

95 Sigrist/Rüegger, Einführung, 7.

96 Evangelisch-reformierte Landeskirche des Kantons Zürich, Diakoniekonzept, 13.

97 Haslinger, Diakonie, 21.

erfüllte individuelle Lebensführung bzw. eine gleichberechtigte Teilnahme am sozialen Geschehen erschwert oder verhindert.»[98] *Hilfe* wiederum bezeichnet dasjenige Handeln, in welchem «jemand seine Handlungsmöglichkeiten einsetzt, um bei anderen Personen einen Mangel an Handlungsmöglichkeiten auszugleichen».[99]

Mit der «christlichen Perspektive» bzw. den «evangelischen Wurzeln» ist insbesondere der biblisch-theologische Deutungsrahmen und Begründungszusammenhang angesprochen, innerhalb dessen sich das helfende Handeln vollzieht – und diese Frage nach der Bestimmung eines angemessenen theologischen Begründungszusammenhangs hat zu «einer langen, intensiven und kontroversen Debatte innerhalb von Kirche, Diakonie und Diakoniewissenschaft geführt»,[100] die sich – in gebotener Kürze – wie folgt konturieren lässt:

Diakoniewissenschaftliche Ansätze verfolgen üblicherweise christologische Ansätze zur Begründung diakonischen Handelns. Sie haben ihren Ausgangspunkt in der «Freiheit des Glaubenden, der von Gott befreit wurde von der Sorge für die eigene Existenz und der deshalb aus Liebe ganz für den Nächsten sorgen kann.»[101] Dabei hält sich der Glaubende an den Zuspruch Gottes, dass Gott auch im Zeugnis der Tat auf seine Weise in der Welt präsent ist. Aus diesem Zuspruch erwächst für die Diakonie der Anspruch, «ihm gerecht zu werden und diesem Glauben auch eine nachvollziehbare Glaubwürdigkeit zu verleihen»,[102] wodurch sich diakonische Akteure stets von Neuem zum Handeln berufen erfahren.

Es waren nun insbesondere Rüegger/Sigrist,[103] die an solchen Ansätzen die zuweilen vorfindliche Neigung kritisierten, «helfendes Handeln von christlich glaubenden Menschen qualitativ von sozialem Handeln ausserhalb des christlichen Glaubens zu unterscheiden»[104] und damit «diakonisches Handeln in theologischer Überhöhung als anderen Formen sozialen Handeln überlegen zu beschreiben und Letztere damit implizit oder

98 Ebd.

99 Ebd.

100 Sigrist/Rüegger, Einführung, 7.

101 Eurich, Herausforderung, 209.

102 Becker, Perspektiven, 21.

103 So zum ersten Mal in: Diakonie, 130–164 in Bezugnahme insbesondere auf Theissen (Bibel) und Fuchs (Lebenshilfe).

104 Sigrist/Rüegger, Einführung, 7f.

explizit abzuwerten.»[105] Solchen Zugängen mit der Behauptung eines qualitativ verstandenen «Proprium[s] christlichen-diakonischen Helfens»[106] setzen sie einen Zugang gegenüber, der im helfenden Handeln selbst seine sachliche Mitte hat und der davon ausgeht, dass helfendes Handeln als anthropologische Konstante allen Menschen unabhängig ihrer religiösen, kulturellen und sozialen Zugehörigkeit eigen ist, wobei ein solcher «primärer Impuls zu helfen»[107] der Menschen «allen ideologischen, philosophischen und theologischen Deutungen vorausliegt».[108] Damit das Helfen «weiterhin als allgemeinmenschlicher Grundvollzug erhalten bleibt und nicht unter der Hand zu einer exklusiven Spezialität von an Gott glaubenden Menschen mutiert»,[109] verorten sie das helfende Handeln schöpfungstheologisch: Helfen bleibe so «eine Grundfähigkeit, die Gott von der Schöpfung her allen Menschen als seinen Geschöpfen mitgegeben hat».[110] Demzufolge weist christlich motiviertes Helfen auch keinen «äusseren Unterschied»[111] zu anders motivierten Hilfeformen auf. Sie erachten diesen Zugang «in einem säkularen und zugleich multireligiösen gesellschaftlichen Kontext»[112] als hilfreich, insbesondere um eine «glaubwürdige Basis für die Zusammenarbeit aller im sozialen Feld tätigen gesellschaftlichen Akteure»[113] zu schaffen.

Diese schöpfungstheologisch bestimmte Position sieht sich nun wiederum in zweierlei Hinsicht Kritik ausgesetzt: Zum Ersten wird angeführt, es bleibe darin «unreflektiert [...], dass ‹allgemein-menschliche› altruistische Motive neben egoistischen stehen und von diesen unwirksam gemacht werden können».[114] Angesichts dieser Haltung, wonach Menschen «ebenso eine Veranlagung zu antisozialem Handeln»[115] besässen, gebe es

---

105 Sigrist/Rüegger, Einführung, 7, wobei sie diese Kritik insbesondere vor dem Hintergrund des Konkurrenzkampfes der grossen diakonischen Verbände im Sozialmarkt Deutschlands formuliert haben (vgl. dazu Schmidt, Diakoniewissenschaft, 213).

106 Sigrist/Rüegger, Einführung, 7.

107 Rüegger/Sigrist, Begründung, 65.

108 Ebd.

109 Rüegger/Sigrist, Begründung, 66.

110 Ebd.

111 Albert, Helfen, 16; vgl. dazu auch Rüegger/Sigrist, Diakonie, 142.

112 Rüegger/Sigrist, Begründung, 77.

113 Ebd.

114 Schmidt, Diakoniewissenschaft, 214.

115 Eurich, Herausforderung, 202.

für helfendes Handeln «keine Letztbegründung»,[116] zumindest könne daraus «noch keine nähere Bestimmung des Helfens abgeleitet werden».[117] Zum Zweiten wird moniert: Wenn die vorliegende Position «die Ambivalenz menschlichen Handelns ausblendet und einen allgemeinmenschlichen Altruismus als schöpfungsgegeben ansieht»,[118] so missachte sie, dass alle Zugänge notwendigerweise immer schon perspektivisch erfolgten. Im kritisierten Ansatz werde «bereits mit dem Wort Schöpfung […] angezeigt, dass man sich in der christlichen Perspektive bewegt und damit ein spezifisches Verständnis der natürlichen Lebensgrundlagen einbringt»,[119] namentlich ein Verständnis, das die «Erlösungs- und Versöhnungsbedürftigkeit der Schöpfung»[120] betone – und mit der Erlösungsbedürftigkeit des Menschen sei «auch alles Helfen des Menschen erlösungsbedürftig».[121]

Es ist nicht zuletzt ein Ergebnis dieser Auseinandersetzung um die beiden unterschiedlichen Begründungsansätze, dass vermehrt positiv hervorgehoben wird, helfendes Handeln bzw. Diakonie könne «auf ganz unterschiedliche Art und Weise begründet werden»,[122] wobei eine solche Pluralität von Begründungsansätzen – neben den christologischen und schöpfungstheologischen sind u.a. noch ekklesiologische, pneumatologische und eschatologische Ansätze zu nennen[123] – als angemessen und hilfreich sowie den biblischen Grundlagen entsprechend [124] verstanden

116 Eurich, Herausforderung, 205.

117 Eurich, Herausforderung, 202.

118 Eurich, Herausforderung, 206.

119 Eurich, Herausforderung, 203.

120 Schmidt, Diakoniewissenschaft, 214.

121 Eurich, Herausforderung, 207.

122 Sigrist/Rüegger, Einführung, 10.

123 Vgl. dazu grundlegend die Auseinandersetzung mit den verschiedenen Begründungszusammenhängen in Sigrist/Rüegger (Hg.), Helfendes Handeln.

124 Vgl. Rüegger/Sigrist, Aspekte, 271.

wird.[125] Gerade in den gegenwärtigen gesellschaftlichen Kontexten erweise sich eine solche Pluralität von Ansätzen als Vorteil,[126] zudem vermögen die unterschiedlichen Ansätze angesichts je spezifischer Stärken und Schwächen einander zu korrigieren und zu ergänzen[127] und tragen so zu einer «möglichst umfassenden Wahrnehmung dessen [bei], worum es der Diakonie geht».[128]

Anerkannt wird darüber hinaus weitgehend, dass es dabei für eine diakonische Profilierung von nachrangiger Bedeutung ist, «ob Diakonie sich dadurch von anderen Positionen unterscheidet oder Akzente setzt, die auch anderen Positionen zentral sind.»[129] In dieser Hinsicht hat sich die genaue Unterscheidung von «Propria (Eigentümlichkeiten) und Konstitutiva (Unerlässliches und Wesentliches)»[130] als besonders hilfreich erwiesen.

4.2. Diakonie und Diakoniewissenschaft

Dieses diakonische Handeln darf nun nicht als Praxis des christlichen Glaubens verstanden werden, die als tätiges Hilfehandeln einer wissenschaftlichen Reflexion geradezu konträr entgegengesetzt wäre – in der Ansicht, zwischen helfendem Tätigsein und einer wissenschaftlichen Theorie bestehe eine «tiefe Kluft».[131] Vielmehr gilt, dass gerade die Fragen,

---

125 Diese Position ist in einer Zusammenstellung von gemeinsamen Thesen der Teilnehmerinnen und Teilnehmer der Tagung «Helfendes Handeln im Spannungsfeld theologischer Begründungsansätze» vom 24./25. Januar 2014 in Zürich formuliert worden (vgl. Rüegger/Sigrist, Aspekte sowie dies., Du sollst dich nicht überheben) und kann als weitgehender Konsens in der deutschsprachigen diakoniewissenschaftlichen Diskussion gelten. Dennoch finden sich im Detail Differenzen, wenn die Gewichtung bzw. Bedeutung der einzelnen Begründungszusammenhänge angesprochen ist: Während etwa Gebhard von einer «prinzipielle[n] Gleichberechtigung» (Begründungsperspektiven, 82) der Ansätze spricht, so halten Rüegger/Sigrist an einem «Primat schöpfungstheologischer Interpretationsmuster» (Begründung, 74) fest.

126 Vgl. Gebhard, Begründungsperspektiven, 81f.

127 Vgl. Rüegger/Sigrist, Aspekte, 271.

128 Ebd.

129 Rüegger/Sigrist, Aspekte, 272.

130 Gebhard, Begründungsperspektiven, 84; ähnlich auch Rüegger/Sigrist, Begründung, 72. Furler (Ansatz, 143) spricht von der Unterscheidung eines «inklusiven Spezifikums» sowie eines «exklusiven Propriums» der Diakonie.

131 Vgl. dazu Haslinger, Diakonie, 22; Körtner, Diakonie, 194.

– inwiefern und unter welchen Bedingungen die genannten *Not*situationen aufgezwungene Einschränkungen von Lebensmöglichkeiten darstellen,

– wie *Hilfe* konzipiert sein muss, damit der Mangel an Handlungsmöglichkeiten lebensförderlich und möglichst effizient ausgeglichen werden kann sowie

– welche *theologischen Begründungsformen* helfenden Handelns der diakonischen Praxis zugrunde gelegt werden,

der wissenschaftlichen Reflexion bedürfen. Diakoniewissenschaft hat also die helfende Praxis des christlichen Glaubens nicht zuletzt in Bezug auf die aufgeworfenen Fragen zu reflektieren und methodisch zu begründen.[132] Betont wird dieser Reflexionsbedarf zusätzlich angesichts der zunehmenden Ausdifferenzierung diakonischer Handlungsfelder, die je neues und unterschiedliches Wissen über die gesellschaftlichen Gegebenheiten erfordern und die je eigens theologisch zu verorten sind.[133] Dies kann jedoch in seiner Gesamtheit nicht allein innerhalb des Spektrums theologischer Disziplinen geleistet werden.

4.3. Interdisziplinarität der Diakoniewissenschaft

Vor dem Hintergrund dieser Ausgangslage kann die Diakoniewissenschaft als «praxisorientierter Verbund von unterschiedlichen Wissenschaftsdisziplinen aus Theologie, Human- und Sozialwissenschaften sowie der Wirtschaftswissenschaften» bezeichnet werden, die sich durch ihren «Querschnitts-, Koordinations- und Verbindungscharakter»[134] auszeichnet. In diesem Disziplinenverbund sind die weiteren Disziplinen jedoch nicht nur als Hilfswissenschaften zu verstehen, sondern sie stehen gleichberechtigt neben der Theologie.[135] So soll die Arbeit der Diakoniewissenschaft von *interdisziplinärem* Charakter geprägt sein, was bedeutet, dass die betroffenen

---

132 Vgl. dazu Körtner, Diakonie, 195.

133 Vgl. Körtner, Diakonie, 194.

134 Ebd.

135 Vgl. Körtner, Diakonie, 198.

Disziplinen multiperspektivisch aufeinander bezogen werden und in einem wechselseitigen Austauschverhältnis stehen.[136] Dabei sind sie je in ihrer theoretischen und methodischen Eigenständigkeit zu respektieren – es geht nicht darum, sie in *transdisziplinärem* Charakter zu vermengen und Diakoniewissenschaft etwa als Human- und Sozialwissenschaft mit christlichem Anstrich zu verstehen.[137]

Der spezifische Beitrag der unterschiedlichen Disziplinen lässt sich darin wie folgt bestimmen: Mit den *Sozialwissenschaften* teilt die Diakoniewissenschaft den Anspruch, die vorgegebenen gesellschaftlichen Wirklichkeiten in Bezug auf ihre Bedeutungen und Wirkungen für die Menschen möglichst genau verstehen zu wollen;[138] und damit sie sich ein klares Bild von diesen gesellschaftlichen Wirklichkeiten, insbesondere jedoch von den individuellen und gesellschaftlichen Notsituationen, verschaffen kann, ist für Theorie und Praxis diakonischer Arbeit eine wissenschaftliche Analyse dieser gesellschaftlichen Rahmenbedingungen vonnöten – die allerdings in der Regel «ohne die Einbeziehung der Sozialwissenschaften nicht möglich»[139] ist.

Die *Theologie* ihrerseits kann nach wie vor als «grundlegende Bezugswissenschaft» der Diakonie bezeichnet werden, welche die «Grundlage für die wissenschaftliche Reflexion des christlichen Selbstverständnisses diakonischen Handelns»[140] bietet. In dieser Funktion bringt sie – gerade auch gegenüber den anderen Disziplinen – stets eine «bestimmte[n] Perspektive auf eine Dimension [ein], die der gesamten Wirklichkeit als Schöpfung Gottes innewohnt und deshalb zu erschliessen ist.»[141] Diese Dimension ist dabei am Angemessensten zu erschliessen, wenn der Theologie – mit den Worten von Evers et al. – «einmal mehr den Blick auf das Ganze»[142] zugemutet wird. Damit meinen sie, dass es nicht «um das Verwalten vorgewusster Antworten» oder eine «Vergewisserung des status quo» geht, sondern vielmehr um ein Interesse an den «Brüche[n], Schwellen und Passagen, an denen die Fragilität und Unvollkommenheit individueller wie

136 Vgl. Tobler, Kurzberatung, 31; Klein, Erkenntnis, 118.

137 Vgl. Körtner, Diakonie, 195.

138 Vgl. Evers et al., Theologie, 7; siehe dazu auch Mathwig, Herausforderung, 35.

139 Körtner, Diakonie, 212.

140 Körtner, Diakonie, 196.

141 Klein, Erkenntnis, 105.

142 Theologie, 8.

sozialer Konstrukte greifbar und spürbar wird»[143] – zumal die «Theologie [...] letztlich vom Einspruch gegen die Unsinnigkeit der eigenen wie der sozialen Existenz [lebt]»[144] und diesen Einspruch programmatisch in die Diakoniewissenschaft einbringt.

Innerhalb der Theologie steht die Diakoniewissenschaft sodann in einem engen Verhältnis sowohl zur *Praktischen Theologie* als auch zur *Ethik*. Hinsichtlich ihres Bezugs zur Diakoniewissenschaft treffen sich diese beiden theologischen Disziplinen darin, dass sie zum Einen auf die wissenschaftliche Reflexion der «grundlegenden Veränderungen der gesellschaftlichen Rahmenbedingungen [...], innerhalb deren diakonisches Handeln stattfindet»,[145] ausgerichtet sind, und zum Anderen darin, dass diese «auf Kritik und Veränderung (nicht nur auf Beschreibung) systemischer Gegebenheiten und Mechanismen [zielen], wo diese das Subjektsein des Menschen verhindern».[146]

4.4. Der methodische Dreischritt

Was ist nun daraus zu ziehen für eine methodisch verantwortungsbewusste Diskussion eines diakonischen Handlungsfeldes? In der Diakoniewissenschaft wird hierfür oftmals auf den Dreischritt *Wahrnehmen/Sehen – Urteilen – Handeln* zurückgegriffen, der ursprünglich aus der katholischen Soziallehre stammt, in der lateinamerikanischen Befreiungstheologie weiterentwickelt wurde und nun auch darüber hinaus zur Anwendung kommt.[147] Dieser Dreischritt entspricht den oben genannten Intentionen, wonach die Diakoniewissenschaft – in interdisziplinärer Zusammenarbeit – den vorgegebenen Wirklichkeiten nachzuspüren sucht (Sehen/ Wahrnehmen), diese Wirklichkeiten hinsichtlich ihrer Bedeutsamkeit für die Menschen zu verstehen und beurteilen sucht (Urteilen) und schliesslich

143 Ebd.

144 Evers et al., Theologie, 9.

145 Körtner, Diakonie, 202.

146 Haslinger, Frage, 109.

147 Vgl. hierzu ausführlich Klein, Erkenntnis, 53–86. Siehe dazu auch Benedict, Gemeinwesenarbeit, 272f.; Kainzbauer, Befähigungspraxis, 16f.; Ruddat/Schäfer, Diakonie, 214–216, sowie in praktischer Umsetzung Evangelisch-reformierte Landeskirche des Kantons Zürich, Diakoniekonzept, 48. Das dargestellte Verständnis des Dreischritts schliesst nicht aus, sondern ein, dass die Schritte mitunter «engstens aufeinander bezogen» (Zitt, Theologie, 7) sind und zuweilen zirkulär verlaufen.

Anleitung und Orientierung bieten will zu einer Praxis, die diese Herausforderungen aufgreift (Handeln).[148]

Im Wissen um gelegentliche Kritik an diesem Modell und nicht restlos geklärte Fragen methodologischer Art,[149] soll doch der Dreischritt als «Grundstruktur methodischen Vorgehens»[150] auch hier zur Anwendung gelangen. Für die einzelnen Schritte bedeutet dies Folgendes:[151]

Entsprechend den obigen Ausführungen erfolgt die Darstellung des Schrittes «*Wahrnehmen/Sehen*» in kritischer Bezugnahme auf Ergebnisse und methodische Eigenheiten der jeweiligen Bezugsdisziplinen.[152] Sowohl bei der sozial- und pflegewissenschaftlichen Analyse (I.1.) als auch bei der «Umfeldanalyse» im System des Wohlfahrtspluralismus (I.2.) werden Bezüge zu den je den Disziplinen eigenen Methoden und Forschungsergebnissen hergestellt in der Absicht, dadurch ein «angemessene[s] Verstehen der sozialen Wirklichkeit»[153] am besten gewährleisten zu können. Somit ist der für die Praktische Theologie adäquate induktive Weg, der die gegenwärtige Situation der Menschen zum Ausgangspunkt nimmt,[154] eingelöst.

Im zweiten Schritt «*Urteilen*» ist eine Beurteilung geboten, die sowohl sachgerecht als auch menschengerecht ist.[155] Sachgerecht ist diese, wenn sie in der Problembeschreibung die Sachlage in ihrer gesamten Komplexität erfasst (und damit die Analyse des vorangehenden Schrittes aufnimmt) und wenn sich auch die Weiterarbeit bis hin zu den Handlungsoptionen an dieser Sachlage orientiert. Sachgerecht ist die Beurteilung schliesslich auch, wenn sie die fachwissenschaftliche Diskussion in wesentlichen Zügen referiert und damit ein aktuelles Meinungsbild im Überblick darstellt

---

148 Siehe dazu Evers et al., Theologie, 7.

149 Vgl. auch dazu Klein, Erkenntnis, 89.

150 Klein, Erkenntnis, 54.

151 Nachfolgend werden die methodischen Grundüberlegungen der einzelnen Kapitel dargestellt; für eine inhaltliche Übersicht über die drei Hauptkapitel siehe 2. «Aufbau der Arbeit».

152 Vgl. Kainzbauer, Befähigungspraxis, 16f. Dem Verfasser ist dabei bewusst, dass die Kategorie der Wahrnehmung «im Kontext von Wissenschaft hochgradig umkämpft» (Weber, Wahrnehmung, 10) ist, wobei ihr je nach philosophisch-erkenntnistheoretischer bzw. wissenschaftstheoretischer Perspektive eine andere Funktion und Bedeutung zugemessen wird (vgl. Weber, Wahrnehmung, 51).

153 Klein, Erkenntnis, 93.

154 Vgl. dazu Klein, Erkenntnis, 121.

155 Vgl. zu den beiden Kategorien des «Sachgemässen» und des «Menschengerechten» Rich, Wirtschaftsethik I, 222 sowie die diesbezüglichen Ausführungen in II.5. «Zur Teihabeforderung für pflegende Angehörige – Orientierungen und Fragen».

(I.1./I.2.).[156] Menschengerecht ist die Beurteilung, insofern sie sich «für Bedingungen einsetzt, unter denen menschliches Leben gelingt, die menschliche Person geachtet, die Gemeinschaft der Menschen und die irdische Schöpfungsgemeinschaft gefördert werden»[157] (II.2./II.3./II.4.) und sich daraus Handlungsorientierungen entwickeln lassen (II.5.).

In dieser Hinsicht ist die Theologie auch gefordert als eine Wissenschaft, «die hilft, die anstehenden Fragen und Probleme zu erheben und die entschieden an den Veränderungen mitarbeitet».[158]

Der letzte Schritt des Dreischritts, das «*Handeln*», intendiert sodann eine «verändernde Praxis».[159] Aus diakoniewissenschaftlicher Sicht richtet sich dieses Handeln zum Einen an die Betroffenen, die die Diakonie «als aktive Subjekte eines partnerschaftlich zu gestaltenden Hilfeprozesses wahrnimmt»[160] (III.2.); zum Anderen ist aber auch festzuhalten, dass sich das diakonische Handeln in seinen Handlungsbezügen «nicht auf die interpersonale Ebene des Hilfeprozesses begrenzt»,[161] sondern sich auch einsetzt, insbesondere «um gesellschaftliche Solidarität zu stiften, Rechtspositionen […] zu stärken und gesellschaftliche und politische Rahmenbedingungen zu etablieren, die der Vermeidung […] von Ausgrenzungserfahrungen dienen»[162] (III.3.).

4.5. Kontextgebundenheit diakonischen Handelns

In der diakoniewissenschaftlichen Forschung ist stets zu betonen, «wie sehr die institutionelle Realität und die gesellschaftliche Praxis, die uns umgibt, unsere Perspektive prägt».[163] So versteht es sich von selbst, dass etwa die Notlagen, deren genaue Wahrnehmung der Diakoniewissenschaft aufgegeben ist, je nach den gesellschaftlichen, politischen und sozialen Rahmenbedingungen eines Landes bzw. einer Region sehr unterschiedlich

---

156 Vgl. Schweizerischer Evangelischer Kirchenbund, Gerechtes Haushalten, 49.
157 Ebd.
158 Klein, Erkenntnis, 102.
159 Klein, Erkenntnis, 100.
160 Becker, Perspektiven, 15.
161 Ebd.
162 Becker, Perspektiven, 15f.
163 Rüegger/Sigrist, Diakonie, 40.

sein können und entsprechend andere thematische Schwerpunktsetzungen, Beurteilungen und Handlungen erfordern. Ebenso gilt die je regional und national unterschiedliche Verfasstheit der diakonischen Akteure, d.h. deren verfügbaren Ressourcen und Mittel sowie deren Kompetenzen, als Bedingungsfaktor für die Anzahl und Grösse der wahrnehmbaren diakonischen Aufgaben.

Angesichts der Tatsache, dass die deutschsprachigen diakoniewissenschaftlichen Debatten vorwiegend in Deutschland geführt werden, sind diese entsprechend von der Perspektive des deutschen Kontexts beeinflusst.[164] Dieser Kontext wiederum ist wesentlich geprägt von den institutionell verfassten Strukturen der grossen diakonischen Werke und Verbände. Sie unterhalten flächendeckend Organisationen im Gesundheits- und Sozialwesen, beschäftigen über 450 000 Mitarbeitende[165] und sind in dieser Grösse als einer der sechs nationalen «Wohlfahrtsverbände»[166] von zentraler Bedeutung für das deutsche Sozial- und Gesundheitswesen. Mit dieser institutionellen Grösse verfügen die diakonischen Akteure in Deutschland einerseits über eine nicht zu unterschätzende Machtposition etwa in Bezug auf ihre verfügbaren, finanziellen Mittel und ihren landesweiten Wirkungskreis; andererseits sehen sie sich jedoch stark eingebunden in die bzw. abhängig von den rechtlichen und finanziellen Anforderungen und Vorgaben von staatlicher Seite sowie gleichzeitig in Konkurrenz mit den anderen Akteuren des Gesundheits- und Sozialwesens.[167] So erstaunt es nicht, dass die diakoniewissenschaftlichen Debatten mitunter geprägt sind erstens von Stichworten wie «Verrechtlichung», «Professionalisierung», «Ökonomisierung» [168] und «Qualitätssicherung»[169] – Stichworte, die nur auf dem Hintergrund der institutionellen Verfasstheit verständlich sind, sowie zweitens von der Diskussion um das «‹Nebeneinander› von privatrechtlicher Diakonie und verfasster Kirche»[170], in welcher sich widerspiegelt, wie die grossen diakonischen Verbände wie

164 Vgl. dazu die Einführung in 4. «Diakoniewissenschaftliche Grundlegung».

165 Diakonisches Werk der EKD, Geschäftsbericht, 4.

166 Vgl. dazu Haslinger, Diakonie, 126.

167 Vgl. dazu die Ausführungen in III.3.1.3. «Seitenblick: Problematik des anwaltschaftlichen Mandats der Diakonie in Deutschland» über die Schwierigkeiten, die eine solche starke Marktposition der Diakonie in Deutschland für die Ausübung eines anwaltschaftlichen Mandats mit sich bringt.

168 Siehe zu beiden Haslinger, Diakonie, 136f.

169 Vgl. z.B. Körtner, Diakonie, 206.218.

170 Becker, Perspektiven, 20.

auch die evangelischen Kirchen angesichts der nur losen gegenseitigen Bindungen um die rechte gegenseitige Verhältnisbestimmung ringen.[171]

Die schweizerische Situation der Diakonie lebt hingegen von völlig anderen Voraussetzungen: Institutionelle Formen von Diakonie – diakonische Werke, Verbände oder Ausbildungsstätten – existieren zwar nach wie vor, jedoch bloss in viel geringerer Zahl und oft nur lose mit den Landeskirchen verbunden.[172] Des Weiteren besteht aktuell keine national einheitliche Organisation dieser diakonischen Institutionen; die strukturelle Landschaft der Diakonie auf nationaler Ebene befindet sich zudem stark im Umbruch.[173]

Die schweizerische Situation der Diakonie ist also nicht so sehr von der institutionellen Seite, sondern vielmehr durch die diakonische Arbeit der Kirchgemeinden sowie teilweise der überregionalen oder kantonalen diakonischen Stellen bestimmt. Trägerinnen und Träger der diakonischen Arbeit sind dabei an prominenter Stelle die Sozialdiakoninnen und Sozialdiakone,[174] für welche in der Deutschschweiz einheitliche Standards für ihr professionelles Handeln bestehen,[175] sowie auch zu je eigenen Teilen die Pfarrpersonen, Kirchgemeinderätinnen und -räte und – in nicht zu unterschätzender Zahl – ehrenamtliche Mitarbeitende der Kirchgemeinden.[176] Vor diesem Hintergrund ist die diakonische Arbeit in den reformierten Kirchen oft lokal, d.h. am Gebiet der Kirchgemeinde, orientiert und steht aufgrund der fachprofessionellen Ausbildung der Sozialdiakoninnen und Sozialdiakone als zentralen diakonischen Akteuren in einem engen Austausch mit der sich ausdifferenzierenden Disziplin der Sozialen Arbeit.

---

171 Vgl. exemplarisch Manderscheid/Hake (Hg.), Caritas.

172 Vgl. dazu Stückelberger, Herausforderungen, 188.

173 Vgl. dazu die Übersichten in Schweizerischer Evangelischer Kirchenbund, Motion Diakonie.

174 Mit der Wortschöpfung bzw. -ergänzung von «Sozial-Diakonie» bzw. «Sozialdiakoninnen» und «Sozialdiakonen» wird intendiert, «die Nähe zur Sozialen Arbeit zum Ausdruck [zu] bringen». (Schranz, Engagement, 14). Der Beruf der SozialdiakonInnen hat sich von der «Gemeindehelferin» über die «Sozial-Diakonischen Mitarbeitenden (SDM)» bis zum jetzigen Status entwickelt (vgl. ebd.).

175 Vgl. Diakonatskonferenz, Übereinkunft.

176 Eine quantitative Aufschlüsselung nach diesen genannten Gruppen für das Einzugsgebiet der Reformierten Kirchen Bern-Jura-Solothurn bietet Schranz, Engagement, 46–59.

Diese Perspektive mit ihrem lokalen Fokus, die als schweizerisch-reformierte bezeichnet werden kann,[177] hat denn nicht zuletzt auch Auswirkungen auf die ganz eigene Verhältnisbestimmung der kirchlichen Diakonie neben bzw. gegenüber dem Schweizerischen Sozialstaat und weiteren sozialen Akteuren aus der Zivilgesellschaft.[178]

177 Vgl. dazu auch Rüegger/Sigrist, Diakonie, 11.

178 Vgl. dazu insbesondere die Ausführungen in III.2.1.3. «Zur Verhältnisbestimmung zwischen ‹naher Diakonie›, Zivilgesellschaft und Sozialstaat im Rahmen des Gemeinwesens».

I. Die Situation pflegender Angehöriger von betagten Personen aus sozial- und pflegewissenschaftlicher Sicht sowie im System des Wohlfahrtspluralismus

I.1. Sozial- und pflegewissenschaftliche Grundlagen

I.1.1. Hilfs- und Pflegebedarf in der Schweiz

Bedingt durch die gestiegene Lebenserwartung und damit das Faktum, dass sehr viele Menschen ein hohes Lebensalter erreichen, ist die Zahl der Menschen, die auf Hilfe oder Pflege angewiesen sind, kontinuierlich angewachsen und hat ein historisch betrachtet noch nie dagewesenes Ausmass erreicht.[179] Trotz der medizinischen Fortschritte der letzten Jahrzehnte stellt Hilfe- und Pflegebedürftigkeit – insbesondere bei Menschen in hochbetagtem Alter – zunehmend ein «allgemeines Lebensrisiko»[180] dar.

I.1.1.1. Gesundheitliches Befinden bei zu Hause lebenden älteren Menschen

Ein erster Blick in die Daten der Schweizerischen Gesundheitsbefragung[181] scheint diesem Eindruck der Pflegebedürftigkeit als «allgemeinem Lebensrisiko» allerdings zu widersprechen. So schätzt eine grosse Mehrheit der über 65-Jährigen ihren Gesundheitszustand als «gut» bis «sehr gut» ein.[182] Selbst mehr als die Hälfte der über 85-Jährigen (57%)[183] fühlt sich

179 Vgl. Schweppe, Alter, 276.

180 Bundesministerium für Familie, Senioren, Frauen und Jugend, Möglichkeiten und Grenzen III, 3.

181 Vgl. Bundesamt für Statistik, Gesundheitsbefragung.

182 Vgl. Bundesamt für Statistik, Gesundheitsbefragung, 7.

183 Perrig-Chiello et al., SwissAgeCare, 4.

subjektiv noch gesund. Ein negativeres Bild ergibt sich jedoch wieder, wenn nach dauerhaften gesundheitlichen Problemen gefragt wird: Fast die Hälfte aller 65-Jährigen und älteren Personen erwähnen eine dauerhafte Krankheit oder ein dauerhaftes gesundheitliches Problem.[184] Angesichts der Tatsache, dass gesundheitliche Probleme und körperliche Beschwerden zu einer erhöhten Nachfrage nach Medikamenten beitragen können, erstaunt es nicht, dass der regelmässige Konsum von Medikamenten (insbesondere Schmerz- und Schlafmittel, Beruhigungsmittel und Antidepressiva) ein weit verbreitetes Phänomen darstellt (bspw. über 80% der 75-Jährigen und älteren Personen).[185] Entsprechend steigt auch die Frequenz der Arztbesuche im Alter an.[186]

In Bezug auf gesundheitlich bedingte Einschränkungen des Alltagslebens erweisen sich insbesondere sensorische Einschränkungen (vor allem Seh- und Hörbehinderungen) und Einschränkungen des Gehvermögens als bedeutungsvoll.[187]

I.1.1.2. Definition und aktuelles Ausmass des Hilfs- und Pflegebedarfs bei zu Hause lebenden älteren Menschen

Nun ist nicht jede Person, die an gesundheitlichen Problemen leidet, auch gleich hilfs- und pflegebedürftig. Viele der Beschwerden können durch die Einnahme von Medikamenten entschieden gelindert oder durch den Einsatz von Hilfsmitteln[188] annähernd oder ganz kompensiert werden, so dass die gesundheitlichen Einschränkungen als bewältigbar erscheinen, ohne dass fremde Hilfe notwendig ist.

Die Eruierung der Anzahl hilfs- und pflegebedürftiger Personen schweizweit steht somit vor dem Problem der Definition und Eingrenzung von Hilfs- und Pflegebedürftigkeit, d.h. vor der Frage, ab welchem Grad an Einschränkungen von Hilfs- bzw. Pflegebedürftigkeit gesprochen werden kann. Zudem basieren nicht alle der wenigen in der Schweiz

---

184 Vgl. Bundesamt für Statistik, Gesundheitsbefragung, 7.

185 Vgl. Bundesamt für Statistik, Gesundheit, 43f.

186 Vgl. Bundesamt für Statistik, Gesundheitsbefragung, 27, wobei vor allem Bluthochdruck, «Schmerzen jeglicher Art» sowie verschiedene Augenkrankheiten zu den häufigsten Behandlungsbildern gehören (vgl. Fluder, Alterspflege, 62).

187 Vgl. Perrig-Chiello et al., SwissAgeCare, 6f.

188 Etwa Zahnprothesen, Gehstöcke, Lupe und Rollator (vgl. Fluder, Alterspflege, 66f.).

durchgeführten Erhebungen über das Ausmass der Pflegebedürftigkeit auf derselben Definition von Pflegebedürftigkeit. Wenn sich auch mehr und mehr die Konzeption der (I)ADL-Kriterien (nach welcher Hilfs- und Pflegebedürftigkeit gemessen wird an der Unfähigkeit, elementare tägliche Verrichtungen vorzunehmen[189]) zur Bestimmung der Pflegebedürftigkeit durchsetzt, so unterliegt insbesondere die Festlegung der Schnittpunkte laufenden Diskussionen. Folglich variieren die jeweiligen Pflegebedürftigkeitsraten und -zahlen der unterschiedlichen Erhebungen je nach gewählten Definitionen teilweise beträchtlich.

Höpflinger[190] hat aus den unterschiedlichen vorhandenen Quellen gemittelte Schätzwerte erstellt und vermutet eine Pflegebedürftigkeitsquote in der Schweiz, die gegenwärtig zwischen 9.8 und 11.4% aller Menschen ab 65 Jahren liegt. Verbunden mit den neusten verfügbaren Bevölkerungszahlen des Bundesamtes für Statistik[191] (und konstante Pflegebedürftigkeitsquoten vorausgesetzt) leben heute zwischen 140 000 und 165 000 hilfs- und pflegebedürftige ältere Personen in der Schweiz.

Schätzungen zufolge lebt rund die Hälfte der älteren hilfs- und pflegebedürftigen Personen in einer sozio-medizinischen Einrichtung (Alters- oder Pflegeheim), die andere Hälfte der hilfs- und pflegebedürftigen Personen wird im informellen Rahmen zu Hause gepflegt.[192] Damit gehört die Schweiz zu den Ländern, «in denen ein relativ hoher Anteil der pflegebedürftigen Menschen stationär gepflegt wird.»[193]

---

189 Vgl. hierzu die Ausführungen in Kapitel 3. «Klärung und Eingrenzung des Forschungsgegenstandes».

190 Pflegebedürftigkeit, 3.

191 Wohnbevölkerung. Höpflinger et al. (Langzeitpflege, 55) rechnen mit Daten aus dem Jahr 2008 und kommen daher auf eine tiefere Zahl von 115 000.

192 Höpflinger/Hugentobler (Pflege, 55) haben im Jahr 2005 die Zahl der in stationären Einrichtungen betreuten pflegebedürftigen Personen auf einen Anteil von mindestens 40% geschätzt; auf der Basis neuerer Daten kommen Bayer-Oglesby/Höpflinger im Jahr 2010 (Statistische Grundlagen, 40) zum Schluss, «dass der Anteil stationär gepflegter Personen an der Gesamtzahl der Pflegebedürftigen in der Schweiz rund 57% beträgt». Vgl. dazu auch Höpflinger et al., Langzeitpflege, 57.

193 Höpflinger et al., Langzeitpflege, 105f. Höpflinger (Altern, 47) nennt als hauptsächlichen Grund hierfür «die lange sozialpolitische Tradition einer kommunalen Altersversorgung – mit starkem Ausbau stationärer Einrichtungen – in der Schweiz, vor allem in deutschschweizerischen Kantonen.»

I.1.1.3. Zukünftiger Pflegebedarf in der Schweiz

Wie sich die Zahl der pflegebedürftigen alten Menschen – und damit auch zukünftige Ansprüche an informelle Hilfe- und Pflegeleistungen – in Zukunft entwickeln werden, ist von vielen Einflussfaktoren abhängig. Zu berücksichtigen sind u.a. demografische Veränderungen, soziale und gesundheitsbezogene Entwicklungen sowie (in Bezug auf das Verhältnis von formeller und informeller Pflege) allfällige Prozesse der Verlagerung von stationärer zu ambulanter Pflege oder umgekehrt.[194]

I.1.1.3.1. Demografischer Wandel: Anstieg von Zahl und Anteil alter Menschen

Seit den 1960er Jahren sehen sich insbesondere westeuropäische Gesellschaften mit einer «doppelten demografischen Alterung»[195] konfrontiert: Einerseits hat sich als Folge des Geburtenrückgangs der Anteil älterer Menschen erhöht, andererseits ist die Zahl und der Anteil älterer Menschen auch durch die gestiegene Lebenserwartung angestiegen. Aufgrund der aktuellen demografischen Situation muss davon ausgegangen werden, dass auch in den nächsten Jahrzehnten sowohl die Anzahl wie auch der Anteil älterer Menschen mit einem erhöhten Pflegebedürftigkeitsrisiko stark zunehmen werden.[196] Besonders ausschlaggebend hierfür sind die sehr vielen Personen in den geburtenstarken Jahrgängen aus der Mitte des letzten Jahrhunderts, die Baby-Boom-Jahrgänge;[197] die Personen dieser Jahrgänge gelangen nach und nach ins Rentenalter und in Altersstufen mit erhöhtem Pflegerisiko – was die *Anzahl* älterer Menschen erhöht –, zudem haben sie selber nur wenige Kinder – was wiederum ihren *Anteil* an der

194 Vgl. Perrig-Chiello et al., SwissAgeCare, 90. Höpflinger et al. (Langzeitpflege, 19) weisen zudem darauf hin, dass hierfür die Alterswanderung, d.h. die «Rückwanderung älterer ausländischer Arbeitskräfte in ihre Heimatländer», berücksichtigt werden müsse, wenn auch diese gesamtschweizerisch nicht sehr bedeutsam sei.

195 Höpflinger, Altern, 31.

196 Vgl. Blinkert/Klie, Solidarität, 81.

197 In der Schweiz muss – im Unterschied zu den kriegsversehrten Ländern – dies allerdings dahingehend präzisiert werden, dass hierzulande nicht nur eine, sondern zwei ‹Baby-Boomer›-Generationen bestehen: Ein erster Geburtenanstieg war in den Jahren 1943–1950 festzustellen («Kriegs- und Nachkriegs-Baby-Boomer»), ein zweiter schliesslich in den Jahren 1957–1966 («Wohlstands-Baby-Boomer», beide Begriffe nach Höpflinger, Alterung, 3).

Gesamtbevölkerung erhöht.[198] Der Höhepunkt dieses zahlen- und anteilsmässigen Anstiegs alter Personen wird dann erreicht sein, wenn diese geburtenstarken Jahrgänge ein hohes Alter erreichen.

Um nun möglichst präzise Szenarien über die zukünftige Bevölkerungssituation und -entwicklung – und damit auch über den zukünftigen Pflegebedarf – erstellen zu können, ist es jedoch notwendig, abschätzen zu können, welches Alter diese Personen in Zukunft erreichen sowie in welcher gesundheitlichen Verfassung sie sich im Alter befinden werden. Diese zwei Diskussionsbereiche, die Entwicklung der Lebenserwartung sowie die Frage nach dem gesundheitlichen Zustand im Betagtenalter, sollen deshalb in der Folge näher betrachtet werden.

I.1.1.3.2. Die Entwicklung der Lebenserwartung, Referenzszenarien zur Bevölkerungsentwicklung

Die durchschnittliche Lebenserwartung der Schweizerinnen und Schweizer ist seit dem Ende des 19. Jahrhunderts annähernd ununterbrochen gestiegen. Während sie damals bei rund 40 Jahren lag, so ist sie auf mittlerweile über 80 Jahre angewachsen (79.7 Jahre für Männer, 84.4 Jahre für Frauen) – was einem Anstieg von ca. 4 Monaten pro Jahr entspricht, wenn auch das Wachstumstempo seit den 1980er Jahren etwas abgeflacht ist.[199]

Wie sich die Lebenserwartung jedoch in Zukunft entwickeln wird, wird umstritten diskutiert: Einerseits sprechen medizinische Fortschritte und soziale Entwicklungen für eine weitere Erhöhung, andererseits wird diese wohl durch negative gesundheitliche Trends (bspw. Zunahme von Übergewicht, vermehrte Herz-Kreislauf-Krankheiten, Verbreitung und Verlauf degenerativer Krankheiten) in einem schwer bezifferbaren Ausmass gebremst.[200]

Das Bundesamt für Statistik geht in seinen Prognosen insgesamt von einer steigenden Lebenserwartung aus und schätzt, dass sie bis ins Jahr 2060 um 4–5 Jahre höher liegen werde (Lebenserwartung der Männer bei

198 Vgl. Höpflinger/Hugentobler, Pflege, 13.

199 Vgl. Bundesamt für Statistik, Zukunft, 14, mit Daten aus dem Jahr 2008. Die Differenz zwischen der Lebenserwartung von Männern und Frauen hat sich dabei seit den 1980er Jahren von 6.7 auf 4.8 Jahre verringert (vgl. Höpflinger, Altern, 31).

200 Vgl. Perrig-Chiello et al., SwissAgeCare, 92.

82.5 bis 87.5 Jahren, Lebenserwartung der Frauen bei 87.5 bis 91.5 Jahren).[201] Nach dem Referenzszenario[202] nimmt die Anzahl der Personen ab 65 Jahren von aktuell 1.3 Mio. auf 2.5 Mio. zu; ihr Anteil an der Gesamtbevölkerung steigt demnach von 17% auf 28%.[203] Bedingt durch die genannte Altersstruktur der Bevölkerung (Altern der Babyboomer) und die steigende Lebenserwartung wird insbesondere der Anstieg der hochaltrigen Menschen (80-jährig und älter) markant ausfallen: Ihr Anteil an der Gesamtbevölkerung wird von aktuell 5% auf 12% im Jahr 2060 anwachsen.[204]

Wenn auch solche Schätzungen immer mit beträchtlichen Unsicherheiten verbunden sind, so muss doch unzweifelhaft festgehalten werden, dass in jedem Fall Langlebigkeit und Hochaltrigkeit – und damit in Relation stehend Pflege- und Hilfebedürftigkeit – in Zukunft noch weitaus bedeutsamer sein werden, als dies heute schon der Fall ist.[205]

I.1.1.3.3. Ausmass des zukünftigen Hilfe- und Pflegebedarfs in der Schweiz

Entscheidend für die Pflege im Alter ist jedoch nicht nur die weitere allgemeine Entwicklung der Lebenserwartung, sondern auch die Entwicklung der gesunden bzw. behinderungsfreien Lebenserwartung. M.a.W., für das Prognostizieren des zukünftigen Pflege- und Hilfsbedarfs ist es von zentraler Bedeutung, abschätzen zu können, in welcher gesundheitlichen Verfassung sich die alten – und immer älter werdenden – Menschen in Zukunft befinden werden. Denn der Effekt der demografischen Alterung auf die Nachfrage nach Pflegeleistungen wird abgeschwächt, wenn Menschen nicht nur länger leben, sondern auch länger gesund verbleiben bzw. später pflegebedürftig werden.[206] Umgekehrt können die Effekte der demografischen Alterung zusätzlich verschärft werden.

---

201 Ebd.

202 Das Bundesamt für Statistik erstellt drei «Grundszenarien»: ein «mittleres» – das in der Folge als Referenzszenario bezeichnet wird –, sowie ein «hohes» und ein «tiefes» (vgl. Bundesamt für Statistik, Szenarien, 21–25).

203 Bundesamt für Statistik, Szenarien, 23.

204 Vgl. Bundesamt für Statistik, Szenarien, 28. Siehe dazu auch Höpflinger et al., Langzeitpflege, 20f.

205 Vgl. Höpflinger, Altern, 34.

206 Vgl. Höpflinger et al., Langzeitpflege, 33.

Ein Blick zurück in die vergangenen dreissig Jahre zeigt auf, dass sich seit 1980 die behinderungsfreien Lebensjahre bei Frauen um ca. fünf Jahre erhöhten, während sich die Lebensjahre mit Behinderungen um zwei Jahre reduzierten. Bei den Männern sind es vier Jahre (Erhöhung behinderungsfreie Jahre) bzw. ein halbes Jahr (Reduktion Lebensjahre mit Behinderungen).[207] In jüngerer Vergangenheit lebten also die Schweizerinnen und Schweizer nicht nur immer länger, sondern sie verblieben auch über längere Zeit ohne grössere gesundheitliche Beeinträchtigungen.

Was die zukünftige Entwicklung angeht, so stehen sich zwei konträre Thesen gegenüber: Die eine geht davon aus, dass die Menschen vermehrt von chronisch-degenerativen Krankheiten betroffen sein werden, jedoch dank (sozial-)medizinischer Interventionen trotzdem länger leben. Demnach wäre die die erhöhte Lebenserwartung überwiegend auf ein zeitliches Hinauszögern des Todes von kranken, pflegebedürftigen Menschen zurückzuführen. Die zweite These postuliert hingegen, dass sich auch zukünftig die weitgehend gesunden Lebensjahre erhöhen. Dies wäre insbesondere durch den Umstand bedingt, dass chronische Krankheiten aufgrund besserer Ernährung und lebenslanger Gesundheitsvorsorge erst später auftreten.[208]

Die vorliegenden Daten unterstützen eher die zweite These, wonach ältere Menschen auch in Zukunft nicht nur länger, sondern auch länger behinderungsfrei leben.[209] Höpflinger et al. konstatieren daraus: «Der Effekt der demographischen Alterung und namentlich auch der steigenden Lebenserwartung auf den Bedarf nach Pflegeleistungen wird abgeschwächt, wenn Menschen nicht nur länger leben, sondern auch länger gesund verbleiben bzw. später pflegebedürftig werden.»[210] Das heisst, dass insgesamt die Zahl pflegebedürftiger Menschen demografisch bedingt gewiss ansteigen wird, jedoch mit einiger Wahrscheinlichkeit weniger stark

---

207 Vgl. Höpflinger/Hugentobler, Pflegebedürftigkeit, 12.

208 Vgl. Höpflinger, Alterung, 11f.; Höpflinger et al., Langzeitpflege, 23–25.

209 Vgl. Höpflinger/Hugentobler, Pflegebedürftigkeit, 12, wobei gleichzeitig eine zunehmende Zweiteilung der Pflegebedürftigkeit im Alter zu konstatieren ist: Eine grosse Gruppe von alten Menschen verbleibt lange Zeit behinderungsfrei und ist nur während einer relativ kurzen Zeit pflegebedürftig, während eine Minderheit von alten Menschen über längere Zeit beeinträchtigt und pflegebedürftig ist (vgl. Höpflinger, Alterung, 12).

210 Langzeitpflege, 33; vgl. auch Höpflinger/Hugentobler, Pflegebedürftigkeit, 12.

als mit einer linearen Projektion heutiger Pflegebedürftigkeitsraten bei älteren Menschen zu befürchten wäre. Der Effekt der demografischen Alterung wird also etwas abgeschwächt, aber nicht aufgehoben werden.[211]

Fachleute hüten sich davor, aus diesen Prognosen zukünftige Pflegebedürftigkeitsraten abzuleiten; zu vage und ständig korrekturbedürftig blieben diese. Selbst wenn aber in der Tendenz der obigen These – im Sinne einer hypothetischen Berechnung – angenommen würde, dass sich die Pflegebedürftigkeitsrate bei Personen über 65 Jahren bis im Jahr 2060 massiv senken würde (von 10% auf 7%), selbst dann wären ca. 180 000 über 65-jährige Personen in der Schweiz pflegebedürftig – was einem markanten Anstieg gegenüber der heutigen Situation entspricht. Es ist kaum zu erwarten, dass alle diese Menschen in sozio-medizinischen Einrichtungen untergebracht werden könnten; so steht die häusliche Pflege, d.h. ambulante Pflegedienste, aber vor allem auch pflegende Angehörige, mittel- und langfristig vor grossen Herausforderungen.

I.1.2. Umfang und Bedeutung der Pflegeleistungen durch Angehörige

I.1.2.1. Eckdaten der häuslichen Pflegesettings

I.1.2.1.1. Wer pflegt die betagten Angehörigen zu Hause?

Erhebungen aus der Schweiz wie auch aus zahlreichen anderen europäischen Staaten zeigen auf, dass die Pflege und Betreuung der hilfs- und pflegebedürftigen Menschen nach wie vor mehrheitlich durch informelle Unterstützungsnetze in eigenen Haushalt gewährleistet wird. Aus der unter I.1.1. genannten Zahl von älteren hilfs- und pflegebedürftigen Personen in der Schweiz wird gemäss Hochrechnungen die eine Hälfte in stationären Pflegeeinrichtungen wie Alters- und Pflegeheimen gepflegt, die andere Hälfte der betagten Personen lebt jedoch zu Hause. In Deutschland liegt das Verhältnis von stationärer zu häuslicher Pflege (nicht zuletzt bedingt durch die 1995 eingeführte Pflegeversicherung[212]) sogar bei rund

---

211 Vgl. Höpflinger/Hugentobler, Pflegebedürftigkeit, 18.

212 Vgl. Bundesministerium für Familie, Senioren, Frauen und Jugend, Möglichkeiten und Grenzen III, 4. Siehe dazu auch die Diskussion der Pflegeversicherungsmodelle in Deutschland, Österreich und der Schweiz in III.3.2. «Modelldiskussion 1: Finanzielle Transferleistungen für pflegende Angehörige».

30% zu 70%.[213] Dies bedingt, dass eine Vielzahl von Personen aus dem Umfeld der Betroffenen den Betagten Hilfe und Pflege bietet. Wenn auch ambulante Dienste wie die Spitex sowie andere spezialisierte Organisationen[214] wichtige Leistungen im Bereich der häuslichen Alterspflege erbringen, so trägt in aller Regel eine Privatperson die Hauptverantwortung für die Versorgung der pflegebedürftigen Person. Es sind mittlerweile schätzungsweise zwischen 220 000 und 250 000 Personen – vorwiegend aus dem Kreis der eigenen Familie –, die sich hierzulande um diese betagten Personen kümmern.[215]

Den grössten Anteil dieser pflegenden Personen machen die (Ehe-) Partnerinnen und (Ehe-)Partner aus; sie umfassen je nach Erhebung gut einen Drittel bis die Hälfte aller pflegenden Angehörigen. Es folgen mit Anteilen von rund einem Viertel die Töchter bzw. von ca. 10% die Söhne und schliesslich mit bedeutend kleineren Anteilen die Schwiegertöchter und Schwiegersöhne.[216] Geschwister der pflegebedürftigen Personen sind «als familiale Hilfepersonen insgesamt wenig bedeutsam».[217] Es fällt somit auf, dass die Hauptpflegepersonen praktisch ausschliesslich aus der Kernfamilie stammen; nicht-verwandte Unterstützungspersonen aus dem jeweiligen persönlichen Umfeld der Betroffenen sind mit einem Anteil von lediglich um die 5% vertreten.[218]

Nach wie vor ist die Pflege betagter Angehöriger mehrheitlich Frauenangelegenheit: Sowohl bei der intragenerationellen Pflege (Partner-/ Ehepartnerpflege) als auch bei der intergenerationellen Pflege (Elternpflege) liegt das Geschlechterverhältnis bei rund zwei Drittel Frauen gegenüber einem Drittel Männer, wobei gerade bei der Partnerpflege zu beachten ist, dass die Frauen in den Paarbeziehungen durchschnittlich jünger sind und eine höhere Lebenserwartung haben;[219] insofern ergibt sich, dass

---

213 Vgl. Bundesministerium für Familie, Senioren, Frauen und Jugend, Möglichkeiten und Grenzen III, 7; Lettke, Pflegen, 72; Bundesministerium für Familie, Senioren, Frauen und Jugend, Altenhilfestrukturen, 142.

214 Siehe dazu I.1.2.2.3. «Ressourcen der Angehörigen».

215 Vgl. Kesselring, Herausforderung, 11. Siehe auch Höpflinger et al., Langzeitpflege, 74.

216 Die genauen Anteile variieren je nach Erhebung, die Reihenfolge nach Anteilen ist jedoch stets dieselbe (vgl. z.B. Perrig-Chiello et al., SwissAgeCare, 24; Höpflinger/ Hugentobler, Pflege, 15f.; Fluder et al., Alterspflege, 90–92).

217 Höpflinger, Menschen, 90.

218 Vgl. Perrig-Chiello et al., SwissAgeCare, 23f.; ähnlich in Deutschland: Rumpf, Geschlechterverhältnisse, 48.

219 Vgl. Künemund, Tätigkeiten, 307f.

erstens weit mehr Partnerinnen mit einem pflegebedürftigen Partner konfrontiert sind als umgekehrt und dass zweitens deutlich mehr ältere Männer als Frauen überhaupt noch eine Lebenspartnerin bzw. einen Lebenspartner haben; nicht zuletzt deshalb sind häufiger Partnerinnen als Partner Hauptpflegeperson.[220] Der genannte Anteil der Männer an der Pflege ist in den letzten Jahren deutlich gestiegen[221] und liegt z.T. deutlich über demjenigen in anderen europäischen Ländern.[222]

Die Pflegeverhältnisse treten entweder schleichend durch eine stetige Verschlechterung des Gesundheitszustandes der betagten Person oder aber durch ein plötzliches Ereignis (Unfall, gesundheitlicher Vorfall) ein.[223] Die Pflegeverhältnisse sind «in der Regel lang und intensiv».[224] Bei den pflegenden Kindern sind es rund 5.25 Jahre[225] – die Pflegenden sind dabei durchschnittlich 55- (Töchter) bzw. 58-jährig (Söhne) –, bei den pflegenden Partnerinnen bzw. Partnern dauert die Pflegesituation sogar 6 Jahre, wobei die Pflegenden im Schnitt 74.5 Jahre (Frauen) bzw. 78 Jahre (Männer) alt sind. Allerdings unterliegt die Partnerpflege freilich keinerlei Altersbeschränkungen – in Untersuchungen wurden schon 97-jährige Pflegende angetroffen.[226] Die familiären Pflegesituationen enden in aller Regel durch den Übertritt in eine stationäre Alters-/Pflegeinstitution oder durch

220 Vgl. Rumpf, Geschlechterverhältnisse, 37.

221 Vgl. Höpflinger/Hugentobler, Pflege, 16.

222 In der Schweiz liegt er bei 32% (vgl. Perrig-Chiello et al., SwissAgeCare, 24). In einer europäischen Querschnittstudie über Länder, die sich unterschiedlichen Wohlfahrtstypen zuordnen lassen (vgl. I.2.3.1. «Einordnung in europäische Vergleichsstudien»), ergab sich ein Mittelwert der Männerbeteiligung von 24%; nur Schweden und Deutschland erreichen mit 28% bzw. 27% eine annähernd so hohe Beteiligung der Männer wie in der Schweiz (vgl. Lamura et al., Erfahrungen, 432; Schneekloth, Entwicklungstrends, 408).

223 Siehe dazu I.1.2.2.1. «Zustandekommen und Motivationen zur Pflegeübernahme».

224 Perrig-Chiello, Pflege, 130.

225 Vgl. Perrig-Chiello, SwissAgeCare, 23. Diese und die folgenden Angaben sind jeweils Durchschnittswerte.

226 Vgl. Kesselring, Herausforderung, 9. Im europäischen Vergleich zeigt sich dahingehend ein massiver Unterschied, dass das durchschnittliche Alter der Pflegenden (Schweiz: 66 Jahre, vgl. Perrig-Chiello et al., SwissAgeCare, 23; Europa: 55 Jahre, vgl. Lamura et al., Erfahrungen, 432) in der Schweiz um 11 Jahre höher liegt – was daran liegt, dass der Anteil an Pflege durch Kinder in den untersuchten europäischen Ländern (wiederum mit Ausnahme von Schweden) im Vergleich zur Partnerpflege viel höher ist.
Die Dauer der Pflegeverhältnisse unterscheidet sich jedoch insgesamt (CH: 64.7 Monate; europäische Länder: 59.8 Monate) nur unwesentlich.

den Tod, in seltenen Fällen auch durch eine Verbesserung des Gesundheitszustandes der betagten Person.

Diese kurze Übersicht zeigt auf, dass die Familie – Partnerinnen und Partner sowie Kinder – immer noch die wichtigste Institution für die Übernahme von Pflegeaufgaben im Alter ist. Vom Vorhandensein eines familiären Netzes hängt es wesentlich ab, ob eine betagte Person noch zu Hause verbleiben kann oder nicht. Entsprechend ist der Anteil von kinderlosen, ledigen Personen in stationären Alterseinrichtungen wie Alters- und Pflegeheimen besonders hoch, entgegen demjenigen von (Ehe-) Paaren und Personen mit Kindern als verfügbaren Pflegeressourcen.[227]

I.1.2.1.2. Wie viel Zeit wenden die pflegenden Angehörigen auf?

Die Bedeutung und die Leistungen der Familienangehörigen in der Alterspflege treten noch besonders hervor, wenn ihre grossen Zeitinvestitionen betrachtet werden. Bevor jedoch auf Untersuchungen zum Zeitaufwand in der häuslichen Pflege eingegangen wird, sind diesbezüglich einige Vorbemerkungen methodischer Art anzubringen:

Es besteht eine Vielzahl von Pflegestudien, in welchen der Zeitaufwand der Angehörigen in der häuslichen Pflege untersucht wurde. Innerhalb der meisten dieser Untersuchungen variieren die Angaben hinsichtlich des angegebenen absoluten Zeitaufwandes allerdings sehr stark. Dies widerspiegelt zum Einen die Unterschiede der objektiv notwendigen Erfordernisse von Hilfe und Pflege, wonach in Arrangements mit leichter Pflegebedürftigkeit in der Regel weniger Zeit investiert werden muss als in solchen mit starker Pflegebedürftigkeit. Zum Anderen sind die untersuchten Angaben jedoch wohl auch zu einem nicht unerheblichen Masse Zeugnis für die stark subjektiv geprägte Einschätzung dessen, was von den Pflegenden überhaupt als Unterstützung empfunden wird, und des hierfür benötigten Zeitaufwandes.[228]

In der Tat beinhaltet die häusliche Pflege nicht immer klar abgrenz- und messbare Aktivitäten. So sind erstens etwa punktuelle Handreichungen, Koordinations- und Organisationsleistungen sowie Arbeiten, die nicht zweifelsfrei von sonstigen Haushaltsarbeiten unterschieden werden

---

227 Vgl. Stutz/Strub, Leistungen, 81.

228 Vgl. Heinemann-Knoch et al., Zeitaufwand, 414f.

können, kaum je in Zeiterhebungen enthalten.[229] Zweitens kann eine umfassende Verantwortung für pflegebedürftige Person insgesamt, die etwa zu einer ununterbrochenen Abrufbereitschaft bei Notfällen führt und somit den eigenen Aktionsradius massiv einschränkt, nur schwerlich angemessen zeitlich quantifiziert werden.

Diese Umstände stellen denn auch die Zeitbudgeterhebungen vor methodische Schwierigkeiten. Einige Untersuchende haben sich daher für die möglichst detaillierte Erfassung auf qualitative Interviews mit den Direktbetroffenen gestützt, andere setzten auf Zeittagebücher («time diaries»), in welchen die Angehörigen all ihre Hilfe- und Pflegeaufwendungen über einen Zeitraum genau protokollieren sollen, wiederum andere quantifizierten den Zeitaufwand mittels genau festgelegter Unterstützungsepisoden.[230]

Entsprechend dieser Vorbehalte sind Angaben zu Zeitinvestitionen von pflegenden Angehörigen immer mit Vorsicht zu behandeln; trotzdem kann aber nicht darauf verzichtet werden, wenn es darum geht, die Leistungen der pflegenden Angehörigen hervorzuheben und sichtbar zu machen.

Die Studie SwissAgeCare 2010, die ein interdisziplinäres Forscherteam aus Bern und Zürich im Auftrag der Spitex Schweiz erstellt hat, enthält die für die Deutschschweiz momentan umfassendsten Daten zu den Zeitaufwendungen pflegender Angehöriger, weshalb an vorliegender Stelle insbesondere auf diese Studie Bezug genommen wird.[231] Ihre Stichprobe bei über dreihundert pflegenden Angehörigen hat ergeben, dass insbesondere Partnerinnen und Partner zeitlich sehr stark gefordert sind. Für alle Aufwendungen, die die Pflegeleistungen, die hauswirtschaftlichen Hilfen, die Unterstützung rund um das Essen sowie auch organisatorische und administrative Aspekte umfassen, investieren sie insgesamt rund 60 Stunden pro Woche (Partner: 63.5 Stunden; Partnerinnen: 57.3 Stunden); das sind um die 8.5 Stunden pro Tag und zwar an sieben Tagen pro Woche.

---

229 Vgl. Bittman et al., Making, 73.85. Vgl. dazu auch die Ausführungen in 3. «Klärung und Eingrenzung des Forschungsgegenstandes».

230 Siehe hierfür Perrig-Chiello et al., SwissAgeCare, 68; Bittman et al., Making, 69; Fluder, Alterspflege, 68ff.

231 Vgl. Perrig-Chiello et al., SwissAgeCare. Die Daten für die lateinischen Schweiz wurden in der Folgestudie erhoben, vgl. Perrig-Chiello et al., AgeCare-Suisse Latine.

Die pflegenden Partnerinnen und Partner, die sich ihrerseits meistens selber in fortgeschrittenem Alter befinden und somit oft an die Grenzen ihrer körperlichen Möglichkeiten gelangen, stehen also praktisch im Dauereinsatz. Der Zeitaufwand der pflegenden Kinder ist mit 26.5 Stunden (Töchter) bzw. 25.3 Stunden (Söhne) pro Woche knapp halb so gross, jedoch angesichts der vielen Verpflichtungen, mit denen sie sich im Beruf und in der eigenen Familie konfrontiert sehen, immer noch sehr eindrücklich.[232] Zwei Drittel von ihnen sind neben der Pflegetätigkeit immer noch berufstätig und geraten häufig in einen «zweiten beruflich-familialen Vereinbarkeitskonflikt»[233] bzw. in eine «Sandwichposition»:[234] Viele – insbesondere die Töchter – sahen sich gezwungen, ihr Arbeitspensum einzuschränken, eine neue, flexiblere Arbeitsstelle zu suchen oder aber die Arbeit ganz aufzugeben. Lediglich ein Viertel der Frauen bzw. die Hälfte der Männer mussten keine Anpassungen ihres beruflichen Engagements vornehmen.[235]

Bedeutsam ist bei diesem beträchtlichen Zeitaufwand zum Einen, dass die Einsätze nicht regelmässig auftreten und nicht planbar sind, sondern insbesondere auch an Wochenenden, Abenden und in der Nacht erforderlich sind. Zum Anderen muss an dieser Stelle besonders interessieren, dass sämtliche pflegenden Angehörigen weit mehr Zeit in die Pflege investieren, als sie dies eigentlich möchten. Die Partnerinnen und Partner sowie die Töchter wünschen sich ein halb so grosses Engagement, die Söhne ein etwa um einen Drittel reduziertes Pensum.[236]

---

232 Zahlen aus Perrig-Chiello et al., SwissAgeCare, 28.

233 Spring, Entlastung, 16.

234 Breidert, Demenz, 65.

235 Vgl. Perrig-Chiello, SwissAgeCare, 25. Ähnliche Zahlen bei Zank/Schacke, Evaluation, 88. Auf den ersten Blick erstaunlich ist die Tatsache, dass in vielen europäischen Ländern lediglich 15% der pflegenden Kinder ihr Arbeitspensum reduzieren mussten (vgl. Eurofamcare-Consortium, Eurofamcare, 113). Dieser Sachverhalt kann jedoch weitgehend durch die tiefen Erwerbsquoten von Frauen gerade in den südlichen Ländern Europas erklärt werden: Da viele Frauen vor der Pflege eines Angehörigen keiner Erwerbsarbeit nachgingen, werden diese nun bei der Frage nach der Reduktion der Erwerbsarbeit auch nicht erfasst (vgl. Haberkern, Pflege, 71.112).

236 Vgl. Spring, Entlastung, 15; Höpflinger et al., Langzeitpflege, 80.

I.1.2.2. Pflegearrangements im Fokus

I.1.2.2.1. Zustandekommen und Motivationen zur Pflegeübernahme

Angesichts der Tatsache, dass sich nach wie vor derart viele Angehörige in der Pflege eines Familienmitglieds engagieren, ist es gewiss von Interesse, was dazu geführt hat, dass sie die Pflegeaufgaben auf sich genommen haben bzw. unter welchen Umständen sie die Pflegeaufgabe übernahmen und aus welchen Gründen sie sich für die Pflege ihrer/ihres Angehörigen entschieden haben bzw. entscheiden mussten.

Pflegewissenschaftliche Studien, die sich mit psychosozialen Determinanten der Pflege, insbesondere mit der Frage nach den Motiven der Pflegeübernahme, beschäftigen, kommen im Wesentlichen übereinstimmend zu folgenden Erkenntnissen:

Was das Zustandekommen einer Pflegesituation angeht, so sind zwei unterschiedliche Wege zu unterscheiden: Zum Einen entsteht eine Pflegesituation als schleichender Prozess, vor allem bei einem langsamen Fortschreiten einer Erkrankung und des Autonomieverlusts einer betagten Person. «So unscheinbar, wie die Pflege sich aus kleineren Hilfestellungen entwickelt, so unscheinbar kumulieren sich die damit verbundenen Aufgaben.»[237] Bedingt durch diese nur allmähliche Zunahme an zu erledigenden Pflegeaufgaben erscheint im Rückblick oft unklar, wann genau die Pflegetätigkeit überhaupt angefangen hat – und so kommt es, dass nur bei den wenigsten Betroffenen ein bewusster Entscheid zur Übernahme am Anfang der Pflegetätigkeit stand.[238]

Zum Anderen entsteht Pflegebedarf durch markante Ereignisse wie eine plötzlich eintretende Krankheit, einen Unfall oder aber durch Verwitwen (und somit den Wegfall einer bisherigen Pflegeperson). In solchen Situationen springen nicht selten Angehörige, meistens Kinder, ein, und stehen vor der Herausforderung, sich ohne adäquate Vorbereitung in kürzester Zeit auf die neue Pflegebeziehung einstellen zu müssen. Vor die völlig neue Situation gestellt, sehen sich die wenigsten Angehörigen in der Lage, den Pflegebedarf und dessen Entwicklungen zu antizipieren, so dass

237 Geister, Mutter, 23.

238 Vgl. Geister, Mutter, 221; Maly, Töchter, 28; Perrig-Chiello, Pflege, 135.

sie aus kurzfristiger Notwendigkeit ohne längerfristige Planung handeln.[239] Mangels Alternativen wird aus dem Einspringen als Pflegeperson im Sinne einer Übergangsregelung häufig eine permanente, lang andauernde Pflegebeziehung.[240]

Was genau die pflegenden Angehörigen, seien es die Partnerinnen und Partner oder aber die Kinder, dazu führt, die – gemäss obiger Schilderung langsam oder ganz plötzlich eingetretene – Pflegebeziehung aufrecht zu erhalten, das ist nicht immer mit Sicherheit ausfindig zu machen. Untersuchungen zeigen häufig ein Durch- und Nebeneinander von unterschiedlichen Motiven, die zudem in Befragungen nicht immer explizit genannt werden, sondern zuweilen auch lediglich implizit durchscheinen und sich im Verlauf der Pflegesituation verändern können.[241]

Die genannten Motive der Pflegenden bewegen sich insgesamt im Spannungsfeld zwischen persönlicher Verbundenheit zur gepflegten Person, einem Pflichtbewusstsein sowie äusseren Zwängen.

Das Motiv der *persönlichen Verbundenheit* scheint bei vielen Befragten verständlicherweise konstitutiv für die Pflegetätigkeit zu sein. Die Angehörigen erwähnen dabei, dass sie die Pflege aus Liebe und innerer Verbundenheit (zur Partnerin/zum Partner)[242] ausüben oder aber aus Dankbarkeit (gegenüber der Partnerin/dem Partner sowie auch gegenüber den Eltern) und damit verbunden mit dem Willen, etwas von der selbst erfahrenen Zuneigung und/oder Unterstützung zurückgeben zu können.[243]

Ebenso von grosser Bedeutung (insbesondere für die männlichen Partner und die Söhne)[244] ist gemäss den Befragungen das Motiv der *Verpflichtung*. Die Verpflichtung äussert sich so, dass sie von Aussenstehenden oder Familienmitgliedern erwartet bzw. gefordert wird, dass sie aufgrund

239 Vgl. Perrig-Chiello et al., SwissAgeCare, 74.
240 Vgl. Geister, Mutter, 21.
241 Vgl. Rumpf, Geschlechterverhältnisse, 73.
242 Vgl. Geister, Mutter, 19; Stutz/Strub, Leistungen, 82.
243 Vgl. Perrig-Chiello et al., SwissAgeCare, 80. Siehe auch das Beispiel in Perrig-Chiello, Pflege, 138.
244 Vgl. Perrig-Chiello et al., SwissAgeCare, 39; Höpflinger et al., Langzeitpflege, 81.

eigener Wertvorstellungen zustande kommt oder aber dass sie den Pflegenden selbst als diffuse, kaum konkretisierte Selbstverständlichkeit erscheint.[245]

Das Motiv der *äusseren Zwänge* bzw. der *Alternativlosigkeit* schliesslich wird etwas seltener angeführt, kommt jedoch immer noch in einer erstaunlichen Häufigkeit vor. Es geht dabei konkret um finanzielle Überlegungen, vertragliche Regelungen (z.B. die Überschreibung des Hofes als Gegenleistung zur Pflege)[246] oder aber es wird in der eigenen Pflegetätigkeit die einzige Alternative gesehen, das betagte Familienmitglied vor einem ungewünschten Eintritt in ein Alters- oder Pflegeheim zu bewahren.[247] Die vergleichsweise hohe Bedeutung dieser äusseren Zwänge überrascht in zweifacher Hinsicht: Erstens geben Schweizer Angehörige im internationalen Vergleich am häufigsten an, die Pflege aus Mangel an Alternativen auszuführen,[248] und zweitens sind die Sachzwänge, denen sich pflegende Angehörige ausgesetzt sehen, offenbar weit bedeutungsvoller als es nach aussen den Anschein macht – selbst den Angehörigen nahe stehende Personen unterschätzen bzw. übersehen diese deutlich.[249]

Nicht zuletzt ist auf die Bedeutung der je eigenen religiösen Überzeugung der Angehörigen als Movens für die Pflegeübernahme hinzuweisen. Insbesondere unter älteren Pflegenden (i.d.R. pflegende Partnerinnen und Partner) scheint die religiöse Einstellung bzw. die persönliche Glaubenshaltung für die Pflegeübernahme von Bedeutung zu sein (knapp 50% der Partnerinnen und Partner weisen dies aus), bei den jüngeren Pflegenden (pflegende Kinder) ist dies schon bedeutend weniger der Fall (unter 20% der pflegenden Kinder).[250]

---

245 Vgl. Maly, Töchter, 36; Rumpf, Geschlechterverhältnisse, 74.

246 Vgl. Geister, Mutter 19.

247 Vgl. Perrig-Chiello et al., SwissAgeCare, 80.

248 Vgl. Höpflinger et al., Langzeitpflege, 81; siehe auch Eurofamcare-Consortium, Eurofamcare, 135ff.

249 In der SwissAgeCare-Studie wurde hierfür eine interessante Forschungsanlage angewendet: Die Forschenden befragten nicht nur die pflegenden Angehörigen über ihre eigenen Pflegemotive, sondern auch die Spitex-Mitarbeiterinnen und -Mitarbeiter über die (mutmasslichen) Gründe und Motive der jeweiligen Angehörigen, die sie aus ihrer Pflegearbeit kannten. Der Vergleich förderte insbesondere die genannte Unterschätzung der äusseren Zwänge (Kostenfrage und Alternativlosigkeit) durch die Spitex-Mitarbeitenden zutage (vgl. Perrig-Chiello et al., SwissAgeCare, 39).

250 Vgl. Perrig-Chiello et al., SwissAgeCare, 40; siehe auch Rumpf, Geschlechterverhältnisse, 73. Mit dieser Verbreitung von religiösen Überzeugungen als Beweggründe für

I.1.2.2.2. Belastungsfaktoren der Angehörigen

Dass die Pflege durch Angehörige sehr belastend sein kann und zuweilen weitreichende Konsequenzen für die eigene Alltagsbewältigung hat, steht wohl ausser Zweifel.[251] Schneekloth geht bei seinen Untersuchungen in Deutschland davon aus, dass weit mehr als die Hälfte aller Hauptpflegepersonen mitunter durch die zeitliche Eingebundenheit (siehe oben I.1.2.1. «Eckdaten der häuslichen Pflegesettings») im Pflegearrangement grossen bis sehr grossen Belastungen ausgesetzt sind[252] und bisweilen an die Grenzen der eigenen Leistungsfähigkeit gelangen. Bei der Pflege von Personen mit hohem Grad an Pflegebedürftigkeit sowie von dementiell Erkrankten sind die Belastungen besonders hoch.[253] Die Belastungen, die bei familialer Pflegetätigkeit entstehen können, lassen sich dabei in physische, soziale, emotionale wie auch ökonomische Faktoren aufteilen.[254]

Was die *physischen* Belastungsfaktoren, d.h. die gesundheitlichen Auswirkungen der intensiven Pflegearbeit auf die Angehörigen angeht, so ist einige Vorsicht geboten beim Herleiten kausaler Bezüge: Die Begründung gesundheitlicher Beeinträchtigungen durch Pflegearbeit gilt als komplexes Phänomen und kann kaum zweifelsfrei hergeleitet werden.[255] Dennoch stellen Untersuchungen weitgehend übereinstimmend fest, dass die gesundheitliche Befindlichkeit pflegender Angehöriger deutlich schlechter

---

die Pflegeübernahme liegt die Schweiz in etwa im europäischen Mittel (vgl. Eurofamcare-Consortium, Eurofamcare, 137f.). Es mag nicht erstaunen, dass in Ländern, in welchen sich ein hoher Anteil der Bevölkerung als «eher religiös» bzw. «sehr religiös» bezeichnet, auch die religiöse Überzeugung von höherer Bedeutung für die Pflegeübernahme ist als in Ländern, in welchen sich ein verhältnismässig grösserer Teil der Bevölkerung als «nicht religiös» bezeichnet (Ersteres ist etwa für Polen und Griechenland ausgewiesen, Letzteres beispielsweise für Schweden; vgl. Eurofamcare-Consortium, Eurofamcare, 110f.137f.).

251 So gut wie alle untersuchten Angehörigenuntersuchungen belegen dies; siehe dazu etwa Geister, Mutter 24; Lettke, Pflegen, 72; Kesselring, Angehörige, 505; Schneekloth, Entwicklungstrends, 409f.; Bundesministerium für Familie, Senioren, Frauen und Jugend, Möglichkeiten und Grenzen III, 14.

252 Entwicklungstrends, 409.

253 Vgl. Rumpf, Geschlechterverhältnisse, 75; Höpflinger/Hugentobler, Pflege, 16.

254 Vgl. Röber, Wohlfahrtspluralismus, 103.

255 Vgl. Kesselring, Angehörige, 505; dies., Herausforderung, 10.

ist als diejenige der jeweils gleichaltrigen Durchschnittsbevölkerung;[256] insbesondere die pflegenden Kinder, die häufig neben ihrer Pflegearbeit noch beruflichen sowie auch eigenen familiären Verpflichtungen nachzugehen haben, weisen signifikant tiefere Werte des eigenen Gesundheitsbefindens aus als ihre Altersgenossinnen und -genossen.[257] Sie werden daher auch «hidden patients»[258] genannt.

Diese je subjektiven Einschätzungen lassen sich durch empirische Befunde bestätigen: Der durchschnittliche Umfang körperlicher Beschwerden liegt bei pflegenden Angehörigen insgesamt höher: Nach Geister[259] sind drei Viertel von ihnen von mindestens einer Krankheit oder ausgeprägten körperlichen Beschwerde betroffen (häufig Rückenbeschwerden bzw. Bandscheibenschäden, Osteoporose oder Herz-Kreislaufprobleme). Dann sind die psychosomatischen Beschwerden zu nennen, die bei pflegenden Angehörigen auch weit häufiger auftreten als in der Vergleichsbevölkerung (Schlafstörungen, Kopfschmerzen und Nervosität).[260] In der SwissAgeCare-Studie berichten 60% der Betroffenen, dass sie innerhalb der letzten Woche niedergeschlagen gewesen seien, sogar 80% von ihnen berichten von Zuständen der Angespanntheit.[261] Nach Einschätzung der jeweils mit befragten Spitexmitarbeiterinnen hätten zwei Drittel der Partnerinnen, rund die Hälfte der Partner sowie etwa ein Drittel der Töchter und Söhne dringend eine Auszeit nötig.[262]

Schliesslich spiegelt sich das Ausmass der Belastungen auch im Medikamentenkonsum: Pflegende Angehörige weisen insbesondere bei den Schlaf- und Beruhigungsmitteln einen deutlich höheren Konsum von Medikamenten aus als die Durchschnittsbevölkerung; bei pflegenden Frauen (sowohl Töchter wie auch Partnerinnen) ist zudem ein doppelt so hoher Konsum von Antidepressiva nachgewiesen.[263]

---

256 Vgl. Kesselring, Herausforderung, 11; Stutz/Strub, Leistungen, 82; Schneekloth, Entwicklungstrends, 409; vgl. auch Seidl/Labenbacher, Angehörige, 48f.

257 Vgl. Höpflinger et al., Langzeitpflege, 79.

258 Perrig-Chiello, Pflege, 151.

259 Mutter, 24; so auch Perrig-Chiello et al., SwissAgeCare, 30.

260 Vgl. Geister, Mutter, 24; Zank/Schacke, Evaluation, 91.

261 Vgl. Perrig-Chiello et al., SwissAgeCare, 33.

262 Vgl. Perrig-Chiello et al., SwissAgeCare, 34.

263 Vgl. Geister, Mutter, 25; Perrig-Chiello et al., SwissAgeCare, 31; siehe auch Bundesamt für Statistik, Gesundheit, 43f.

Mit dem fortschreitenden Verlauf des Pflegesettings verschlechtert sich in aller Regel der Gesundheitszustand der betagten Person zunehmend. Neben der ansteigenden zeitlichen Belastung, die damit für die pflegende Person verbunden ist, sind die Angehörigen dadurch auch Zeugen des Abbauprozesses bei der betagten Person: Sie erfahren, wie diese Person alltägliche Aktivitäten immer weniger selbständig bewerkstelligen kann und entsprechend mehr Unterstützung benötigt sowie gegebenenfalls auch (etwa bei an Demenz Erkrankten) wie sie frühere Eigenheiten mehr und mehr verliert und sich in ihrer Persönlichkeit verändert.[264] Die Vorstellung, dass es kaum mehr eine gesundheitliche Verbesserung, sondern meistens nur eine Verschlechterung gibt, und das wachsende Bewusstsein um die Möglichkeit des Sterbens der gepflegten Person beeinträchtigen vielfach das *emotionale* Wohlbefinden der Pflegenden.[265] Erschwerend ist dabei, dass die Pflegetätigkeit mit der zunehmenden Pflegebedürftigkeit immer unentbehrlicher wird und sich die Pflegeperson in gewisser Weise in einem schier unkündbaren Engagement involviert sieht,[266] dass aber zugleich der weitere Verlauf sowie auch die Dauer dieses Engagements kaum abzuschätzen sind. So kommt es nicht von ungefähr, dass viele pflegende Angehörige angesichts dieser Unsicherheiten von Zukunftsängsten berichten.[267]

Bedingt durch das oft hohe Ausmass an zeitlicher Eingebundenheit in das Pflegearrangement ergeben sich für die pflegenden Angehörigen auch *soziale* Belastungsfaktoren, wobei in der Art dieser Belastungen zu unterscheiden ist zwischen intragenerationeller und intergenerationeller Pflege: Erstere (Pflege von Partner oder Partnerin) haben sich häufig äusserst intensiv um ihre Partnerin bzw. ihren Partner zu kümmern und fühlen sich ständig an den pflegebedürftigen Partner gebunden, der bzw. die kaum alleine gelassen werden kann.[268] Auf diese Weise wird der Aktionsradius der pflegenden Person immer kleiner und eingeschränkter; daher kann auch der eigene Freundeskreis nicht mehr gepflegt werden, womit sich das

264 Vgl. dazu grundlegend Rensch, Herausforderung; siehe auch Bundesministerium für Familie, Senioren, Frauen und Jugend, Altenhilfestrukturen, 143.

265 Vgl. Geister, Mutter, 25.

266 Vgl. Bundesministerium für Familie, Senioren, Frauen und Jugend, Möglichkeiten und Grenzen III, 111.

267 Vgl. Röber, Wohlfahrtspluralismus, 105.

268 Vgl. Seidl/Labenbacher, Angehörige, 47.

Ausmass sozialer Kontakte deutlich verringert. Untersuchungen weisen denn auch auf, dass pflegende Partnerinnen und Partner gegenüber der gleichaltrigen Vergleichsgruppe in besonderem Masse unter sozialer Isolation leiden.[269]

Bei nicht wenigen der pflegenden Kindern lässt sich hingegen eine gewisse ‹soziale Überlastung› antreffen: Durch die gleichzeitig bestehenden Rollen und Aufgaben gegenüber der eigenen Familie und dem pflegebedürftigen Elternteil sowie allenfalls gegenüber dem Arbeitsplatz fühlen sich viele von ihnen unter Druck und gestresst vor lauter Verpflichtungen, die sie zu erfüllen haben.[270] Soziale Kontakte sind also durchaus in hoher Intensität vorhanden, jedoch beschränken sich diese oft grösstenteils auf die Familie und gegebenenfalls den Beruf.

Pflegenden aus beiden Gruppen ist also gemeinsam, dass der hohe Zeiteinsatz der Angehörigen für die Pflegearbeit zulasten der sonst frei verfügbaren Zeit geht – der Zeit, um familiäre und familienexterne Kontakte zu pflegen sowie den eigenen Interessen nachzugehen[271] oder aber auch, um den Anteil der eigenen Arbeitstätigkeit zu erhöhen. Zudem fällt es ihnen häufig schwer, sich Freiräume zu schaffen und sich zurückzuziehen; in Erhebungen wurden gar Situationen angetroffen, in welchen die Hauptpflegeperson seit mehreren Jahren keine Auszeit im Sinne von Ferien oder anderen Erholungsmöglichkeiten mehr nehmen konnte.[272]

Forschende sprechen daher zuweilen von einem beträchtlichen Mass an Fremdbestimmtheit[273] im Alltagsleben, dem sich pflegende Angehörige ausgesetzt sehen, und das dazu führt, dass die eigene Lebensgestaltung und -planung der Angehörigen in den Hintergrund rückt.

---

269 Vgl. Zank/Schacke, Evaluation, 91; Fröchtling, Kopf, 149; Seidl/Labenbacher, Angehörige, 48; Perrig-Chiello et al., SwissAgeCare, 33; Röber, Wohlfahrtspluralismus, 105; Bundesministerium für Familie, Senioren, Frauen und Jugend, Altenhilfestrukturen, 143; Bittman et al., Making, 72.

270 Vgl. Perrig-Chiello et al., SwissAgeCare, 33.

271 Vgl. Röber, Wohlfahrtspluralismus, 106; Zack/Schacke, Evaluation, 89.91ff.

272 Vgl. Perrig-Chiello et al., SwissAgeCare, 82; vgl. auch Seidl/Labenbacher, Angehörige, 52.

273 Vgl. Bundesministerium für Familie, Senioren, Frauen und Jugend, Altenhilfestrukturen, 143. Siehe dazu auch die Ausführungen in I.3.1. «Der Faktor ‹Zeit›».

Schliesslich ist ein Blick auf die *ökonomischen* Belastungsfaktoren zu werfen.[274] Zum Einen interessiert dabei die finanzielle Lage der Betagten, da diese für das Pflegearrangement mitgestaltenden Charakter hat, zum Anderen dann diejenige der Angehörigen selber.

In Bezug auf Erstere darf festgehalten werden, dass die Rentnerinnen und Rentner in der Schweiz – und da sind die pflegebedürftigen, betagten Personen mit eingeschlossen – insgesamt in einer materiell sicheren Situation leben,[275] wobei zu beachten ist, dass die Unterschiede in ihrer Altersgruppe grösser sind als unter der Bevölkerung im erwerbstätigen Alter:[276] Während der Grossteil der Personen im Ruhestand finanziell gut abgesichert ist und neben den Leistungen aus der Altersvorsorge über Einkommen aus Vermögen verfügt, so reicht einem kleineren Teil ihr Einkommen – das sich praktisch nur aus der ersten Säule des Schweizerischen Altersvorsorgesystems (Alters- und Hinterbliebenenversicherung AHV) zusammensetzt – nicht zur Deckung eines einfachen Lebensunterhalts, wodurch sie auf staatliche Unterstützungsleistungen (u.a. Ergänzungsleistungen EL) angewiesen sind. Somit ist auch die Situation der betagten, pflegebedürftigen Personen sehr heterogen: Einige können es sich leisten, einzelne oder sogar beträchtliche über die von den obligatorischen Sozialversicherungen gedeckten Pflege- und Hilfearbeiten hinaus gehende Investitionen und Leistungen zuzukaufen wie z.B. Hilfsmittel oder bauliche Massnahmen in der eigenen Wohnung,[277] die je die eigenständige Lebensführung erleichtern, sowie auch zusätzliche Pflege- und Hilfeleistungen von ambulanten Anbietern, die das Mass der von den Krankenkassen übernommenen Kosten übersteigen. Mit diesen Investitionen können an Pflege und Hilfe beteiligte Angehörige wesentlich entlastet werden.

---

274 Die (vorhandenen wie auch die fehlenden) monetären Unterstützungsleistungen insbesondere durch Sozialversicherungsleistungen werden unten in I.2.2.1.1.2. «Sozialversicherungsleistungen für pflegebedürftige Betagte» und I.2.2.1.1.3. «Sozialversicherungsleistungen für pflegende Angehörige» genauer nachgezeichnet. An dieser Stelle sollen daher erst einmal grundlegende ökonomische Herausforderungen der Angehörigenpflege genannt werden.

275 Vgl. Bundesamt für Sozialversicherungen, Situation, III. Zwar ist deren Einkommen durchschnittlich geringer als dasjenige der Erwerbsbevölkerung, jedoch verfügen die Rentnerinnen und Rentner häufig über Vermögenswerte (ebd.).

276 Vgl. Bundesamt für Statistik, Situation, 49; Krummenacher, Pflegen, 277.

277 Vgl. dazu Seidl/Labenbacher, Angehörige, 52f.

Andere Betagte hingegen verfügen über wenige oder schlicht keine Mittel für solche Investitionen und sind an das Minimum der staatlich finanzierten Pflegeleistungen gebunden; der über das von den Krankenkasse hinaus gehende Pflegebedarf muss informell abgedeckt werden und Massnahmen zur Erleichterung der Lebensführung (s.o. Hilfsmittel oder Bauliches) können nicht oder nur teilweise realisiert werden – was in der Konsequenz häufig ein stärkeres Engagement der Angehörigen erfordert.

Für pflegende Angehörige, insbesondere diejenigen in erwerbstätigem Alter, besteht das ökonomische Belastungspotenzial in dreierlei Hinsicht: Erstens reduzieren zahlreiche Angehörige ihr Arbeitspensum, beenden ihre Erwerbsarbeit vollständig oder aber nehmen sie aufgrund der Pflegebedürftigkeit eines Angehörigen gar nicht mehr wieder auf.[278] Von daher erleiden sie einmal eine unter Umständen beträchtliche finanzielle Einbusse.[279] Damit verbunden ist zweitens eine verringerte Akkumulation ihres Altersvorsorgekapitals; denn da die Alterssicherung nach Schweizerischem System direkt an das Erwerbseinkommen gekoppelt ist, wirkt sich eine geringere Erwerbstätigkeit negativ auf das später verfügbare Renteneinkommen aus.[280] Drittens: Weil Betagte zuweilen nicht über die erforderlichen Mittel verfügen, um wichtige Entlastungsmassnahmen finanzieren zu können, springen dafür gelegentlich die Angehörigen ein, im Wissen darum, dass solche Massnahmen zu einem verminderten Pflege- und Hilfebedarf führen und somit indirekt in einem gewissen Masse ihnen selber zugutekommen.[281]

Zusammenfassend ist festzuhalten: Wenn auch die ökonomische Lage in den Haushalten mit Pflegearrangements und damit der finanzielle Handlungsspielraum sehr divergent ist, so ist doch bemerkenswert, dass bei den meisten Betroffenen immer auch ökonomische Aspekte für die

---

278 Das Ausmass von Reduktion oder vollständiger Aufgabe der Erwerbsarbeit wurde oben unter I.1.2.1. «Eckdaten der häuslichen Pflegesettings» dargestellt. Es wird noch darauf einzugehen sein, in welchem Ausmass sozialstaatliche Kompensationsmassnahmen für pflegebedingten Erwerbsausfall bestehen und in Anspruch genommen werden (vgl. I.2.2.1.1.3. «Sozialversicherungsleistungen für pflegende Angehörige»).

279 Vgl. Bittman et al., Making, 72; Röber, Wohlfahrtspluralismus, 109. Diese Einbusse wird oft dadurch noch akzentuiert, wenn man das oft durch die Pflegearbeit bedingte Auslassen von Weiterbildungs- und Karrierechancen mit beachtet.

280 Die Problematik wird unter I.2.2.1.1.3. «Sozialversicherungsleistungen für pflegende Angehörige» und I.3.3. «Der Faktor ‹Geld› und ‹soziale Sicherung›» ausführlicher behandelt.

281 Vgl. etwa Perrig-Chiello et al., SwissAgeCare, 83.

Ausgestaltung des Pflegearrangements mitentscheidend sind[282] – aus Kostengründen wird nicht immer das finanziert bzw. kann nicht immer das finanziert werden, was eigentlich für das Wohl aller Beteiligten notwendig wäre. «Die finanziellen Möglichkeiten stellen klar ein strukturierendes Element der Pflegesettings dar.»[283]

I.1.2.2.3. Ressourcen der Angehörigen

Gleichzeitig mit und neben den vielfältigen Belastungsfaktoren bestehen für die Angehörigen eine Reihe möglicher Ressourcen – wobei Ressourcen hier weit verstanden werden im Sinne von allen Faktoren, die zur positiven Bewältigung der Pflegesituation beitragen können. Die pflegenden Angehörigen erfahren die motivierenden, unterstützenden und entlastenden Aspekte aus der Beziehung mit der pflegebedürftigen Person bzw. aus der Pflegetätigkeit selbst, aus ihrer (neben)beruflichen Arbeit, aus dem jeweiligen familiären und aus dem weiteren sozialen Umfeld sowie auch durch ehrenamtliche oder professionelle Angebote von zivilgesellschaftlichen Organisationen oder Marktanbietern. Das Vorhandensein dieser Ressourcen und ebenso die Nutzung derselben variiert jedoch je nach Pflegesetting zuweilen beträchtlich. Im Folgenden sollen diese unterschiedlichen Ressourcen‹quellen› mit je ihrer Bedeutung für die Pflegearrangements kurz dargestellt werden:

Verschiedene Angehörigenstudien berichten davon, wie viele der betroffenen Personen aus der *Pflegetätigkeit selber* Kraft schöpfen und aus der *Beziehung zur pflegebedürftigen Person* Motivation erfahren für ihre mitunter anspruchsvolle und zeitintensive Aufgabe: Zahlreiche Angehörige erlebten die Pflegearbeit demnach insgesamt als Bereicherung. Sie schätzten den Gewinn an Erfahrungen im Umgang mit Menschen und entwickelten ein Bewusstsein, etwas Besonderes zu leisten, ja zuweilen einen gewissen Stolz über die eigenen, ungeahnten Fähigkeiten im Bereich der Pflege und Unterstützung. Sie erfahren weiter Zufriedenheit und Befriedigung, wenn sie einen Beitrag zum Wohlbefinden der pflegebedürftigen Person leisten und dieser Person etwa einen Wunsch erfüllen können. Die von den betagten

---

282 Vgl. dazu auch Mager, Pflege(sicherungs)arrangements, 125.

283 Perrig-Chiello et al., SwissAgeCare, 83; dagegen spricht sich jedoch etwa Wilz, Belastungsverarbeitung, 177 aus.

Personen geäusserte Dankbarkeit empfinden die Angehörigen als motivierende und stärkende Anerkennung ihrer Arbeit. Ältere Pflegepersonen, häufig Partnerinnen und Partner oder aber sich bereits im Rentenalter befindliche pflegende Kinder, äusserten sich dahingehend, dass die Pflegeaufgabe ihnen das Gefühl gebe, noch gebraucht zu werden und zudem dazu beitrage, dass sie körperlich noch aktiv blieben. Pflegende Kinder ihrerseits führten öfters an, dass sie den Eltern durch ihre Tätigkeit nun etwas zurückgeben bzw. sich für früher empfangene Hilfeleistungen revanchieren wollten.[284] Verbunden mit diesen positiven, förderlichen Aspekten wurde die Pflege einer geliebten Person von Angehörigen in Befragungen mitunter als «inhaltsreichste» und «intensivste» Zeit des Lebens geschildert.[285]

In Bezug auf Ressourcen zur Bewältigung der Pflegesituation ist weiter ein Blick zu werfen auf die *eigene Berufstätigkeit* der pflegenden Person. Weiter oben (I.1.2.2.2. «Belastungsfaktoren der Angehörigen») wurde zwar festgehalten, dass die eigene Berufstätigkeit der Angehörigen einen möglichen Belastungsfaktor neben der Pflegearbeit darstellt, aufgrund dessen rund drei Viertel der erwerbstätigen pflegenden Angehörigen ihr Arbeitspensum reduzieren mussten. Röber weist jedoch darauf hin, dass die Ausübung einer beruflichen Tätigkeit neben der Pflege ausser den genannten belastenden auch entlastende Dimensionen enthält:[286] Die Einbindung in ein berufliches soziales Netz könne trotz der zusätzlichen Belastung auch für einen wichtigen und notwendigen Ausgleich sorgen. Die Erwerbstätigkeit stelle zuweilen ein Gegengewicht zur Pflegesituation dar, indem sie Anerkennung, institutionalisierte soziale Kontakte sowie gegebenenfalls auch Ablenkung von häuslichen Sorgen bietet.[287]

Gewiss sind für pflegende Angehörige auch funktionierende *familiäre und soziale Netzwerke* als unterstützende und entlastende Ressourcen von Bedeutung. Wie leistungsfähig diese aber wirklich sind, ist noch genau zu prüfen:

---

284 Liste der positiven Aspekte aus Maly, Töchter, 65f. und Geister, Mutter, 43, die im Wesentlichen übereinstimmend dieselben Ressourcen anführen. Vgl. dazu auch Perrig-Chiello, Pflege, 188f.

285 Rumpf, Geschlechterverhältnisse, 76.

286 Vgl. Röber, Wohlfahrtspluralismus, 108f.

287 Vgl. Geister, Mutter, 29.

Perrig-Chiello et al. haben im quantitativen Teil der SwissAgeCare-Studie festgestellt, dass die Unterstützung, die pflegende Angehörige erfahren, sowohl bezüglich der Anzahl der beteiligten Personen als auch bezüglich der insgesamt geleisteten Unterstützungszeit sehr stark abhängig ist vom Pflegesetting: So stehen den pflegenden Partnern und insbesondere den Partnerinnen signifikant mehr Personen mit mehr Zeiteinsatz zur Verfügung als den pflegenden Kindern.[288] Über die Gründe hierfür herrscht keine Klarheit; es kann lediglich vermutet werden, dass zum Einen das Umfeld der pflegenden Kinder durch Familie und Beruf selber vielfach verpflichtet ist und entsprechend weniger Hilfe leisten kann[289] sowie zum Anderen dass sich die pflegenden Kinder zurückhalten oder sogar scheuen, aktiv Unterstützung anzufordern.[290]

Anhand von zwei Faktoren, der Entlastung im Notfall sowie der Verfügbarkeit eines Ersatzes für eine Auszeit, wurde festgestellt, dass die Flexibilität und die generelle Entlastungskapazität des familiären und sozialen Umfeldes insgesamt als eher gering einzustufen ist: Ein Grossteil aller Angehörigen hat Mühe oder sieht sogar keine Möglichkeit, eine Person zu finden, die in akuten Situationen als Ergänzung oder aber als Ersatz für die Hauptpflegeperson einspringen könnte; zudem haben viele (vor allem männliche) Angehörige das Bedürfnis nach einer Auszeit, finden aber mehrheitlich niemanden oder nur mit Mühe jemanden, der oder die für eine gewisse Zeit aushelfen könnte.[291]

Bei der Frage, woher die (wenigen) unterstützenden Personen stammen, stellt sich heraus, dass ein Grossteil davon Verwandte, insbesondere

---

288 In der genannten Stichprobe stehen den pflegenden Partnerinnen durchschnittlich 1.68 Personen zur Seite gegenüber 1.38 Personen bei den pflegenden Söhnen. Diese Helferinnen und Helfer der pflegenden Partnerinnen leisten ungefähr das Vierfache an Zeiteinsatz gegenüber dem, was die Söhne an Unterstützung erhalten (vgl. Perrig-Chiello et al., SwissAgeCare, 35).

289 Vgl. Perrig-Chiello et al., SwissAgeCare, 35; Perrig-Chiello, Pflege, 194.

290 Vgl. Geister, Mutter, 38.

291 Vgl. Perrig-Chiello et al., SwissAgeCare, 36. Die Frage, ob für die Entlastungsmöglichkeiten bei Notfall und Auszeit Differenzen zwischen Pflegesettings in der Stadt und solchen auf dem Land bestehen, beantwortet die SwissAgeCare-Studie widersprüchlich: Im quantitativen Teil wird die Frage ausdrücklich bejaht. In Landgemeinden bestünde ein leistungsfähigeres Entlastungsnetzwerk als in Agglomerationen und Stadtgemeinden (Perrig-Chiello et al., SwissAgeCare, 37). Im qualitativen Teil wird die Vermutung nach Differenzen allerdings verworfen; es wird darin sogar formuliert: «Die sorgende dörfliche Gemeinschaft existiert […] genauso wenig wie die klassische Vereinsamung in der Stadt.» (Perrig-Chiello et al., SwissAgeCare, 72).

Kinder und Geschwister, sind; Freunde und Nachbarn machen dagegen nur einen kleinen Teil der in die Pflegearrangements involvierten Personen aus.[292] Somit kann festgehalten werden, dass familiäre Beziehungen in Bezug auf die absolute Unterstützungsleistung für pflegende Angehörige bedeutend wichtiger sind als die weiteren sozialen Netzwerke.

Die Ergebnisse des qualitativen Teils der SwissAgeCare-Studie stützen diesen Befund und präzisieren ihn wie folgt: Die Leistungsfähigkeit der sozialen Netze ist stark abhängig von unterschiedlichen Faktoren wie etwa der Grösse des Freundeskreises sowie der Akzeptanz der Pflegearbeit in diesem und variiert entsprechend beträchtlich je nach Setting.[293] Insgesamt gilt jedoch, dass Personen aus dem weiteren sozialen Umfeld zwar gelegentlich Hilfestellungen leisten, jedoch nur in Ausnahmefällen effektive Entlastung für die Pflegearbeit bieten können. Ihre Mitwirkung ist vielmehr partieller, weniger auf die Pflege im engeren Sinne bezogen, unverbindlicher und unregelmässiger.[294] Die sozialen Beziehungsnetze (sofern sie denn vorhanden sind) erfüllen zwar gelegentlich wichtige Funktionen wie etwa Unterhaltung und Ablenkung,[295] können jedoch in Bezug auf den Leistungsumfang nicht überbeansprucht werden und gelten somit nur höchst bedingt als tragende Stütze für die Pflegearbeit der Angehörigen.

Bezüglich der Unterstützung durch *professionelle, ambulante Hilfe- und Pflegeorganisationen* fällt auf, dass einschlägige Forschungsberichte ein ambivalentes Bild zeichnen im Blick auf die Frage, inwiefern die professionelle Hilfe für die pflegenden Angehörigen als Ressourcen gelten könne. Ein Hinzutreten von professionellen Pflegediensten wirkt nicht automatisch entlastend;[296] das Gelingen des Mit- und Nebeneinanders von familiären und professionellen Beteiligten im Pflegesetting ist vielmehr an Bedingungsfaktoren gebunden. Das soll wie folgt ausgeführt werden:

Im Bereich der ambulanten Hilfe und Pflege in der Schweiz nehmen die Organisationen der *Spitex*[297] nach wie vor eine zentrale Bedeutung

292 Vgl. Perrig-Chiello, Pflege, 194; Perrig-Chiello et al., SwissAgeCare, 36.

293 Vgl. Perrig-Chiello et al., SwissAgeCare, 84.

294 Vgl. ebd.

295 Vgl. Geister, Mutter, 38.

296 Vgl. Röber, Wohlfahrtspluralismus, 109.

297 Der Name steht als Kürzel für SPITalEXterne Hilfe, Gesundheits- und Krankenpflege (Hervorhebungen S.H.).

ein,[298] wenn auch immer mehr verschiedene privatwirtschaftlich organisierte Anbieter Leistungen in diesem Bereich erbringen. Die Spitexorganisationen bestehen zwar unter diesem Namen seit noch nicht allzu langer Zeit,[299] sie sind jedoch bereits breit bekannt und verankert sowie vielseitig beansprucht. So nehmen schweizweit mittlerweile über 260 000 Personen ihre Dienstleistungen in Anspruch.[300] Die Spitexorganisationen bieten ihre Leistungen Personen aller Altersgruppen an, der Schwerpunkt der Inanspruchnahme ihrer Unterstützung liegt allerdings bei den älteren Personen (ca. drei Viertel der Spitexklientinnen und -klienten sind über 65-jährig) bzw. spezifisch bei den betagten Menschen (mehr als die Hälfte der verrechneten Arbeitsstunden von Spitexmitarbeiterinnen entfallen auf über 80-jährige Klientinnen und Klienten).[301]

Deren Angehörige sind gemäss Untersuchungen zum Einen grundsätzlich mehrheitlich zufrieden mit der Arbeit der Spitex und anerkennen deren Hilfe als würde- und respektvolle Hilfe für die betagte Person, die mit fachlichem Können ausgeführt wird und die ihre eigene Lebensqualität als Angehörige verbessert.[302] Zudem schätzen die Angehörigen, dass es der Spitex bedingt durch die dezentrale Organisation und die damit verbundene kleinräumliche Angebotsstruktur möglich ist, lokal und flexibel auf die Anliegen und Wünsche der Betagten und der Betreuenden einzugehen.[303] Zum Anderen werden jedoch gleichzeitig einige Faktoren ge-

---

298 Vgl. Bundesamt für Statistik, Gesundheit, 52. Es geht in diesem Abschnitt nicht darum, die Leistungen der verschiedenen Spitex-Anbieter umfassend darzustellen; dies geschieht in I.2.2.2.1. «Leistungen aus dem Dritten Sektor: Bedeutende Organisationen der ambulanten Hilfe und Pflege». Vielmehr soll entsprechend dem Duktus des vorliegenden Abschnitts der Frage nachgegangen werden, inwiefern und unter welchen Bedingungen die Angehörigen die professionellen, ambulanten Dienstleister als Ressourcen erleben.

299 Die meisten Spitexorganisationen entstanden aufgrund der nationalen Gesetzgebung in den 1990er Jahren aus der Fusion früherer lokaler Haus- bzw. Krankenpflegevereine (vgl. Bachmann/Rufener, 10 Jahre, 5; siehe dazu insbesondere auch I.2.2.2.1. «Leistungen aus dem Dritten Sektor: Bedeutende Organisationen der ambulanten Hilfe und Pflege»).

300 Vgl. Bundesamt für Statistik, Statistik, 1.

301 Vgl. Bundesamt für Statistik, Statistik, 2.

302 Vgl. Hutchison et al., Entlastungsmöglichkeiten, 219–221; Perrig-Chiello et al., SwissAgeCare, 61. Zu einem ähnlichen Resultat führen Untersuchungen aus Deutschland, vgl. etwa Jansen, Pflege, 622; Bundesministerium für Familie, Senioren, Frauen und Jugend, Möglichkeiten und Grenzen III, 13.

303 Vgl. Höpflinger/Hugentobler, Pflege, 18.

nannt, welche aus Sicht der Angehörigen die Zusammenarbeit mit der Spitex erschweren. Es sind dies insbesondere die teilweise hohen Kosten, die häufigen Wechsel der Pflegepersonen sowie die knapp bemessene zur Verfügung stehende Zeit für den Pflege- und Hilfeeinsatz.[304]

In dieser Würdigung der Spitexarbeit insbesondere durch die Swiss AgeCare-Studie ist jedoch ein gewichtiges Faktum mit zu berücksichtigen: Die Untersuchung gibt nur die Einschätzungen der aktuellen Empfängerinnen und Empfänger von Spitex-Dienstleistungen wieder;[305] diejenigen Angehörigen, die diese Leistungen nicht oder nicht mehr in Anspruch nehmen wollen – mitunter weil sie die Spitex nicht als entlastende Ressource wahrnehmen –, werden in den Erhebungen nicht erfasst. Aus deren Perspektive ist folgende kritische Anfrage zu stellen: Wie viele Personen in der Schweiz nicht in die Strukturen der ambulanten Altenhilfe eingebunden sind und aus welchen Gründen dies der Fall ist, lässt sich aus den vorliegenden Daten nicht folgern; Untersuchungen aus dem europäischen Umfeld fördern jedoch Erhellendes zutage und lassen interessante Rückschlüsse auf die Situation in der Schweiz zu: So ist etwa aus Deutschland bekannt, dass nur rund die Hälfte aller pflegenden Angehörigen Unterstützung und Beratung erhalten von ambulanten Pflegedienstleistern;[306] die andere Hälfte der pflegenden Angehörigen betreut die pflegebedürftige Person ohne jegliche Hilfe von ambulanten Pflegeorganisationen. Wenn auch in der Schweiz deren Anteil wohl kleiner ist,[307] so ist immer noch mit einer beträchtlichen Zahl von nicht in die ambulanten Pflegestrukturen eingebundenen Angehörigen zu rechnen.

---

304 Vgl. Hutchison et al., Entlastungsmöglichkeiten, 222–224; Perrig-Chiello et al., SwissAgeCare, 62.75; ähnlich auch Bundesministerium für Familie, Senioren, Frauen und Jugend, Möglichkeiten und Grenzen III, 14 und Seidl/Labenbacher, Angehörige, 53f.

305 Ein Weiteres kommt hinzu: Bei der Schweizerischen Untersuchung stellt sich gemäss Aussagen der Studienkoordinatorin zusätzlich die Frage nach einem «sample bias»: Da sich die Angehörigen freiwillig bei der Spitex zur Studienteilnahme melden mussten, ist davon auszugehen, dass sich vorwiegend die zufriedenen Kundinnen und Kunden zur Verfügung stellten und zumindest ein gewisser Teil derjenigen Angehörigen, die allenfalls mit den Leistungen der Spitex nicht zufrieden sind, nicht für die Teilnahme zu gewinnen waren. Das geschilderte positive Ergebnis muss daher mit Vorbehalten zur Kenntnis genommen werden.

306 Vgl. Bundesministerium für Familie, Senioren, Frauen und Jugend, Möglichkeiten und Grenzen III, 11; Schneekloth, Entwicklungstrends, 411.

307 Gemäss Erhebungen der Gesundheitsbefragung 2007 liegt der Anteil der nicht in die ambulanten Pflegestrukturen eingebundenen Fälle bei 18% (Bundesamt für Statistik, Gesundheit, 53); vgl. dazu auch Haberkern, Pflege, 70.

Bedeutend sind die Gründe, die für diese Nicht-Inanspruchnahme angeführt werden: Während Angehörige in Staaten mit wenig ausgebauten Wohlfahrtssystemen vorwiegend einzelne Aspekte der ambulanten Leistungen kritisieren (insbesondere die hohen Kosten, die mangelnde Verfügbarkeit, die schlechte Qualität der und das fehlende Wissen über die vorhandenen Dienste),[308] so lehnen zahlreiche Angehörige sowie auch die betagten Personen selber aus Staaten mit gut ausgebauten Wohlfahrtssystemen – und dazu ist auch die Schweiz zu rechnen – die Unterstützung durch ambulante Hilfe- und Pflegeorganisationen vielmehr grundsätzlich ab.[309] Diese Tendenz, erst viel zu spät oder gar nicht ambulante Hilfe zu suchen und zu beanspruchen, wird in vielen Studien problematisiert.[310] Die Autorinnen und Autoren sehen diese Nicht-Inanspruchnahme von externen Hilfsangeboten nicht zuletzt in der Angst vor Kontrolle und des sich Einmischens in die Privatsphäre begründet.[311] Die Annahme von externer, nicht-familiärer Hilfe bedürfe der Fähigkeit, von der eigenen Zuständigkeit abzutreten und das Eindringen von unbekannten Menschen in den eigenen häuslichen Bereich zuzulassen – was häufig nicht gegeben sei.[312] So konstatieren sie in einigen Pflegesettings eine «Kultur der Distanz»[313] bzw. eine «fehlende[n] Kultur des ‹Sich-helfen-Lassens›»[314] auf Seiten der Angehörigen.

Jansen/Klie suchen hierfür eine Erklärung in der «eigensinnige[n] Häuslichkeit»[315] alter Menschen: Sie konstatieren, dass die subjektive Bedeutung der Wohnung für die älteren Menschen mit zunehmendem Alter steigt. Die Wohnung macht bei vielen älteren Menschen den grössten Teil des Lebensraumes aus und sie verbringen die meiste Zeit in ihren eigenen vier Wänden[316] – und je mehr sich der äussere Aktionsradius verringert,

308 Vgl. Lamura et al., Erfahrungen, 438.

309 Vgl. Lamura et al., Erfahrungen, 439.

310 Vgl. etwa Jansen, Pflege, 621f.; Bundesministerium für Familie, Senioren, Frauen und Jugend, Möglichkeiten und Grenzen III, 12.

311 Vgl. Geister, Mutter, 39; siehe auch Breidert, Demenz, 74.

312 Vgl. Geister, Mutter, 30; siehe auch Röber, Wohlfahrtspluralismus, 109; Höpflinger, Menschen, 67.

313 Jansen, Pflege, 621.

314 Bundesministerium für Familie, Senioren, Frauen und Jugend, Möglichkeiten und Grenzen III, 12; Heinemann-Knoch et al., Zeitaufwand, 417.

315 Häuslichkeit, 521.

316 Vgl. Jansen/Klie (Häuslichkeit, 531) beziehen sich auf eine Studie, nach welcher ältere Menschen über 21 Stunden pro Tag (24h) in der eigenen Wohnung verbringen.

umso mehr nimmt die Bedeutung des Innenraums zu:[317] Die eigene Wohnung erhält ihre tragende Bedeutung als ein Ort vieler Erinnerungen und als Ort, in welchem sich die älteren Menschen (noch) sicher fühlen und sich auskennen. Entsprechend kommt für sie ein Wegziehen in eine andere Wohnung oder in eine soziomedizinische Institution meistens kaum in Frage; für die meisten ist es sehr wichtig, trotz allfälliger Einschränkungen möglichst lange in den eigenen vier Wänden bleiben zu können.[318]

In diesem persönlichen Lebensraum haben sich unter den am Pflegesetting beteiligten Personen häufig eigene Routinen bzw. Gewohnheiten im Sinne von eingeübten Verhaltenstraditionen eingestellt.[319] Die Angehörigen pflegen je nach ihren Möglichkeiten und gemäss den Vorstellungen, die sie für richtig halten – und diese Möglichkeiten und Vorstellungen decken sich nicht zwingend mit den Standards der modernen Pflegewissenschaft.[320] Die eigene Wohnung als Lebensraum und Raum der Privatsphäre muss nun durch das Hinzutreten von fremden Personen aus ambulanten Pflegediensten mit anderen geteilt werden, die zudem in die eingeübten Pflegegewohnheiten eingreifen. Personen von aussen dringen so in eine intime Sphäre sowohl der Betagten wie auch der Angehörigen ein; die eigene Wohnung wird – nicht immer aus freien Stücken – zum Raum des Austausches, der Begegnung, ja bisweilen zum Raum der Konfrontation.[321] So ziehen einige Angehörige sowie auch Betagte selber es aus der oben genannten Angst vor Kontrolle und des sich Einmischens in die Privatsphäre vor, die Pflegearbeit trotz grossen Belastungen ohne Zuhilfenahme von ambulanten Pflegediensten auszuführen.

Die ambulanten Pflegedienste stellen also bei zahlreichen Angehörigen eine geschätzte und wirksame Entlastung dar; andere Angehörige hingegen finden sich mit dem Eintritt von externen Pflegepersonen in ihr persönliches Pflegearrangement generell oder aufgrund bestimmter Faktoren nur schwer oder gar nicht zurecht, so dass sie deren Arbeit kaum als Ressource erleben oder gar bewusst ganz auf diese verzichten.

---

317 Vgl. Jansen/Klie, Häuslichkeit, 532.

318 Vgl. Jansen/Klie, Häuslichkeit, 522; vgl. auch Fluder et al., Alterspflege, 124; Perrig-Chiello et al., SwissAgeCare, 74.

319 Vgl. Jansen/Klie, Häuslichkeit, 521.

320 Vgl. Jansen/Klie, Häuslichkeit, 538.

321 Vgl. Perrig-Chiello et al., SwissAgeCare, 74.

Dieser Befund lässt nun die Frage aufkommen, welche Bedingungen und Faktoren denn bestimmend sind, weshalb einige Angehörige externe Angebote oder aber Unterstützungspersonen aus dem eigenen Umfeld als Ressourcen erleben und andere nicht bzw. ob sich solche Differenzen im Umgang mit externen Angeboten und mit der Pflegesituation generell etwa durch Strukturmerkmale der involvierten Personen (wie etwa Bildungsstand, Schicht- oder Milieuzugehörigkeit, etc.) erklären lassen. Das soll im folgenden Abschnitt aufgenommen werden.

I.1.2.2.4. Der Umgang der pflegenden Angehörigen mit der Pflegesituation

Der in den obigen Abschnitten dargestellte, je sehr unterschiedliche Umgang der Angehörigen mit den Pflegesituationen – etwa das differierende Empfinden der Situation als Belastung oder die stark variierende Inanspruchnahme externer Unterstützung – führt zur Frage, ob es neben den objektiv messbaren Belastungsmomenten auch noch andere Einflussfaktoren gibt, die das Erleben von bzw. den Umgang mit der belastenden Pflegesituation mitbestimmen. Untersucht worden sind bislang insbesondere Unterschiede der Pflegenden nach Geschlecht, nach Generation und Beziehungskonstellation zur gepflegten Person, nach sozioökonomischen Faktoren bzw. sozialen Milieus sowie nach je subjektiven Deutungen.

Generell ist festzustellen, dass sich die pflegenden Angehörigen insgesamt in ihrer Belastungsverarbeitung, dem Coping, gegenüber der Belastungsverarbeitung der Durchschnittsbevölkerung unterscheiden: Auf ihre Bewältigungsstrategien in Stresssituationen hin befragt, lassen pflegende Angehörige erkennen, dass sie viel häufiger auf einer emotionalen Ebene reagieren (im Sinne eines Zulassens von Gefühlen) als die Durchschnittsbevölkerung in Stresssituationen dies tut, und dass sie dabei insgesamt weniger auf aktive Problemlöseverhalten (im Sinne einer aktiven Suche nach Hilfe und Unterstützung) sowie weniger auf «rationale Adaptation» (im Sinne von positiven Neueinschätzungen und Selbstkontrollversuchen) zurückgreifen können als die Durchschnittsbevölkerung.[322] Dann fällt weiter auf, dass «bei der Durchschnittspopulation eine

---

322 Vgl. Perrig-Chiello et al., SwissAgeCare, 41.

breitere Palette von Copingstrategien verwendet wird als bei den pflegenden Angehörigen».[323]

Neben diesem generellen Vergleich der Belastungsverarbeitung der pflegenden Angehörigen mit der Durchschnittsbevölkerung können nun Differenzierungen nach unterschiedlichen Merkmalen vorgenommen werden: Was Unterschiede im Umgang mit belastenden Pflegesituationen unter den *Geschlechtern* betrifft, so fällt insbesondere auf, wie vielerorts hervorgehoben wird, dass Männer und Frauen unterschiedlich gut Distanz schaffen und sich nötigenfalls zum Pflegesetting herausnehmen können: Während es den Frauen mehrheitlich schwer fällt, eigene Leistungsgrenzen wahrzunehmen, die Unterstützung einzugrenzen sowie Aufgaben zu delegieren[324] und sich abzugrenzen, so sind Männer tendenziell eher in der Lage, sich nötigenfalls punktuell aus dem Pflegesetting zurückzuziehen und dabei rechtzeitig Entlastung zu antizipieren, indem sie Aufgaben an weitere Helferinnen und Helfer delegieren.[325]

Beim Betrachten der Unterschiede unter den *Generationen* kommen je eigene Beziehungskonstellationen zum Tragen: In der SwissAgeCare-Studie wurde in Bezug auf die *Partner*pflege festgestellt, dass das sogenannte dyadische Coping (als Bezeichnung für den Umgang eines Paares mit belastenden Situationen)[326] oft in mehrerer Hinsicht problembeladen ist: Die pflegenden Partnerinnen bzw. die pflegenden Partner scheinen sich zum Einen zu wenig darüber zu äussern, dass sie sich belastet fühlen (Stresskommunikation), zum Anderen sehen sie sich in ihrer Arbeit von ihrer Partnerin/ihrem Partner auch zu wenig unterstützt und ernst genommen in ihren Bedürfnissen (negatives dyadisches Coping).[327] Bei der Pflege durch *Kinder* hingegen wird auf die sich häufig nicht ohne Weiteres vollziehende Umkehrung der Rollen von pflegender und gepflegter Person hingewiesen. Lettke formuliert: «Waren Eltern in der ersten Familienphase in vielfacher Weise für die Kinder verantwortlich, so ist beim Eintritt einer

---

323 Ebd. Eine andere Systematik der Problemlösestrategien wenden Seidl/Labenbacher an (Angehörige, 57ff.).

324 Vgl. Rumpf, Geschlechterverhältnisse, 77; Perrig-Chiello et al., SwissAgeCare, 82, Geister, Mutter 24.

325 Vgl. Spring, Entlastung, 16; Rumpf, Geschlechterverhältnisse, 91; Geister, Mutter, 24.

326 Vgl. Perrig-Chiello et al., SwissAgeCare, 42.

327 Vgl. Perrig-Chiello et al., SwissAgeCare, 43; siehe dazu auch Jansen, Pflege, 610.

Pflegesituation oft die Verantwortungsübernahme der Kinder für ihre Eltern erforderlich.»[328] Diese Rollenumkehrung stellt eine grosse Herausforderung für die erwachsenen Kinder – und zwar in gleichem Masse für Töchter wie für Söhne – dar und führt oft zu einer Ambivalenz zwischen Erwartungen der Eltern und den eigenen Möglichkeiten:[329] Zwar fühlen sich viele von ihnen den Eltern gegenüber sehr verpflichtet und wollen auch ihren Beitrag zur Pflege und zum Wohlergehen ihrer pflegebedürftigen Eltern leisten, jedoch werde sowohl vom Umfeld wie auch von den Eltern zu viel Engagement erwartet, das sie nicht zu leisten vermögen.[330]

Zu fragen ist nun weiter, ob auch gesellschaftliche Strukturmerkmale zum unterschiedlichen Umgang mit belastenden Situationen beitragen bzw. ob Angehörige verschiedener *sozialer Milieus* auf unterschiedliche Bewältigungsmuster zurückgreifen:[331] In einer Studie[332] der Zürcher Hochschule für Angewandte Wissenschaften (ZHAW) wird postuliert, dass der Umgang mit der Pflegesituation im Allgemeinen sowie mit belastenden Situationen im Spezifischen sehr wohl und signifikant «von der sozialen Position der Angehörigen im sozialen Raum»[333] abhängt: Nach der Untersuchung von über sechzig Fallanalysen stellten sie fest, dass sich pflegende

---

328 Pflegen, 80.

329 Vgl. Perrig-Chiello, Pflege, 140; Lettke, Pflegen, 74; siehe auch Fröchtling, Kopf, 143.

330 Vgl. Perrig-Chiello et al., SwissAgeCare, 43. Siehe dazu auch die Wünsche der Töchter und Söhne nach geringerem Zeitaufwand für die elterliche Pflege in I.1.2.1.2. «Wie viel Zeit wenden die pflegenden Angehörigen auf?»

331 Vgl. dazu Karrer/Baumeister, Betroffene; Heusinger, Pflegeorganisation; Blinkert/Klie, Solidarität. Alle drei Studien ordnen die Pflegearrangements nicht allein nach sozioökonomischen Variablen (wie Bildung, Beruf, Einkommen/Vermögen) oder nach klassischen Strukturierungsprinzipien wie der Klassen- und Schichtzugehörigkeit ein, sondern nach «sozialen Milieus». Leitend dabei ist der Gedanke, dass sich «strukturell-positionale Ungleichheiten» nicht mehr ausreichend durch die genannten Faktoren erklären lassen, sondern dass vielmehr auch «‹subjektive Wirklichkeiten›, also Orientierungen oder Präferenzen, von denen man annimmt, dass sie eine gewisse gesellschaftliche Verbreitung und Verfestigung besitzen, z.B. Werteorientierungen», (Blinkert/Klie, Solidarität, 108) mitberücksichtigt werden müssen, die sich in «sozialen Milieus» gruppieren lassen. Die den unterschiedlichen Milieus Zugehörigen unterscheiden sich dann hinsichtlich ihres ökonomischen, kulturellen und sozialen Kapitals (wobei die Einteilung in Milieus jeweils leicht unterschiedlich erfolgt. Vgl. zu sozialen Milieus: Bourdieu, Mechanismen; ders., Unterschiede).

332 Vgl. Karrer/Baumeister, Betroffene.

333 Karrer/Baumeister, Betroffene, 2.

Partnerinnen und Partner unterschiedlicher sozialer Milieus[334] hinsichtlich ihres Belastungserlebens und des Umgangs mit Belastungssituationen deutlich unterscheiden. Im Milieu «unten» werden Lebensschicksale als tendenziell zugewiesen und unbeeinflussbar interpretiert; Erkrankungen eines Partners/einer Partnerin sind demnach zwar belastend, werden jedoch als Teil der zeitlebens erfahrenen, üblichen Beschwernisse verstanden.[335] Angehörige der Milieus «oben» hingegen lebten mehrheitlich mit dem Eindruck, das Leben weitgehend im Griff zu haben; irreversible gesundheitliche Beeinträchtigungen des Partners/der Partnerin, die Pflege und Hilfe notwendig machen, führen dann dazu, dass von Angehörigen der Pflegebedarf als deutlich gravierenderer Einschnitt in das Leben empfunden wird als im Milieu «unten».[336] Weitere Unterschiede machen die Autoren zudem etwa bezüglich der Organisation des Pflegearrangements fest: Während «unten» relativ selbstverständlich die Pflegeleistungen selbst erbracht (*care giving*) und die eigenen Lebensansprüche der Situation angepasst werden, so wird «oben» versucht, die Ansprüche des eigenen Lebens durch Zuhilfenahme bzw. Zukauf externer Hilfestellungen ohne wesentliche Einschränkungen beizubehalten (*care management*).[337] In ganz ähnlicher Art und Weise ist Heusinger[338] bei einer Untersuchung im (ehemaligen) West- und (ehemaligen) Ostdeutschland zum Schluss gekommen, dass Angehörige unterschiedlicher sozialer Milieus in ihren belastenden Pflegesettings unterschiedlich mit ihrer Situation umgehen: Sie bestätigt den genannten Befund, wonach gehobene Milieus grundsätzlich umfangreich externe, professionelle Hilfen beiziehen und zudem ihre (rechtlichen und finanziellen) Ansprüche geltend zu machen wissen. Demgegenüber beanspruchen Angehörige unterer Milieus eher «soziales Kapital», d.h. Hilfestellungen und Unterstützung aus dem persönlichen, familiären Umfeld, verstehen es jedoch oft nur in geringem Masse, ihnen zustehende, institutionalisierte Hilfe anzufordern.[339]

---

334 Sie unterschieden nach dem Modell des sozialen Raums die fünf Milieus «unten» (Arbeiter, einfache Angestellte), «Mitte» (Mittlere Angestellte), «Mitte links» (soziokulturelle Berufe, Lehrkräfte, usw.), «Oben links» (akademische Berufe) und «Oben rechts» (Mittlere und grössere Unternehmer, Direktoren) (vgl. Karrer/Baumeister, Betroffene, 4).

335 Vgl. Karrer/Baumeister, Betroffene, 6.

336 Vgl. ebd.

337 Vgl. Karrer/Baumeister, Betroffene, 7; so auch Blinkert/Klie, Solidarität, 128f.

338 Pflegeorganisation; vgl. auch Heusinger/Klünder, Einflüsse.

339 Vgl. Heusinger, Pflegeorganisation, 420–422.

Schliesslich muss jedoch angeführt werden, dass die gefundenen Unterscheidungsmerkmale des Umgangs mit belastenden Situationen nach Geschlecht, Generation und Zugehörigkeit zu einem sozialen Milieu nicht darüber hinwegtäuschen können, dass die Schwelle für Belastbarkeit bzw. die Fähigkeit, mit Belastendem umzugehen je sehr unterschiedlich ausgeprägt ist und nicht allein von den genannten generalisierbaren Faktoren abhängt – eine individuelle Komponente bleibt immer vorhanden. So wird häufig vom «*subjektiven Belastungsempfinden*»[340] gesprochen, wonach die Belastungserfahrung weniger als objektive Grösse als vielmehr Gegenstand subjektiver Wahrnehmung und individueller Deutung sei[341] und mitunter von je individuellen Faktoren wie der eigenen Biografie und der Beziehung zur pflegebedürftigen Person abhänge.[342]

I.1.2.2.5. Versuch einer Typologie pflegender Angehöriger

In den bisherigen Ausführungen wurde versucht, die Situation pflegender Angehöriger in der Schweiz genau wahrzunehmen und differenziert darzustellen. Die Abschnitte haben aufgezeigt, dass die Pflegerealität der Angehörigen sehr heterogen ist und jeweils Unterschiede aufweist sowohl bezüglich persönlicher Eigenschaften als auch bezüglich ihrer jeweiligen Befindlichkeiten und Pflegemotivationen, der vorhandenen Probleme sowie des Vorhandenseins von und des Umgangs mit Ressourcen. Wenn sich auch gemeinsame Tendenzen festmachen lassen (beispielsweise etwa in Bezug auf die mehrheitlich hohe zeitliche Belastung der Angehörigen sowie auf die Bedeutung der verschiedenen, entlastenden Ressourcenquellen), so sind die Pflegesettings gemäss bisheriger Darstellung keinesfalls über einen Leisten zu schlagen und als Einheit zu behandeln. Im Blick auf die Weiterarbeit sollen folglich die gemachten Differenzierungen gründlich beachtet werden.

---

340 Perrig-Chiello et al., SwissAgeCare, 50; Geister, Mutter, 25. Vgl. dazu auch Seidl/Labenbacher, Angehörige, 43.

341 Vgl. Maly, Töchter, 47; Blüher, Liebesdienst, 41; siehe dazu auch Schneekloth/Wahl, Selbständigkeit, 29.

342 Vgl. Geister, Mutter, 26; zum Aspekt der Beziehung siehe Wilz, Belastungsverarbeitung, 178. Ein Versuch, Einflussfaktoren auf die subjektive Belastung genauer zu ergründen, findet sich in Schneekloth/Wahl, Selbständigkeit, 131–134.

Allerdings: Die Beachtung der vorgefundenen Heterogenität der Pflegesettings ist zweifellos wichtig; jedoch ist gerade hinsichtlich der Weiterarbeit eine gewisse Verortung und Gruppenbildung der auf den ersten Blick vielfältigen Pflegesettings von grossem Wert. Mit eben diesem Anliegen haben sich die Autorinnen und Autoren der SwissAgeCare-Studie daran gewagt, trotz der erhobenen Datenmenge und der Vielfalt der Pflegesettings eine Typisierung der Pflegesettings vorzunehmen.[343] Statistisch erhoben wurde dies anhand einer Clusteranalyse, die sie wie folgt beschreiben: «Die Clusteranalyse ist ein statistisches Verfahren zur Erkennung von Mustern in einem Datenset. Dieses Verfahren gruppiert Fälle (in diesem Fall Personen) nach ihrer Ähnlichkeit, respektive Unterschiedlichkeit, in Gruppen bzw. Cluster. Dabei gilt, dass sich die Fälle innerhalb der Gruppe möglichst ähnlich sein sollten und sich gleichzeitig die verschiedenen Gruppen möglichst stark voneinander unterscheiden sollten.»[344]

Aus den verschiedenen erarbeiteten Clusteranalysen[345] soll an dieser Stelle lediglich auf die zusammenfassende, d.h. alle pflegenden Angehörigen einbeziehende Analyse eingegangen werden: Die Forscherinnen und Forscher berücksichtigten bei dieser Analyse unterschiedlichste Variablen wie etwa die Generationenzugehörigkeit (Eltern- oder Partnerpflege), gesundheitliche Komponenten (regelmässiger Schmerzmittelkonsum), den investierten Zeitaufwand, den Grad der Pflegebedürftigkeit der gepflegten Person sowie vorhandene, entlastende Ressourcen. Als Resultat haben sich die vier folgenden Cluster ergeben:[346]

– Die resilienten Partnerinnen bzw. Partner aus Cluster 1 machen rund 20% (22 von 109 Personen der Gesamtstichprobe) aller Betroffenen aus. Ihr Wohlbefinden ist insgesamt hoch, obwohl sie durchschnittlich sehr viel Zeit in das Pflegearrangement investieren (über 50 Std. pro Woche) und dabei kaum über Entlastungsmöglichkeiten verfügen.

– Partnerinnen und Partner sowie Töchter und Söhne, die in Bezug auf ihre Lebenszufriedenheit stark beeinträchtigt sind, werden in Cluster 2 als *stark belastete Pflegende* bezeichnet und umfassen ebenfalls rund 20%

343 Siehe die umfangreichen Resultate in Perrig-Chiello et al., SwissAgeCare, 46–50.

344 Perrig-Chiello et al., SwissAgeCare, 46.

345 Neben der in der Folge ausgeführten Analyse wurden noch zwei generationengetrennte Analysen vorgenommen, d.h. eine Fallgruppenunterscheidung innerhalb der pflegenden Kinder (intergenerationelle Pflege; vgl. Perrig-Chiello et al., SwissAgeCare, 47f.) sowie eine innerhalb der pflegenden Partnerinnen und Partner (intragenerationelle Pflege; vgl. Perrig-Chiello et al., SwissAgeCare, 48ff.).

346 Darstellung aus Perrig-Chiello et al., SwissAgeCare, 46.

aller Befragten. Auch sie investieren sehr viel Zeit in die Pflege (um die 70 Std. pro Woche) und haben keine Entlastungsressourcen.

– Die *belasteten weiblichen Pflegenden* (rund 20% aller Befragten) in Cluster 3 setzen sich aus Töchtern und Partnerinnen zusammen, deren Wohlbefinden deutlich beeinträchtigt ist, obwohl sie relativ gemessen deutlich weniger Zeit investieren (knapp 30 Std. pro Woche).

– Schliesslich bilden rund 40% der Befragten den Cluster 4 der *wenig belasteten pflegenden Kinder* mit mässig pflegebedürftigen Eltern, die relativ wenig Zeit aufwenden (20 Std. pro Woche) und in ihrem Wohlbefinden nicht beeinträchtigt sind.

Damit ist zum Einen nochmals in eigener Art und Weise bestätigt, dass der Anteil derjenigen pflegenden Angehörigen, die sich insgesamt grossen zeitlichen Belastungen ausgesetzt sehen, sehr gross ist. Zum Anderen ist als Folgerung aus dieser Typenbildung mitzunehmen, dass nicht der Zeitaufwand, das Geschlecht, verfügbare Entlastungsmöglichkeiten oder andere Einzelfaktoren alleine entscheidend sind, sondern dass in der Regel erst ein Zusammenspiel mehrerer (und gerade auch je individueller) Faktoren entscheidend für eine Verortung eines Pflegearrangements ist.

I.1.3. Fazit

In der Darstellung der obigen Abschnitte wurde bewusst Wert darauf gelegt, die einzelnen Elemente mit ihren Fragen bspw. nach den Motiven zur Pflegeübernahme (I.1.2.2.1.), den Belastungsfaktoren (I.1.2.2.2.), den Ressourcen (I.1.2.2.3.) u.a.m. nebeneinander zu stellen und nicht untereinander zu gewichten. Dies rührt insbesondere aus dem Bewusstsein über verschiedene Phasen der Angehörigenforschung, die sich in aller Kürze wie folgt darstellen lassen: Ein Blick in einen kurzen historischen Abriss der Angehörigenforschung macht bewusst, dass die Frage nach den Belastungen von pflegenden Angehörigen in einer frühen Phase aufgeworfen wurde.[347] Die Leistung dieses *Belastungsdiskurses* liegt insbesondere darin, zu einer «differenzierten und entmoralisierenden Sicht»[348] der Bedingungen und Grenzen der häuslichen Pflege beizutragen. Jedoch ist mit diesem

347 Vgl. Jansen (Pflege, 613) geht – für den deutschsprachigen Raum – von den frühen 1970er Jahren aus.

348 Jansen, Pflege, 614.

Diskurs zugleich auch ein Defizitblick verbunden, der die pflegenden Angehörigen «fürsorglich zu klientifizieren»[349] droht. So entstand im Anschluss daran eine ergänzende *Kompetenz-* bzw. *Ressourcenperspektive*, die nicht so sehr die Belastungen, sondern vielmehr die Erfahrungen, Kenntnisse und Fähigkeiten der pflegenden Angehörigen in den Vordergrund stellen wollte.[350] Seither hat sich auch ein *psychodynamischer* bzw. *psychosozialer* Forschungszweig entwickelt, in welchem unter Beizug von gerontologischem Wissen insbesondere die familiären Pflegebeziehungen an sich Gegenstand der Forschung sind.[351] Inzwischen hat sich ein differenziertes Bild pflegender Angehöriger herausgebildet, zu dessen Erforschung alle genannten Forschungsschritte je das Ihre beizutragen vermögen, ohne dass der eine oder andere Zugang von vornherein ausgeschlossen werden müsste. Dementsprechend finden sich in diesem Kapitel also die entsprechenden Diskurse in einem gleichrangigen Nebeneinander dargestellt.

Im Wissen um diese differenzierte Situation des Nebeneinanders der verschiedenen Diskurse soll nun versucht werden, durch Schaffung von Querbezügen unter den einzelnen Abschnitten die obigen Elemente zu bündeln und insbesondere Schwerpunkte hervorzuheben, die für die Weiterarbeit von Bedeutung sind. Zu nennen sind dabei drei Aspekte:

– An erster Stelle einer Bündelung muss nochmals die herausragende Bedeutung der Familienmitglieder für die Betagtenpflege hervorgehoben werden. Sie leisten durchschnittlich *sehr grosse Zeiteinsätze*, wobei dieses Engagement nicht selten negative Konsequenzen in Bezug auf die eigene Gesundheit, die Einbettung in das soziale Umfeld sowie auch auf die ökonomische Situation zeitigt. Dass die Angehörigen, die gemeinsam als «grösste[r] Pflegedienst der Nation»[352] bezeichnet werden, jedoch durchschnittlich bloss halb so intensiv mit der Pflege beschäftigt sein möchten,[353] stellt eine erste dringende Problemanzeige dar.

– Von Bedeutung ist weiter, dass die pflegenden Angehörigen in der Tat grösstmehrheitlich aus Mitgliedern der engeren Familie bestehen. Diese *Konzentration auf die Kernfamilie* im Bereich der häuslichen Pflege verweist gemäss obigen Daten auf eine doppelte Schnittstellenproblematik: Zum Einen hat sich die Tragfähigkeit der weiteren familiären und sozialen

349 Ebd.

350 Vgl. ebd.

351 Vgl. Jansen, Pflege, 615.

352 Höhn, Pflege, 10.

353 Vgl. I.1.2.1.2. «Wie viel Zeit wenden die pflegenden Angehörigen auf?»

Netze, d.h. also der Bezugspersonen ausserhalb der Kernfamilie, als nicht besonders stark erwiesen. Den pflegenden Mitgliedern der Kernfamilie gelingt es also kaum, entlastende Ressourcen jenseits des engeren Familienkreises aufzubieten. Zum Anderen hat sich gezeigt, dass professionelle ambulante Pflegedienste – insbesondere bei pflegenden Partnerinnen und Partnern – nur bedingt eine Entlastung darstellen, zumal die Pflegedienste der oft «eigensinnigen Häuslichkeit»[354] nicht vollständig zu entsprechen vermögen.

– Schliesslich ist nochmals auf die Heterogenität der Gruppe der pflegenden Angehörigen hinzuweisen.[355] Es ist – insbesondere im Blick auf die Weiterarbeit – zu betonen, dass nicht von einem Prototyp der bzw. des pflegenden Angehörigen ausgegangen werden kann. Eine differenzierte Betrachtung hat aufzuzeigen, dass ihre Lage etwa in Bezug auf das zeitliche Engagement, die Beziehung zur gepflegten Person, die Belastungsfaktoren und Ressourcen u.a.m. je stark variieren kann und dabei nicht nur von objektiv messbaren Kriterien, sondern auch von je persönlichen Faktoren abhängt. In dieser genauen Betrachtung haben sich jedoch – sowohl in der Diskussion der einzelnen Diskurse als auch in der abschliessenden Schaffung der Typologie – zwei Kriterien herausgestellt, die bei einer Differenzierung besonders zu beachten sind. Es sind dies die Kriterien *Generation* und *Geschlecht*. Vom Zeiteinsatz über die Belastungsfaktoren bis zum Coping enthalten die beiden Kategorien (d.h. die Differenzen zwischen Partner- und Kinderpflege bzw. Pflege durch eine Frau bzw. einen Mann) teilweise beträchtliche Unterschiede, die in der Folge mit zu beachten sind.

---

354 Jansen/Klie, Häuslichkeit, 521.

355 Vgl. dazu ausführlicher in I.1.2.2.5. «Versuch einer Typologie pflegender Angehörigen».

I.2. Wohlfahrtsproduktion im Bereich der häuslichen Pflege betagter Menschen

Die obigen Ausführungen vermochten aufzuzeigen, wie intensiv viele der pflegenden Angehörigen von betagten Menschen im Pflegesetting engagiert sind und wie sie in der häuslichen Pflege unersetzbare Arbeit leisten. Die Situation pflegender Angehöriger kann jedoch allein mit dem Fokus auf ihre Tätigkeiten und Befindlichkeiten nicht ausreichend wahrgenommen und beurteilt werden. Es besteht eine Vielzahl von Akteuren, Institutionen und institutionellen Rahmenbedingungen – professionelle wie ehrenamtliche, institutionalisierte bzw. organisierte und informelle, staatliche, markt sowie Nonprofit-orientierte –, die ebenso im Bereich der häuslichen Pflege tätig sind bzw. darauf Einfluss haben und ggf. den pflegenden Angehörigen mit ihren Angeboten wichtige Dienste leisten können.[356] «Eine Untersuchung der familialen Pflege bleibt deshalb grundsätzlich unvollständig, wenn sie nicht das gesamte Pflegesystem […] berücksichtigt.»[357] Die Situation pflegender Angehöriger hängt deshalb ganz wesentlich vom Vorhandensein bzw. vom Nicht-Vorhandensein weiterer Akteure der häuslichen Pflege und deren Beschaffenheit und Leistungsfähigkeit ab. Während also bislang – abgesehen von kurzen Seitenblicken auf das weitere familiäre und nachbarschaftliche Umfeld sowie die Zusammenarbeit mit den ambulanten Pflegediensten – insbesondere das dyadische Setting zwischen der betagten und der pflegenden Person thematisiert wurde, so soll im Folgenden der Blickwinkel auf die Frage hin ausgeweitet werden, wer denn in der Gesellschaft sonst noch in der häuslichen Pflege von Betagten mitarbeitet und insbesondere für die pflegenden Angehörigen in irgendeiner Art und Weise direkt oder indirekt Unterstützung oder Entlastung bietet. In diesem Sinne soll nun eine Umfeldanalyse erfolgen, in welcher das weit verstandene, gesamte häusliche Pflegesystem – mit allen beteiligten Akteuren und den institutionellen Rahmenbedingungen – als Bedingungs- und Ermöglichungsfaktoren mit einbezogen wird. Eine solche Analyse soll helfen, die Leistungen pflegender Angehöriger (nicht zuletzt im internationalen Vergleich) umfassender verstehen und einordnen zu können.

---

356 Vgl. Röber, Wohlfahrtspluralismus, 1.

357 Haberkern, Pflege, 29.

I.2.1. Das Konzept des Wohlfahrtspluralismus

Als Instrument zur Erfassung des beschriebenen Umfelds gemäss erweiterter Perspektive bietet sich das Konzept des Wohlfahrtspluralismus an. Dieses Konzept rechnet mit einem Einfluss und einem Zusammenwirken einer Vielzahl gesellschaftlicher Kräfte und Institutionen, die je ihren direkten oder indirekten Teil beitragen zur Produktion von Wohlfahrt bzw. – im vorliegenden Fall – zur häuslichen Pflege betagter Menschen.
In sozialwissenschaftlichen Debatten wird dabei Wohlfahrt beschrieben als «das Ergebnis eines Konsumptions- und Koproduktionsprozesses, in dessen Verlauf aus dem Einsatz und dem Verbrauch von Gütern, Diensten, Zeit und Energie, objektive und subjektiv wahrgenommene Bedürfnisbefriedigung entsteht. Der Begriff ‹Wohlfahrtsproduktion› bezieht sich auf den Umwandlungsprozess von Gütern und Diensten in Beiträge zu individueller Wohlfahrt.»[358] Dieser Umwandlungsprozess geschieht nun «in unterschiedlichen institutionellen Kontexten und involvier[t] eine Vielzahl von Personen und häufig auch Organisationen.»[359] Auf dieser Grundlage fragt das Konzept des Wohlfahrtspluralismus nun in analytischer Hinsicht nach den jeweils spezifischen Beiträgen der einzelnen gesellschaftlichen Akteure zur Wohlfahrtsproduktion und ihren Beziehungen untereinander,[360] die zusammengenommen je einen länder- bzw. regionenspezifischen «welfare mix» ergeben.[361]

Mit dieser Ausrichtung setzt sich das Konzept des Wohlfahrtspluralismus ab von eindimensionalen Konzepten, die sich bei der Untersuchung der Wohlfahrtsproduktion lediglich auf einen Bereich stützen[362] und daher häufig mit bipolaren Vorstellungen bzw. Dualismen (Markt vs. Staat; öffentlich vs. privat, etc.) argumentieren und damit viele weitere Akteure und Beiträge zur Wohlfahrtsproduktion systematisch ausblenden.[363] Demgegenüber wird damit versucht, die engen und einseitigen Sichtweisen zu überwinden, indem die Produktion von Wohlfahrt grundsätzlich als «mehrpoliges Netz»[364] von Akteuren verstanden wird, die in einer je

---

358 Röber, Wohlfahrtspluralismus, 6f.

359 Kaufmann, Staat, 368.

360 Vgl. Evers/Olk, Wohlfahrtspluralismus, 10.

361 Vgl. Schmid, Welfare-Mix, 186f.; Evers/Olk, Wohlfahrtspluralismus, 11.

362 Vgl. Röber, Wohlfahrtspluralismus, 7.

363 Vgl. Evers/Olk, Wohlfahrtspluralismus, 28; vgl. auch Dingeldey, Koordination, 107 und Mathwig, Herausforderung, 39.

364 Evers/Olk, Versorgung, 349.

eigenen Art und Weise – mehr oder weniger geordnet – zusammenwirken. Verschiedene Akteure, die bislang wissenschaftlich noch weniger erforscht wurden, d.h. etwa die informellen Unterstützungsnetzwerke sowie auch Nonprofit-Organisationen, rücken damit stärker in den Blick. «Der Erkenntniswert einer solchen Forschungs- und Analyseperspektive [liegt] in einem systematisch-theoretischen Einbezug der in herkömmlichen theoretischen Konzepten und Modellen unterbelichteten gesellschaftlichen Sektoren wie Familie, informelle Unterstützungsnetzwerke und intermediäre Organisationen.»[365]

Die an der Wohlfahrtsproduktion beteiligten Akteure werden dabei üblicherweise in vier eigenständige und einander gleichgeordnete Sektoren eingeteilt.[366] Es handelt sich dabei um:

1. den informellen Sektor, der den privaten, häuslichen Rahmen, die Nachbarschaft und weitere soziale Netzwerke umfasst;

2. den Staat, der auf verschiedenen Ebenen (sozial-)politische Rahmenbedingungen setzt und durch öffentliche Verwaltungen repräsentiert wird;

3. den Dritten Sektor, der gekennzeichnet ist durch Nonprofit-Organisationen bzw. gemeinnützige Institutionen;

4. den Markt, in welchem privatwirtschaftliche, gewinnorientierte Unternehmen vertreten sind.

Klie stellt dieses Modell anhand eines Kreises mit vier Bereichen dar:[367]

---

365 Evers/Olk, Wohlfahrtspluralismus, 14; vgl. auch Salamon, Third Party Government, 80.

366 Vgl. Evers/Olk, Wohlfahrtspluralismus, 17.

367 Vgl. Klie, Diakonik, 587. Röber (Wohlfahrtspluralismus, 7) ihrerseits verwendet zur Darstellung ein «Wohlfahrtsdreieck» mit den Ecken «Markt», «Staat» sowie «Private Haushalte und Netzwerke». Der letzte Bereich, der «Dritte Sektor», ist in dieser Darstellung zwischen den Ecken positioniert, «um den eigentümlichen Zwischenstatus der Sphäre freiwilliger nicht-profitorientierter Organisationen im Spannungsfeld zwischen Staat, Markt und Haushalten bzw. informellen Unterstützungsnetzwerken hervorzuheben» (Evers/Olk, Wohlfahrtspluralismus, 16; vgl. dazu auch Helmig et al., Grundlagen, 1), weshalb auch vom «intermediären Bereich» gesprochen wird.
Das Kreismodell hat nach Ansicht des Verfassers den Vorteil, dass das Bild des Kreises mit seiner Abgeschlossenheit dem Konzept des Wohlfahrtspluralismus und seinem Anspruch, sämtliche Akteure zu erfassen und einzuteilen, besser nachkommt.

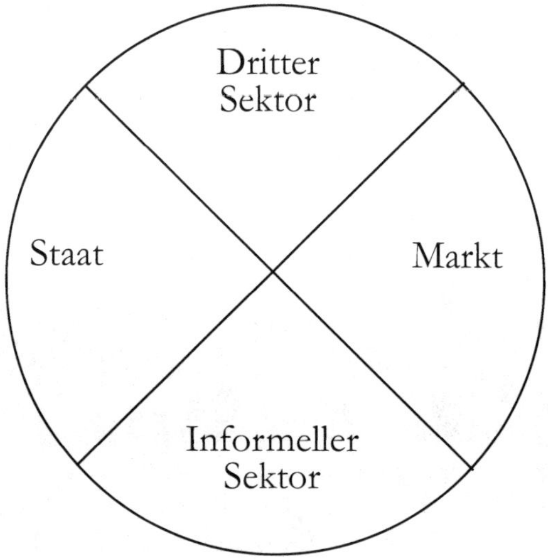

(Abb. 1: Schema nach Klie, Diakonik, 587.)

Die vier Sektoren tragen dabei nicht nur ganz Unterschiedliches zur Wohlfahrtsproduktion bei, sondern sie unterscheiden sich auch grundlegend hinsichtlich je ihrer eigenen Funktionslogiken und weisen je eigene Stärken und Schwächen auf:[368]

Der *informelle Sektor* setzt sich aus Personen der Familie bzw. des Haushalts, der Nachbarschaft, der Verwandtschaft und weiterer informeller sozialer Netze zusammen. Diese Personen fühlen sich aufgrund persönlicher Beziehungen – sei es durch Geburt/Verwandtschaft oder durch geografische bzw. persönliche Nähe – einander zugehörig. Auf der einen Seite pflegen die Angehörigen die Betagten dabei aus affektiver Verbundenheit, aus Gefühlen der Verpflichtung oder aber aufgrund äusserer Zwänge.[369]

Auf der anderen Seite ziehen sie daraus als Ressource und Motivation einen Gewinn an Erfahrungen und Kompetenzen, persönliche Befriedigung bzw. Dankbarkeit und Anerkennung durch die gepflegte Person.[370]

---

368 Vgl. Evers/Olk, Wohlfahrtspluralismus, 16.

369 Vgl. I.1.2.2.1. «Zustandekommen und Motivationen zur Pflegeübernahme».

370 Vgl. I.1.2.2.3. «Ressourcen der Angehörigen».

Dieser – mitunter konfliktreiche – «Tausch» kommt dabei häufig ohne formalisierte bzw. vertraglich vereinbarte Regelungen und häufig ohne finanzielle Kompensationen aus.[371]

Der «Leistungsumfang» der Pflege durch Angehörige wurde bereits ausführlich unter I.1.2. dargelegt und soll daher in der Folge nicht nochmals behandelt werden.

Der *Staat* legt als Akteur im Wohlfahrtspluralismus die institutionellen Rahmenbedingungen fest, indem er verschiedene Netze der sozialen Sicherung unterhält, deren Anspruchsberechtigungen für alle Bürgerinnen und Bürger rechtlich verbürgt sind.[372] Die sozialen Netze bestehen in unserem Fall der pflegenden Angehörigen zum Einen aus Ansprüchen auf Sozialversicherungsleistungen (finanzielle Zuwendungen und/oder Serviceleistungen) an die Betagten oder aber direkt an die pflegenden Angehörigen, zum Anderen tritt der Staat – insbesondere auf kantonaler und kommunaler Ebene – direkt oder indirekt selbst als Produzent sozialer Dienste auf.[373]

Zu beachten ist allerdings bezüglich des staatlichen «Leistungsumfangs» nicht nur, was der Staat leistet, sondern auch, welche familiären Verpflichtungen seiner Gesetzgebung entsprechend seitens der Angehörigen bestehen.[374]

Die staatlichen Leistungen haben den Vorteil, dass sie (zumindest ihrem Anspruch gemäss) als flächendeckende und standardisierte Angebote allen Zugangsberechtigten zur Verfügung stehen,[375] was allerdings umgekehrt den Nachteil in sich birgt, dass diese Leistungen aufgrund der genannten Standardisierung nur unzureichend auf die Bedürfnisse von Einzelfällen zugeschnitten werden können.

Die Leistungen des Staates werden unter I.2.2.1. genauer betrachtet.[376]

---

371 Vgl. Röber, Wohlfahrtspluralismus, 8. Siehe dazu allerdings auch die Ausführungen zum privatrechtlichen Pflegevertrag in I.2.2.1.1.3. «Sozialversicherungsleistungen für pflegende Angehörige».

372 Vgl. Evers/Olk, Wohlfahrtspluralismus, 24 .

373 Vgl. dazu I.2.2.1.2. «Leistungen staatlicher Akteure: Die kantonale und lokale Ebene».

374 Vgl. dazu I.2.2.1.1.1. «Die Unterstützungspflicht von Familienangehörigen aus rechtlicher Sicht».

375 Vgl. Evers/Olk, Wohlfahrtspluralismus, 24.

376 Debatten um die «Krisen» bzw. den «Umbau» oder gar die «Neuerfindung» des Sozialstaats kann an dieser Stelle aus Platzgründen nicht nachgegangen werden (vgl. dazu

Dem *Dritten Sektor*, d.h. den gemeinnützigen bzw. bürgerschaftlichen Organisationen, und seiner Rolle innerhalb des Wohlfahrtspluralismus ist lange Zeit kaum gebührende Beachtung geschenkt worden.[377] Erst seit jüngerer Zeit wird wahrgenommen, wie viele Personen sich in wie vielen Nonprofit-Organisationen engagieren – gerade auch im Gesundheits- und Sozialbereich sowie spezifisch im Bereich der häuslichen Pflege. Die Organisationen sind meistens vereins- oder stiftungsrechtlich organisiert[378] und richten sich mit ihren Angeboten, die sich an den in ihrem Vereins oder Stiftungszweck festgehaltenen Zielen orientieren, an eine allgemeine oder eine spezifische Klientel. Nur schwer kann eine Übersicht über alle bestehenden Dritt-Sektor-Organisationen erstellt werden; ein Versuch, diejenigen, die sich im Raum Bern in der häuslichen Pflege engagieren, zu bündeln und zu systematisieren, erfolgt in I.2.2.2.

Der *Markt* funktioniert bekanntlich über eine Angebots- und eine Nachfrageseite: Unternehmen bieten Dienstleistungen bzw. Waren an, die auf Seite der Empfängerinnen und Empfänger, d.h. der «Kunden», auf Nachfrage stossen. In unserem Fall der häuslichen Pflege etablieren sich mehr und mehr Unternehmen, die entweder ambulante Pflege- und Betreuungsleistungen anbieten oder aber Hilfsmittel, die die Pflegearbeit unterstützen bzw. den Alltag der Betroffenen – der Betagten wie der Angehörigen – erleichtern sollen. Die Unternehmen engagieren sich kaum aus purer Nächstenliebe, sondern in aller Regel in der Hoffnung auf Gewinne in den stark wachsenden «Sozialmärkten».[379] Ihre Leistungen sind entsprechend nicht für alle gleichmässig zugänglich, sondern nur für diejenigen, die es sich leisten können.

Die Angebote von Marktanbietern werden unter I.2.2.3. thematisiert.

---

exemplarisch Lessenich, Wohlfahrtsstaat, 485.493ff.). Die Verhältnisbestimmung insbesondere zwischen den Bereichen «Staat», «Markt» und «Dritter Sektor» (vgl. I.2.2.1. bis I.2.2.3.) nimmt aber einige Aspekte der Debatte um eine Neudefinition des Verständnisses des Sozialstaats mit auf.

377 Vgl. Salamon, Third Party Government, 79. Zur Erläuterung des Begriffs «Dritter Sektor» siehe unten I.2.2.2. «Leistungen aus dem Dritten Sektor».

378 Vgl. Jakob/Huber, Rahmenbedingungen, 103.

379 Evers/Olk, Wohlfahrtspluralismus, 43ff.

Bei aller Bedeutung der geschilderten vier Sektoren und deren Eigenheiten darf nicht übersehen werden, dass zwischen allen Sektoren kaum trennscharfe Abgrenzungen zu ziehen sind.[380] Beispielsweise nicht zuletzt aufgrund veränderter Formen der Erbringung sozialer Dienste seitens des Staates – etwa mittels öffentlicher Leistungs- und Versorgungsverträge mit Organisationen des Dritten Sektors oder Marktunternehmen[381] – verwischen sich die Grenzen zuweilen und es entsteht ein «kompliziertes System von ‹Third Party Government›, in dem staatliche Instanzen einen beträchtlichen Anteil ihres Entscheidungsspielraumes und ihrer Machtbefugnisse mit nicht-staatlichen Akteuren teil[en]».[382] Somit lassen sich vermehrt «Tendenzen einer Überlappung, Verschränkung und Koordinierung»[383] aller vier Sektoren der Wohlfahrtsproduktion festmachen.[384]

I.2.2. Die Leistungen der vier Sektoren des Wohlfahrtspluralismus im Bereich der häuslichen Pflege

I.2.2.1. Leistungen staatlicher Akteure

I.2.2.1.1. Leistungen staatlicher Akteure: Die nationale Ebene

Innerhalb des Wohlfahrtspluralismus kommt dem Staat eine Schlüsselrolle zu, da erstens insbesondere die Politik auf nationaler Ebene wesentliche

---

380 Vgl. Röber, Wohlfahrtspluralismus, 9.

381 Siehe dazu etwa I.2.2.2.1. «Leistungen aus dem Dritten Sektor: Bedeutende Organisationen der ambulanten Hilfe und Pflege».

382 Salamon, Third Party Government, 86.

383 Evers/Olk, Wohlfahrtspluralismus, 27.

384 Obwohl das Konzept des Wohlfahrtspluralismus mit den genannten Eigenheiten grundsätzlich auf breite Zustimmung stösst, so wird daran auch gelegentlich Kritik geübt. Haslinger (Diakonie, 132f.) vermutet, dass das Konzept des Wohlfahrtspluralismus bzw. der Wohlfahrtsgesellschaft programmatisch eingeführt und hochgehalten wird, da damit «vom Gedankengut des Kommunitarimus inspirierte Protagonisten der ‹Bürgergesellschaft› und der ‹Freiwilligenarbeit› den negativen Assoziationen bzw. Gefahren entgegensteuern [wollen], die mit der konventionellen Wohlfahrtsstaat-Idee verbunden sind». Insofern attestiert er dem Konzept mitunter einen «sozialromantischen Zug», solange es ein einhellig, harmonisches Nebeneinander der Bereiche propagiere und nicht auch aufzeige, dass es selbst innerhalb der genannten Bereiche zu erheblichen Verwerfungen kommen könne (Diakonie, 133).

Rahmenbedingungen festlegt, innerhalb deren sich die privaten, die marktwirtschaftlichen und die Dritt-Sektor-Akteure zu bewegen haben und zweitens da die öffentlichen Behörden zuweilen selbst als Akteure in der häuslichen Pflege auftreten.[385]

Haberkern macht nach einem vergleichenden Blick auf die Pflegesysteme verschiedener europäischer Staaten drei zentrale Kategorien aus, anhand deren die Rolle des Staates im Bereich der häuslichen Pflege bzw. dessen Festlegung der Rahmenbedingungen charakterisiert werden kann:

1. Erstens ist zu beachten, ob, unter welchen Umständen und in welchem Ausmass *Angehörige von Gesetzes wegen dazu verpflichtet* sind, die pflegebedürftigen Familienmitglieder zu unterstützen und sich gegebenenfalls an deren Lebensunterhalt durch finanzielle Leistungen oder aber durch praktische Pflege und Hilfe zu beteiligen.

Falls dies der Fall ist, übereignet sich der Staat also keine Verantwortung gegenüber pflegebedürftigen Personen, sondern verpflichtet in erster Linie deren Angehörige zur Unterstützung.[386]

2. Zweitens sind die *Leistungen der Sozialversicherungen für die pflegebedürftigen Personen* zu untersuchen. Insbesondere interessiert, in welchem Umfang den Betagten durch die verschiedenen Sozialversicherungen Leistungen der ambulanten Pflege zustehen.

Dies ist für die Angehörigen insofern von Bedeutung, als dass sie sich bei geringen staatlichen Leistungen gezwungen sehen, auch ohne explizite Rechtspflicht (vgl. 1.) ihren Angehörigen unterstützend unter die Arme zu greifen und allfällige Deckungslücken zu finanzieren.

3. Schliesslich muss an dieser Stelle besonders betrachtet werden, inwiefern den *pflegenden Angehörigen* allenfalls direkt *Leistungen*, d.h. finanzielle Beiträge, Rentenansprüche oder anderes, als Vergütung für ihre Aufwendungen bzw. gegebenenfalls als (teilweise) Kompensation für ihren Erwerbsausfall zugestanden werden.[387] Nicht zuletzt am Vorhandensein bzw.

---

385 Vgl. Haberkern, Pflege, 24.

386 Vgl. Haberkern, Pflege, 28.32. Der europäische Vergleich hat dabei zutage gefördert, dass die Verpflichtungen für die Angehörigen sehr unterschiedlich sind. Während in einigen Ländern auf den Angehörigen aus rechtlicher Sicht grosse Verpflichtungen lasten, so kennen andere Länder kaum Verpflichtungen gegenüber Angehörigen (mehr dazu unter I.2.3.1. «Einordnung in europäische Vergleichsstudien»).

387 Auch hier ist das Spektrum der gewährten staatlichen Leistungen im europäischen Vergleich sehr weit. Von fehlenden Leistungen über symbolische Anerkennungsbeträge bis zu vollständigen sozialversicherungspflichtigen Anstellungen und Entlöhnungen von pflegenden Angehörigen ist praktisch alles anzutreffen (vgl. Haberkern,

am Ausmass solcher Leistungen zeigt sich, wie stark die Politik in ihren sozialpolitischen Konzeptionen pflegende Angehörige mit im Blick hat.

In der Folge soll untersucht werden, wie diese drei zentralen Kategorien gemäss schweizerischer Gesetzgebung auf nationaler Ebene ausgestaltet sind.

I.2.2.1.1.1. Die Unterstützungspflicht von Familienangehörigen aus rechtlicher Sicht

Im Konzept des Wohlfahrtspluralismus soll nicht nur untersucht werden, welche Leistungen von staatlicher Seite (in Form von Sozialversicherungsleistungen u.a.m.) den pflegenden Angehörigen zustehen, sondern auch mit welchen *rechtlichen Pflichten* sie sich als Familienangehörige gegenüber der pflegebedürftigen Person konfrontiert sehen. In der Folge wird daher nachgezeichnet, in welchem Masse Angehörige von Rechts wegen verpflichtet sind, sich in der Pflege ihrer Angehörigen zu engagieren – sei es direkt mit der Übernahme von Pflegeaufgaben oder aber über eine finanzielle Kostenbeteiligung. Die diesbezügliche Lage der pflegenden Partnerinnen und Partnern wird dabei anhand der ehelichen Beistands- und Unterstützungspflicht untersucht, diejenige der pflegenden Kinder anhand der Verwandtenunterstützungspflicht.

a. Die Situation der pflegenden Partner: Eheliche Beistands- und Unterhaltspflicht

In einem ausführlichen Abschnitt über «die Wirkungen der Ehe im Allgemeinen»[388] hält das Schweizerische Zivilgesetzbuch (ZGB) die Rechte und Pflichten von Ehegatten in familienrechtlicher Hinsicht fest. Die Ausführungen des ZGB sowie verschiedene darauf bezogene Bundesgerichtsentscheide lassen beschreiben, inwiefern und unter welchen Umständen die Ehegatten aus rechtlicher Sicht zur Unterstützung ihrer pflegebedürftigen Ehepartnerinnen bzw. Ehepartner verpflichtet sind.

Grundsätzlich gilt, dass Ehegatten gegenseitige Verpflichtungen haben, die auch den Krankheits- und Pflegefall einschliessen:[389] So kann

---

Pflege, 25f.; siehe dazu auch I.2.2.1.1.2. «Sozialversicherungsleistungen für pflegebedürftige Betagte» und I.2.3.1. «Einordnung in europäische Vergleichsstudien»).

388 Schweizerisches Zivilgesetzbuch (ZGB) vom 10. Dezember 1907 (SR 210), Art. 159–179.

389 Vgl. Despland/von Ballmoos, Prise en charge, 18.

etwa die in Art. 159 Abs. 3 ZGB festgehaltene Beistandspflicht vom Ehegatten sowohl immaterielle wie auch materielle Leistungen[390] für sein pflegebedürftiges Gegenüber einfordern. Diese immateriellen und materiellen Leistungen lassen sich in die Pflicht zur Übernahme von bzw. Beteiligung an Pflege- und Betreuungs*leistungen* einerseits sowie Pflege- und Betreuungs*kosten* andererseits aufteilen.

In Bezug auf die Pflege- und Betreuungsleistungen gilt für die Ehegatten grundsätzlich die Pflicht, den betreuungsbedürftigen Partner zu pflegen oder, sofern er oder sie dazu nicht in der Lage ist, dafür zu sorgen, dass die betroffene Person die notwendige Pflege erhält.[391] Diese Pflicht ist allerdings beschränkt auf zumutbare Handlungen zur Pflege und Betreuung des Ehegatten – was das genau heisst bzw. was genau als unzumutbar erachtet wird, hängt wiederum von den Umständen im jeweiligen Fall ab.[392] Besondere Bedeutung bei dieser Abwägung kommt etwa der «physischen und psychischen Leistungsfähigkeit des betreuenden Ehegatten, Art und Dauer der Pflegebedürftigkeit und den Anforderungen der einzelnen Pflegehandlung zu».[393] Gerade komplexe Pflegehandlungen, die üblicherweise nur von ausgebildetem Pflegepersonal vorgenommen werden, sowie auch Pflegehandlungen, die derart intensiv sind, dass der pflegende Partner «Gefahr läuft, selbst in einen ernstlich krankhaften Zustand zu verfallen»,[394] können vom pflegenden Ehegatten nicht eingefordert werden.[395]

Ähnliches trifft auch für die Pflege- und Betreuungskosten zu: Das Aufkommen für die notwendigen Aufwendungen der Pflege und Betreuung ist für Partnerinnen und Partner, «sofern der pflegebedürftige Ehegatte über ungenügend Einkommen und Vermögen verfügt»,[396] Teil der Unterstützungs- und Beistandspflicht. Dies kann grundsätzlich auch bei sehr hohen Pflegekosten gelten, und selbst dann, wenn dafür das eigene

---

390 Vgl. Landolt, Pflegerecht, 218.

391 Vgl. Landolt, Pflegerecht, 220.

392 Vgl. Schweizerisches Zivilgesetzbuch (ZGB) vom 10. Dezember 1907 (SR 210) Art. 163 Abs. 3: «Dabei berücksichtigen sie […] ihre persönlichen Umstände»; siehe auch Jent, Beistandspflicht, 115.

393 Landolt, Pflegerecht, 220.

394 Urteil des Bundesgerichts BGE 79 II 127; vgl. auch Despland/von Ballmoos, Prise en charge, 18.

395 Vgl. Landolt, Pflegerecht, 221.

396 Ebd.; vgl. dazu das Urteil des Bundesgerichts BGE 119 V 16 E. 6a.

Vermögen angetastet werden muss.[397] Jedoch gelten auch hier wiederum schützende Einschränkungen: Die geforderten Geldleistungen müssen der finanziellen Leistungsfähigkeit der betroffenen Person angemessen sein, zudem hat der Ehegatte grundsätzlich das Recht, «seine Lebensstellung, die er vor Eintritt der Betreuungsbedürftigkeit des andern Ehegatten inne gehabt hat, weiterzuführen».[398] Was das im Detail bedeutet, lässt sich nicht mit Sicherheit nachvollziehen, zumal wie erwähnt Vieles von den individuellen Gegebenheiten abhängt und nicht generalisiert werden kann.[399]

Insgesamt ist – bezogen auf den vorliegenden Fall – festzuhalten: Diejenigen älteren Personen, deren Ehegatte betagt und pflegebedürftig geworden ist, sehen sich *de jure* aktiv in die Pflege- und Betreuungspflichten eingebunden und sind grundsätzlich zu Beistand sowohl materieller wie auch immaterieller Art verpflichtet, wenn auch das Ausmass der geforderten Verpflichtung je nach individuellen Ressourcen variiert.

b. Pflichten der Kinder von pflegebedürftigen Betagten gemäss der Verwandtenunterstützungspflicht

Die ihre betagten Eltern pflegenden Kinder sind ihrerseits vom privat- bzw. familienrechtlichen Institut der Verwandtenunterstützungspflicht[400] betroffen.

Das Rechtsinstitut der Verwandtenunterstützungspflicht hat eine bedeutende historische Entwicklung hinter sich: Als die Schweiz noch keine sozialstaatlichen Strukturen kannte und das Fürsorgesystem erst rudimentär entwickelt war, kam der innerfamiliären Solidarität eine fundamentale Bedeutung zu.[401] Es waren primär Familienangehörige und Verwandte, die innerhalb der Grossfamilie für die alten, gebrechlichen und anderweitig betreuungsbedürftigen Mitglieder zu sorgen hatten. Diese verwandtschaftliche Unterstützung wurde jedoch vorwiegend «als sittliche Pflicht und

397 Vgl. Landolt, Pflegerecht, 222.

398 Ebd.

399 Vgl. Despland/von Ballmoos, Prise en charge, 19.

400 Vgl. Widmer, Grenzwerte, 3.

401 Vgl. Koller, Verwandtenunterstützungspflicht, 770.

nicht als vom Staat notfalls mit Zwangsmitteln durchgesetzte Rechtspflicht verstanden».[402] Erst im Verlauf der Zeit ist die Verwandtenunterstützung zur rechtlichen Pflicht bzw. zum einklagbaren Anspruch geworden. Das zu Beginn des 20. Jahrhunderts eingeführte Schweizerische Zivilgesetzbuch (ZGB) legte mit Art. 328f. eine fortan schweizweit einheitliche Regelung zur Verwandtenunterstützungspflicht fest, die bis in die 50er Jahre des vergangenen Jahrhunderts von einiger Bedeutung war. Seither hat die Regelung einerseits durch den Ausbau der Sozialversicherungen und andererseits durch soziale Entwicklungen wie etwa die Lockerung von Familienbanden zunehmend an Bedeutung verloren.[403] Mit der Revision des ZGB im Jahr 2000 wurde diese Verwandtenunterstützungspflicht nun auch angepasst und lautet heute gemäss Gesetzestext: «Wer in günstigen Verhältnissen lebt, ist verpflichtet, Verwandte in auf- und absteigender Linie zu unterstützen, die ohne diesen Beistand in Not geraten würden».[404] De facto existiert also nach Schweizerischem Privatrecht nach wie vor eine Verwandtenunterstützungspflicht. Deren Reichweite lässt sich u.a. unter Zuhilfenahme der jüngeren Rechtsprechung des Bundesgerichts wie folgt beschreiben:

– Unterstützungspflicht für Verwandte in gerader Linie: Mit der erwähnten ZGB-Revision im Jahr 2000 wurde die Unterstützungspflicht für Geschwister aufgehoben[405] und auf Verwandte «in auf- und absteigender Linie» beschränkt. In unserem Fall bedeutet das, dass Kinder und ggf. auch Enkelkinder durchaus von der Unterstützungspflicht betroffen sind.

– Ranghierarchie: Sozialversicherungsleistungen haben Vorrang vor Unterstützungs- und Unterhaltspflichten der Verwandten.[406] D.h., dass die Verwandtenunterstützungspflicht formal erst zu greifen beginnt, wenn

---

402 Ebd. Sehr interessant ist, dass Koller an dieser Stelle das biblische Gleichnis vom verlorenen Sohn (Lk 15,11ff.) als Vergleich heranzieht und durch dieses Gleichnis obige Aussage unterstützt sieht: «Hätte er [der verlorene Sohn, S.H.] gegenüber seinem Vater einen Rechtsanspruch auf Unterstützung gehabt, so hätte er sich kaum so unterwürfig gezeigt, sondern geklagt» (Verwandtenunterstützungspflicht, 770, Anm. 5).

403 Vgl. Buffoni Sedler, Verwandtenunterstützungspflicht, 19.

404 Schweizerisches Zivilgesetzbuch (ZGB) vom 10. Dezember 1907 (SR 210), Art. 328 Abs. 1.

405 Vgl. Buffoni Sedler, Verwandtenunterstützungspflicht, 20. Die Unterstützungspflicht für Geschwister war im Lauf des 20. Jahrhunderts zunehmend umstritten. Der Widerstand gegen diese Regelung führte zu zahlreichen Rechtsfällen, die bis vor Bundesgericht gezogen wurden (vgl. Koller, Verwandtenunterstützungspflicht, 772).

406 Vgl. ebd.

sämtliche Sozial*versicherungs*leistungen zur Deckung des Lebensunterhalts bzw. zur Finanzierung notwendiger Hilfe nicht ausreichen und die *Sozialhilfe* einspringen muss. In Bezug auf pflegebedürftige Betagte werden also Rentenversicherungen, Krankenkassenleistungen, Ergänzungsleistungen (siehe I.2.2.1.1.2.) und allfällige weitere Unterstützungsformen auf kantonaler Ebene geleistet, ohne dass auf Verwandte zurückgegriffen werden könnte.[407]

– «Günstige Verhältnisse»: Das ZGB knüpft die Leistungspflicht der Verwandten an das Kriterium der «günstigen Verhältnisse» im Sinne von wirtschaftlicher Leistungsfähigkeit. Was das aber genau bedeutet, blieb bislang offen. Mit einem Entscheid im Jahr 2007 präzisierte das Bundesgericht schliesslich dieses Kriterium und legte für die Prüfung der Beitragspflicht Mindestvoraussetzungen an Einkommen und Vermögen fest, über die ein allfällig beitragspflichtiger Verwandter verfügen muss. Die dabei festgelegten Einkommens- und Vermögensgrenzen (steuerbares Einkommen von CHF 120 000 für Alleinstehende bzw. CHF 180 000 für Verheiratete und ein Vermögen von CHF 250 000 bei Alleinstehenden bzw. CHF 500 000 für Vermögende)[408] sind so hoch, dass sich eine effektive Verwandtenunterstützungspflicht praktisch auf Wohlhabende und Gutverdienende beschränkt.

Zudem hat das Bundesgericht hervorgehoben, dass «die Erhaltung der Altersvorsorge des Pflichtigen ein entscheidendes Kriterium bei der Beurteilung seiner Leistungsfähigkeit darstellt»[409] und entsprechend dürfe die Beitragspflicht den Pflichtigen bzw. die Pflichtige finanziell nicht so belasten, dass dieser bzw. diese die eigene Altersvorsorge vernachlässigen muss.[410]

– Weitere Einschränkungen der Verwandtenunterstützungspflicht beziehen sich auf die Zumutbarkeit sowie Höhe und Dauer der Beitragspflicht: Das Bundesgericht hat festgehalten, dass eine Unterstützungspflicht zumutbar sein müsse (im Sinne der «Billigkeit» gemäss Art. 329 Abs.

---

407 Vgl. Haberkern, Pflege, 69.

408 Vgl. Buffoni Sedler, Verwandtenunterstützungspflicht, 20; Widmer, Grenzwerte, 2. Noch höher sind die Mindestgrenzen, wenn die in Frage kommende Person Kinder hat (ebd.).

409 Koller, Verwandtenunterstützungspflicht, 792.

410 Vgl. Buffoni Sedler, Verwandtenunterstützungspflicht, 20.

2 ZGB); die Zumutbarkeit ist beispielsweise nicht gegeben, wenn jahrelang unter den betroffenen Personen kein Kontakt mehr bestand.[411] Zudem ist eine allfällige Unterstützung nur soweit geschuldet, bis dass die entsprechende Person ihren Lebensunterhalt wieder selber bestreiten kann.[412]

Zur Anwendung kommt die Verwandtenunterstützungspflicht gelegentlich noch bei jungen Erwachsenen, die nicht in Ausbildung sind, bei Alleinerziehenden, Drogensüchtigen, Langzeitarbeitslosen und Personen, die infolge einer Scheidung verarmt sind.[413] Bei pflegebedürftigen Betagten hingegen ist die Unterstützungspflicht nur noch von geringer Bedeutung,[414] da die erwähnten Sozialversicherungsleistungen, insbesondere die AHV/IV, die berufliche Vorsorge sowie die Ergänzungsleistungen den grössten Teil der pflegebezogenen finanziellen Aufwendungen der betagten Person abzudecken vermögen.[415]

Es kann festgehalten werden, dass die Verwandtenunterstützungspflicht zwar als Rechtsinstitut gemäss Familienrecht noch besteht, faktisch aber keine bedeutende Reichweite mehr besitzt. Die erwähnten Einschränkungen haben gezeigt, dass der Rückgriff auf Verwandte insgesamt betrachtet nur noch unter restriktiven Voraussetzungen möglich ist;[416] so hat etwa eine Untersuchung im Kanton St. Gallen gezeigt, dass die Verwandtenunterstützungspflicht in nur 0.4% aller Sozialhilfe empfangenden Haushalte zur Anwendung kommt. Entsprechend gross ist denn auch die Kritik an diesem Rechtsinstitut; dessen Berechtigung wird mehr und mehr in Frage gestellt.[417]

Zusammenfassend ist festzustellen, dass gemäss Schweizerischem Privatrecht nach wie vor Unterstützungspflichten bestehen für Angehörige von

---

411 Vgl. ebd.

412 Vgl. ebd.

413 Vgl. die Auflistungen bei Widmer, Grenzwerte, 2; Koller, Verwandtenunterstützungspflicht, 774.

414 Etwa bei Personen mit tiefem Sozialversicherungsniveau (vgl. Koller, Verwandtenunterstützungspflicht, 775).

415 Vgl. Koller, Verwandtenunterstützungspflicht, 774.

416 Vgl. Koller, Verwandtenunterstützungspflicht, 793f.; Haberkern, Pflege, 69.

417 Koller (Verwandtenunterstützungspflicht, 771) nennt die Verwandtenunterstützungspflicht ein «Institut mit äusserst fragwürdiger Legitimationsgrundlage»; Buffoni Sedler (Verwandtenunterstützungspflicht, 21) ihrerseits spricht dabei von einer problematischen, da «erzwungene[n] Familiensolidarität».

pflegebedürftigen Betagten. Während diese Pflichten für Ehegatten im Sinne der mit der Ehe verbundenen Beistandspflicht nach wie vor von einiger Bedeutung sind, so werden Kinder rechtlich gemäss geltender Verwandtenunterstützungspflicht kaum noch für die Verrichtung oder Unterstützung der Pflege ihrer betagten Eltern zur Verantwortung gezogen.

Im europäischen Vergleich ist damit die Unterstützungspflicht von Familienangehörigen nach Schweizerischem Recht – insbesondere bezüglich der Verwandtenunterstützung – in der Nähe der Regelungen skandinavischer Staaten zu positionieren: Im Gegensatz zur Situation in süd- und kontinentaleuropäischen Ländern, in welchen nahe Verwandte immer noch spürbar in die Pflicht genommen werden und sich an den Pflegeaufwendungen zu beteiligen haben, werden in den skandinavischen Ländern Pflegeleistungen weitgehend ohne Rückgriff auf die Mitarbeit von bzw. auf die Finanzierung durch Verwandte gewährt.[418]

I.2.2.1.1.2. Sozialversicherungsleistungen für pflegebedürftige Betagte

In den sozialversicherungsrechtlichen Grundlagen wird Pflegebedürftigkeit nicht als eigenständiger Regelungsgegenstand behandelt. In der Bundesverfassung etwa ist der Begriff nicht aufzufinden; es wird darin lediglich unter den «Sozialzielen» festgehalten, dass sich «Bund und Kantone [...] in Ergänzung zu persönlicher Verantwortung und privater Initiative dafür ein[setzen], dass [...] jede Person die für ihre Gesundheit notwendige Pflege erhält.»[419] Pflegebedürftigkeit wird daher in der Regel unter eng mit ihr verflochtenen sozialen Risiken wie Alter, Krankheit und Unfall subsumiert und behandelt.[420] Dieser prinzipiellen Regelungslücke entsprechend kennt das schweizerische Sozialversicherungssystem (im Gegensatz zu verschiedenen europäischen Staaten) *de jure* auch keine eigenständige Pflegeversicherung, die etwa den Anspruch von Pflegebedürftigen auf Pflegeversicherungsleistungen zentral und einheitlich regeln würde.[421] Vielmehr setzen sich die Leistungen zugunsten pflegebedürftiger Betagter

418 Vgl. Haberkern, Pflege, 28.

419 Bundesverfassung der Schweizerischen Eidgenossenschaft vom 18. April 1999 (SR 101) (BV), Art. 41 Abs. 1 lit. b.

420 Vgl. Landolt, EL, 187.

421 Vgl. Landolt, Soziale Sicherheit, 62.

aus unterschiedlichen Versicherungsleistungen der einzelnen Sozialversicherungszweige zusammen, wobei allerdings die Leistungen der verschiedenen Versicherungen uneinheitlich geregelt sind.[422]

Von Bedeutung und in unserem Zusammenhang zu erwähnen sind a. die Pflegeentschädigung der Krankenversicherung (KV), b. die Ergänzungsleistungen (EL) der Alters- und Hinterbliebenenversicherung (AHV) sowie c. die Hilflosenentschädigung der AHV. Die obligatorische Krankenversicherung kommt bei der Pflegebedürftigkeit zum Tragen und deckt die versicherten Leistungen der ambulanten Pflege in weiten Teilen. Die Ergänzungsleistungen kommen als «existenzsicherndes Ersatzeinkommen»[423] zum Tragen, sofern die Pflege- sowie auch die allgemeinen Lebenshaltungskosten die Einnahmen der pflegebedürftigen Person übersteigen. Anspruch auf die monatliche Hilflosenentschädigung schliesslich haben Pflegebedürftige, die leicht, mittelschwer oder schwer hilflos[424] sind.

a. Leistungen der Krankenversicherung (KV) in der ambulanten Pflege gemäss neuer Pflegefinanzierung

Der Leistungsbereich der Krankenversicherung umfasst im vorliegenden Fall insbesondere die Aufwendungen der ambulanten Pflege. Versichert sind dabei jedoch nur die Abklärungs- und Beratungs-,[425] die Untersuchungs- und Behandlungs-[426] sowie die Grundpflegemassnahmen[427] der ambulanten Pflege. Nicht in den versicherten Leistungskatalog mit eingeschlossen sind weitere Hilfestellungen wie hauswirtschaftliche Leistungen und Mahlzeitendienste, die in der Regel ebenfalls von den ambulanten

422 So erhält etwa ein von der Militärversicherung unterstützter Pflegebedürftiger andere Leistungen als ein von der Unfallversicherung unterstützter; beide unterscheiden sich nach erhaltenen Leistungen nochmals von einer durch die Krankenversicherung unterstützten Person (vgl. Darstellung bei Landolt, Soziale Sicherheit, 62–71).

423 Landolt, EL, 189.

424 Zur Definition der Hilflosigkeit siehe unter c.

425 Vgl. Verordnung des EDI über Leistungen in der obligatorischen Krankenpflegeversicherung (Krankenpflege-Leistungsverordnung, KLV) vom 29. September 1995 (SR 832.112.31), Art. 7 Abs. 2a.

426 Vgl. Verordnung des EDI über Leistungen in der obligatorischen Krankenpflegeversicherung (Krankenpflege-Leistungsverordnung, KLV) vom 29. September 1995 (SR 832.112.31), Art. 7 Abs. 2b.

427 Vgl. Verordnung des EDI über Leistungen in der obligatorischen Krankenpflegeversicherung (Krankenpflege-Leistungsverordnung, KLV) vom 29. September 1995 (SR 832.112.31), Art. 7 Abs. 2c.

Pflegediensten angeboten und ausgeführt werden.[428] D.h., sämtliche Massnahmen der Pflege im engeren Sinne[429] sind versichert, Hilfemassnahmen im weiteren Sinne sind jedoch von der Leistungspflicht ausgeschlossen.

Diese ambulanten Pflegemassnahmen werden von den öffentlichen Spitexorganisationen[430] bzw. in selteneren Fällen von den profitorientierten Spitexorganisationen oder den freiberuflich tätigen Pflegefachpersonen[431] ausgeführt. Einige Zahlen der nationalen Spitexstatistik belegen die schweizweite Bedeutung der Spitex als ambulanter Pflegedienstleisterin: Im Jahr 2013 haben alle Spitexorganisationen mit 29 000 Mitarbeitenden insgesamt 14.3 Mio. Arbeitsstunden erbracht und dabei einen Umsatz von 1.95 Mia. CHF erwirtschaftet.[432] Ihre Dienstleistungen haben sie bei insgesamt über 220 000 Klientinnen und Klienten erbracht.[433]

Im Rahmen der neuen, per 1. Januar 2011 eingeführten Pflegefinanzierung[434] werden die Ansätze, welche die Spitexorganisationen für ihre Dienstleistungen verlangen dürfen, neu schweizweit vereinheitlicht; sie betragen neu zwischen 55 und 80 CHF pro geleistete Arbeitsstunde.[435] Die

---

428 Vgl. Landolt, Pflegefinanzierung, 25.

429 Vgl. hierzu die Diskussion um die Definitionen von Pflege und Hilfe in 3. «Klärung und Eingrenzung des Forschungsgegenstandes». Die Verordnung des EDI über Leistungen in der obligatorischen Krankenpflegeversicherung (Krankenpflege-Leistungsverordnung, KLV) vom 29. September 1995 (SR 832.112.31) listet in Art. 7 unter den drei genannten Abschnitten einen abschliessenden Katalog der in der ambulanten Pflege versicherten Leistungen auf.

430 Vgl. Verordnung über die Krankenversicherung (KVV) vom 27. Juni 1995 (SR 832.102), Art. 51.

431 Vgl. Verordnung über die Krankenversicherung (KVV) vom 27. Juni 1995 (SR 832.102), Art. 49.

432 Vgl. Bundesamt für Statistik, Statistik, 1; siehe dazu auch Zogg, Pflege, 88. Wobei zwei Drittel (66%) der Leistungen pflegerischer Natur und somit über die Krankenkasse versichert sind und ein Drittel (30%) der Leistungen hauswirtschaftlicher Natur und entsprechend nicht versichert (vgl. Bundesamt für Statistik, Statistik, 1). Ausführlicheres zur Spitex siehe unter I.2.2.2.1. «Leistungen aus dem Dritten Sektor: Bedeutende Organisationen der ambulanten Hilfe und Pflege».

433 Vgl. Bundesamt für Statistik, Statistik, 1.

434 Vgl. Bundesgesetz über die Neuordnung der Pflegefinanzierung vom 13. Juni 2008.

435 Für Abklärungs- und Beratungsmassnahmen sind CHF 79.80/Stunde, für Untersuchungs- und Behandlungsmassnahmen CHF 65.40/Stunde sowie für Grundpflegemassnahmen CHF 54.60/Stunde zu entschädigen; wobei in Zeiteinheiten von fünf Minuten abgerechnet wird (vgl. Landolt, Pflegefinanzierung, 24). Die Tatsache, dass

insgesamt anfallenden Kosten werden neu auf drei Finanzierungsträger verteilt: Erstens beteiligen sich die Krankenversicherer mit dem genannten fixen Beitrag pro Pflegestunde und Pflegeart an den Pflegekosten. Zweitens müssen – und das ist eine beachtenswerte Neuerung – die Betroffenen (zusätzlich zu Franchise und Selbstbehalt, die schon gemäss bisheriger Regelung selber zu übernehmen sind) die Pflegekosten mit einem Eigenanteil von max. CHF 15.60[436] pro Tag mittragen. Dies führt für Personen, die regelmässig auf ambulante Pflege angewiesen sind, zu Mehrkosten von bis zu CHF 7884 pro Jahr. Drittens übernimmt schliesslich die öffentliche Hand, der Wohnsitzkanton, die «Restfinanzierung»[437], d.h., sie kommt für alle durch die Versicherer- (1.) und Versichertenbeiträge (2.) nicht gedeckten Pflegekosten auf.

Die Gesetzeslage überlässt es den Kantonen zu entscheiden, ob sie die Versichertenbeiträge einführen oder aber durch die öffentliche Hand übernehmen lassen wollen. Sämtliche Kantone hatten in letzter Zeit darüber zu befinden. Die meisten Kantone entschieden sich dafür, die Versichertenbeiträge einzuführen; im Kanton Bern hingegen hat das Parlament im Jahr 2010 die Regierung in einer Richtlinienmotion beauftragt, auf die «Patientenbeteiligung» zu verzichten.[438] Angesichts der angespannten Finanzlage entschied jedoch der Regierungsrat, die Patientenbeteiligung dennoch einzuführen. Die schweizweite Situation bezüglich der Patientenbeteiligung zeichnet sich momentan dadurch aus, dass sie sehr unübersichtlich und unterschiedlich ist – es ist also durchaus der Fall, dass eine Spitexklientin im einen Kanton für die Spitexleistungen den genannten Zusatzbetrag übernehmen muss und dass gleichzeitig eine andere Klientin aus dem Nachbarkanton für die in Anspruch genommenen Spitexleistungen keine weiteren Kosten zu tragen hat.

---

diese Ansätze neu schweizweit vereinheitlicht werden, obwohl die Lohn- und Lebenshaltungskosten regional z.T. sehr unterschiedlich sind, führt in der Tat zu «Verlierer- und Gewinnerregionen» (Zogg, Pflege, 94).

436 Das entspricht einer «Selbstzahlung in Bezug auf die ‹nicht von Sozialversicherungen gedeckten Pflegekosten› von höchstens 20% des höchsten vom Bundesrat festgesetzten Pflegebeitrages» (20% des höchsten Beitrages von CHF 79.80 entsprechen den genannten CHF 15.60; vgl. Landolt, Pflegefinanzierung, 25).

437 Zogg, Pflege, 93.

438 Vgl. Tagblatt des Grossen Rates des Kantons Bern, Septembersession, Verhandlungsprotokoll vom 8. September 2010, 681–690.

Diese finanziellen Zusatzbelastungen für viele Betagte werden zumindest teilweise aufgefangen durch die Ergänzungsleistungen, die in der Folge vorgestellt werden.

b. Die Ergänzungsleistungen (EL)

Die durch die Pflegebedürftigkeit anfallenden Kosten – insbesondere auch die in vielen Kantonen neu zu übernehmenden Patientenbeteiligungen – übersteigen die finanzielle Leistungsfähigkeit von zahlreichen betroffenen Betagten, zumal einige von ihnen nur über geringe Renteneinkünfte und über wenig oder gar kein Vermögen verfügen, auf das sie hierfür zurückgreifen könnten. Für diese Fälle hat der Bundesgesetzgeber die Ergänzungsleistungen zur AHV/IV[439] geschaffen. Diese Ergänzungsleistungen sollen dort helfen, «wo die Renten und das Einkommen nicht die minimalen Lebenskosten decken».[440] Sofern also bei AHV-Rentnern die anrechenbaren Ausgaben die anrechenbaren Einnahmen übersteigen, haben sie Anspruch 1. auf jährliche Ergänzungsleistungen sowie 2. auf dazu gehörende Vergütungen von Krankheits- und Behinderungskosten, welche diese Differenz (bis zu einem hohen Maximalbetrag) der die Einnahmen übersteigenden Ausgaben decken sollen.

Als anrechenbare Ausgaben für die jährlichen Ergänzungsleistungen (1.) gelten Beträge für den allgemeinen Lebensbedarf, Wohnkosten (Mietzins inkl. Nebenkosten bzw. Hypothekarzinse) sowie Beiträge an die Sozialversicherungen; als anrechenbare Einnahmen werden insbesondere Erwerbs- bzw. Renteneinkünfte und gegebenenfalls Unterhaltsbeiträge mit in die Berechnung einbezogen.[441] Zudem müssen allfällig vorhandene Vermögenswerte bis auf einen Restbetrag begleitend und allmählich verzehrt werden.[442] Wichtig ist, dass die Ergänzungsleistungen ohne Rückgriff auf

439 Siehe Bundesgesetz über Ergänzungsleistungen zur Alters-, Hinterlassenen- und Invalidenversicherung (ELG) vom 6. Oktober 2006 (SR 831.30).

440 Informationsstelle AHV/IV, Ergänzungsleistungen, 2.

441 Vgl. ebd.

442 Vgl. Haberkern, Pflege, 68. Die Berechnung erfolgt dabei so, dass sich Altersrentnerinnen und -rentner einen Zehntel des über CHF 37 500 (Alleinstehende) bzw. über CHF 60 000 (Ehepartner) liegenden Vermögens anrechnen lassen müssen (vgl. Zogg, Pflege, 98; Landolt, EL, 196). Zusätzlich bestehen weitere Schutzmassnahmen für eine allenfalls vorhandene selbstbewohnte Liegenschaft, die ja bei gleicher Berechnung in der Regel sofort verkauft werden müsste (vgl. Landolt, Soziale Sicherheit, 73).

das Einkommen und Vermögen der Angehörigen gewährt werden[443] – sie stehen allen anspruchsberechtigten Personen als Sozialversicherungsleistungen zu und sind nicht Teil der Sozialhilfe.[444]

Gemäss dem weiteren Element (2.) der Ergänzungsleistungen, der Vergütung von Krankheits- und Behinderungskosten, sind die Kantone verpflichtet, den anspruchsberechtigten Bezügerinnen und Bezügern der Ergänzungsleistungen die ausgewiesenen Krankheitskosten zu entschädigen.[445] Das betrifft beispielsweise zahnärztliche Behandlungen, Rehabilitationskuren, Diätkosten, aber auch – und das ist in unserem Zusammenhang von grosser Bedeutung – Kosten für ambulante Pflege (sowohl Pflege- wie auch Hilfeleistungen)![446] Das heisst, dass für die im Sinne der Ergänzungsleistungen bedürftigen Personen (im Gegensatz zu den nicht EL-Anspruchsberechtigten) die Kosten der ambulanten Pflege weitgehend übernommen werden. Allerdings wurden jährliche Höchstbeträge festgesetzt; diese liegen bei CHF 25 000 für Alleinstehende bzw. bei CHF 50 000 für Ehepaare, wobei diese Beträge im Falle einer Hilflosigkeit noch erhöht werden.[447]

Diese Ergänzungsleistungen – die jährlichen Beiträge (1.) sowie die Vergütung der Krankheits- und Behinderungskosten (2.) – stellen gerade für finanziell mittellose, pflegebedürftige Betagte eine wichtige, ja entscheidende finanzielle Stütze dar. Entsprechend werden sie auch als Teil des «sozialen Fundament[s] unseres Staates»[448] bezeichnet, welchen *de facto* die Funktion und Bedeutung einer eigentlichen Pflegeversicherung zukomme.[449] Präzise ist jedoch nicht von einer Pflegeversicherung im Voll-

---

443 Vgl. oben I.2.2.1.1.1. «Die Unterstützungspflicht von Familienangehörigen aus rechtlicher Sicht»; siehe auch Haberkern, Pflege, 68.

444 Was insofern von Relevanz ist, dass die Ergänzungsleistungen das sozialversicherungsrechtliche Existenzminimum abdecken und nicht nur das Existenzminimum der Sozialhilfe, welches merklich tiefer angesetzt ist (vgl. Landolt, EL, 190; ders., Soziale Sicherheit, 73).

445 Vgl. Landolt, Soziale Sicherheit, 74.

446 Vgl. Informationsstelle AHV/IV, Ergänzungsleistungen, 6.

447 Und zwar auf CHF 60 000 bei mittlerer Hilflosigkeit bzw. auf CHF 90 000 bei schwerer Hilflosigkeit (vgl. Informationsstelle AHV/IV, Ergänzungsleistungen, 7).

448 Informationsstelle AHV/IV, Ergänzungsleistungen, 2.

449 Vgl. Haberkern, Pflege, 68; Zogg, Pflege, 97.

sinn zu sprechen, sondern vielmehr von einer «Auffangpflegeversicherung»,[450] da die Leistungen ja nur im Bedarfsfall und von Nicht-Begüterten beansprucht werden können.

c. Die Hilflosenentschädigung (HE)

Schliesslich ist in diesem Zusammenhang auch die Hilflosenentschädigung (HE) der AHV zu nennen: Demnach haben Bezügerinnen und Bezüger von AHV-Renten oder Ergänzungsleistungen, die in schwerem, mittlerem oder leichtem Grad hilflos sind, Anspruch auf die Hilflosenentschädigung.[451] Als «hilflos» gelten dabei Rentnerinnen und Rentner, «die wegen der Beeinträchtigung der Gesundheit für alltägliche Lebensverrichtungen dauernd der Hilfe Dritter oder der persönlichen Überwachung»[452] bedürfen. Die Höhe des Anspruchs ist dabei abgestuft nach Grad der Hilflosigkeit:[453] Die Entschädigung für Betagte mit attestierter Hilflosigkeit leichten Grades beträgt CHF 235 pro Monat;[454] für jene mit Hilflosigkeit mittleren Grades werden CHF 588 pro Monat ausgerichtet und für Hilflosigkeit schweren Grades CHF 940 pro Monat.[455]

Auch hier gelten einige Anspruchsvoraussetzungen: Zum Einen wird die Hilflosenentschädigung nur an Bezügerinnen und Bezüger ausgerich-

---

450 Landolt, EL, 189.

451 Vgl. Bundesgesetz über die Alters- und Hinterlassenenversicherung (AHVG) vom 20. Dezember 1946 (SR 831.10), Art. 43 (bis) Abs. 1.

452 Bundesgesetz über den Allgemeinen Teil des Sozialversicherungsrechts (ATSG) vom 6. Oktober 2000 (SR 830.1), Art. 9.

453 Die Bemessung der Hilflosigkeit folgt nach den drei Stufen: Hilflosigkeit leichten Grades, mittleren Grades und schweren Grades (vgl. Bundesgesetz über die Alters- und Hinterlassenenversicherung [AHVG] vom 20. Dezember 1946 [SR 831.10], Art. 43 [bis] Abs. 5).

454 Interessant ist, dass die Hilflosigkeit leichten Grades innerhalb der AHV bislang nicht bestand und erst mit der neuen Pflegefinanzierung auf Anfang 2011 eingeführt wurde. Als Grund hierfür wird die (zumindest teilweise) Kompensation für die zusätzliche finanzielle Belastung der Pflegebedürftigen angeführt, die durch die Patientenbeteiligung in vielen Kantonen entsteht (vgl. oben I.2.2.1.1.2.a. «Leistungen der Krankenversicherung [KV] in der ambulanten Pflege gemäss neuer Pflegefinanzierung»; vgl. auch Zogg, Pflege, 97).

455 Diese Ansätze entsprechen folgender Regelung aus dem Bundesgesetz über die Alters- und Hinterlassenenversicherung (AHVG) vom 20. Dezember 1946 (SR 831.10), Art. 43 (bis) Abs. 3: «Die monatliche Entschädigung für eine Hilflosigkeit schweren Grades beträgt 80 Prozent, für eine Hilflosigkeit mittleren Grades 50% und für eine Hilflosigkeit leichten Grades 20 Prozent des Mindestbetrages der Altersrente nach Artikel 34 Absatz 5», der im Jahr 2015 bei CHF 1175 pro Monat liegt.

tet, die in der Schweiz ihren Wohnsitz und gewöhnlichen Aufenthalt haben;[456] im Gegensatz zur Alters- und Hinterbliebenenversicherung selbst kann die HE also nicht an im Ausland lebende Betagte überwiesen werden. Zum Anderen kann die HE erst geltend gemacht werden, wenn die leistungsberechtigte Person ununterbrochen während mindestens einem Jahr bereits als hilflos eingestuft gilt.[457]

Für pflegebedürftige Betagte ist die Hilflosenentschädigung von beträchtlicher Bedeutung, zumal zahlreiche unter ihnen den Kriterien der leichten, mittelschweren oder gar schweren Hilflosigkeit entsprechen und somit die Entschädigung geltend machen können. Wenn auch von Gesetzes wegen klar definiert ist, dass die Hilflosenentschädigung den pflegebedürftigen Personen zukommt,[458] die damit etwa ihre hohen Aufwendungen für die ambulante Pflege teilweise begleichen können, so entspricht es durchaus üblicher Praxis, dass pflegebedürftige Betagte die Hilflosenentschädigung bzw. Teile davon ihren Angehörigen, die sie (mit)pflegen zukommen lassen wollen. Möglichkeiten dieser Weiterleitung werden unter I.2.2.1.1.3. («Sozialversicherungsleistungen für pflegende Angehörige») erörtert.

I.2.2.1.1.3. Sozialversicherungsleistungen für pflegende Angehörige

Auch bei den Sozialversicherungsleistungen für pflegende Angehörige gilt, was im obigen Abschnitt über die Leistungen für pflegebedürftige Betagte festgehalten wurde: Nach Schweizerischem Sozialversicherungsrecht besteht keine zentrale Pflegeversicherung, die pflegenden Angehörigen einheitlich und zentral Leistungen bietet bzw. zukommen lässt.[459]
Die nachfolgende Übersicht stellt daher eine Sammlung von Leistungen dar, welche pflegenden Angehörigen zustehen bzw. welche ihnen direkt oder indirekt zugutekommen können. Dabei geht es zum Einen (a.) um die Betreuungsgutschriften aus der AHV und zum Anderen (b.) um eine Anstellung der pflegenden Person durch die Spitex, die Vergütung von Krankheits- und Behinderungskosten durch die EL sowie die Möglichkeit privatrechtlicher Pflegeverträge.

---

456 Vgl. Informationsstelle AHV/IV, Altersrenten, 9.
457 Vgl. Bundesamt für Sozialversicherungen, Wegleitung, 194.
458 Vgl. Landolt, Pflegefinanzierung, 29.
459 Vgl. Landolt, Soziale Sicherheit, 62.

a. Betreuungsgutschriften

Im Jahr 1997 trat die 10. AHV-Revision in Kraft. Neben der Witwerrente und der schrittweisen Erhöhung des Rentenalters für Frauen wurden insbesondere auch Betreuungsgutschriften eingeführt.[460] Die Betreuungsgutschriften bestehen in einer jährlichen Rentengutschrift für Personen im erwerbstätigen Alter, die eine verwandte Person betreuen. Diese Gutschriften sind also keine direkten Geldleistungen, sondern «Zuschläge zum rentenbildenden Erwerbseinkommen» und sie sollen »jenen Personen ermöglichen, eine höhere Rente zu erreichen, die pflegebedürftige Verwandte betreuen»[461] – die Betreuungsgutschriften sind also direkt an pflegende Angehörige gerichtet. Der Anspruch auf diese Gutschriften ist für die Pflegenden jedoch an die bereits in aller Kürze erwähnten Bedingungen geknüpft, die in der Folge erläutert werden sollen:

– Die Betreuungsgutschriften richten sich an Personen im erwerbstätigen Alter.[462] Nach Erreichen des Rentenalters können diese nicht mehr geltend gemacht werden, d.h., im vorliegenden Fall der Pflege betagter Personen können insbesondere pflegende Kinder, die sich noch im Erwerbsalter befinden, die Betreuungsgutschriften beanspruchen.

– Die Gutschriften können nur von mit der pflegebedürftigen Person Verwandten geltend gemacht werden. Das Gesetz nennt in einer abschliessenden Liste Eltern, Kinder, Geschwister und Grosseltern sowie Ehegatten, Schwiegereltern und Stiefkinder.[463]

– Die betreute Person muss pflegebedürftig sein, was dahingehend definiert wird, dass sie eine Hilflosenentschädigung der AHV von mindestens mittlerem Grad bezieht.[464]

– Die pflegebedürftige Person muss «von der betreuenden Person leicht erreicht werden können».[465] Diese leichte Erreichbarkeit wird wie folgt definiert: «Dies trifft etwa dann zu, wenn die betreuende Person nicht mehr als 30 km entfernt vom Wohnort der pflegebedürftigen Person [...]

460 Vgl. Bundesgesetz über die Alters- und Hinterlassenenversicherung (AHVG) vom 20. Dezember 1946 (SR 831.10), Art. 29 (septies).

461 Informationsstelle AHV/IV, Betreuungsgutschriften, 2.

462 Vgl. Bundesamt für Sozialversicherungen, Kreisschreiben, 10.

463 Vgl. Bundesgesetz über die Alters- und Hinterlassenenversicherung (AHVG) vom 20. Dezember 1946 (SR 831.10), Art. 29 (septies) Abs. 1.

464 Vgl. Informationsstelle AHV/IV, Betreuungsgutschriften, 2; zur Hilflosenentschädigung siehe I.2.2.1.1.2. «Sozialversicherungsleistungen für pflegebedürftige Betagte».

465 Bundesamt für Sozialversicherungen, Kreisschreiben, 13.

wohnt oder nicht länger als eine Stunde benötigt, um bei der pflegebedürftigen Person zu sein.»[466]

– Schliesslich ist zu beachten, dass die Betreuungsgutschrift von der pflegenden Person jährlich neu geltend gemacht werden muss.[467]

Die jährliche Betreuungsgutschrift «entspricht dem Betrag der dreifachen minimalen jährlichen Altersvollrente im Zeitpunkt der Entstehung des Rentenanspruchs».[468] Die aktuelle Minimalvollrente liegt im Jahr 2015 bei CHF 14 100,[469] entsprechend wird bei Rentenbeginn im Jahr 2015 pro Betreuungsjahr eine Einlage von CHF 42 300 angerechnet.[470] Diese Höhe der Rentengutschrift ist für alle Pflegenden einheitlich;[471] es wird also keine Rücksicht genommen auf den Aufwand bzw. die Intensität der jeweiligen Pflegesituation. Die Betreuungsgutschriften dürfen insgesamt als wichtige Sozialversicherungsleistung für pflegende Angehörige, insbesondere für pflegende Kinder im erwerbstätigen Alter, bezeichnet werden, die den Rentenausfall, welchen pflegende Kinder durch die oftmalige Aufgabe bzw. Reduktion ihrer Erwerbstätigkeit erleiden, zumindest teilweise kompensieren; teilweise daher, weil ein Vergleich mit den jährlichen Bruttolöhnen von Pflegepersonen in einem professionellen Arbeitsverhältnis zeigt, dass diese Betreuungsgutschriften tief bemessen sind, sie liegen selbst «unter dem Bruttojahreslohn einer nicht diplomierten Hilfskraft».[472]

---

466 Bundesamt für Sozialversicherungen, Kreisschreiben, 13. Bis vor wenigen Jahren war die Ausrichtung einer Betreuungsgutschrift noch daran gebunden, dass die pflegende Person zwingend während mindestens 180 Tagen im Jahr im selben Haus bzw. (im Falle von Familien mit Landwirtschaftsbetrieben) auf dem selben Grundstück wie die pflegebedürftige Person wohnen musste.

467 Vgl. Bundesamt für Sozialversicherungen, Kreisschreiben, 11.

468 Landolt, Soziale Sicherheit, 73.

469 Vgl. Bundesamt für Sozialversicherungen, Masszahlen, 2.

470 Vgl. Landolt, Betreuungsgutschriften, 27.

471 Besonderheiten gelten lediglich, wenn Ehepaare bzw. mehrere Verwandte dieselbe Person pflegen. In diesen Fällen wird die jährliche Betreuungsgutschrift halbiert (Ehepaare) bzw. zu gleichen Teilen unter den beteiligten Pflegenden aufgeteilt (vgl. Informationsstelle AHV/IV, Betreuungsgutschriften, 3). Den Ehepaaren gleichgestellt sind übrigens gleichgeschlechtliche Partnerschaften (vgl. Informationsstelle AHV/IV, Betreuungsgutschriften, 4).

472 Landolt, Soziale Sicherheit, 78f.

b. Weitere mögliche Leistungen zugunsten pflegender Angehöriger

Zur Möglichkeit der *Anstellung von pflegenden Angehörigen als Pflegekräfte über die Spitex:*[473] Grundsätzlich ist klar, dass pflegende Angehörige gemäss Krankenversicherungsgesetz (KVG) keine versicherungsrechtlich anerkannten Leistungserbringer sind, deren Einsatz von den Krankenkassen vergütet wird.[474] Sofern es sich bei der pflegenden Person also nicht um eine spezifisch ausgebildete Fachkraft handelt, die etwa als selbständig erwerbende Pflegeperson von den Krankenkassen anerkannt ist,[475] kann er oder sie die Leistungen nicht in Rechnung stellen.[476] Die Frage ist jedoch, ob die Leistungen der Angehörigen nicht zumindest teilweise KVG-leistungspflichtig werden können über den «Umweg» einer Anstellung der bzw. des pflegenden Angehörigen bei einer durch das KVG anerkannten Organisation, d.h. in der Regel über eine Anstellung bei der Spitex.

Das Eidgenössische Versicherungsgericht (EVG) hatte im Jahr 2006 über diese Frage in einem Einzelfall zu befinden: Ein Architekt aus dem Kanton Thurgau hat seine lukrative Arbeit aufgegeben, um sich voll der Pflege seiner an Multipler Sklerose erkrankten Frau zu widmen; zur zumindest teilweisen Kompensation der Erwerbsausfälle liess er sich von der örtlichen Spitexorganisation als Pfleger für seine Frau anstellen. Der Krankenversicherer der Frau wollte diese Kosten jedoch nicht übernehmen.[477]

Das Versicherungsgericht befand, dass die Spitexorganisationen gemäss geltender Gesetzgebung grundsätzlich ermächtigt sind, den Krankenversicherern Leistungen von bei ihnen angestellten pflegenden Angehörigen in Rechnung zu stellen,[478] zumal die Angehörigen aus rechtlicher

473 Dies ist in der Tat keine direkte Sozialversicherungsleistung zugunsten pflegender Angehöriger; sie soll jedoch trotzdem in diesem Rahmen aufgeführt werden, da sie eine durch die Rechtssprechung auf nationaler Ebene approbierte Möglichkeit einer gewissen finanziellen Entschädigung für die Angehörigen darstellt.

474 Die zugelassenen Leistungserbringer werden im Bundesgesetz über die Krankenversicherung (KVG) vom 18. März 1994 (SR 832.10), Art. 35 Abs. 2 sowie in der Verordnung über die Krankenversicherung (KVV) vom 27. Juni 1995 (SR 832.102), Art. 51 abschliessend aufgezählt – pflegende Angehörige gehören nicht dazu.

475 Vgl. Verordnung über die Krankenversicherung (KVV) vom 27. Juni 1995 (SR 832.102), Art. 49.

476 Vgl. Despland/von Ballmoos, Vergütung (CHSS), 352.

477 Vgl. Urteil des Eidgenössischen Versicherungsgerichts (EVG) vom 21. Juni 2006 (K 156/04).

478 Vgl. Despland/von Ballmoos, Vergütung (Lausanne), 1.

Sicht nicht schlechthin von der Tätigkeit als Spitex-Angestellte ausgeschlossen sind.[479]

Das Gericht band eine solche Kostenübernahme jedoch an bestimmte Voraussetzungen: So müssen erstens die Angehörigen eine gewisse (nicht näher spezifizierte) fachliche Eignung aufweisen.[480] Zweitens können der Krankenversicherung nur diejenigen Kosten in Rechnung gestellt werden, «welche eine Pflege zu Hause durch aussenstehende Spitex-Angestellte verursachen würde».[481] Und drittens hielt das Gericht einschränkend fest, dass diejenigen Leistungen nicht verrechenbar sind, die «dem Ehegatten im Besonderen aufgrund der ehelichen Beistandspflicht nach Art. 159 Abs. 3 ZGB an Pflege zuzumuten»[482] sind.

Aufgrund dieses Urteils wurde an der Haute école cantonale vaudoise de la santé (Hecv santé) eine Studie durchgeführt, in welcher die Häufigkeit einer derartigen Anstellung von Angehörigen bei einer Spitexorganisation in der Deutschschweiz erhoben wurde.[483] Gemäss ihren Erhebungen waren in der ganzen Deutschschweiz zum damaligen Stand der Studie im Jahr 2009 lediglich gegen 400 Angehörige bei einer Spitexorganisation angestellt.[484] Damit ist deren Anteil sowohl unter den Spitexangestellten sowie auch unter den pflegenden Angehörigen insgesamt sehr gering. Die Umfrage unter den jeweiligen Spitexverantwortlichen zeigte denn auch

479 Vgl. Urteil des Eidgenössischen Versicherungsgerichts (EVG) vom 21. Juni 2006 (K 156/04), 4.1.2.

480 Vgl. Despland/von Ballmoos, Vergütung (CHSS), 352.

481 Urteil des Eidgenössischen Versicherungsgerichts (EVG) vom 21. Juni 2006 (K 156/04), 4.1.2.

482 Urteil des Eidgenössischen Versicherungsgerichts (EVG) vom 21. Juni 2006 (K 156/04), 4.1.2; wobei direkt anschliessend angefügt wird: «Dabei ist den Spitex-Verantwortlichen von der Natur der Sache her bei der Frage, was an Hilfestellung von den Familienangehörigen erwartet werden kann, ein vernünftiger und praktikabler Beurteilungsspielraum zuzugestehen.» (K 156/04, 4.1.2.) – was allerdings erheblichen Interpretationsspielraum offen und insbesondere die Entscheidung über die Anstellung den Spitexorganisationen überlässt.

483 Ausführlich dazu Despland/von Ballmoos, Prise en charge.

484 D.h. zum Zeitpunkt der Studie im Jahr 2009: 20–30 Ehepartnerinnen bzw. -partner in fünf Kantonen sowie gut 40 weitere Familienmitglieder in sechs Kantonen (vgl. Despland/von Ballmoos, Vergütung [CHSS], 353; dies., Vergütung [Lausanne], 1f.); allerdings betrifft dies nicht nur Angehörige von betagten Personen, sondern auch von pflegebedürftigen Personen im Erwerbsalter. Eine ausgearbeitete gesetzliche Regelung hierfür bestand erstaunlicherweise nur im Kanton Graubünden (vgl. Despland/von Ballmoos, Vergütung [CHSS], 353).

eine gewisse Zurückhaltung einer solchen Anstellung gegenüber: Zum Einen kannten viele die Möglichkeit gar nicht, zum Anderen stellten sich Fragen nach den Anstellungsbedingungen, nach der Zusammenarbeit im Team sowie auch nach der Pflegequalität.[485]

Festzuhalten ist insgesamt, dass eine Anstellung über die Spitex grundsätzlich besteht, wobei die geltende Situation aufgrund der unklaren Kriterien für die Ausbildungsanforderungen und der offenbar lokal sehr unterschiedlichen Lage[486] noch sehr unbefriedigend ist.

Zur Entschädigung für pflegende Angehörige über die *Vergütung von Krankheits- und Behinderungskosten der EL*: Bereits oben[487] wurde die Bedeutung der Ergänzungsleistungen (EL) bzw. der darin integrierten Vergütung von Krankheits- und Behinderungskosten für betagte Personen, die über wenig Einkommen und Vermögen verfügen, hervorgehoben. Zu ergänzen ist nun an dieser Stelle, dass die Vergütung von Krankheits- und Behinderungskosten auch für pflegende Angehörige von Bedeutung sein kann (allerdings nur für diejenigen Angehörigen, deren pflegebedürftige Familienmitglieder EL-anspruchsberechtigt sind[488]), da sie auch Entschädigungsleistungen für die häusliche Pflege vorsieht. Das soll allerdings nicht an dieser Stelle, sondern erst unten im Abschnitt über kantonale Regelungen (I.2.2.1.2. «Leistungen staatlicher Akteure: Die kantonale und lokale Ebene») ausgeführt werden, da diese Leistungen durch die 2008 in Kraft getretene Neugestaltung des Finanzausgleichs und der Aufgabenteilung zwischen Bund und Kantonen (NFA) nun vollständig von den Kantonen übernommen werden.[489] Entsprechend besteht keine einheitliche,

---

485 Vgl. Despland/von Ballmoos, Vergütung (CHSS), 354; Despland/von Ballmoos, Vergütung (Lausanne), 2.

486 Da für Angehörige kein Rechtsanspruch auf eine Anstellung besteht (vgl. Urteil des Eidgenössischen Versicherungsgerichts (EVG) vom 21. Juni 2006, K 156/04, 4.1.2.) und die Angehörigen auf die Einwilligung der jeweiligen Spitexorganisation angewiesen sind. Vgl. zu arbeitsrechtlichen Aspekten einer Anstellung der Angehörigen über die Spitex: Leu/Bischofberger, Pflegende Angehörige.

487 Vgl. I.2.2.1.1.2.b. «Die Ergänzungsleistungen (EL)».

488 Vgl. Bundesgesetz über Ergänzungsleistungen zur Alters-, Hinterlassenen- und Invalidenversicherung (ELG) vom 6. Oktober 2006 (SR 831.30), Art. 14 Abs. 1.

489 Der Bund gibt zwar einen groben Leistungskatalog vor; die Regelung der Vergütung und die Finanzierung jedoch gehen vom Bund an die Kantone über (vgl. Bundesgesetz über Ergänzungsleistungen zur Alters-, Hinterlassenen- und Invalidenversicherung [ELG] vom 6. Oktober 2006 [SR 831.30], Art. 14 Abs. 1; siehe auch Bonassi, Finanzausgleich, 246).

nationale Regelung mehr. Gemäss der bis anhin geltenden Regelung[490] wurden Personen ausserhalb des Haushalts, z.B. pflegenden Kindern, erstens Hilfe- und Betreuungsarbeiten bis zu einem jährlichen Höchstbetrag von CHF 4800 vergütet; zweitens stand ihnen teilweise eine gewisse Vergütung von Einkommensausfällen zu.[491]

Schliesslich ist in diesem Zusammenhang erneut auf die Hilflosenentschädigung (HE; vgl. oben I.2.2.1.1.2. «Sozialversicherungsleistungen für pflegebedürftige Betagte») hinzuweisen: Wenn auch die Hilflosenentschädigung von Gesetzes wegen direkt an die pflegebedürftigen Personen ausgerichtet wird,[492] die damit etwa einen Teil ihrer Aufwendungen für ambulante Pflegeleistungen begleichen können, so gilt die Hilflosenentschädigung mitunter auch als indirekte Entschädigungsleistung für pflegende Angehörige – insbesondere für pflegende Kinder, die noch im erwerbsfähigen Alter sind –, die von den Pflegebedürftigen an die Angehörigen weitergeleitet werden kann.[493] Mit den Beträgen von CHF 235, CHF 588 bzw. CHF 940 bei leichter, mittelschwerer bzw. schwerer Hilflosigkeit[494] der betagten Person können den Angehörigen zumindest kleinere Beiträge für ihre Aufwendungen und allenfalls die Kompensation ihres Erwerbsausfalls vergütet werden. Allerdings: Direkte, formlose Weiterleitungen von Beiträgen bergen die Nachteile, dass sie erstens zwar den pflegenden Angehörigen direkt zukommen, jedoch keinen Beitrag zum Rentenkapital der Angehörigen leisten, sowie zweitens dass sie gegebenenfalls mit negativen Konsequenzen erb- oder steuerrechtlicher Art bzw. bezüglich der Berechnung von Ergänzungsleistungen verbunden sind.[495] Verschiedene Organisationen empfehlen daher die *Vergütung der Pflegearbeit durch einen privatrechtlichen Pflegevertrag*,[496] mit welchem die beiden oben genannten Nachteile verhindert bzw. umgangen werden können.

---

490 In der damals geltenden Verordnung über die Vergütung von Krankheits- und Behinderungskosten bei den Ergänzungsleistungen (ELKV) vom 29. Dezember 1997 (SR 831.301.1), Art. 13.

491 Vgl. Landolt, EL, 203.

492 Vgl. Landolt, Pflegefinanzierung, 29.

493 Vgl. Despland/von Ballmoos, Vergütung (CHSS), 352.

494 Vgl. Informationsstelle AHV/IV, Altersrenten, 9.

495 Vgl. hierzu Suter/Marbacher, Schenkung, 1–3.

496 Vgl. etwa Pro Senectute, Betreuungs- und Pflegevertrag; dies., Empfehlungen (Genaueres zur Organisation unter I.2.2.2.1. «Leistungen aus dem Dritten Sektor: Bedeutende Organisationen der ambulanten Hilfe und Pflege»).

Nach diesen Pflegevertragsmodellen wird ein rechtlich bindendes Arbeitsverhältnis zwischen Arbeitgeberin (betagte Person) und Arbeitnehmerin (pflegende Angehörige; in der Regel pflegendes Kind) geschlossen, in welchem die Geltungsbereiche bzw. der Umfang der Pflege und Betreuung festgehalten werden: Das betrifft insbesondere die Pflege- und Betreuungsleistungen im engeren Sinne sowie auch Aufwendungen für weitere Haushaltsarbeiten (z.B. Wäsche), Entgelt für das Essen und allenfalls einen Mietkostenanteil, sofern die betagte Person beim pflegenden Kind wohnt. Für diese Aufwendungen wird schliesslich eine Entlöhnung festgehalten; in der Regel ist dies ein fixer Stundenansatz für die erbrachten Leistungen. Über diese privatrechtliche Regelung kann also die Hilflosenentschädigung der betagten Person auf indirektem Weg der pflegenden Person zugutekommen; wobei freilich nicht ausgeschlossen ist, dass die betagte Person auch eigene Mittel hierfür aufwendet oder dass weitere Personen aus dem familiären Umfeld an der Finanzierung mittragen.[497]

Neben der (teilweisen) finanziellen Abgeltung der Leistungen hat ein Pflege- und Betreuungsvertrag für die pflegende Person wie auch für alle weiteren Beteiligten überdies noch einen bedeutenden Zusatznutzen: Bei Abschlüssen solcher Verträge gemäss den üblichen Vorlagen stellen sich alle Beteiligten explizit Fragen zum Pflegearrangement, mit denen sie sich sonst kaum explizit befasst hätten: So werden etwa gegenseitige Erwartungen schriftlich festgehalten sowie Vollmachtsüberschreibungen und Ferienregelungen geklärt.[498]

Darüber, wie häufig solche Pflegeverträge genutzt werden, gibt es keine genauen Zahlen – das Interesse an der elektronischen Version von Vorlagen scheint jedoch gross zu sein.[499]

I.2.2.1.2. Leistungen staatlicher Akteure: Die kantonale und lokale Ebene

Nach der Diskussion der nationalen, staatlichen Rahmenbedingungen für die häusliche Pflege sollen nun die kantonale und die lokale Ebene in den

497 So ist es bspw. nicht unüblich, dass Geschwister, die nicht an der Pflege beteiligt sind, gelegentlich einen Teil der finanziellen Entschädigung für das pflegende Geschwister mittragen (vgl. Pro Senectute, Empfehlungen, 3).

498 Vgl. Torcasso, Wert der Pflege, 32f.

499 Pro Senectute spricht von jährlich ca. 5000 Downloads der Musterverträge von ihrer Webseite (vgl. Torcasso, Wert der Pflege, 33).

Blick kommen; dabei werden exemplarisch die Rollen des Kantons Bern und der Stadt Bern innerhalb des Wohlfahrtspluralismus betrachtet. Wenn nun in der Folge Kanton und Stadt Bern als Akteure innerhalb der Politik häuslicher Pflege untersucht werden, so muss einleitend darauf hingewiesen werden, dass die folgenden Ergebnisse nicht tel quel auf die Situation in der übrigen Schweiz übertragen werden können. Die nationalen Vorgaben beanspruchen zwar gesamtschweizerische Geltung und schaffen so ein gewisses Mass an schweizweiter Einheitlichkeit, dennoch verbleibt den kantonalen und lokalen Instanzen noch einiger Handlungsspielraum zur Gestaltung ihrer eigenen Politiken innerhalb der häuslichen Pflege – und dieser wird aufgrund der föderalen Strukturen des Landes keinesfalls einheitlich genutzt, sondern unterliegt regionalen und lokalen Eigenheiten, wie folgendes Forschungsprojekt ergab:

Im Rahmen des Nationalen Forschungsprogrammes 52 zum Thema «Kindheit, Jugend und Generationenbeziehungen» wurde in einem Teilprojekt[500] untersucht, wie sich die Unterhalts- und Betreuungspolitik für unterstützungsbedürftige Personen[501] in verschiedenen Schweizer Städten unterscheidet und wie diese Differenzen in Modelle gruppiert werden können.[502] Aus dieser Untersuchung resultierten drei Basismodelle: In einem ersten Modell, als *Fürsorge*-Modell bezeichnet,[503] bestehen Pflege- und Betreuungssituationen in weitgehend traditioneller Weise: Die Familien stehen in der Pflege- und Betreuungspflicht; der Staat seinerseits übernimmt lediglich eine subsidiäre Funktion und greift nur dort ein, wo Familienleistungen nicht ausreichen.[504] Die Rolle des Staates ist somit zuweilen paternalistisch und schafft gegenüber den Familien ein Unterordnungsverhältnis («Spende gegen Dankbarkeit»).[505]

In einem zweiten Modell, dem Modell der *Verantwortung*, versteht sich die staatliche Instanz vorwiegend nicht als Dienstleistungserbringerin,

---

500 Vgl. Braun/Giraud, Régimes.

501 Dabei wurden die Angebote in Bezug auf die drei Gruppen Kinder, Behinderte und Betagte betrachtet (vgl. Braun/Giraud, Régimes, 1; Lucas, problématique, 5).

502 Untersucht wurden die Aktivitäten der Städte Genf, Basel, Freiburg, Siders, Frauenfeld und Lugano; somit waren also alle drei Sprachregionen in die Untersuchung integriert (vgl. Braun/Giraud, Régimes, 1).

503 Dieses Modell ist in den Städten Lugano und Siders festzumachen (vgl. Krill, Hilfsbedürftig, 19).

504 Vgl. Lucas/Giraud, Beziehungen, 239.

505 Vgl. ebd.

sondern bloss als Regulatorin des Dienstleistungsmarktes[506] und überlässt somit Betreuungsaufgaben vorwiegend der privaten Sphäre oder aber dem kommerziellen Bereich marktwirtschaftlicher Anbieter.[507]

Staatliche Instanzen, die nach dem dritten Modell, *reflexives* Modell genannt, funktionieren, sehen sich als Teil vieler unterschiedlicher Akteure für betreuungsbedürftige Personen und erachten folglich die organisierten und die von Angehörigen erbrachten Leistungen nicht als gegensätzlich, sondern als komplementär.[508] Sie suchen explizit eine aktive Rolle und unternehmen auch eigene Initiativen im Betreuungssektor, sofern damit das Wohl der Betroffenen am meisten gefördert werden kann.[509]

Mit dem Bewusstsein um diese Differenzen innerhalb des Schweizerischen Föderalismus bezüglich der kantonalen bzw. lokalen Politiken[510] sollen nun sowohl der Kanton als auch die Stadt Bern als Akteure im Bereich der häuslichen Pflege untersucht werden.

I.2.2.1.2.1. Politik und Verwaltung des Kantons Bern als Akteure im Bereich der häuslichen Pflege

Zur Untersuchung der Rolle des Kantons Bern werden sowohl gesetzgeberische Grundlagen, die sich mit häuslicher Pflege bzw. direkt mit pflegenden Angehörigen befassen, als auch diesbezügliche konzeptuelle Arbeiten und Aktivitäten von Regierung und Verwaltung herangezogen.[511] D.h., zuerst wird untersucht, in welcher Weise die kantonalen Behörden die Vergütung der Krankheits- und Behinderungskosten der EL, deren Regelungskompetenz mit der Neugestaltung des Finanzausgleichs vom

506 Vgl. Lucas/Giraud, Beziehungen, 240. Das Modell bezieht sich auf die Stadt Frauenfeld.

507 Vgl. Krill, Hilfsbedürftig, 19.

508 Vgl. Lucas/Giraud, Beziehungen, 241.

509 Vgl. Lucas/Giraud, Beziehungen, 240. Zum selben Schluss, nämlich dass die kantonalen Politiken gegenüber pflegenden Angehörigen sehr unterschiedlich sind und aufgrund ihrer Heterogenität kaum verglichen werden können, kommt auch die Studie Moor/Aemisegger, Unterstützung, 5.

510 Vgl. dazu auch Martin et al., Kantonale Alterspolitiken, iv–v.

511 In der Berner Kantonsverwaltung ist es insbesondere die Gesundheits- und Fürsorgedirektion (GEF), die sich mit den einschlägigen Fragen befasst; innerhalb der GEF ist spezifisch das Alters und Behindertenamt (ALBA) mit dem Dossier betraut (siehe Gesundheits- und Fürsorgedirektion des Kantons Bern, Alters- und Behindertenamt).

Bund auf die Kantone überging, übernehmen.[512] Als Zweites wird auf den kantonalen Altersbericht eingegangen, der Regierung und Verwaltung als Strategie- und Planungsinstrument für Altersfragen dient.

Zur den Entschädigungen für pflegende Angehörige aufgrund der *Vergütung der Krankheits- und Behinderungskosten der EL*: Entsprechend der obigen Darstellung ging die Kompetenz zur Regelung und Finanzierung der Vergütung von Krankheits- und Behinderungskosten im Rahmen der Neugestaltung des Finanzausgleichs und der Aufgabenteilung zwischen Bund und Kantonen (NFA) vollständig vom Bund an die Kantone über.[513] Mit einem Einführungsgesetz[514] und einer entsprechenden Einführungsverordnung[515] hat der Kanton Bern in den Jahren 2008 und 2009 hierfür die notwendigen gesetzlichen Grundlagen geschaffen. Interessant für unseren Zusammenhang sind die Art. 15 bis 17 der Einführungsverordnung. Darin steht unter dem Titel «Hilfe, Pflege und Betreuung zu Hause» in einer dreigliedrigen Aufstellung, unter welchen Umständen sowie nach welchen Ansätzen Angehörige Anspruch auf finanzielle Entschädigungsleistungen haben: a. Familienangehörige, welche die betagte Person mit *Grundpflegearbeiten* versorgen, haben für diese Leistungen Anspruch auf eine Entschädigung von CHF 25 pro Stunde, wobei ein Kostendach von CHF 9600 pro Jahr festgelegt ist.[516] b. Familienangehörige, die *Hilfe- und*

---

512 Siehe dazu die obigen Ausführungen in I.2.2.1.1.3.b. « Weitere mögliche Leistungen zugunsten pflegender Angehöriger».

513 Vgl. Bundesgesetz über Ergänzungsleistungen zur Alters-, Hinterlassenen- und Invalidenversicherung (ELG) vom 6. Oktober 2006 (SR 831.30), Art. 14 Abs. 1. Der Bund gibt lediglich noch einen groben Leistungskatalog vor, an welchem sich die Kantone bei der Umsetzung zu orientieren haben (vgl. Verordnung über die Ergänzungsleistungen zur Alters-, Hinterlassenen- und Invalidenversicherung [ELV] vom 15. Januar 1971 [SR 831.301], Art. 19, 19a, 19b).

514 Vgl. Einführungsgesetz zum Bundesgesetz über Ergänzungsleistungen zur Alters-, Hinterlassenen- und Invalidenversicherung (EG ELG) vom 27. November 2008 (BSG 841.31).

515 Vgl. Einführungsverordnung zum Bundesgesetz über Ergänzungsleistungen zur Alters-, Hinterlassenen- und Invalidenversicherung (EV ELG) vom 16. September 2009 (BSG 841.311).

516 Zudem wird festgeschrieben, dass die oder der Familienangehörige nicht in die EL-Berechnung mit eingeschlossen ist (vgl. Einführungsverordnung zum Bundesgesetz über Ergänzungsleistungen zur Alters-, Hinterlassenen- und Invalidenversicherung [EV ELG] vom 16. September 2009 [BSG 841.311], Art. 15 Abs. 3). Bei allen in der Folge zu nennenden Entschädigungsformen gilt, dass diese nur geltend gemacht wer-

Betreuungsleistungen zugunsten der Betagten erbringen, können hierfür ebenfalls CHF 25 pro Einsatzstunde beanspruchen, wobei das Kostendach mit «höchstens im Umfang der Erwerbseinbusse» angegeben wird.[517]
c. Schliesslich stehen auch «Drittpersonen», d.h. Nicht-Familienmitgliedern, Beiträge für *Hilfe und Betreuung* im Haushalt zu, sofern diese nicht im gleichen Haushalt wie die betreuungsbedürftige Person wohnen.[518] Auch sie können CHF 25 pro Einsatzstunde geltend machen, bei einem jährlich festgelegten Kostendach von CHF 4800.

Diese Regelung ist in dreierlei Hinsicht bemerkenswert: Zum Ersten darf konstatiert werden, dass das Ausmass der finanziellen Kompensation von möglichen Erwerbsausfällen für pflegende Angehörige durchaus von Bedeutung ist. Mit den Entschädigungen gemäss der EL-Verordnung kann der Ausfall einiger Stellenprozente ausgeglichen werden. Zum Zweiten ist es umso erstaunlicher, dass die Leistungen kaum beansprucht werden. Unterschiedliche Beobachtungen stimmen dahingehend überein, dass bereits die frühere nationale Regelung,[519] die ähnliche Leistungen vorsah, «absolut und relativ selten in Anspruch genommen»[520] wurde. Die

den können von Personen, die Angehörige pflegen, welche wiederum Ergänzungsleistungen beziehen (vgl. Einführungsverordnung zum Bundesgesetz über Ergänzungsleistungen zur Alters-, Hinterlassenen- und Invalidenversicherung [EV ELG] vom 16. September 2009 [BSG 841.311], Art. 14 Abs. 1). Angehörige von Betagten ohne EL-Anspruch sind von diesen Leistungen vollständig ausgeschlossen!

517 Einführungsverordnung zum Bundesgesetz über Ergänzungsleistungen zur Alters-, Hinterlassenen- und Invalidenversicherung (EV ELG) vom 16. September 2009 (BSG 841.311), Art. 16 Abs. 4. Auch hier gelten Einschränkungen: Die anspruchsberechtigte Person darf nicht in die EL-Berechnung mit eingeschlossen sein und darf das ordentliche AHV-Alter noch nicht erreicht haben. Weiter muss sie, um anspruchsberechtigt zu sein, «durch die Hilfe und Betreuung eine länger dauernde, wesentliche Erwerbseinbusse erleide[n]» (Einführungsverordnung zum Bundesgesetz über Ergänzungsleistungen zur Alters-, Hinterlassenen- und Invalidenversicherung [EV ELG] vom 16. September 2009 [BSG 841.311], Art. 16 Abs. 4 lin. b.).

518 Vgl. Einführungsverordnung zum Bundesgesetz über Ergänzungsleistungen zur Alters-, Hinterlassenen- und Invalidenversicherung (EV ELG) vom 16. September 2009 (BSG 841.311), Art. 17 Abs. 3.

519 Vgl. hierzu die kurzen Ausführungen unter I.2.2.1.1.3.b. «Weitere mögliche Leistungen zugunsten pflegender Angehöriger».

520 Latzel/Andermatt, Personen, V. Demnach gab es «in 8 Kantonen keinen Fall, in 8 weiteren wurden 1–3 Fälle gezählt und lediglich in 2 Kantonen waren mehr als 10 Versicherte zu verzeichnen, welche Familienangehörige mit Mitteln aus Artikel 13b ELKV [Verordnung über die Vergütung von Krankheits- und Behinderungskosten bei den Ergänzungsleistungen, S.H.] entschädigten.» (Latzel/Andermatt, Personen, 11; vgl. dazu auch Despland/von Ballmoos, Vergütung [Lausanne], 3).

Gründe hierfür lagen und liegen offensichtlich in der mangelhaften Information, Hindernissen bezüglich der Erbringung des Bedarfsnachweises sowie der Unsicherheit bei den Betroffenen in der Frage, ob die Regelung längerfristig Bestand haben wird.[521] Zum Dritten erstaunt, dass die Einführung dieser Regelung auf kantonaler Ebene sowohl innerhalb der Verwaltung[522] als auch im Parlament[523] kaum «der Rede wert» war und insbesondere die Entschädigungen an Angehörige keine Erwähnung fanden. Es scheint so zu sein, dass das Potenzial der Entschädigungsleistungen für die Angehörigen[524] in diesem Geschäft nicht erkannt wurde.

Im Jahr 2011 hat die Gesundheits- und Fürsorgedirektion (GEF) des Kantons Bern einen «*Bericht zur Alterspolitik im Kanton Bern*»[525] veröffentlicht. Darin hält sie einleitend unter dem Titel «Versorgungssystem» interessanterweise das Verständnis der Rolle der kantonalen Politik und Verwaltung neben bzw. gegenüber anderen in der Alterspolitik beteiligten Akteuren fest.[526] Es wird bemerkt, dass «Familie, Angehörige und das nachbarschaftliche Umfeld [...] zentrale Akteure»[527] seien. Im Blick auf die gesamte Alterspolitik rechnet sich die GEF insbesondere «Steuerungsaufgaben» zu, namentlich in Bezug auf die Analyse der Bedarfe der alten Menschen, auf die Gestaltung und (teilweise) Finanzierung von Unterstützungsangeboten sowie auf Regulierungsaufgaben[528] – wobei die Erfüllung dieser Aufgaben immer erst subsidiär, d.h. den anderen Versorgungsnetzen nachgeordnet, erfolgen solle.[529] Das zweite im Bericht festgehaltene

---

521 Vgl. Latzel/Andermatt, Personen, VI. Der zitierte Forschungsbericht bezog sich zwar auf die Geltendmachung der Ansprüche bei Behinderten und ihren Angehörigen; es ist jedoch davon auszugehen, dass sich die Situation bei Betagten und ihren Angehörigen kaum wesentlich anders darstellt.

522 Vgl. Vortrag des Regierungsrates an den Grossen Rat zum Einführungsgesetz zum Bundesgesetz über Ergänzungsleistungen zur Alters-, Hinterlassenen und Invalidenversicherung (EG ELG) vom 2. Juli 2008, 3f.

523 Vgl. Tagblatt des Grossen Rates des Kantons Bern 2008, Novembersession, 27. November 2008, 1236–1239.

524 Und umgekehrt die potenziellen finanziellen Folgen für den Kanton.

525 Gesundheits- und Fürsorgedirektion des Kantons Bern, Bericht.

526 Vgl. Gesundheits- und Fürsorgedirektion des Kantons Bern, Bericht, 11–13. Dies entspricht dem hier vertretenen Konzept des Wohlfahrtspluralismus (vgl. I.2.1. «Das Konzept des Wohlfahrtspluralismus») in weiten Zügen.

527 Gesundheits- und Fürsorgedirektion des Kantons Bern, Bericht, 11.

528 Etwa durch das Erteilen von Betriebsbewilligungen für ambulante Pflegeorganisationen (vgl. ebd.).

529 Vgl. Gesundheits- und Fürsorgedirektion des Kantons Bern, Bericht, 12.

Handlungsfeld kantonaler Alterspolitik beschäftigt sich explizit mit der «Unterstützung der Pflege und Betreuung zu Hause und Entlastung betreuender Angehöriger»[530] und listet insgesamt vierzehn Projekte auf, die von der Kantonsverwaltung unterstützt werden.[531] Diese Projekte werden eingeteilt in die Bereiche «Unterstützung betreuender und pflegender Angehöriger», «Stärkung der ambulanten Versorgung» sowie «Weiterbildungsangebot» und erhielten im Zeitraum von 2007 bis 2010 Projektbeiträge im Umfang von insgesamt ca. zwei Mio. CHF.[532] Zudem unterstützt die GEF die kantonale Pro Senectute-Sektion als «wichtige[n] Partner im Altersbereich»[533] mit einem Leistungsvertrag.[534]

Im Vergleich mit dem vorangegangenen Zwischenbericht aus dem Jahr 2007[535] lässt sich schliesslich erkennen, wie und wo die kantonale Verwaltung in den vergangenen Jahren neue Schwerpunkte gesetzt hat. Es lassen sich deren drei festmachen:

1. Das entsprechende Handlungsfeld enthielt nicht vierzehn, sondern erst sechs unterstützte Projekte, die allesamt als Pilotprojekte bezeichnet

530 Gesundheits- und Fürsorgedirektion des Kantons Bern, Bericht, 29ff.

531 Es handelt sich um folgende: SRK Bern Oberland – Entlastungsprojekt beocare; SRK Bern Mittelland – Gratisberatungstelefon infodraht; Entlastungsdienst Kanton Bern; Alzheimervereinigung (ALZ) Geschäftsstelle; Veranstaltungsreihe ALZ Bern und Pro Senior Bern; ALZ Projekt InfoMobil; ALZ Ferienwoche für Demenzkranke und Angehörige; Schulung und Unterstützung von Angehörigen; Besuchsdienst Bern; Zusammenarbeit mit der Spitex; Freiberuflich arbeitende Pflegefachpersonen; Studie Ambulante Alterspflege und Altershilfe; Studiengang Angehörigen- und Freiwilligensupport; Lehrgang Freiwilligenbegleitung (vgl. Gesundheits- und Fürsorgedirektion des Kantons Bern, Bericht, 29–35).

532 Vgl. Gesundheits- und Fürsorgedirektion des Kantons Bern, Bericht, 63.

533 Gesundheits- und Fürsorgedirektion des Kantons Bern, Bericht, 60; siehe dazu auch I.2.2.2.1. «Leistungen aus dem Dritten Sektor: Bedeutende Organisationen der ambulanten Hilfe und Pflege».

534 Darüber hinaus verweist der Bericht auf parlamentarische Vorstösse (Motion Schnegg/Burkhalter), die a. die Einführung einer Pauschalentschädigung für pflegende Angehörige, b. die Unterstützung von Entlastungsangeboten sowie c. eine verstärkte Koordinationsrolle des Kantons erreichten wollten (vgl. Gesundheits- und Fürsorgedirektion des Kantons Bern, Bericht, 29; Tagblatt des Grossrates 2008, Novembersession, 11. November 2008, 1177).

535 Vgl. Gesundheits- und Fürsorgedirektion des Kantons Bern, Zwischenbericht. Siehe dazu auch Moor/Aemisegger, Unterstützung, 22–27; die Autoren halten darin fest, dass der Kanton Bern bereits mit diesem Zwischenbericht im interkantonalen Vergleich «die mit Abstand detaillierteste Hintergrundanalyse und Massnahmenplan hinsichtlich pflegender Angehöriger» liefere, zudem zeugten «die differenzierten Argumentationslinien [...] von fundierten Fachkenntnissen bei den Zuständigen» (28).

wurden[536] – sie alle bestehen noch heute und werden immer noch unterstützt.[537]

2. Der Bereich «Weiterbildungsangebote» lässt sich erst im neuen Altersbericht finden. Entsprechend sind die Bedeutung der fachlichen Auseinandersetzung mit pflegenden Angehörigen und die Ausbildung von Multiplikatorinnen und Multiplikatoren erst seit kurzer Zeit Teil des öffentlichen Interesses.

3. Die Ausführungen über die Rollenbeschreibung der kantonalen Verwaltung fehlen im älteren Bericht vollständig. Offenbar hatte die Gesundheits- und Fürsorgedirektion (GEF) erst in jüngerer Zeit die zahlreichen Beiträge aller anderen beteiligten Organisationen im System der häuslichen Pflege sowie ihre eigene Rolle darin bewusst wahrgenommen.

I.2.2.1.2.2. Die Verwaltung der Stadt Bern als Akteurin im Bereich der häuslichen Pflege

Durch die oben geschilderten Leistungen der Bundesebene sowie des Kantons Bern, d.h., insbesondere durch die Sozialversicherungsleistungen für die ambulante Pflege und die Angehörigen sowie durch die Projektbeiträge und die Leistungsverträge mit den verschiedenen Organisationen des Dritten Sektors bestehen für pflegende Angehörige bereits wesentliche Angebote, die Unterstützung und Entlastung bieten. Für politische Akteure auf lokaler Ebene, die folglich weder Sozialversicherungsleistungen ausrichten noch Leistungsverträge mit Partnerorganisationen abschliessen können in einem Umfang, wie die kantonale Ebene dies tut, stellt sich die Frage, in welcher Art und Weise bzw. in welchen Bereichen sie für pflegende Angehörige aktiv werden können.

Innerhalb der Verwaltung der Stadt Bern ist es die Direktion für Bildung, Soziales und Sport, die sich über ihr Alters- und Versicherungsamt (AVA) mit der betreffenden Frage beschäftigt. Die Direktion übernimmt zum Einen operative Aufgaben bezüglich der Ausrichtung von Sozialversicherungsleistungen, zum Anderen will sie auch eine aktive Rolle in der

536 Vgl. Gesundheits- und Fürsorgedirektion des Kantons Bern, Zwischenbericht, 9–11.

537 Wobei der anfänglichen Anschubfinanzierung in den meisten Fällen ein Leistungsvertrag folgte.

Gestaltung der lokalen Alterspolitik einnehmen.[538] Im Bericht «Alterskonzept 2020 der Stadt Bern» aus dem Jahr 2011 legt die Direktion dar, wie sie diese Rolle im Altersbereich auszufüllen gedenkt:[539]

Angesichts des neuen Finanzausgleichs (NFA) und der damit verbundenen Neuordnung der Aufgabenteilung zwischen Bund und Kantonen erachtet es auch die Stadt Bern als notwendig, dass «die Rolle der Gemeinden in der Umsetzung der Altersplanung neu definiert werden muss»,[540] wobei sie sich insbesondere für die «Gewährleistung der Versorgungssicherheit in der Stadt Bern»[541] verantwortlich sieht.

Das Alterskonzept wird für die pflegenden Angehörigen in dreierlei Bereichen relevant: Im Bereich der Versorgungssicherheit weiss das Konzept um die Bedeutung der pflegenden Angehörigen und versucht daher, sie mit der Vernetzung zu Entlastungsangeboten zu unterstützen.[542] Sodann setzt sich die Stadt im Bereich des Wohnens für alters- und behinderungsgerechte Bauformen ein, was zur Aufrechterhaltung der häuslichen, informellen Pflege von zentraler Bedeutung ist. Schliesslich engagiert sie sich im Bereich der Information/Öffentlichkeitsarbeit/Vernetzung dahingehend, dass sie die ältere Bevölkerung und ihre Angehörigen aktiv über die bestehende Vielfalt der Angebote informieren und sie mit diesen Angeboten vernetzen will.

Die Informations- und Koordinationsrolle der städtischen Behörden wird untermauert durch eine Kampagne mit dem Titel «Mein persönlicher Pflegestar». Im Rahmen dieser Kampagne organisiert das Alters- und Versicherungsamt regelmässig Informationsveranstaltungen für pflegende Angehörige und veröffentlichte auch eine Informationsbroschüre.[543] Diese Broschüre stellt eine umfangreiche Datenbank von Entlastungs-

---

538 Vgl. Stadt Bern, Alters- und Versicherungsamt.

539 Vgl. Direktion für Bildung, Soziales und Sport der Stadt Bern, Alterskonzept. Das Konzept benennt acht Handlungsfelder, in denen sich die städtische Politik und Verwaltung in Zukunft «zum Wohle der älteren Bevölkerung» (5) einsetzen will. Es sind dies die Bereiche Versorgungssicherheit, Information/Öffentlichkeitsarbeit/Vernetzung, Existenzsicherung, Wohnen, öffentlicher Raum, Ressourcen/Potenziale/Fähigkeiten im Alter, Generationenbeziehungen sowie gerontologische Zukunftsthemen.

540 Direktion für Bildung, Soziales und Sport der Stadt Bern, Alterskonzept, 51.

541 Ebd.

542 Vgl. Direktion für Bildung, Soziales und Sport der Stadt Bern, Alterskonzept, 64.

543 Vgl. Direktion für Bildung, Soziales und Sport der Stadt Bern, Mein persönlicher Pflegestar.

und Unterstützungsangeboten dar, die in die Kategorien «Beratung», «externe Entlastung», «Entlastung daheim» sowie «Geld» eingeteilt ist. Die Angebote sind auf sämtliche pflegenden Angehörigen ausgerichtet und nicht nur auf Angehörige von betagten, pflegebedürftigen Menschen; sie sind jedoch mit wenigen Ausnahmen[544] auch für diese von Nutzen.

I.2.2.1.3. Leistungen staatlicher Akteure: Fazit

Mit der obigen Darstellung wurde bezweckt, eine Übersicht über die Rolle und die Leistungen der staatlichen Instanzen auf den verschiedenen föderalen Ebenen zugunsten der häuslichen Pflege, insbesondere der pflegenden Angehörigen von betagten Personen, zu schaffen.

Was die Leistungen der *nationalen Ebene* betrifft, so darf festgehalten werden, dass die direkten Folgen des Pflegerisikos im Alter weitgehend sozialstaatlich abgesichert sind: Für Personen, die im Alter pflege- und hilfebedürftig werden, sorgen verschiedene Töpfe der Sozialversicherungen für eine wesentliche Absicherung,[545] indem die Auslagen für ambulante Pflege mehrheitlich übernommen werden und die betroffenen Personen in der Regel nicht auf substanzielle, finanzielle Unterstützung durch Angehörige angewiesen sind.[546] Anders sieht es jedoch aus bei den indirekten Folgen des Pflegerisikos im Alter, insbesondere bei den Folgen der Pflege durch Angehörige. Zwar bestehen, wie die Auflistung der Sozialversicherungsleistungen für pflegende Angehörige gezeigt hat,[547] durchaus einige Unterstützungsformen mit bedeutendem Leistungsumfang, jedoch sind zugleich einige Defizite auszumachen. Drei sollen hervorgehoben werden.

1. Trotz der bestehenden Leistungen entstehen für pflegende Angehörige im Erwerbsalter, die aufgrund der Pflegetätigkeit ihr Arbeitspensum reduzieren, Lohnausfälle und Deckungslücken in Bezug auf ihre Altersrenten: Die bestehenden *Lohnkompensations*möglichkeiten (über die

---

544 Etwa bei spezifisch zielgruppenorientierten Angeboten von Behinderten-, Krebskranken- oder Muskelkrankenorganisationen, die sich nicht oder nicht in erster Linie an Betagte wenden.

545 Vgl. I.2.2.1.1.2. «Sozialversicherungsleistungen für pflegebedürftige Betagte» und die darin aufgeführten Leistungen der Krankenversicherung (KV) sowie gegebenenfalls die Ergänzungsleistungen der AHV (EL) und die Hilflosenentschädigung (HE).

546 Vgl. I.2.2.1.1.1. «Die Unterstützungspflicht von Familienangehörigen aus rechtlicher Sicht».

547 Vgl. I.2.2.1.1.3. «Sozialversicherungsleistungen für pflegende Angehörige».

Vergütung der Krankheits- und Behinderungskosten der EL, eine Anstellung bei der Spitex bzw. einen Pflegevertrag mit allfälliger Finanzierung durch die HE) sind zum Einen an Bedingungen gebunden, die nicht alle Pflegenden erfüllen, und zum Anderen teilweise auf ein Ausgabenmaximum beschränkt. Die in der Regel beträchtlichen Erwerbseinbussen,[548] die die pflegenden Angehörigen durch die Pflegearbeit zu gewärtigen haben, können so meistens nicht vollständig kompensiert werden, wodurch ein nominaler Lohnausfall entsteht.

Als direkte Folge davon entsteht ebenfalls eine Beeinträchtigung der *Altersrenten*anwartschaft[549] der Betroffenen. Selbst wenn die pflegende Person entschädigt wird, so sind diese Beiträge oft zu gering, um für die zweite Säule (berufliche Vorsorge) beitragspflichtig zu sein – eine Finanzierung dieser zweiten Säule entfällt somit oft gänzlich. Die Ausfälle der ersten Säule, der AHV, können zwar über die beschriebenen Betreuungsgutschriften teilweise kompensiert werden, allerdings liegt das Ausmass der Kompensation selbst unter dem Einkommen einer Hilfskraft im Pflegebereich.[550]

2. Akzentuiert werden die Lohnausfälle und Deckungslücken noch zusätzlich, wenn die pflegebedürftige Person *nicht anspruchsberechtigt ist für Ergänzungsleistungen (EL)*. In diesem Fall entstehen der pflegebedürftigen Person (und somit indirekt den pflegenden Angehörigen) – aufgrund der neuen Pflegefinanzierung und der damit in vielen Kantonen eingeführten Patientenbeteiligung[551] – Zusatzkosten im Umfang von bis zu CHF 7884 pro Jahr. Zudem entfällt für die pflegende Person die Anspruchsberechtigung für die Lohnausfallkompensationen durch die Vergütung der Krankheits- und Behinderungskosten.

3. Schliesslich fällt auf, dass den unterschiedlichen Sozialversicherungsleistungen eine *zusammenhängende Logik* aus Sicht pflegender Angehöriger *fehlt*. Sowohl was die Höhe bzw. den Umfang der einzelnen Sozialversicherungsleistungen als auch was die Bedingungen der Leistungsausrichtung betrifft (naher Wohnort bei den Betreuungsgutschriften; fachliche Ausbildung bei der Spitexanstellung; finanzielle Be-

548 Vgl. oben I.1.2.1. «Eckdaten der häuslichen Pflegesettings».

549 Vgl. Landolt, Soziale Sicherheit, 78.

550 Vgl. hierzu die Angaben in I.2.2.1.1.3.a. «Betreuungsgutschriften».

551 Siehe dazu I.2.2.1.1.2.a. «Leistungen der Krankenversicherung (KV) in der ambulanten Pflege gemäss neuer Pflegefinanzierung».

dürftigkeit bei den Leistungen im Zusammenhang mit der EL), so erscheint die Gesamtheit der Leistungen als Flickwerk, das sich nicht sonderlich an den bestehenden Bedürfnissen und Gewohnheiten der Betroffenen ausrichtet.[552] Dieses Flickwerk ist zudem von einiger Komplexität, so dass das Auffinden der Leistungen, die Prüfung der eigenen Anspruchsberechtigung und dann auch die Geltendmachung der Leistungen für die betroffenen Angehörigen in aller Regel schlicht eine Überforderung darstellt.[553]

Während sich die Unterstützung für Angehörige auf nationaler Ebene stark auf die Sozialversicherungsleistungen beschränkt, so betreffen die Leistungen *der kantonalen und der lokalen Ebene* gemäss den obigen Untersuchungen des Kantons Bern und der Stadt Bern ganz andere Bereiche: Der Kanton Bern hat zwar mit der Vergütung der Krankheits- und Behinderungskosten der EL vom Bund eine wichtige Finanzierungsrolle übernommen, agiert aber sonst im Bereich der häuslichen Pflege als Kooperationspartner mit Organisationen des Dritten Sektors.[554] Er übernimmt dabei Planungsfunktionen und intendiert eine Stärkung des Dritten Sektors, indem er eine zunehmende Zahl von Pilotprojekten mittels Anschubfinanzierungen bzw. darauf folgenden Leistungsverträgen unterstützt.[555]

Die Stadt Bern ihrerseits verfügt freilich nicht über die finanziellen Mittel zur Unterstützung der Organisationen des Dritten Sektors wie der Kanton, arbeitet aber trotzdem auf ihre Weise mit dem Dritten Sektor zusammen: Angesichts der bescheideneren finanziellen Mittel unterstützt sie nur wenige Organisationen mit Leistungsverträgen und engagiert sich darüber hinaus durch die Einnahme einer Rolle der Koordination unter

---

552 Vgl. hierzu etwa die Bedingungen für die Ausrichtung der Betreuungsgutschriften (I.2.2.1.1.3.a. «Betreuungsgutschriften»).

553 Vgl. Zogg, Pflege, 103.

554 Vgl. hierzu unten I.2.2.2. «Leistungen aus dem Dritten Sektor».

555 Vgl. dazu Nollert/Budowski, Politischer Kontext, 213. Zur Interaktion zwischen staatlichem Bereich und dem Dritten Sektor siehe auch I.2.2.2. «Leistungen aus dem Dritten Sektor».

den Leistungserbringern und der Information gegenüber den interessierten Personen.[556]

Interessant ist bei diesem Überblick, dass die drei föderalen Ebenen zwar je spezifische Rollen einnehmen – die (teilweise) *finanzielle Absicherung der Betroffenen* über Sozialversicherungsleistungen, die *Unterstützung von Organisationen des Dritten Sektors* sowie die *Information und Koordination* vor Ort –, dass sie aber zugleich nicht explizit auf die je anderen Ebenen Bezug nehmen. Es wurden kaum Nachweise einer Abstimmung mit den Leistungen der anderen Ebenen gefunden;[557] so ist etwa auf nationaler Ebene keinerlei Konzeption einer dreistufigen Aufgabenaufteilung im Bereich der häuslichen Pflege aufzufinden, ebenso fehlt etwa auf kantonaler Ebene eine Einordnung gegenüber der übergeordneten und der untergeordneten Ebene.

I.2.2.2. Leistungen aus dem Dritten Sektor

In der Folge sollen innerhalb des Wohlfahrtspluralismus all diejenigen nicht-profitorientierten Organisationen der häuslichen Pflege von Interesse sein, «die zwischen Staat und privaten profitorientierten Unternehmungen […] angesiedelt sind, dazu grundsätzlich von privaten Individuen oder Organisationen getragen werden und selbst keine primär erwerbswirtschaftlichen Zwecke verfolgen.»[558] In der Schweiz bestehen hierfür zahlreiche deckungsgleiche oder deckungsähnliche Begrifflichkeiten wie etwa «intermediäre Organisationen», «Vereins- und Verbandssektor» oder «gemeinnützige Organisationen», die je mit eigenen Konturierungen die Vielfalt derjenigen Organisationen und Institutionen, die weder in staatlicher Trägerschaft stehen, noch privatwirtschaftlich organisiert sind, be-

---

556 Es erscheint evident, dass die Stadt Bern unter Gemeinden eine vergleichsweise aktive Rolle einnimmt: Aufgrund ihrer Grösse kann sie ein eigenständiges, für Altersfragen zuständiges Amt führen, was insbesondere kleineren Gemeinden nicht möglich ist.

557 Eine Ausnahme stellt hierbei die städtische Ebene dar, die in ihren Informationsmaterialien auf die nationalen Sozialversicherungsleistungen verweist.

558 Helmig et al., Grundlagen, 1. Der Begriff «Dritter Sektor» darf nicht verwechselt werden mit dem Begriff «Tertiärsektor» einer volkswirtschaftlichen Gesamtrechnung, der seinerseits den Dienstleistungsbereich bezeichnet (neben dem Primären Sektor [Landwirtschaft] und dem Sekundären Sektor [Gewerbe und Industrie]) (ebd.).

schreiben. Entsprechend der grundlegenden Studie von Helmig, Lichtsteiner und Gmür[559] soll hierfür nachstehend der Begriff «Dritter Sektor» verwendet werden.

Um der genaueren Konturierung des Begriffs «Dritter Sektor» willen werden in der Folge fünf definitorische Kriterien für Organisationen des Dritten Sektors angeführt:[560]

1. *Organisationsgrad*: Um als Teil des Dritten Sektors angesehen zu werden, benötigt die Organisation ein Minimum an formaler Struktur – ansonsten kann sie nur schwerlich vom informellen Sektor abgegrenzt werden.

2. *Private Trägerschaft*: Die Organisationen müssen institutionell vom Staat getrennt sein bzw. dürfen nicht einen Teil eines Regierungsapparates darstellen.

3. *Gewinnausschüttungsverbot*: Bei einer Organisation des Dritten Sektors stehen Sachziele und nicht die Profitorientierung im Vordergrund; entsprechend müssen allfällige Gewinne in das Organisationsanliegen reinvestiert werden und dürfen nicht an die Trägerschaft ausgeschüttet werden. Damit unterscheiden sie sich von erwerbswirtschaftlichen Unternehmungen.

4. *Selbstverwaltung*: Die Organisationen müssen juristisch autonom verwaltet werden.

5. *Freiwilligkeit*: Die Organisationen müssen schliesslich zwingend ein gewisses Ausmass an ehrenamtlichem oder freiwilligem Engagement aufweisen – sei es durch freie Mitgliedschaft oder auch durch «freiwilliges Einkommen», d.h. Spendeneinnahmen.

In der Schweiz weisen viele Organisationen des Dritten Sektors eine lange Geschichte vor und nehmen insgesamt eine gesellschaftlich wie auch gesamtwirtschaftlich bedeutende Rolle ein. So übernehmen diese in der Schweiz viele öffentliche Aufgaben, die in anderen Ländern von staatlichen Institutionen wahrgenommen werden,[561] und sind mittlerweile zu einem Bereich mit erheblicher ökonomischer Bedeutung gereift: Drittsektor-Organisationen tragen insgesamt schätzungsweise 6% zum

559 Der Dritte Sektor der Schweiz.

560 Auflistung aus Helmig et al., Grundlagen, 20.

561 Vgl. Nollert/Budowski, Politischer Kontext, 209; Helmig et al., Grundlagen, 34.

Bruttoinlandprodukt bei und umfassen schweizweit ca. 180 000 Vollzeitstellen.[562] Die Organisationen sind dabei in aller Regel rechtlich verfasst als Vereine, als Stiftungen oder aber als Genossenschaften.[563]

Gemäss einer internationalen Taxonomie, der «International Classification of Nonprofit Organizations (ICNPO)», können die Organisationen des Dritten Sektors in Bezug auf ihre Tätigkeitsfelder in zwölf Hauptbereiche unterteilt werden.[564]

Die für die vorliegende Thematik relevanten Organisationen der häuslichen Pflege und Betreuung sind im Wesentlichen den Bereichen 3. Gesundheitswesen und 4. Soziale Dienste zuzuordnen. Diese beiden Bereiche sind denn auch sehr dominierend, was die Anteile aller entschädigten Arbeitsleistungen des Dritten Sektors angeht (zusammen 77.7%); wobei zusätzlich noch zahlreiche Freiwillige an ihren Diensten mit beteiligt sind.[565]

Diejenigen Organisationen des Dritten Sektors, die den Bereichen 3. Gesundheitswesen und 4. Soziale Dienste zuzurechnen sind und die sich mit häuslicher Pflege und Hilfe beschäftigen, sollen nun nachfolgend hinsichtlich ihrer Leistungen zugunsten von pflegenden Angehörigen untersucht werden. Um der Vielzahl dieser Organisationen und ihrer Leistungen Herr zu werden, erfolgt deren Darstellung mit einigen Schwerpunktsetzungen: Zum Ersten bleibt der Fokus der Untersuchungen entsprechend der Ausrichtung in den obigen Kapiteln auf den Raum Bern und darin tätige Organisationen beschränkt. Zum Zweiten werden einzelne Organisationen, die für die häusliche Hilfe und Pflege von herausragender Bedeutung sind – unter Angabe von Hinweisen zu Geschichte und Struktur der Organisation – eingangs etwas ausführlicher dargestellt (I.2.2.2.1.). Zum Dritten werden die Leistungen der weiteren beteiligten Organisationen (I.2.2.2.2.) sowie der Kirchgemeinden (I.2.2.2.3.) etwas kürzer behandelt. Im abschliessenden Abschnitt erfolgt schliesslich die Bündelung all dieser Leistungen in Form einer provisorischen Systematisierung. Daraus soll insgesamt eine begründet gewichtete Darstellung der Vielfalt der Drittsektor-Organisationen im Bereich der häuslichen Pflege und Hilfe im Raum Bern resultieren.

---

562 Vgl. Helmig et al., Statistik, 173.
563 Vgl. Jakob/Huber, Rahmenbedingungen, 103.
564 Vgl. Helmig et al., Grundlagen, 26.
565 Vgl. Helmig et al., Statistik, 177.179.

I.2.2.2.1. Leistungen aus dem Dritten Sektor: Bedeutende Organisationen der ambulanten Hilfe und Pflege

Die Betagten, die in ihrem Lebensalltag Pflege benötigen und/oder bei der Verrichtung alltäglicher Tätigkeiten auf Hilfe angewiesen sind, erhalten die erforderliche Unterstützung – wie oben ausführlich dargestellt wurde[566] – zu wesentlichen Teilen von ihren Angehörigen sowie auch von ambulanten Diensten.

In der Schweiz arbeitet der grösste Teil dieser *ambulanten Pflege- und Hilfeorganisationen* unter dem Label «*Spitex*», das für spitalexterne Hilfe, Gesundheits- und Krankenpflege[567] steht. Mit diesem Namen arbeiten über 570 gemeinnützige Spitexorganisationen[568] sowie knapp 300 private, profitorientierte Spitexorganisationen,[569] die schweizweit flächendeckend «allen Einwohnerinnen und Einwohnern jeden Alters zur Verfügung [stehen], die bedingt durch Krankheit, Unfall, Behinderung, Altersgebrechen, Mutterschaft oder Ähnliches auf Unterstützung angewiesen sind».[570]

Diese einheitliche Nomenklatur und Organisation ist ein historisch gesehen recht junges Phänomen, das aber auf eine knapp zweihundertjährige Tradition von Vorgängerinitiativen basiert: Die Ursprünge der ambulanten Pflegeorganisationen bzw. -initiativen reichen in die erste Hälfte des 19. Jahrhunderts zurück. Damals führte das Bevölkerungswachstum zu teilweise prekären sozialen und medizinischen Zuständen. Da die Behörden mit diesen Entwicklungen nicht Schritt halten konnten, nahmen sich

566 Vgl. I.1.2.1. «Eckdaten der häuslichen Pflegesettings».

567 Der Name «Spitex» ist allerdings in zweierlei Hinsicht bemerkenswert: Zum Ersten ist die Perspektive des Namens verwirrend, da er aus Sicht der stationären Anbieter («spital-extern») zusammengesetzt ist und nicht etwa das Spezifische, das Ambulante, hervorhebt. Der französischsprachige Name der Spitex-Organisationen, «maintien à domicile» (d.h. Betreuung zu Hause), ist in dieser Hinsicht konsequent (vgl. dazu Mosimann, Genf, 41). Zum Zweiten finden sowohl der Begriff als auch die einheitliche Dachorganisation in der europäischen Nachbarschaft keine Entsprechung.

568 Es existieren zudem einige öffentlich-rechtliche Spitexorganisationen (v.a. als Gemeindeverbände); diese werden hier aufgrund ihrer fehlenden Profitorientierung den Organisationen des Dritten Sektors zugerechnet (vgl. Bundesamt für Statistik, Statistik, 2).

569 Vgl. Bundesamt für Statistik, Statistik, 1. Genaueres zu den privaten Spitexorganisationen siehe I.2.2.3. «Leistungen aus dem Bereich des Marktes».

570 Spitex Verband Aargau, Spitex. Da das Wort «Spitex» rechtlich nicht geschützt werden kann, profitieren auch private ambulante Organisationen von diesem bekannten Label und nennen sich etwa «Private Spitex» oder «Spitex Plus».

Einzelpersonen dieser Missstände an oder es wurden private Hilfs- oder Pflegevereine gegründet.[571] Bei diesen Vereinen übernahmen insbesondere die Kirchen eine bedeutende Rolle, waren sie doch bei den meisten (teilweise konfessionell orientierten) Krankenpflegevereinen entweder in der Trägerschaft oder über die finanzielle Unterstützung eingebunden.[572] Die Vereine institutionalisierten sich mehr und mehr, d.h., sie organisierten sich in losen Verbänden, erhielten zusätzliche Unterstützung von den politischen Behörden und schufen erste Ausbildungsgänge für das (meistens weibliche) Pflegepersonal.[573] Seit dem Zweiten Weltkrieg bis zu Beginn der 1990er Jahre verblieben die Strukturen der durch die Vereine getragenen Krankenpflege relativ stabil, d.h., es bestand eine Vielzahl von lokalen Pflegevereinen, die sich hinsichtlich ihrer Trägerschaft, der Ausbildung der Mitarbeiterinnen sowie auch des Angebotsprofils teilweise deutlich unterschieden. Erst mit dem Inkrafttreten des Krankenversicherungsgesetzes (KVG) im Jahr 1996 veränderte sich die Situation markant: Das KVG führte nicht nur dazu, dass die Krankenversicherer neu einen Teil der ärztlich verordneten Pflegekosten übernehmen,[574] sondern auch dazu, dass die zur Kostenübernahme erforderlichen Anforderungen an die Pflegeorganisationen bspw. bezüglich Kosten und Qualität der Leistungen auf nationaler Ebene vereinheitlicht wurden. Diese Vorgaben der öffentlichen Hand führten zu einer eigentlichen «Fusionswelle»,[575] d.h., viele der bisherigen lokalen Vereine schlossen sich mit anderen zusammen und organisierten sich um der kantonalen und nationalen Mitsprache willen in der neu entstehenden Verbandsstruktur der Spitex.

Die so zusammengeschlossenen und unter weitgehend gleichen Rahmenbedingungen arbeitenden Spitexorganisationen bilden eine wesentliche Säule des gesamtschweizerischen Gesundheits- und Sozialwesens. Auf die zentrale Bedeutung der Spitexleistungen in der ambulanten Pflege und Hilfe im Allgemeinen und für die betagten Personen im Spezifischen

---

571 Vgl. Städtische Gesundheitsdienste Stadt Zürich, Geschichte, 1.

572 Vgl. Bachmann/Rufener, 10 Jahre, 5; Spitex Stadt Luzern, Geschichte.

573 Vgl. Städtische Gesundheitsdienste Stadt Zürich, Geschichte, 1.

574 Siehe dazu I.2.2.1.1.2.a. «Leistungen der Krankenversicherung (KV) in der ambulanten Pflege gemäss neuer Pflegefinanzierung».

575 Spitex Schweiz, Spitex. Eindrücklich ist die Entwicklung in der Stadt Zürich, in welcher noch im Jahr 1988 42 Gemeindekrankenpflege- und Hauspflegevereine bestanden; im Jahr 2010 waren es noch 2 Spitexorganisationen (Städtische Gesundheitsdienste Stadt Zürich, Geschichte, 2).

wurde bereits oben hingewiesen,[576] trotzdem sollen an dieser Stelle nochmals einige Kennzahlen hervorgehoben werden: Rund 220 000 Personen wurden im Jahr 2013 von einer der Spitexorganisationen gepflegt und betreut,[577] wobei die über 65-jährigen Personen drei Viertel aller Klientinnen und Klienten ausmachen und über 80% der insgesamt erbrachten Leistungen beziehen.[578] Gerade unter den über 85-jährigen Betagten ist die Unterstützung der Spitex nicht mehr wegzudenken: Bei einer Mehrheit der bestehenden Pflegearrangements mit einer über 85-jährigen pflegebedürftigen Person ist auch die Spitex beteiligt.[579]

Durch die Krankenkassen versichert sind dabei die Kosten für die ärztlich verordneten Untersuchungen, Behandlungen und Pflegemassnahmen sowie die Bedarfsabklärungen und Beratungen;[580] nicht abgedeckt sind hingegen hauswirtschaftliche Hilfeleistungen (Reinigung, Wäsche, Einkäufe), die jedoch für die Betagten oft von zentraler Bedeutung sind.[581] Für die Arbeit der schweizweit 41 000 Mitarbeitenden in ca. 18 000 Vollzeitstellen[582] und ihre 18 Mio. Arbeitsstunden bzw. den daraus resultierenden Umsatz im Umfang von 1,95 Mia. CHF kommen gemäss der neuen Pflegefinanzierung[583] neu nicht mehr nur die Krankenversicherungen und die öffentliche Hand auf, sondern in einigen Kantonen auch die Betagten selber.[584]

---

576 Vgl. I.2.2.1.1.2.a. «Leistungen der Krankenversicherung (KV) in der ambulanten Pflege gemäss neuer Pflegefinanzierung».

577 Vgl. Bundesamt für Statistik, Statistik, 1.

578 Vgl. Bundesamt für Statistik, Statistik, 2.

579 Vgl. Bundesamt für Statistik, Gesundheitsbefragung, 53. Stets zu beachten sind jedoch interkantonale Unterschiede in der Nutzung und Verbreitung der Spitexangebote, vgl. dazu Perrig-Chiello et al., AgeCare-Suisse Latine, 10-13.

580 Vgl. Verordnung des EDI über Leistungen in der obligatorischen Krankenpflegeversicherung (Krankenpflege-Leistungsverordnung, KLV) vom 29. September 1995 (SR 832.112.31), Art. 7 Abs. 2a-c.

581 Vgl. Perrig-Chiello et al., SwissAgeCare, 15.

582 Vgl. Bundesamt für Statistik, Statistik, 2.

583 Vgl. Bundesgesetz über die Neuordnung der Pflegefinanzierung vom 13. Juni 2008.

584 Vgl. die Diskussion um die Patientenbeteiligung in I.2.2.1.1.2.a. «Leistungen der Krankenversicherung (KV) in der ambulanten Pflege gemäss neuer Pflegefinanzierung»; Zogg, Pflege, 93f.

Diese Zahlen verdeutlichen die Bedeutung der Spitexorganisationen sowohl innerhalb der ambulanten Pflege als auch im Bereich der Drittsektor-Organisationen überhaupt.[585]

Die geschilderten Entwicklungen und Kennzahlen treffen auch auf die Spitex Bern, die im Gebiet der Stadt Bern und einiger umliegender Gemeinden tätigen ambulanten Hilfe- und Pflegeorganisation zu. Im Jahr 1997 wurde sie aus dem Zusammenschluss von über zehn damaligen Krankenpflegevereinen, die im Gebiet der Stadt Bern tätig waren, gegründet[586] und hat sich mittlerweile zu einem grossen Akteur im Gesundheits- und Sozialbereich der Stadt entwickelt. Mit den ca. 440 Mitarbeitenden betreut sie in ihrem Gebiet über 4400 pflegebedürftige Personen.[587] Die institutionelle Grösse erlaubt es der Spitexorganisation, neben den herkömmlichen Angeboten der Grund- und Behandlungspflege sowie der Hauswirtschaft auch noch spezialisierte Dienste anzubieten. So wurden in den letzten Jahren etwa eine Spitalexterne Onkologie- und Palliativpflege (SEOP), die Kinderspitex sowie ein Betreuungsangebot für psychiatrische Patientinnen und Patienten aufgebaut.[588] Diese neuen Angebote stehen im Dienst der Anliegen und Wünsche der pflegebedürftigen Personen, widerspiegeln jedoch zugleich die Notwendigkeit des Ausbaus und der Diversifizierung des Angebots, mit welchem sich die gemeinnützige Spitexorganisation von Konkurrenzorganisationen auf dem wachsenden Gesundheitsmarkt[589] zu differenzieren sucht.

Mit dem Namen «*Rotes Kreuz*» verbindet man landläufig das Internationale Komitee des Roten Kreuzes (IKRK), das vom Genfer Geschäftsmann Henri Dunant nach dessen prägenden Erfahrungen anlässlich der Schlacht von Solferino (1859) im Jahr 1863 als international ausgerichtete, humanitäre Organisation für Kriegsversehrte gegründet wurde.[590] Heute ist das IKRK bzw. sind die internationalen Organisationen des Roten Kreuzes,

---

585 So sind in den Spitexorganisationen allein rund 7% aller im Dritten Sektor Angestellten beschäftigt (vgl. Helmig et al., Statistik, 173).

586 Vgl. Bachmann/Rufener, 10 Jahre, 6.

587 Vgl. Spitex Bern, Zahlen und Fakten.

588 Vgl. Bachmann/Ruefener, 10 Jahre, 7f.

589 Siehe dazu auch unten I.2.2.3. «Leistungen aus dem Bereich des Marktes».

590 Siehe dazu etwa Dempfer, Das Rote Kreuz, 30–39.

des Roten Halbmondes und neuerdings des Roten Kristalls[591] bei kriegerischen Auseinandersetzungen in allen Teilen der Welt aktiv in der Betreuung von Gefangenen und Verletzten sowie in der Nothilfe im Falle von Katastrophenereignissen.[592]

Weniger bekannt ist, dass die Rotkreuzorganisationen in vielen Ländern, so auch in der Schweiz, eigene Sektionen haben, die zu bedeutenden Trägern der jeweiligen sozialen Arbeit des Landes gehören. Die Schweizer Sektion, das Schweizerische Rote Kreuz, entstand bald nach der Gründung der internationalen Bewegung im Jahr 1866 auf Initiative von Gustave Moynier, General Henri Dufour sowie Bundesrat Jakob Dubs. Die damals unter dem Namen «Hülfsverein für schweizerische Wehrmänner und deren Familien»[593] gegründete nationale Rotkreuzsektion bestand im Wesentlichen aus einem freiwilligen Sanitätsdienst der Armee. In der Zeit der beiden Weltkriege und insbesondere seit den 50er Jahren des 20. Jahrhunderts erweiterte sich jedoch die Palette seiner Aktivitäten: Die zivilen Aufgaben wurden vielfältiger, während die anfängliche Aufgabe des militärischen Sanitätsdienstes zunehmend in den Hintergrund rückte.[594] Das Schweizerische Rote Kreuz umfasst heute eine ausserordentliche Breite von Organisationen, die sich in 24 Kantonalverbände sowie fünf Rettungsorganisationen[595] und zwei Institutionen[596] gliedern und in seiner Spannbreite mittlerweile das «grösste Schweizer Hilfswerk»[597] ausmachen. Die Arbeit der SRK-Organisationen lässt sich hauptsächlich in die vier «Kerngeschäftsfelder»[598] Suche und Rettung, soziale Integration, Gesundheit sowie Katastrophenbewältigung und Entwicklungszusammenarbeit gliedern. Das Erstere wird insbesondere durch die genannten Rettungsgesellschaften abgedeckt, die Zweit- und Drittgenannten werden vor allem

591 Vgl. Dempfer, Das Rote Kreuz, 40–46.

592 Vgl. Schweizerisches Rotes Kreuz, Jahresbericht, 36ff.

593 Schweizerisches Rotes Kreuz, Geschichte, 1.

594 Vgl. Schweizerisches Rotes Kreuz, Hülfsverein, 2.

595 Es sind dies: Schweizerischer Samariterbund (SSB), Schweizerische Lebensrettungsgesellschaft (SLRG), Schweizerische Rettungsflugwacht (Rega), Verein für Such- und Rettungshunde (Redog) sowie Schweizerischer Militär-Sanitäts-Verband (SMSV) (vgl. Schweizerisches Rotes Kreuz, Jahresbericht, 49).

596 Es sind die die beiden Institutionen «Blutspendedienst SRK» sowie «Humanitäre Stiftung SRK» (vgl. ebd).

597 Schweizerisches Rotes Kreuz, Hülfsverein, 1.

598 Schweizerisches Rotes Kreuz, Strategie.

durch die Kantonal- und Regionalverbände übernommen, das Letztgenannte von den internationalen Rotkreuzorganisationen. Die Arbeit der SRK-Organisationen basiert zu grossen Teilen auf der Arbeit von ehrenamtlich Mitarbeitenden; schweizweit stehen den Organisationen insgesamt über 72 000 Freiwillige zur Verfügung.[599]

Der Bernische Kantonalverband des SRK ist in sechs Regionalverbände gegliedert, die ihrerseits für die operative Ausführung der SRK-Projekte verantwortlich sind. Der für die Stadt Bern zuständige Regionalverband Bern-Mittelland umfasst neben dem Stadtgebiet noch 80 weitere Gemeinden mit insgesamt ca. 350 000 Einwohnerinnen und Einwohnern.[600]

Die Bedeutung der Freiwilligenarbeit ist auch beim SRK Bern-Mittelland offenkundig: Neben den 58 Mitarbeitenden in 28 Vollzeitstellen leisten rund 770 Freiwillige ihre Dienste in der Arbeit des Regionalverbandes.[601] Diese Arbeit des Regionalverbandes umfasst ein Portfolio von sechzehn Projekten, das von niederschwelligen, von Freiwilligen geführten Angeboten des Kinderbetreuungsdienstes oder des Secondhand-Warenhauses bis zu professionalisierten Diensten wie den standardisierten berufsbildenden Lehrgängen im Gesundheitsbereich reicht.

Für die pflegenden Angehörigen von betagten Personen sind fünf dieser Projekte des SRK Bern-Mittelland von Bedeutung: Zum Ersten trifft dies auf den Besuchs- und Begleitdienst zu, in welchem Freiwillige betagte Personen besuchen, um diesen Gesellschaft zu leisten und/oder um ihre Angehörigen stundenweise zu entlasten. Wenn auch dieser Besuchsdienst sich erst im Aufbau befindet, so konnten damit im Jahr 2013 bereits Entlastungsdienste in 122 Pflegearrangements geleistet werden.[602] Zum Zweiten geht es um den Fahrdienst, bei dem sich ehrenamtlich Mitarbeitende zur Verfügung stellen, um betagte Personen, die aus gesundheitlichen Gründen in ihrer Mobilität eingeschränkt sind, mit ihrem Personenwagen zu medizinischen oder therapeutischen Konsultationen zu begleiten. Für diesen Dienst wurden im Jahr 2013 insgesamt über 1.1 Mio. km gefahren.[603] Zum Dritten ist der «infodraht» zu nennen. Dies ist ein Projekt, das gemeinsam mit dem Alters- und Versicherungsamt der Stadt

---

599 Vgl. Schweizerisches Rotes Kreuz, Jahresbericht, 35.

600 Vgl. Rotes Kreuz Bern-Mittelland, Portrait, 1.

601 Vgl. ebd.

602 Vgl. Rotes Kreuz Bern-Mittelland, Jahresbericht, 4.

603 Vgl. Rotes Kreuz Bern-Mittelland, Jahresbericht, 8.

Bern aufgebaut wurde und in einer professionell betreuten Telefon-Hotline besteht, die sich spezifisch an pflegende Angehörige richtet. Die Angehörigen können bei den geschulten Verantwortlichen telefonisch Informationen über Unterstützungs- und Entlastungsangebote einholen und bei Bedarf gleich erste Schritte zur Bestellung der Angebote einleiten lassen. Das Angebot erfreut sich grosser und steigender Beliebtheit.[604] Zum Vierten führt das SRK Bern-Mittelland mit dem Zentrum für ambulante Palliativpflege plus (ZAPP) eine Institution, die die zeitweilige Betreuung kranker und sterbender Menschen sicherstellt, indem geschulte, freiwillige Begleitpersonen des ZAPP je vor Ort Begleiteinsätze leisten und dabei Angehörige entlasten. Auch dieses Angebot verzeichnet steigende Nutzungszahlen.[605] Schliesslich, zum Fünften, bietet der SRK-Regionalverband mit dem Wäsche- und Flickdienst einen kostengünstigen und niederschwelligen hauswirtschaftlichen Dienst an, der gerade den Betagten und ihren älteren Angehörigen Entlastung im Pflegealltag schaffen kann.[606]

Mit diesen Angeboten, die teilweise dem Kernbereich Gesundheit und teilweise dem Kernbereich Integration zugerechnet werden, erreicht das SRK Bern-Mittelland mehrere hundert Betagte und ihre Angehörigen.

Um diese Angebote zu finanzieren, sind innerhalb des Schweizerischen Roten Kreuzes und dessen Sektionen interessanterweise gegenläufige Tendenzen feststellbar: Die nationale Ebene des SRK (und teilweise auch die Kantonalverbände) pflegen eine ausgeprägt enge Partnerschaft zum Einen mit Partnern aus der Wirtschaft[607] und zum Anderen mit der öffentlichen Hand.[608] Die hier näher betrachtete Sektion Bern-Mittelland hingegen hat es sich zum Ziel gesetzt, finanziell möglichst unabhängig zu werden von Grosssponsoren und Beiträgen der öffentlichen Hand – nicht zuletzt, um nicht zu stark von Unterstützung abhängig zu sein, die entweder oft nur kurze Zeit währt (Unternehmen) oder aber deren Budgetierung aufgrund politischer Prozesse schwer planbar ist (öffentliche Hand).

---

604 Vgl. Rotes Kreuz Bern-Mittelland, Jahresbericht, 3.

605 Vgl. ebd.

606 Vgl. Rotes Kreuz Bern-Mittelland, Portrait, 3.

607 Vgl. Schweizerisches Rotes Kreuz, Jahresbericht, 56f. Insbesondere bei Hilfsprojekten für das Ausland sowie beim nationalen Blutspendedienst engagieren sich Unternehmen im Projektsponsoring.

608 Im Jahresbericht 2013 wird auf die Unterstützung der Schweizerischen Konferenz der kantonalen Gesundheitsdirektorinnen und -direktoren (GDK) hingewiesen (vgl. Schweizerisches Rotes Kreuz, Jahresbericht, 56).

Um davon unabhängig zu werden, hat es das SRK Bern-Mittelland geschafft, mittels umfangreicher Werbeaktionen[609] einen grossen Mitgliederstamm aufzubauen und einen Drittel der Leistungsfinanzierung über deren Mitgliederbeiträge und Spenden sicherzustellen. Die Erträge aus dem Verkauf der Dienstleistungen machen rund die Hälfte des Finanzetats aus; die öffentliche Hand finanziert über Projektbeiträge und Subventionen lediglich 15% aller Aufwendungen.[610]

Die Stiftung *Pro Senectute* ist eine der drei vom Bund anerkannten «Pro»-Organisationen.[611] Sie setzt sich seit über 90 Jahren schweizweit für die Anliegen alter und betagter Menschen ein. Die Gründung der Stiftung geht auf die Zeit des Ersten Weltkriegs zurück. Die Schweiz blieb zwar vom Krieg verschont, doch aufgrund der massiven Teuerung nahmen die sozialen Probleme zu und führten insbesondere für viele alte Personen zu existenzgefährdenden Situationen, zumal für sie noch keine gesetzlich verankerte soziale Sicherung bestand.[612] In dieser Zeit, im Jahr 1917, fanden sich in Winterthur zehn Gründungspersonen zusammen, welche die Stiftung – damals noch unter dem Namen «Stiftung für das Alter» – gründeten mit dem Zweck, «durch Spendensammlungen [...] das Los von alten Menschen in Armut» zu verbessern sowie «alle Bestrebungen zur Förderung der Alterssicherung, und insbesondere auch der gesetzlichen»[613] zu unterstützen.

Entsprechend dieser Zielsetzung engagierten sich die nationalen Stiftungen und die bald darauf gegründeten Kantonalsektionen zum Einen in der Einzelunterstützung bedürftiger, alter Menschen. In den ersten Jahren betraf dies gegen 3000 Personen, der Wirkkreis der Stiftung weitete sich jedoch bis zum Zweiten Weltkrieg auf über 40 000 Personen aus.[614] Schon von Anfang an konnte die Stiftung hierfür allerdings auf finanzielle

609 Vgl. Rotes Kreuz Bern-Mittelland, Jahresbericht, 12.

610 Vgl. Rotes Kreuz Bern-Mittelland, Portrait, 1.

611 Neben Pro Juventute, die sich um Kinder- und Jugendanliegen kümmert, und Pro Infirmis, die für Behindertenanliegen einsteht. Zur rechtlichen Grundlage der Beziehungen zum Bund siehe ndesgesetz über die Ergänzungsleistungen zur Alters-, Hinterlassenen- und Invalidenversicherung (ELG) vom 6. Oktober 2006 (SR 831.30), Art. 17 Abs. 1.

612 Vgl. Pro Senectute, Chronik, 2.

613 Pro Senectute, Chronik, 3.

614 Vgl. Pro Senectute, Chronik, 4.17.

Unterstützungsbeiträge des Bundes zählen.[615] Zum Anderen setzte sich die Stiftung an vorderster Front ein für die Einführung einer obligatorischen, nationalen Altersversicherung. In diesem bekanntlich lange andauernden politischen Kampf konnten die Stiftung und ihre politischen Verbündeten 1925 mit der Einführung der Verfassungsgrundlage für die Versicherung zwar einen Etappensieg feiern, doch dauerte es noch mehr als zwei Jahrzehnte, bis die Alters- und Hinterbliebenenversicherung (AHV) 1948 schliesslich eingeführt wurde.

Mit dieser Einführung war ein wichtiges Stiftungsziel von Pro Senectute erreicht, was dazu führte, dass die Stiftung in der Nachkriegszeit, einer Zeit des Wachstums und des Ausbaus des Sozialstaates, in neue Bereiche der Unterstützung älterer Menschen expandieren konnte. Wenn auch die Einzelfallhilfe nach wie vor ein wichtiges Betätigungsfeld blieb, so entstanden beispielsweise mit dem Haushilfedienst (ab 1953), Besuchsdiensten, Mahlzeitendiensten, den kantonalen Beratungsstellen (alle ab den 1960er Jahren) sowie der Fachstelle Alter und Sport (ab 1987)[616] weitere Arbeitszweige und Betätigungsfelder, die sich nicht mehr nur der Existenzsicherung, sondern vermehrt der Förderung der Lebensqualität im Alter widmeten.[617]

Demgemäss wurde der Stiftungszweck weiterentwickelt, wonach sich Pro Senectute unterdessen als «Kompetenz- und Dienstleistungszentrum in den Bereichen Alter, Altern und Generationenbeziehungen» versteht, welches sich «für das Wohl, die Würde und die Rechte älterer Menschen» einsetzt und entsprechend «ältere Menschen (ab 60+), deren Angehörige und Bezugspersonen mit ihren Dienstleistungen und Angeboten»[618] unterstützt.

In der aktuellen föderalen Struktur von Pro Senectute sind es – wie etwa beim Roten Kreuz – insbesondere die Kantonal- und Regionalsektionen, die operativ tätig sind und mit einer Vielzahl von Projekten im Sinne dieser neuen Ausrichtung arbeiten. Die in unserem Gebiet operierenden Sektionen, die Sektionen Pro Senectute Kanton Bern und Region Bern, decken mit ihren Angeboten eine grosse Spannweite ab und richten sich an ein Altersspektrum von jungen Pensionierten bis zu Betagten. So sind sie etwa aktiv im Bereich von Bildungsangeboten (Kursangebote zu

615 Vgl. Degen, Geschichte, 83.
616 Vgl. Pro Senectute, Chronik, 23.29.32.38.
617 Vgl. Degen, Geschichte, 88.
618 Pro Senectute Region Bern, Leitbild, 2.

digitalen Kommunikationsmitteln),[619] Sport- und Bewegungsangeboten (Ausflüge und Besichtigungen, Turnkurse),[620] Gesundheitsförderung und Prävention,[621] verschiedenen Dienstleistungen[622] sowie schliesslich der nicht mehr wegzudenkenden Sozialberatung.[623] Diese Beratung – die Pro Senectute unterhält schweizweit über 130 Beratungsstellen mit rund 300 Sozialarbeitenden[624] – steht nicht nur den Betagten selber, sondern auch den pflegenden Angehörigen offen, die ihrerseits vermehrt mit ihren Partnerinnen und Partnern oder als Töchter und Söhne die Beratungsstellen aufsuchen, weil sie sich professionelle Unterstützung wünschen.[625]

Die Beratungsstellen bieten den pflegenden Angehörigen fünf unterstützende und entlastende Dienstleistungen an:[626]

Zum Ersten übernehmen die Beratungsstellen – ihrem Namen entsprechend – wichtige Informations- und Beratungsaufgaben wahr, indem sie den pflegenden Angehörigen insbesondere in den Bereichen Finanzen (Möglichkeiten der Unterstützung durch Sozialversicherungen, familiäre Budgetberatung), Wohnen (Einrichtungsfragen für altersgerechtes Wohnen), Recht (Versicherungsfragen, Pflegevertrag), Gesundheit (erste Anlaufstelle für Gesundheitsfragen) sowie Lebensgestaltung (allgemeine persönliche und familiäre Themen) beratend zur Seite stehen.[627] Daran anschliessend ist zweitens zu erwähnen, dass die Beratungsdienste nicht nur informativ tätig sind, sondern selber auch eine wichtige vermittelnde und vernetzende Funktion übernehmen. So vermitteln sie bei Bedarf etwa

---

619 Vgl. Pro Senectute Kanton Bern, Jahresbericht, 27.

620 Vgl. ebd.

621 Mit dem Projekt «Zwäg ins Alter» hat die kantonale Pro Senectute-Sektion ein individuelles Analyse- und Beratungsinstrument für Rentnerinnen und Rentner geschaffen, das als wegweisend gilt und mittlerweile von weiteren kantonalen Sektionen übernommen wird (vgl. Gesundheits- und Fürsorgedirektion des Kantons Bern, Bericht, 20f.).

622 Als Paradedienstleistung gilt schweizweit der Mahlzeitendienst, mit dem älteren Personen, die nicht mehr selbständig Mahlzeiten zubereiten können oder wollen, das Essen nach Hause gebracht wird (vgl. Pro Senectute Region Bern, Jahresbericht, 2).

623 Ergänzend zu diesen Angeboten ist die nationale Sektion etwa zuständig für die Bereiche Forschung und Weiterbildung sowie die Führung der nationalen Bibliothek zu Altersthemen (vgl. Pro Senectute, Leistungsbericht, 20).

624 Vgl. Pro Senectute, Leistungsbericht, 12.

625 Pro Senectute, Leistungsbericht, 11.

626 Die Angaben stammen aus Pro Senectute Region Bern, Lebensqualität.

627 Informationsblatt «Sozialberatung» (ebd.).

ambulante Dienste, Hilfsmittel oder eines der unten stehenden Unterstützungsangebote. Diese beiden Beratungs- und Vernetzungsangebote stehen den interessierten pflegenden Angehörigen unentgeltlich zu.[628] Als Drittes ist der Besuchsdienst zu nennen, mit welchem geschulte, freiwillige Mitarbeiterinnen und Mitarbeiter u.a. die pflegenden Angehörigen stundenweise von ihren Betreuungsaufgaben entlasten, indem sie die betagten Personen besuchen und ggf. mit ihnen kleinere Aktivitäten unternehmen.[629] Viertens führt die Pro Senectute einen ebenfalls von freiwilligen Mitarbeitenden geführten Administrationsdienst, der die pflegenden Angehörigen etwa durch die Geltendmachung von Sozialversicherungsansprüchen, die Abrechnung von Krankheitskosten u. dgl. entlastet.[630] Schliesslich, fünftens, unterhält die Pro Senectute den bekannten Mahlzeitendienst, über den freiwillige sowie auch professionelle Mitarbeitende den Betagten und ggf. ihren Angehörigen fertige Mahlzeiten, die in der Regel in stationären Institutionen (Alters- und Pflegeheimen bzw. Spitälern) zubereitet wurden, kostenpflichtig nach Hause bringen.[631] Für diese sowie auch für weitere Dienstleistungen stehen der regionalen Sektion über 300 freiwillige Mitarbeitende zur Verfügung.[632]

Bei einem Blick in die Erfolgsrechnungen von Pro Senectute fällt auf, dass diese lediglich zu einem kleinen Teil aus den erwähnten Dienstleistungserträgen (Kostenbeteiligungen der Betroffenen) unterhalten werden; vielmehr wird die Arbeit von Pro Senectute insgesamt zu grossen Teilen vom Bund getragen.[633] Auf der rechtlichen Basis des AHV-Gesetzes[634] arbeitet das Bundesamt für Sozialversicherungen (BSV) mit der nationalen

---

628 Informationsblatt «Pflegende und betreuende Angehörige» aus: Pro Senectute Region Bern, Lebensqualität.

629 Für diese Dienstleistung wird ein kleiner Unkostenbeitrag erhoben, der zur Deckung der Spesen der freiwilligen Mitarbeiterinnen und Mitarbeiter eingesetzt wird (vgl. Informationsblatt «Besuchsdienst» aus: Pro Senectute Region Bern, Lebensqualität).

630 Auch diese Dienstleistung wird über einen kleinen Unkostenbeitrag sowie zusätzlich durch eine einmalige Vermittlungsgebühr finanziert (vgl. Informationsblatt «Administrationsdienst» aus: Pro Senectute Region Bern, Lebensqualität).

631 Vgl. Informationsblatt «Geniessen Sie das Essen zuhause» aus: Pro Senectute Region Bern, Lebensqualität.

632 Vgl. Pro Senectute Region Bern, Jahresbericht, 5.

633 Bei der Berner Kantonalsektion stammen im Jahr 2013 6.6 Mio. CHF (bei einem Umsatz von 6.9 Mio. CHF) direkt oder indirekt aus der öffentlichen Hand (vgl. Pro Senectute Kanton Bern, Jahresbericht, 31).

634 Vgl. Bundesgesetz über die Alters- und Hinterlassenenversicherung (AHVG) vom 20. Dezember 1946 (SR 831.10), Art. 101bis.

Pro Senectute-Organisation jeweils mehrjährige Leistungsverträge aus, in welchen die durch Pro Senectute zu erbringenden Leistungen sowie die dafür vom BSV zu leistende Finanzsumme festgehalten sind.[635] Durch diese enge Verbindung mit der öffentlichen Hand verbleibt Pro Senectute zwar eine rechtlich eigenständige Stiftung, wird aber durch die Leistungsausführung im Auftrag der öffentlichen Hand weitgehend zu einem «*öffentlichen* Dienst auf *privater* Basis», der Beratungs- und Unterstützungsdienste anbietet, «die die AHV andernfalls eigenständig organisieren müsste.»[636]

I.2.2.2.2. Weitere Leistungen und Akteure aus dem Dritten Sektor

Neben den drei vorgestellten Organisationen des Dritten Sektors, die aufgrund ihrer Leistungen und ihrer Grösse in der häuslichen Pflege, Betreuung und Begleitung prägend sind (Spitex, Rotes Kreuz, Pro Senectute), besteht im Raum Bern noch eine Vielzahl kleinerer bzw. spezifisch ausgerichteter Organisationen, die ebenfalls mitunter Angebote und Leistungen für pflegende Angehörige unterhalten. Diese Organisationen lassen sich in folgende Gruppen einteilen:[637]

Nationale, an einer Diagnose orientierte Verbände:[638] Hierzu sind die Organisationen Parkinson Schweiz, die Krebsliga sowie die Alzheimervereinigung bzw. je ihre kantonalen und regionalen Sektionen zu rechnen. Die von den

---

635 Die Beiträge werden anschliessend anteilsmässig auf die operativ tätigen Kantonal- bzw. Regionalsektionen verteilt. Hierbei ist zusätzlich anzufügen, dass die Pro Senectute nicht nur über das erwähnte AHVG Beiträge der öffentlichen Hand erhält, sondern zusätzlich auch über das Bundesgesetz über Ergänzungsleistungen zur Alters-, Hinterlassenen- und Invalidenversicherung (ELG) vom 6. Oktober 2006 (SR 831.30), Art. 17 und 18; über das ELG wird die nach wie vor bestehende «Individuelle Finanzhilfe» (siehe oben) durch die Pro Senectute abgewickelt. Die Kantonalsektion Bern hat hierfür im Jahr 2013 zusätzlich zum genannten Umsatz ca. CHF 2.3 Mio. an bedürftige Betagte verteilt (vgl. Pro Senectute Kanton Bern, Jahresbericht, 33).

636 So der ehemalige Stiftungsdirektor Martin Mezger, zitiert nach Pro Senectute, Chronik, 42 (Hervorhebungen S.H.). Für das Bundesamt für Sozialversicherungen bleibt Pro Senectute jedoch unhinterfragt nach wie vor eine «gemeinnützige Organisation» (vgl. Bundesamt für Sozialversicherungen, EL-Grundlagen).

637 Eigene Zusammenstellung aufgrund der konsolidierten Daten der Adresslisten aus Direktion für Bildung, Soziales und Sport der Stadt Bern, nimmergrün und Direktion für Bildung, Soziales und Sport der Stadt Bern, Mein persönlicher Pflegestar.

638 Vgl. dazu Kesselring, Herausforderung, 16.

Diagnosen Parkinson und Krebs Betroffenen befinden sich grösstenteils im Rentenalter, diejenigen, die von Alzheimer betroffen sind, sogar im Betagtenalter.[639] Entsprechend richten sich die drei Organisationen, die je ein schweizweit flächendeckendes Netz von zuständigen Stellen unterhalten, zu grossen Teilen an Personen im Renten- bzw. im Betagtenalter sowie insbesondere auch an deren Angehörige.

Im Raum Bern stellen alle drei Organisationen den betroffenen Angehörigen ein breites Angebot von *Beratungs*diensten zur Verfügung, weiter führen sie je eigene *Gesprächs- bzw. Selbsthilfegruppen*, in welchen sich betroffene Angehörige treffen, austauschen und organisieren können.[640] Die Alzheimervereinigung unterhält zudem einen *Besuchsdienst*, in welchem freiwillige Mitarbeitende die betroffenen Angehörigen bei Bedarf stundenweise entlasten.[641]

Kantonale Organisationen und Initiativen: Auf kantonaler sowie regionaler Ebene bestehen verschiedene Unterstützungsorganisationen und -initiativen, deren Gründung teilweise durch die öffentliche Hand gefördert wurde und die nach wie vor öffentliche Gelder erhalten. Es handelt sich dabei erstens um den Besuchsdienst Bern. In diesem von der Invalidenversicherung unterstützten Projekt engagieren sich psychisch erkrankte IV-Bezügerinnen und -Bezüger nach fachlicher Ausbildung als *Besuch*personen von betagten Personen.[642] Zweitens besteht mit dem *Entlastungs*dienst des Kantons Bern ein der Pro Infirmis nahestehender Verein, der im ganzen Kantonsgebiet u.a. betagten Personen und ihren Angehörigen die zeitweise Betreuung der pflegebedürftigen Person im Sinne eines stellvertretenden Hütedienstes während Stunden oder Tagen bzw. sogar an Wochenenden oder in Ferien anbietet. Schliesslich, drittens, steht den mobilitätsbeeinträchtigten Betagten durch die Genossenschaft Betax ein kostengünstiger und mit der notwendigen Infrastruktur ausgerüsteter *Fahrdienst* zur Verfügung.[643] Solche Fahrten, d.h. etwa Transporte der Betagten

---

639 Vgl. Schweizerische Alzheimervereinigung, Priorität Demenz, 4.

640 Vgl. Direktion für Bildung, Soziales und Sport der Stadt Bern, Mein persönlicher Pflegestar, 16.

641 Vgl. Direktion für Bildung, Soziales und Sport der Stadt Bern, Mein persönlicher Pflegestar, 37.

642 Die Invalidenversicherung (IV) unterstützt das Projekt als Weiterbildungsmassnahme der IV-Bezügerinnen und -Bezüger im Hinblick auf deren berufliche Reintegration (vgl. Besuchsdienst Bern, Zu Besuch).

643 Vgl. Direktion für Bildung, Soziales und Sport der Stadt Bern, nimmergrün, 79.

zu medizinischen Konsultationen, können die Angehörigen oftmals mangels geeigneter Fahrzeuge nicht selber bewerkstelligen.

Lokale Einzelinitiativen von Privatpersonen oder Kleingruppen: Weiter existieren diverse Initiativen, die von kleinen Gruppierungen oder von Einzelpersonen geführt werden. Ihr Wirkungskreis beschränkt sich aufgrund der beschränkten Ressourcen meistens auf die Gemeinde oder sogar nur auf das Quartier; zudem sind diese Initiativen aufgrund ihrer Abhängigkeit vom Engagement von Einzelpersonen oft nicht auf Dauer angelegt. Zu solchen lokalen Einzelinitiativen, die im Raum Bern in der Unterstützung pflegender Angehöriger tätig sind, lassen sich folgende zählen: Die Aktion «P» (Senioren im Einsatz für Sie) ist eine Vermittlungsstelle für engagierte Pensionierte, die u.a. mit *hauswirtschaftlichen Diensten* sowie mit *Besuchen* bei Betagten Einsätze leisten.[644] Die Initiative «Alternativen60plus» wird von einer Sozialarbeiterin auf privater Basis geführt und bezweckt, den Betagten sowie ihren Angehörigen mit *Beratungen* und *Vermittlungen* an weitere Hilfeorganisationen zur Seite zu stehen.[645] Im *Selbsthilfe*zentrum Bern treffen sich sodann u.a. Angehörige von betagten Menschen, die sich gemeinsam mit anderen betroffenen Personen über ihre Situation austauschen können.[646] Schliesslich besteht mit dem Verein für Betreuung Betagter Bümpliz (VBBBü) eine quartierbezogene Organisation, die sich spezifisch an Angehörige von Betagten richtet und diesen insbesondere mit *hauswirtschaftlichen* Diensten zur Seite steht.[647]

Anbieter stationärer Pflege: Es mag im ersten Moment erstaunlich klingen, dass auch stationäre Pflegeanbieter, d.h. Pflege- und Altersheime, mit Angeboten für die ambulante Pflege in Erscheinung treten. Unter den nichtprofitorientierten Heimen[648] sind es insbesondere die Stiftung diaconis (ehemals Diakonissenhaus Bern) sowie die Stiftung tilia, welche – gestützt durch ihre langjährigen Erfahrungen in der Pflege von Betagten – mit ihren Fachpersonen *Schulungen* für Angehörige über Möglichkeiten der

---

644 Vgl. Direktion für Bildung, Soziales und Sport der Stadt Bern, nimmergrün, 105.

645 Vgl. Direktion für Bildung, Soziales und Sport der Stadt Bern, Mein persönlicher Pflegestar, 11.

646 Vgl. Direktion für Bildung, Soziales und Sport der Stadt Bern, Mein persönlicher Pflegestar, 17.

647 Vgl. Direktion für Bildung, Soziales und Sport der Stadt Bern, nimmergrün, 137.

648 Die Angebote der profitorientierten Organisationen der stationären Pflege werden unten unter I.2.2.3. «Leistungen aus dem Bereich des Marktes» behandelt.

Pflege zu Hause, für freiwillige Mitarbeitende als Seniorenbegleiterinnen und -begleiter anbieten sowie mit Ferienbetten oder Tageskliniken temporäre Entlastung bieten.[649]

I.2.2.2.3. Die Rolle der Kirchen innerhalb der Drittsektor-Organisationen

Bei der Untersuchung der Leistungen von Drittsektor-Organisationen zugunsten von pflegenden Angehörigen sollen die Kirchen bzw. die lokalen Kirchgemeinden als Akteure mit beachtet werden, zumal sie selbst «Teil der wohlfahrtspluralistischen ‹Kultur›»[650] sind. Der folgende Abschnitt widmet sich dem Beitrag der Kirchgemeinden zur Unterstützung und Entlastung der pflegenden Angehörigen, geht jedoch eingangs den Fragen nach der Zugehörigkeit der Kirchen zum Dritten Sektor sowie nach den Untersuchungen der sozialen Leistungen der Kirchen im Allgemeinen nach.

Dass die Kirchen dem Dritten Sektor zugerechnet werden, ist nicht unumstritten – häufig werden sie in einem Grenzbereich zwischen Drittem Sektor und staatlichem Sektor angesiedelt.[651] Die «Abgrenzungsproblematik»[652] ergibt sich insbesondere dadurch, dass die Landeskirchen einerseits in den meisten Kantonen der Schweiz, insbesondere in der Deutschschweiz, öffentlich-rechtlich anerkannt sind. Aufgrund dieser Anerkennung werden sie de facto als juristische Person des öffentlichen Rechts angesehen, wodurch sie «öffentlich-rechtliche Rechtsakte setzen»[653] können (Besteuerungsrecht, Verwaltungszwang, etc.). Das Bundesamt für Statistik andererseits rechnet die Kirchen wegen ihres Tätigkeitscharakters im Bereich der sozialen Dienstleistungen vielmehr dem Dritten Sektor zu. In einer grundlegenden Studie über die Methodik einer volkswirtschaftlichen Gesamtrechnung und der darin aufgefächerten Sektoren werden die Kirchen gemeinsam etwa mit Gewerkschaften, Parteien und karitativen Organisationen dem Bereich «private Organisationen ohne Erwerbszweck»

---

649 Vgl. Diaconis, Ausbildung.

650 Mathwig, Herausforderung, 39.

651 Vgl. die Grafik in Helmig et al., Grundlagen, 15.

652 Gmür et al., Der Dritte Sektor, 45.

653 Helmig et al., Grundlagen, 33.

und damit dem Dritten Sektor zugerechnet.[654] Im Blick auf die hier vorgenommene Untersuchung der öffentlichen, sozialen Leistungen der Kirchgemeinden in einem bestimmten Tätigkeitsfeld soll denn auch dieser zweiten Meinung der Vorzug gegeben werden, weshalb die Leistungen der Kirchen im Abschnitt des Dritten Sektors aufgeführt werden.

Diese sozialen Leistungen, die als diakonische Arbeit unzweifelhaft zum Selbstverständnis der christlichen Kirchen gehören, wurden in den vergangenen Jahren in Bezug auf ihren Umfang sowie ihre innere Ausgestaltung erforscht.[655] Leitend an diesen Untersuchungen war und ist nicht in erster Linie ein inneres, fachliches Interesses, sondern vielmehr die lauter gewordene Kritik an den staatlichen bzw. staatsnahen Finanzierungen der Landeskirchen.[656] Unter diesem politischen Druck sahen sich einige Landeskirchen genötigt, «Sozialbilanzen» vorzulegen, in welchen die kirchlichen Leistungen im sozialen und kulturellen Bereich offengelegt werden[657] – im Wissen darum, dass das sozialdiakonische Engagement der Kirchen wesentlich zu deren positiver Wahrnehmung in der Gesellschaft, namentlich auch bei Nicht-Kirchenmitgliedern, beiträgt.[658]

Von Interesse sind in unserem Zusammenhang jedoch nicht so sehr die volkswirtschaftlichen Nutzenrechnungen,[659] sondern die Aufschlüsselungen in Akteure und Einsatzbereiche bzw. Tätigkeitsfelder der sozialdiakonischen Aktivitäten.

---

654 Vgl. Bundesamt für Statistik, Gesamtrechnung, 12. Siehe dazu auch Helmig et al., Erläuterungen, 146.

655 Vgl. dazu etwa die Studien aus Zürich (Landert, Die sozialen und kulturellen Leistungen), aus Bern (Landert, Die Leistungen der Reformierten Kirchen Bern-Jura) sowie die interkantonale Studie «Finanzanalyse Kirchen (FAKIR)» (Marti, Dienstleistungen).

656 Vgl. dazu Marti, Dienstleistungen, 2; Schranz, Engagement, 4. Siehe dazu auch die Initiativen zur Abschaffung der Kirchensteuer für juristische Personen in den Kantonen Freiburg, Graubünden und Zürich.

657 Vgl. Marti, Dienstleistungen, 3.

658 Vgl. dazu Stolz/Ballif, Zukunft, 81.128.

659 Die Fakir-Studie hat ergeben, dass der ökonomisch hochgerechnete Wert der sozialen Dienstleistungen ungefähr dem Gegenwert der öffentlichen Finanzierung der Landeskirchen in den untersuchten Kantonen entspricht (vgl. Marti, Dienstleistungen, 10). Dieses Ergebnis hat u.a. Kirchenleitungen zu etwas saloppen Bestätigungen hinreissen lassen wie «Die Kirchen und Religionsgemeinschaften sind ihren Preis wert.» (Schweizerischer Evangelischer Kirchenbund/Schaad, Kirchliche Arbeit, 2)

Die Studien stimmen dahingehend überein, dass die für uns relevante Gruppe von Alten und Betagten aus Sicht der diakonischen Akteure eine der wichtigsten Zielgruppen ihrer Arbeit darstellt. Landert etwa hat festgestellt, dass die freiwilligen Mitarbeitenden zu wesentlichen Anteilen in der Betreuung und Begleitung von Betagten und Behinderten tätig sind; dasselbe gelte für das fest angestellte Personal – im Wesentlichen die Sozialdiakoninnen und -diakone sowie die Pfarrpersonen –, die den betagten Personen insbesondere mit seelsorgerlichen und beratenden Diensten zur Seite stehen.[660] Ähnlich hält Schranz fest, dass praktisch sämtliche bernischen Kirchgemeinden in der Einzelhilfe, nicht zuletzt gegenüber alten und betagten Menschen, tätig sind.[661]

Interessant ist, dass dabei wie angedeutet nicht nur die Sozialdiakoninnen und Sozialdiakone als Akteure im Vordergrund stehen, sondern zu gleichen Teilen auch die Pfarrpersonen;[662] die freiwilligen Mitarbeitenden leisten sogar einen Arbeitsumfang, der demjenigen der Sozialdiakoninnen und -diakone sowie der Pfarrpersonen zusammen entspricht.[663]

Diese Alters- und Betagtenarbeit der Kirchgemeinden ist weitherum bekannt. So verweist auch die städtische Direktion für Bildung, Soziales und Sport in ihrer Informationsbroschüre für Seniorinnen und Senioren, «nimmergrün»,[664] an nicht weniger als dreizehn Stellen auf die Angebote der stadtbernischen Kirchgemeinden für Seniorinnen und Senioren unterschiedlichen Alters und unterschiedlichen Gesundheitszustandes (Altersnachmittage, Begegnungsstätten, Bildungsangebote, Wanderungen/Ausflüge, Beratungsdienste, u.a.m.).

Zu fragen ist nun, in welchem Ausmass die Kirchgemeinden mit bzw. neben den Angeboten für Alte und Betagte auch solche für ihre Angehörigen

---

bzw. «Die Kirchen leisten einen wichtigen Beitrag zum Sozialstaat, ohne der Öffentlichkeit auf der Tasche zu liegen.» (Schweizerischer Evangelischer Kirchenbund/Zapf, Kirchliche Arbeit, 5).

660 Vgl. Landert, Die Leistungen der Reformierten Kirchen Bern-Jura, 48.22f.

661 Vgl. Schranz, Engagement, 48f.

662 Vgl. Schranz attestiert den Pfarrpersonen eine «verhältnismässig hohe Verantwortlichkeit [...] im Kernauftrag der Sozial-Diakonie» (Engagement, 52).

663 Vgl. Schranz, Engagement, 49f.

664 Direktion für Bildung, Soziales und Sport der Stadt Bern, nimmergrün. Vgl. zu dieser Broschüre auch oben I.2.2.2.2. «Weitere Leistungen und Akteure aus dem Dritten Sektor».

unterhalten. Die zweite Informationsbroschüre der städtischen Verwaltung, «Mein persönlicher Pflegestar»,[665] listet immerhin noch drei Angebote auf, die sich an pflegende Angehörige richten. Es sind dies zum Ersten die zahlreichen Sozial- und Beratungsstellen der einzelnen Kirchgemeinden, die in der Regel von ausgebildeten Sozialarbeiterinnen und Sozialarbeitern geführt werden und die Hilfe suchenden Personen sowohl durch ihre *Beratung*sarbeit als auch mit ihren *Vernetzungen* zu weiterführenden Organisationen unterstützen. Zum Zweiten bestehen in vielen Kirchgemeinden *Besuchsdienste*, die ähnlich funktionieren wie diejenigen der zivilgesellschaftlichen Organisationen: Eine grosse Zahl von freiwilligen Mitarbeiterinnen und Mitarbeitern besuchen die Betagten und entlasten damit die Angehörigen; angestelltes Personal ist meistens für die Koordination der Einsätze zuständig. Schliesslich, zum Dritten, organisieren einige Kirchgemeinden sogenannte «offene Mittagstische», mit welchen sie Betagten, ihren Angehörigen sowie weiteren Interessierten Mittagsmahlzeiten zubereiten und zu günstigen Konditionen offerieren und damit zu deren *hauswirtschaftlicher Entlastung* beitragen. Über diese Auflistung hinaus ist an dieser Stelle gewiss auch auf die – vorläufig nicht genau zu quantifizierenden – Betreuungsleistungen der Pfarrpersonen aufgrund der seelsorgerlichen Begleitungen und Gespräche für Betagte und ihre Angehörigen hinzuweisen.

I.2.2.2.4. Bündelung und Systematisierung der Angebote des Dritten Sektors

Die obigen Ausführungen haben die Vielfalt und Heterogenität der Angebote aus dem Dritten Sektor für pflegende Angehörige vor Augen geführt. Aus Sicht der Angehörigen besteht eine Fülle von Einzelangeboten[666] aus Organisationen unterschiedlichsten Charakters, die zuweilen schwer überschaubar ist. Im Folgenden wird nun der Versuch einer Bün-

---

[665] Direktion für Bildung, Soziales und Sport der Stadt Bern, Mein persönlicher Pflegestar. Vgl. zu dieser Broschüre auch oben I.2.2.2.2. «Weitere Leistungen und Akteure aus dem Dritten Sektor».

[666] Siehe dazu auch Jansen, Pflege, 624.

delung und Systematisierung unternommen, d.h., die aufgefundenen Angebote werden auf Gemeinsamkeiten hin geprüft und in entsprechenden Gruppen gebündelt:[667]

Als Erstes fällt auf, dass die *Pflege* im engeren Sinne allein von den Spitexorganisationen ausgeführt wird; frühere Pflegevereine u.a. mit freiwilligen Mitarbeiterinnen sind vollständig von der Bildfläche verschwunden.[668] Das wird dadurch verständlich, dass – mit der Aufnahme der ambulanten Pflegetätigkeit in den Leistungskatalog des KVG im Jahr 1996 – die ambulante Pflege eine Reglementierung erfuhr, deren strenge Anforderungen nur noch von den spezialisierten Spitexorganisationen und ihrem ausgebildeten Fachpersonal ausgeführt werden können.

Nicht von staatlicher Seite her reglementiert sind die folgenden Bereiche:

Stationäre Pflegeinstitutionen (Alters- und Pflegeheime) verfügen mit ihrem Fachpersonal über einen grossen Erfahrungsschatz und vielfältige Kompetenzen im Umgang mit pflegebedürftigen Personen, die je bei ihnen in den Institutionen wohnen. Einige dieser Organisationen haben es sich zum Ziel gemacht, dieses Wissen in *Schulungen* den pflegenden Angehörigen und weiteren Interessierten weiterzuvermitteln, um dadurch die Angehörigen in Bezug auf deren alltägliche Pflegeverrichtungen zu unterstützen bzw. zu befähigen und zugleich einen Beitrag zur Qualitätssicherung in der privaten, häuslichen Pflege zu leisten.

Eine grosse Zahl von Organisationen bietet den Betagten und ihren pflegenden Angehörigen *hauswirtschaftliche Hilfestellungen* an. Diese reichen von Mahlzeitenlieferungen bis zu Reinigungs- und Wäschediensten und werden in der Regel gegen ein kleines Entgelt ausgeführt. Dabei sind sowohl Fachpersonal als auch freiwillige Mitarbeitende involviert.

Um die *Mobilität* erhalten und gewährleisten zu können, sind die Fahrdienste sowohl für die Betagten als auch für deren Angehörige von einiger Bedeutung. Die zwei bekannten, oben genannten Fahrdienste werden grösstenteils von Freiwilligen geführt und erheben für ihren Aufwand lediglich kostendeckende Spesenentschädigungen.

---

667 Eine andere Systematisierung schlagen Hutchison et al., Entlastungsmöglichkeiten, 229ff. vor.

668 Siehe dazu I.2.2.2.1. «Leistungen aus dem Dritten Sektor: Bedeutende Organisationen der ambulanten Hilfe und Pflege».

Die grösste Zahl an Einzelangeboten besteht im Bereich von *Besuchs- und Entlastungsdiensten.* Die vielen genannten Trägerorganisationen können dank dem Engagement vieler freiwilliger Mitarbeitender einen Besuchs- bzw. »Hütedienst«[669] anbieten, mit welchem die in das Pflegearrangement involvierten Angehörigen stunden- oder tageweise entlastet werden. Die meisten Organisationen bieten diese Dienste kostenlos an.

Für *Beratungen* sowie für *Vernetzungen* zu den benötigten Hilfestellungen stehen ebenfalls zahlreiche Angebote bereit. Einige von ihnen sind nur eingeschränkt zugänglich und umfassen nur partikulare Anliegen (bspw. diagnose- bzw. themenspezifisch), andere bieten für alle zugängliche und umfassende Beratungen (bspw. in Fragen zu Finanzen, Wohnen, Recht, Gesundheit und Lebensgestaltung im Alter) an. Wenn auch die Dienste von ausgebildetem Fachpersonal, meistens Sozialarbeitenden geführt werden, so sind doch die Beratungen in aller Regel kostenlos.[670]

Schliesslich bestehen mit *Selbsthilfegruppen* Angebote zum Austausch und zur Aussprache unter den Betroffenen – Angebote, die in der Regel von Fachpersonal der entsprechenden Organisationen moderiert werden. Aus dieser Zusammenstellung der Angebote in Gruppen lässt sich das folgende vorläufige Schema erstellen:[671]

669 Zu diesem Begriff siehe Gesundheits- und Fürsorgedirektion des Kantons Bern, Bericht, 46.

670 Eine gewisse indirekte Form einer Reglementierung kommt im Bereich dieser Beratungen dadurch zustande, dass einige Beratungsangebote (vgl. Rotes Kreuz und Pro Senectute) von der öffentlichen Hand subventioniert werden; bei den diesbezüglichen Leistungsverträgen werden dabei gelegentlich Qualitätsstandards festgelegt, die einzuhalten sind und die überprüft werden.

671 Vorläufig ist die Übersicht daher, dass sie im nachfolgenden Abschnitt noch durch die Angebote der Marktakteure ergänzt wird und damit die – oft ineinandergreifenden – Angebote sowohl des Dritten Sektors als auch des Marktbereiches umfassen wird.

Formen der Unterstützung für pflegende Angehörige durch Organisationen des Dritten Sektors

	Unterstützungsformen / Organisationen		Pflege	Schulung/Befähigung	Hauswirtschaft	Mobilität	Besuche, Begleitung	Sozialberatung	Vernetzung	Austausch/Selbsthilfe
I.2.2.2.1.	Spitexorganisationen		•		•					
	Rotes Kreuz				•	•	•	•	•	
	Pro Senectute				•		•	•	•	
I.2.2.2.2.	Nationale Diagnose-Verbände						•	•		•
	Kantonale Initiativen					•	•			
	Lokale Einzelinitiativen				•		•	•	•	•
	Anbieter stationärer Pflege			•						
I.2.2.2.3.	Kirchgemeinden				•		•	•	•	
			*	Nicht reglementierte Bereiche						
			FP		FP/FW	FW		FP		
			(i.d.R.) KP				(i.d.R.) KL			

(Abb. 2: eigene Darstellung)

* = reglementierter Bereich
FP = Fachpersonal/FW = Freiwillige
KP = Kostenpflichtig/KL = Kostenlos

Zu dieser erstellten Übersicht sind einige Beobachtungen anzufügen:

– *Freiraum in der Gestaltung der Angebote*: Die dargestellten Angebote bewegen sich grösstenteils in einem nicht durch staatliche Rechtsetzung reglementierten Arbeitsbereich. D.h., die Organisationen arbeiten mit ihren Angeboten in einem freien Raum, in welchem die Angebote durch Anregungen der Betroffenen oder aber aufgrund eigener Ideen entstanden sind. Die Übersicht zeigt, dass die Organisationen den Gestaltungsspielraum vielfältig zu nutzen wissen; jedoch stellt sich bei vielen Angeboten – da sie nicht oder nur teilweise von der öffentlichen Hand unterstützt werden – die Frage der Finanzierung.

– *Deutung der Überschneidungen*: Die Übersicht weist einige Mehrfachabdeckungen bzw. Überschneidungen auf; in praktisch allen Bereichen sind mehrere Organisationen mit ähnlichen Angeboten beteiligt. Dies lässt sich einerseits dahingehend kommentieren, dass mit jedem zusätzlichen Dienstleister die Reichweite eines Angebots erweitert wird und entsprechend umso mehr betroffene Angehörige erreicht werden können (Überschneidungen als Ergänzung). Andererseits besteht die Gefahr, dass durch das Nebeneinander der Angebote erstens mögliche Synergien nicht genutzt werden[672] sowie zweitens aus Sicht der Angehörigen die Übersichtlichkeit der Angebote verloren geht (Überschneidungen als Doppelspurigkeiten) und insgesamt eine Gesamtplanung erschwert wird.

– *Problem der Quantifizierung*: Einige Organisationen haben die Reichweite, d.h. die Anzahl der erreichten Betroffenen, ihrer Angebote recht genau beziffert.[673] Andere, insbesondere kleinere Organisationen, können hierzu keine genauen Daten liefern. Zudem ist davon auszugehen, dass einige der Angehörigen verschiedene Angebote von unterschiedlichen Organisationen nutzen. Aus diesen Gründen lässt sich nicht genau eruieren, wie viele der betroffenen pflegenden Angehörigen im Kanton Bern bzw. der Angehörigen in der Stadt Bern die Dienstleistungen nutzen bzw. mit den obigen unterstützenden und entlastenden Angeboten erreicht werden können.

Wenn auch die Zahl der dargestellten Angebote eindrücklich ist und für eine Vielzahl von Angehörigen eine wesentliche Unterstützung darstellt, so ist trotzdem klar, dass nach wie vor eine beträchtliche Zahl von Angehörigen ohne derartige Unterstützungen auskommt bzw. auskommen muss.[674] Insbesondere gilt dies für die Betroffenen in nicht-städti-

---

672 In der Art, dass beispielsweise alle Organisationen für dasselbe Angebote eine Administration unterhalten müssen, die grundsätzlich für alle zusammengelegt werden könnte.

673 Siehe insbesondere I.2.2.2.1. «Leistungen aus dem Dritten Sektor: Bedeutende Organisationen der ambulanten Hilfe und Pflege».

674 Zur Frage nach den Gründen der Inanspruchnahme oder Nicht-Inanspruchnahme von Hilfeleistungen siehe I.1.2.2.3. «Ressourcen der Angehörigen».

schen Gebieten, in welchen nicht eine derart grosse Dichte von Organisationen ihre Dienstleistungen anbietet.

Im Blick auf die wohlfahrtspluralistische Einordnung der Leistungen des Dritten Sektors und dessen Verhältnis zur öffentlichen Hand lässt sich im Spezifischen anhand der hier untersuchten Angebote für pflegende Angehörige bestätigen, was die Forschung im Allgemeinen festhält: Bei der Politik der öffentlichen Hand gegenüber dem Dritten Sektor ist weitgehend das Subsidiaritätsprinzip massgebend,[675] welches besagt, dass der Staat lediglich diejenigen Aufgaben bewältigt, «für welche sich keine untergeordneten Akteure finden lassen.»[676] Und diese Akteure werden als autonom betrachtet; entsprechend besteht keine explizite Policy gegenüber dem Dritten Sektor.[677] Das heisst aber nicht, dass zwischen der öffentlichen Hand und den Organisationen des Dritten Sektors keine Verbindungen bestehen, im Gegenteil: Es lässt sich vielmehr feststellen, dass ein «ausgedehntes Netzwerk partnerschaftlicher Arrangements»[678] entstanden ist. In diesen Netzwerken wird oft über Leistungsverträge vereinbart, dass die Drittsektor-Organisationen im Auftrag des Staates spezifische Dienstleistungen erbringen:[679] In unserem Bereich der Unterstützung pflegender Angehöriger finden sich hierzu mannigfache Beispiele.[680] Interessant ist, dass dabei ein kompliziertes System von «‹Third Party Government› [entsteht], in dem staatliche Instanzen einen beträchtlichen Anteil ihres Entscheidungsspielraumes und ihrer Machtbefugnisse mit nicht-staatlichen Akteuren teilen.»[681] Für die öffentliche Hand bringt dies den Vorteil, dass sie über die steuernden Leistungsverträge ihre Rolle in der Förderung der

---

675 Vgl. Bundesverfassung, Art. 5a: «Bei der Zuweisung und Erfüllung staatlicher Aufgaben ist der Grundsatz der Subsidiarität zu beachten.»

676 Nollert/Budowski, Politischer Kontext, 210.

677 Vgl. Nollert/Budowski, Politischer Kontext, 209.

678 Salomon, Third Party Government, 79.

679 Vgl. Nollert/Budowski, Politischer Kontext, 213.

680 Vgl. dazu etwa die Darstellungen der Leistungsverträge der Bernischen Gesundheits- und Fürsorgedirektion in I.2.2.1.2.1. «Politik und Verwaltung des Kantons Bern als Akteure im Bereich der häuslichen Pflege» auf Seiten der öffentlichen Hand bzw. die durch die öffentliche Hand finanzierten Verträge der grossen Organisationen wie Rotes Kreuz oder Pro Senectute auf Seiten des Dritten Sektors in I.2.2.2.1. «Leistungen aus dem Dritten Sektor: Bedeutende Organisationen der ambulanten Hilfe und Pflege».

681 Salomon, Third Party Government, 86.

Wohlfahrt stärken können, «ohne den staatlichen Verwaltungsapparat unnötig auszuweiten»[682] – mit der Konsequenz, dass einige Drittsektor-Organisationen wie «quasi-öffentliche Einrichtungen funktionieren».[683] Dies führt insgesamt zu einer «pluralistischen Verteilung von Verantwortlichkeiten»[684] zwischen dem öffentlichen Sektor und privaten, gemeinnützigen Akteuren.

Beim Dritten Sektor existieren neue Formen von Überschneidungen jedoch nicht nur mit dem staatlichen Bereich, sondern insbesondere auch mit dem Marktbereich, was im folgenden Abschnitt behandelt werden soll.

I.2.2.3. Leistungen aus dem Bereich des Marktes

Nicht zuletzt ist auf die Marktanbieter einzugehen, d.h. auf die privatwirtschaftlich organisierten, profitorientierten Unternehmen, die für die Betagten und die pflegenden Angehörigen kostenpflichtige Angebote bereit halten. Wie oben erwähnt[685] betrachten diese Unternehmen die Gesamtheit der pflegenden Angehörigen als Absatzmarkt bzw. als potenzielle Kundinnen und Kunden, welchen sie ihre Angebote mit finanziellem Gewinn verkaufen können. Die Organisationen des Dritten Sektors werden also von den privatwirtschaftlichen Unternehmen nicht nur mit Partnerschaftsprojekten unterstützt,[686] sondern mehr und mehr auch durch ebensolche konkurrenziert. Zugleich ist hier die obige Feststellung heranzuziehen, wonach Drittsektor-Organisationen vermehrt selber Dienstleistungen für Betagte und Angehörige anbieten, die kostenpflichtig sind[687] und die zuweilen als Marktgüter zu betrachten sind. Die Grenzziehung

682 Salomon, Third Party Government, 87.

683 Nollert/Budowski, Politischer Kontext, 209. Als beachtenswerte Ausnahme sei an dieser Stelle nochmals auf den entgegengesetzte Strategie des Roten Kreuzes Region Bern-Mittelland hingewiesen, welches sich mittels – sehr erfolgreicher – Fundraisingaktionen weitgehend von der öffentlichen Hand unabhängig halten will (vgl. oben I.2.2.2.1. «Leistungen aus dem Dritten Sektor: Bedeutende Organisationen der ambulanten Hilfe und Pflege»).

684 Salomon, Third Party Government, 88.

685 Vgl. I.2.1. «Das Konzept des Wohlfahrtspluralismus».

686 Siehe dazu die Beispiele des Schweizerischen Roten Kreuzes und von Pro Senectute in I.2.2.2.1. «Leistungen aus dem Dritten Sektor: Bedeutende Organisationen der ambulanten Hilfe und Pflege».

687 Nicht immer kann zweifelsfrei festgestellt werden, ob die Tarife jeweils bloss kostendeckend sind oder aber ob sie Gewinne abwerfen.

zwischen dem Dritten Sektor und dem Marktbereich scheint also im Bereich der häuslichen Pflege zunehmend unscharf zu werden. Diese Tendenz zur Unschärfe wird auch allgemein in der Forschung konstatiert: «Der Dritte Sektor definiert sich über seine Grenzziehung gegenüber staatlicher Kontrolle zur einen und marktwirtschaftlicher Güterproduktion zur anderen Seite. […] Inzwischen scheint jedoch die Grenze zwischen zivilgesellschaftlichen und marktwirtschaftlichen Aktivitäten zunehmend zu verwischen.»[688] Dies wird in zwei Richtungen expliziert: Zum Einen dadurch, dass sich die (zuweilen traditionellen) Drittsektor-Organisationen aufgrund des öffentlichen Kostendrucks und standardisierter staatlicher Vorgaben weder in Bezug auf die Kosten noch in Bezug auf die Leistungsqualität wesentlich von den sie konkurrenzierenden Marktanbietern unterscheiden bzw. abheben können. Zum Anderen dadurch, dass die Drittsektor-Organisationen – wie bereits angedeutet – im verschärften Umfeld ihre eigene Attraktivität steigern wollen, indem sie Marktgüter anbieten und ihrerseits am kommerziellen Produkt- und Dienstleistungsmarkt teilnehmen.[689]

Diese Entwicklung lässt sich im Bereich der häuslichen Pflege exemplarisch mit den Folgen der Neuordnung der Pflegefinanzierung[690] ab 2011 für die ambulanten Pflegedienste illustrieren: Während der Geltungszeit der vorangegangenen Regelung erhielten ausschliesslich die gemeinnützigen Spitexorganisationen, d.h., die Organisationen des Dritten Sektors, Beiträge der öffentlichen Hand als Subventionen für ihre Dienste. Mit der Neuordnung der Pflegefinanzierung wurde dahingehend ein Paradigmenwechsel vollzogen, dass die öffentlichen Beiträge nicht mehr nur den traditionellen, gemeinnützigen Spitexorganisationen zur Verfügung stehen, sondern neu auch den profitorientierten ambulanten Pflegeorganisationen. Eine Unterscheidung wird lediglich noch darin vorgenommen, dass mit den beiden Gruppen unterschiedliche Leistungsverträge ausgehandelt werden, die sich hinsichtlich der Verpflichtungen der Pflegeorganisationen als auch hinsichtlich der subventionierten Tarife unterschieden.[691] Die öffentliche Hand trägt also hier – durch das Instrument der

---

688 Gmür/Lichtsteiner, Ausblick, 239.

689 Vgl. dazu Gmür/Lichtsteiner, Ausblick, 239f.

690 Zu den Details der Regelung siehe oben I.2.2.1.1.2. «Sozialversicherungsleistungen für pflegebedürftige Betagte».

691 Im Kanton Bern sieht dies aktuell so aus, dass die Gesundheits- und Fürsorgedirektion des Kantons Bern als Verhandlungspartnerin der öffentlichen Hand in den

Mitfinanzierung der Leistungen – ihrerseits dazu bei, die Trennung zwischen Drittem Sektor und Markt im Bereich der ambulanten Pflege geradezu aufzuheben.

Trotz der dargestellten, zunehmenden Verwischung der Sektorgrenzen soll nach wie vor an der Unterscheidung der Bereiche, insbesondere den Bereichen Dritter Sektor und Markt, festgehalten werden – wenn auch nicht so sehr in Bezug auf ihre Leistungen (zumal Akteure aus beiden Bereichen zuweilen profitorienterte Produkte und Dienstleistungen anbieten), sondern vielmehr in Bezug auf ihre Organisationsform.[692]

Mit dieser Präzisierung sind nun zum Schluss die profitorientierten Organisationen, die Leistungen im Bereich der häuslichen Pflege anbieten, zu betrachten. Gemäss obiger Darstellung betrifft dies zum Einen ambulante Pflegedienstorganisationen sowie auch selbständiges Pflegefachpersonal. Zum Anderen verfügen auch – so paradox dies zunächst klingen mag – stationäre Pflegeinstitutionen, v.a. Alters- und Pflegeheime, in zunehmendem Masse über Angebote zugunsten von ambulant betreuten Betagten und ihren Angehörigen. Deren Leistungen stellen sich im Einzelnen wie folgt dar:

Im Raum Bern arbeiten fünf verschiedene *privatwirtschaftlich geführte, ambulante Pflegeorganisationen.* Es sind dies der Hausbetreuungsdienst für Stadt und Land, die Private Spitex GmbH, die Spitex plus, Pro Vita 24 sowie das Büro 88. Diese Organisationen arbeiten in der Rechtsform einer Aktiengesellschaft bzw. einer Gesellschaft mit beschränkter Haftung (GmbH) und sind je von unterschiedlicher Grösse.[693] Ihnen ist gemeinsam, dass sie

---

Leistungsverträgen verschiedene Stufen der gegenseitigen Verpflichtung eingeführt hat. So besteht bspw. für die gemeinnützigen Spitexorganisationen eine Versorgungspflicht (d.h. eine Pflicht zur Annahme aller eingegangenen Kundenaufträge, egal von welcher Auftragsdauer und geografischer Entfernung); sie erhalten hierfür höhere Entschädigungen. Die privaten Organisationen hingegen sind von der Versorgungspflicht entbunden, erhalten jedoch tiefere Beiträge (vgl. dazu Gesundheits- und Fürsorgedirektion des Kantons Bern, Leistungsvertrag).

692 Siehe dazu insbesondere die einleitende Kriteriologie für die Zugehörigkeit zum Dritten Sektor in I.2.2.2. «Leistungen aus dem Dritten Sektor».

693 Während der Hausbetreuungsdienst für Stadt und Land schweizweit und die Spitex plus kantonsweit tätig sind, so agieren die weiteren drei Organisationen lediglich im Raum Bern. Vgl. dazu Direktion für Bildung, Soziales und Sport der Stadt Bern, Mein persönlicher Pflegestar, 48f. sowie Direktion für Bildung, Soziales und Sport der Stadt Bern, nimmergrün, 61-65.

das Leistungsangebot sowie die Tarifgestaltung ihrer Leistungen – innerhalb des Rahmens der kantonalen Leistungsvereinbarungen – grösstenteils frei gestalten können. Um neben den gemeinnützigen Organisationen bestehen zu können, sind sie jedoch nicht nur auf attraktive Leistungskonditionen angewiesen, sondern sie müssen sich in der Öffentlichkeit als Leistungserbringerinnen anbieten und bemerkbar machen. Entsprechend lässt sich feststellen, dass die privaten Spitexorganisationen eine intensive Öffentlichkeitsarbeit betreiben.[694] Entgegen kommt ihnen die Tatsache, dass die Marke «Spitex» nicht geschützt werden kann[695] und somit nicht von den gemeinnützigen Organisationen allein verwendet werden darf. Wie sich aus der Auflistung der obigen fünf Organisationen herauslesen lässt, verwenden zwei davon das Label «Spitex» in ihrem Namen und setzen damit darauf, dass diesem Label in der Öffentlichkeit bereits eine grosse Akzeptanz entgegengebracht wird. Zu dieser Zahl von privaten Spitexorganisationen kommt noch eine für den Raum Bern nicht genauer bezifferbare Zahl von *selbständig tätigen Pflegefachpersonen*, die als Alleinunternehmerinnen bzw. Alleinunternehmer ebenfalls ambulante Pflegedienstleistungen anbieten, die von den Sozialversicherungen übernommen werden.[696]

Aufgrund der Vorgaben des revidierten Bundesgesetzes über die Krankenversicherung (KVG, Art. 22a)[697] wurden ab dem Jahr 2010 in der nationalen Spitexstatistik nicht mehr nur die gemeinnützigen Spitexorganisationen und deren Leistungen erfasst, sondern auch Anzahl und Leistungsumfang der privaten Organisationen und der selbstständigen Pflegefachpersonen.[698] Dies erlaubt einen Überblick erstens über die Anzahl an privaten Organisationen sowie zweitens über die Verteilung der erbrachten Leistungen zwischen gemeinnützigen und privaten Organisationen.

---

694 Vgl. hierzu Wüthrich, Strategie, 29.

695 Vgl. Spitex Schweiz, Spitex.

696 Vgl. Verordnung über die Krankenversicherung (KVV) vom 27. Juni 1995 (SR 832.102), Art. 49. Die privaten Spitexorganisationen sind mehrheitlich im «Schweizerischen Verband der privaten Spitex-Organisationen» zusammengeschlossen, die selbständigen Pflegefachpersonen im Schweizerischen Berufsverband der Pflegefachfrauen und Pflegefachmänner SBK.

697 Vgl. dazu auch die Ausführungen in I.2.2.1.1.2. «Sozialversicherungsleistungen für pflegebedürftige Betagte».

698 Vgl. Bundesamt für Statistik, Statistik, 4.

Ein nationaler Überblick über das Leistungsvolumen weist auf, dass der grösste Anteil der Leistungen (über 80%) von den gemeinnützigen Organisationen bestritten wird, jedoch ist der Anteil der privaten Organisationen in den letzten Jahren deutlich gestiegen.[699]

Bei den stationären Pflegeinstitutionen bestehen die Leistungen für die häusliche Pflege und Hilfe darin, dass diese einen Teil ihrer bestehenden Infrastruktur für aussenstehende Personen, die nicht dem Kreis der von ihnen betreuten Betagten angehören, öffnen. Im Raum Bern bieten über 20 Alters- und Pflegeheime, insbesondere die privatwirtschaftlich orientierten, Dienstleistungen im Bereich der *Hauswirtschaft* sowie der *externen Entlastung* an: So geht es erstens um «offene Mittagstische», d.h., Betagte und ihre Angehörigen können die Mittagsmahlzeit in einem der entsprechenden Heime einnehmen.[700] Zweitens stellen die stationären Institutionen einen (kleinen) Teil ihrer Betten als Entlastungsplätze bzw. Ferienzimmer zur Verfügung und übernehmen damit für bestimmte Zeitabschnitte die Pflege und Betreuung der betagten Person.[701]

Mit diesen beiden Angebotsgruppen von privatwirtschaftlichen Organisationen lässt sich die obige Übersicht der «Formen der Unterstützung für pflegende Angehörige durch Organisationen des Dritten Sektors»[702] erweitern in eine Übersicht der «Formen der Unterstützung für pflegende Angehörige durch Organisationen des Dritten Sektors und des Marktes» (siehe Abb. 3).

So lässt sich zum Marktbereich abschliessend zweierlei festhalten:

– Es versteht sich von selbst, dass die Marktanbieter ausschliesslich in den kostenpflichtigen Bereichen tätig sind. Die privaten, ambulanten Pflegeorganisationen profitieren von der Tatsache, dass der national regulierte Bereich der Hilfe und Pflege nicht mehr allein den gemeinnützigen Organisationen offen steht. Entsprechend versuchen sie in steigender Anzahl, Anteile am Markt zu gewinnen und ihre Angebotsstruktur so zu ge-

---

699 Vgl. Bundesamt für Statistik, Statistik, 1.

700 Vgl. Direktion für Bildung, Soziales und Sport der Stadt Bern, Mein persönlicher Pflegestar, 44ff.

701 Vgl. Direktion für Bildung, Soziales und Sport der Stadt Bern, Mein persönlicher Pflegestar, 25–29.

702 Siehe I.2.2.2.4. «Bündelung und Systematisierung der Angebote des Dritten Sektors». Grau markierte Bereiche stellen Ergänzungen gegenüber der genannten Darstellung in I.2.2.2.4. dar.

Formen der Unterstützung für pflegende Angehörige durch Organisationen des Dritten Sektors und des Marktes

	Unterstützungsformen / Organisationen	Externe Entlastung	Pflege	Schulung/Befähigung	Hauswirtschaft	Mobilität	Besuche/Begleitung	Sozialberatung	Vernetzung	Austausch/Selbsthilfe
I.2.2.2.1.	Spitexorganisationen		•		•					
	Rotes Kreuz				•	•	•	•	•	
	Pro Senectute				•		•	•	•	
I.2.2.2.2.	Nationale Diagnose-Verbände						•	•		•
	Kantonale Initiativen					•	•			
	Lokale Einzelinitiativen				•		•	•	•	•
	Anbieter stationärer Pflege			•						
I.2.2.2.3.	Kirchgemeinden				•		•	•	•	
I.2.3.	Ambulante Pflegeorganisationen		•		•					
	Stationäre Pflegeinstitutionen	•								
		NR	*	NR						
		FP			FP/FW	FW		FP		
		(i.d.R.) kostenpflichtig					(i.d.R.) kostenlos			

(Abb. 3: eigene Darstellung)

* = reglementierter Bereich/NR = Nicht reglementierte Bereiche

FP = Fachpersonal/FW = Freiwillige

stalten, dass sie daran verdienen können. Die privaten, stationären Pflegeinstitutionen ihrerseits weiten ihren Aktionsradius auf die häusliche Pflege und Betreuung wohl nicht primär aus uneigennützigen Motiven aus, sondern wohl eher, weil sie damit die Auslastung ihrer Hotellerie (Verpflegung und Betteninfrastruktur) sowie z.T. auch ihrer Pflegeinfrastruktur zu erhöhen versuchen. D.h., es sind insbesondere betriebswirtschaftliche Gründe, die die meisten Pflegeinstitutionen dazu führen, die genannten Dienstleistungen anzubieten.

– Der summarische Überblick über die Abbildungen 2 und 3 führt vor Augen, wie breit gefächert das Engagement der Drittsektororganisationen innerhalb der ambulanten Pflege und Hilfe im Vergleich zu demjenigen der Marktakteure ist. Wenn auch davon auszugehen ist, dass sowohl die Zahl als auch der Anteil von Marktakteuren im Bereich der häuslichen Pflege zunehmen wird, so ist schon jetzt grundsätzlich vorauszusehen, dass viele Bereiche von den Marktakteuren kaum je abgedeckt werden können. Da sich die Marktakteure praktisch ausschliesslich in Bereichen von kostenpflichtigen Dienstleistungen und Produkten bewegen, blieben die nicht ertragreichen Bereiche (wie Beratung, Vernetzung, Austausch/Selbsthilfe) ohne die Organisationen des Dritten Sektors vollständig unabgedeckt – es sei denn, die öffentliche Hand würde ihre Subventionen an den Dritten Sektor für die Ausrichtung dieser Angebote neu in Form von Leistungsverträgen ausgestalten und damit für die Marktakteure interessant machen.

I.2.3. Einordnung in europäische Vergleichsstudien und Fazit

I.2.3.1. Einordnung in europäische Vergleichsstudien

Um die Bedeutung des schweizerischen bzw. des bernischen Systems des Wohlfahrtspluralismus im Bereich der häuslichen Pflege verorten zu können, ist es hilfreich, dieses mit den jeweiligen Situationen anderer europäischer Staaten zu vergleichen. Dieser Vergleich mit den wohlfahrtsstaatlichen Arrangements anderer Länder soll Rückschlüsse zulassen auf die Situation hierzulande und insbesondere Eigenheiten, Stärken und Schwächen unserer gesellschaftlichen Organisation der häuslichen Pflege aufzeigen.

Als Vergleichsbasis eignen sich hierfür vorwiegend Datensätze bzw. Studien, die in der jüngeren Vergangenheit veröffentlicht wurden und die sich auf alle bzw. auf einzelne Bereiche des Wohlfahrtspluralismus beziehen und sich somit den Darlegungen in I.2.2. gegenüberstellen lassen. Dies trifft insbesondere auf die Studie von Haberkern[703] und den dieser Studie teilweise zugrunde liegenden Datensatz SHARE sowie auf die Studie Eurofamcare[704] zu. In der Folge sollen die Grundzüge derer Ergebnisse je kurz vorgestellt und der Situation hierzulande gegenübergestellt werden.

Der Soziologe Haberkern hat in seiner Studie untersucht, welche Unterschiede in der gesellschaftlichen Organisation der häuslichen Pflege zwischen verschiedenen europäischen Ländern bestehen. Von besonderem Interesse war für ihn dabei die Frage, welche Unterschiede in Bezug auf die institutionellen (und kulturellen) Rahmenbedingungen der familialen, häuslichen Pflege zwischen verschiedenen Ländern bestehen.[705] Seine Hypothese, wonach die staatlichen Rahmenbedingungen die jeweiligen familialen Pflegearrangements im Einzelnen wesentlich beeinflussen, hat er in einem Vierländerportrait und -vergleich (Dänemark, Deutschland, Schweiz, Italien) geprüft. Als Grundlage dienten ihm teilweise die Daten des Survey of Health, Ageing and Retirement in Europe (SHARE); das ist Datensatz «mit detaillierten Informationen zu Familie und soziale Unterstützung, Gesundheit, ökonomische Situation sowie Erwartungen und Einstellungen der über 50jährigen (und ihren Partnerinnen/Partnern)»[706] in elf europäischen Ländern,[707] der insgesamt eine detaillierte Analyse der länderspezifischen Pflegesysteme erlaubt.

Die Beschreibung der Pflegesysteme führte er anhand von «zentralen Kategorien des Vergleichs von Pflegesystemen»[708] aus, die unter anderem a. das staatliche Angebot an Sach- und Geldleistungen sowie b. die gesetz-

---

703 Pflege.

704 Eurofamcare-Consortium, Eurofamcare.

705 Vgl. Haberkern, Pflege, 16.

706 Haberkern, Pflege, 18.

707 Belgien, Dänemark, Deutschland, Frankreich, Griechenland, Italien, Niederlande, Österreich, Schweden, Schweiz und Spanien. Im Datensatz nicht vorhanden waren damit Grossbritannien und Osteuropa (ebd.).

708 Haberkern, Pflege, 58.

lichen Verpflichtungen der Angehörigen umfassen. Diese beiden Kategorien entsprechen damit weitgehend den obigen Ausführungen zum Bereich *Staat* (I.2.2.1. «Leistungen staatlicher Akteure»).[709]

Anhand dieser Kategorien macht Haberkern «zwei dominante Typen der gesellschaftlichen Organisation der Pflege»[710] aus. Zum Einen ist dies das familienbasierte Pflegesystem, zum Anderen das servicebasierte, wobei auch Mischformen vorkommen.[711] Im Ersteren wird die häusliche Pflege vorwiegend von Angehörigen geleistet; dies zum Einen, weil kaum oder nicht genügend ambulante oder stationäre Pflegeleistungen zur Verfügung stehen, und zum Anderen, weil die Angehörigen von Rechts wegen in gewissem Ausmass zur (finanziellen und/oder praktischen) Hilfeleistung zugunsten der Pflegebedürftigen verpflichtet sind.[712] Die servicebasierten Pflegesysteme zeichnen sich hingegen dadurch aus, dass ein Grossteil der Alterspflege von professionellen Pflegediensten, die flächendeckend verfügbar sind, übernommen wird; die gesetzlichen Verpflichtungen der Angehörigen gegenüber pflegebedürftigen Familienmitgliedern sind hingegen inexistent oder sehr gering.[713] Gemäss den von ihm erhobenen Daten könne die Pflegelandschaft an einer «Nord-Süd-Achse abgetragen werden, wobei die Verantwortung für die Pflege im Norden Europas vorwiegend beim Staat und im Süden bei der Familie liegt».[714]

So steht den pflegebedürftigen Betagten in *Dänemark* ein sehr umfassendes Angebot an staatlichen Serviceleistungen zur Verfügung, auf welches sie Anspruch haben und das sie nahezu kostenlos nutzen können. Entsprechend diesem stark ausgebauten Angebot liegt denn auch die Inanspruchnahme der ambulanten Leistungen weit über dem europäischen Durchschnitt. Die pflegenden Angehörigen ihrerseits sind von rechtlichen

---

709 Zu den staatlichen Geld- und Sachleistungen (a.) vgl. I.2.2.1.1. «Leistungen staatlicher Akteure: Die nationale Ebene»; I.2.2.1.2. «Leistungen staatlicher Akteure: Die kantonale und lokale Ebene». Zu den gesetzlichen Verpflichtungen der Angehörigen (b.) vgl. I.2.2.1.1.1. «Die Unterstützungspflicht von Familienangehörigen aus rechtlicher Sicht.»

710 Haberkern, Pflege, 149.

711 Insbesondere Daly/Lewis, weisen darauf hin, dass von einer Vielzahl an Modellen ausgegangen werden muss, da eine Kategorisierung immer auch Unschärfen schafft: «There is no single or simple way to categorize […]» (Concept, 289), da die entsprechenden Parameter – «cash and services, and carework that is formal and informal, public and private» (Concept, 288) – sehr unterschiedlich angewendet werden.

712 Vgl. Haberkern, Pflege, 74.149.

713 Vgl. Haberkern, Pflege, 63.76.

714 Haberkern, Pflege, 149.

Pflege- oder Finanzierungsverpflichtungen gegenüber ihren betagten Familienmitgliedern vollständig freigestellt.[715] Diese «weitgehende Pflegeverantwortung des Staates»[716] entspricht nach Haberkern nahezu idealtypisch dem servicebasierten Pflegesystem.

Das Pflegesystem in *Deutschland* ist hingegen geprägt von der gleichzeitigen Geltung des Subsidiaritätsprinzips sowie der Ansprüche auf Versicherungsleistungen. Das Subsidiaritätsprinzip kommt etwa in der gesetzlichen Familienunterstützungspflicht zum Ausdruck, wobei die Familien hierfür im Sinne der «Hilfe zur Selbsthilfe» gelegentlich finanziell gestützt werden.[717] Im Zentrum der Versicherungsansprüche steht die 1995 eingeführte Pflegeversicherung, nach welcher allen versicherten Personen im Pflegefall entweder Geldleistungen (zum Kauf von Pflegeleistungen oder zur Entschädigung der Angehörigenpflege) oder aber Sachleistungen (z.B. Hilfsmittel oder ambulante Pflegeleistungen) zustehen.[718] Durch dieses Nebeneinander – d.h. die prinzipielle Pflegezuständigkeit der Familie bei gleichzeitiger Verantwortungsübernahme des Staates in Form von verbrieften Versicherungsansprüchen – spricht Haberkern vom Pflegesystem Deutschlands als einem familienbasierten Modell «in abgeschwächter Form».[719]

Das Pflegesystem *Italiens* ordnet Haberkern klar dem familienbasierten Modell zu, zumal die Betagtenpflege weitgehend in der Familie erfolgt und zudem die öffentlichen, ambulanten Dienstleistungen nicht in ausreichendem Masse zur Verfügung stehen.[720] Wenn auch den pflegebedürftigen Menschen *de jure* ein formelles Recht auf pflegerische Versorgung eingeräumt wird, so greift dieses doch erst, wenn alle Möglichkeiten der familiären Unterstützung ausgeschöpft sind.[721] Es ist nicht zuletzt diese alleinige Pflegeverantwortung der Familien, die dazu geführt hat, dass in italienischen Familien mit pflegebedürftigen Betagten eine Vielzahl von

---

715 Vgl. Haberkern, Pflege, 61.

716 Haberkern, Pflege, 62. Ähnlich dazu auch Daly/Lewis, Concept, 289.

717 Vgl. Haberkern, Pflege, 64.

718 Vgl. Herrmann-Stojanov, Pflegeversicherung, 6. Bittman et al. (Making, 71) führen ähnliche Unterstützungssysteme in weiteren Ländern auf, deren Zahlungen jedoch eher symbolisch sind und kaum eine praktische Hilfe darstellen. Vgl. dazu auch die Ausführungen in III.3.2.1. «Modelle von Pflegeversicherungen – Diskussionen aus Deutschland, Österreich und der Schweiz».

719 Haberkern, Pflege, 149.

720 Vgl. Haberkern, Pflege, 74.149. Siehe dazu auch Daly/Lewis, Concept, 289.

721 Vgl. Haberkern, Pflege, 71.

osteuropäischen und asiatischen Pflegekräften arbeiten; diese Arbeitsverhältnisse sind jedoch als höchst prekär zu bezeichnen, da u.a. deren Arbeitsbelastung sehr hoch ist, die Gehälter hingegen sehr niedrig sind und sozialversicherungsrechtliche Absicherungen weitgehend fehlen.[722]

Das *Schweizer* System schliesslich bezeichnet Haberkern als «Sonderfall», da es sich zum Einen nicht klar einem Modell zuordnen lasse sowie weil der Föderalismus, d.h. die kantonal teilweise recht unterschiedlichen Lösungen, den Ländervergleich erschwerten.[723] Die Einordnung als «Sonderfall» kommt weiter durch folgende Faktoren zustande: Zum Einen kann festgehalten werden, dass – trotz bestehenden rechtlichen Grundlagen – faktisch kaum mehr eine familiäre Unterstützungspflicht besteht.[724] Zudem erfüllt die Krankenkasse zusammen mit den Ergänzungsleistungen – zumindest für weniger Bemittelte – weitgehend die Funktion einer Pflegeversicherung.[725] Diese Faktoren sprechen für eine Einordnung des Schweizerischen Pflegesystems in das serviceorientierte Modell. Zum Anderen sprechen die nur teilweisen Leistungsübernahmen der Sozialversicherungen[726] sowie die nicht systematisch aufgebauten und kantonal unterschiedlichen Direktleistungen für pflegende Angehörige tendenziell eher für eine Mischform – so dass sich «die Schweiz nicht wie die anderen Staaten zweifelsfrei [...] zuordnen»[727] lässt.

Die zweite Vergleichsstudie, die herangezogen werden soll, ist das Eurofamcare-Projekt,[728] mit welchem in ausgewählten europäischen Ländern

---

722 Vgl. ebd. Vgl. dazu auch die Diskussion des Phänomens der Pflegemigration in 3. «Klärung und Eingrenzung des Forschungsgegenstandes».

723 Vgl. Haberkern, Pflege, 67. Siehe dazu auch Perrig-Chiello et al., SwissAgeCare, 1. Zu Differenzen unter den Kantonen vgl. auch die kantonal unterschiedliche Handhabung des Patientenbeitrages (I.2.2.1.1.2. «Sozialversicherungsleistungen für pflegebedürftige Betagte») sowie die Vergütung von Krankheits- und Behinderungskosten über die EL (I.2.2.1.2.1. «Politik und Verwaltung des Kantons Bern als Akteure im Bereich der häuslichen Pflege»).

724 Siehe dazu auch I.2.2.1.1.1. «Die Unterstützungspflicht von Familienangehörigen aus rechtlicher Sicht».

725 Vgl. Haberkern, Pflege, 68. Siehe dazu auch I.2.2.1.1.2. «Sozialversicherungsleistungen für pflegebedürftige Betagte».

726 So z.B. die Patientenbeteiligung sowie die Nicht-Verfügbarkeit der Ergänzungsleistungen für Bemittelte (vgl. I.2.2.1.1.2. «Sozialversicherungsleistungen für pflegebedürftige Betagte»).

727 Haberkern, Pflege, 67.

728 Vgl. Eurofamcare-Consortium, Eurofamcare.

die Existenz, Erreichbarkeit und Nutzung von Unterstützungsmöglichkeiten, insbesondere Dienste und Angebote für pflegende Angehörige untersucht wurde.[729] Im Sample der untersuchten Länder – Deutschland, Griechenland, Italien, Polen, Schweden und Grossbritannien – wurde bewusst Wert darauf gelegt, dass die Staaten unterschiedlichen Typen der klassischen Wohlfahrtssysteme angehören.[730] Mit dem Fokus auf existierende Angebote und Dienste für pflegende Angehörige entspricht die Untersuchung weitgehend der obigen Darstellung der Leistungen des *Dritten Sektors* und der *Marktakteure* (I.2.2.2./I.2.2.3.) für den Raum Bern; ebenso ist die Einteilung dieser untersuchten Angebote und Dienste praktisch deckungsgleich mit der oben verwendeten;[731] Eurofamcare listet folgende Gruppen von untersuchten Diensten auf: die sozial-psychologischen Unterstützungsformen (Beratung, Sozialarbeit und Selbsthilfegruppen), Informationsangebote, Entlastungsangebote, Schulungen, ambulante Pflegedienste, Haushaltshilfen, Transportsysteme, organisatorische Hilfen sowie Tagespflege- bzw. Sozialeinrichtungen.[732]

Die Erhebungen zeigen auf, dass insbesondere in *Schweden* eine Vielzahl von Diensten vorhanden ist und genutzt wird. In zahlreichen der genannten Gruppen (sozial-psychologische Unterstützung, Entlastungsangebote, Haushalthilfe, Transportsysteme sowie Tagespflegeeinrichtungen) fungieren sie an der Spitze der untersuchten Länder;[733] Ähnliches trifft auf *Deutschland* und *Grossbritannien* zu, die bei den ambulanten Pflegediensten und den organisatorische Hilfen (beide Ländern) sowie den Haushalthilfen und Informationsangeboten (Deutschland) bzw. Entlastungsangeboten (Grossbritannien) mit führend sind.[734] In den drei anderen Ländern werden diese Angebote wesentlich seltener genutzt bzw. bestehen diese Angebote kaum. Auffallend bei diesen drei Ländern ist allerdings die recht

---

729 Vgl. Lamura et al., Erfahrungen, 431.

730 Vgl. Lamura et al., Erfahrungen, 429.431.

731 Siehe dazu das konsolidierte Schema «Formen der Unterstützung für pflegende Angehörige durch Organisationen des Dritten Sektors und des Marktes» in I.2.2.3. «Leistungen aus dem Bereich des Marktes».

732 Vgl. Eurofamcare-Consortium, Eurofamcare, 147–154; Lamura et al., Erfahrungen, 433–435.

733 Vgl. Lamura et al., Erfahrungen, 433–435.

734 Vgl. Eurofamcare-Consortium, Eurofamcare, 148.151. Siehe dazu auch Daly/Lewis, Concept, 289.

hohe Nutzung psychosozialer Unterstützung in *Polen*[735] sowie die – bedingt durch die mangelhafte Verfügbarkeit der ambulanten Pflegedienste – hohe Dichte an privaten Pflegekräften mit Migrationshintergrund in *Italien* und *Griechenland*.[736] So wird resümiert, dass in den drei westeuropäischen Ländern ein «breites Netzwerk professioneller Unterstützung» vorhanden ist, welches die Pflege und Betreuung älterer Angehöriger ermöglichen soll, während Griechenland, Italien und Polen nur wenig gerüstet sei für den Anstieg und die steigenden Bedürfnisse der Zahl an Pflegebedürftigen und pflegenden Angehörigen.[737]

Was die Rolle der *schweizerischen* Angebote und Dienste betrifft, so können in dieser Hinsicht nur Schätzungen vorgenommen werden, da die Schweiz nicht in das Sample der Untersuchung integriert war. Zwar wurden die Angebote im Raum Bern oben gründlich untersucht, jedoch kann die Erreichbarkeit bzw. die Reichweite der Angebote mangels verfügbarer Daten nicht vollständig verifiziert werden. Festhalten lässt sich aber wenigstens Folgendes:

– Obige Übersicht (I.2.2.3.) zeigt auf, dass insbesondere im Raum Bern in allen genannten Unterstützungsformen je zahlreiche Organisationen tätig sind. Dies lässt darauf schliessen, dass im Raum Bern die Zugänglichkeit zu den meisten Gruppen im europäischen Vergleich überdurchschnittlich ist.

– Von prägender Bedeutung hierzulande sind die stark ausgebauten ambulanten Dienste, die Spitex-Organisationen, die rund 10% der über 75-jährigen Personen erreichen.[738] Jedoch auch die verbreiteten Informations- und Beratungsangebote sowie die zahlreichen externen Entlastungsangebote dürften vergleichsweise gut genutzt sein.

– Allerdings variiert die Verfügbarkeit unterstützender Dienste und Angebote in der Schweiz regional erheblich: Da viele der Initiativen nur

---

735 Was in der Studie auf die vergleichsweise hohe Besuchsfrequenz der vielen katholischen Priester in den Privathaushalten zurückgeführt wird (vgl. Lamura et al., Erfahrungen, 435).

736 Vgl. Lamura et al., Erfahrungen, 440. Dies deckt sich mit den Ergebnissen der Erhebung von Haberkern, Pflege, 71.

737 Vgl. Lamura et al., Erfahrungen, 439f. Erstaunlich ist bei diesem Fazit jedoch, dass trotzdem einleitend festgehalten wird: «Die Zeiten, in denen man in Nordeuropa die Betreuung/Versorgung älterer Menschen in erster Linie als Aufgabe des Staates und nicht der Familie ansah, bzw. in Südeuropa eine Versorgung der älteren Familienmitglieder außerhalb der Familie nicht einmal in Betracht gezogen wurde, sind längst vorbei» (Lamura et al., Erfahrungen, 439).

738 Vgl. Bundesamt für Statistik, Gesundheitsbefragung, 28f.

lokal oder regional bestehen und keine überregionale Gesamtplanung besteht, dürften diese andernorts – insbesondere in ländlichen Regionen – nur mangelhaft vertreten und verfügbar sein.

I.2.3.2. Fazit

Eingangs dieses Abschnitts[739] wurde auf die Notwendigkeit einer «Umfeldanalyse» hingewiesen, in welcher untersucht werden sollte, wer denn – neben den zahlreichen pflegenden Angehörigen – sonst noch in der häuslichen Pflege von Betagten mitarbeitet und in irgendeiner Art und Weise direkt oder indirekt Unterstützung und Entlastung bieten kann. Mit dem Instrument des Wohlfahrtspluralismus sind die Bedingungs- und Ermöglichungsfaktoren der häuslichen Pflege – von den institutionellen Rahmenbedingungen der staatlichen Instanzen bis zu den Diensten und Angeboten des Dritten Sektors und des Marktes – erhoben worden. Wie lassen sich diese nun einordnen?

Wenn Haberkern vom Schweizerischen Pflegesystem als einem «Sonderfall»[740] bzw. einer «Mischform»[741] spricht, so trifft dies nicht nur auf die von ihm untersuchten institutionellen Rahmenbedingungen des Staates, sondern weitgehend auch auf die Bereiche des Dritten Sektors und des Marktes zu: Einerseits zeigten die Ausführungen im gesamten Spektrum des Wohlfahrtspluralismus auf, dass in den einzelnen Sektoren eine beachtliche Summe von Einzelleistungen besteht, die insgesamt einen beeindruckenden Leistungsumfang bieten. So wurde etwa im staatlichen Bereich auf die Bedeutung der Krankenkassen und der Ergänzungsleistungen mit ihrem Pflegeversicherungscharakter sowie im Bereich des Dritten Sektors auf die Leistungsfähigkeit der ambulanten Pflegeorganisationen hingewiesen, die im europäischen Vergleich als überdurchschnittlich bezeichnet werden dürfen. Andererseits haben die Untersuchung sowie der europäische Vergleich auch bedeutende Mängel zutage gefördert, die besonderer Beachtung bedürfen. Drei davon sollen hier Erwähnung finden:

---

739 Siehe Einleitung zu I.2. «Wohlfahrtsproduktion im Bereich der häuslichen Pflege betagter Menschen».

740 Haberkern, Pflege, 67; vgl. auch Perrig-Chiello et al., SwissAgeCare, 1.

741 Haberkern, Pflege, 67.

– Die Übersicht über die Leistungen im Wohlfahrtspluralismus hat darauf aufmerksam gemacht, dass in allen Bereichen *Deckungslücken* bestehen. Die Untersuchung der nationalen, staatlichen Instanzen, die im Wesentlichen Aufgaben der Finanzierung der Pflege auf sich nehmen, etwa hat gezeigt, dass erstens die direkten finanziellen Leistungen an pflegende Angehörige nicht kompensierte Lohnausfälle und sozialversicherungsrechtliche Deckungslücken zur Folge haben; zudem stehen die Leistungen nicht allen Betroffenen zur Verfügung.[742] Zweitens vermögen die Dienste des Dritten Sektors und des Marktes – obwohl sie durchaus zahlreich sind – nach wie vor eine beträchtliche Zahl von Angehörigen nicht zu erreichen.[743] Der Aspekt der Deckungslücken hängt mit dem Folgenden zusammen:

– Mit der Ausgestaltung der Sozialversicherungsleistungen sowie der aktiveren Subventionspolitik (mittels Leistungsverträgen) gegenüber Organisationen des Dritten Sektors entfalten die Aktivitäten der öffentlichen Hand mehr und mehr Lenkungswirkung. Die staatlichen Instanzen nehmen so zunehmend Einfluss in der Frage, welche Angebote wie finanziert bzw. welche wiederum nicht finanziert werden. Aktuelle Tendenzen[744] lassen erahnen, dass die *Betagten und ihre Angehörigen* – nicht zuletzt aufgrund der angespannten Finanzlage der öffentlichen Hand – *vermehrt an den aufkommenden Pflegekosten beteiligt* werden.[745] Diese Aspekte der Deckungslücken und der zunehmenden finanziellen Beteiligung verweisen weiter auf eine übergeordnete Problematik:

– Den Leistungen in sämtlichen Sektoren des Wohlfahrtspluralismus *fehlt* es an einer *übergreifenden und zusammenhängenden Systematik*. Diese Problematik lässt sich in vierfacher Hinsicht explizieren: Erstens wurde bereits ausgeführt, dass die *staatlichen Finanzierungsleistungen keine inhärente Logik* erkennen lassen. Die einzelnen Leistungen erscheinen vielmehr als Ergebnisse historisch gewachsener und sanft ausgebauter Leistungen, die je zwar partikulare Anliegen abzudecken vermögen, jedoch nicht grundsätzlich aus der Perspektive von Angehörigen konstruiert wurden. Zweitens ist festzuhalten, dass eine Systematik nicht nur in *horizontaler* (d.h. auf

---

742 Siehe dazu I.2.2.1.3. «Leistungen staatlicher Akteure: Fazit».

743 Siehe dazu I.2.2.2.4. «Bündelung und Systematisierung der Angebote des Dritten Sektors».

744 Vgl. die Ausführungen zum Patientenbeitrag in I.2.2.1.1.2. «Sozialversicherungsleistungen für pflegebedürftige Betagte».

745 Vgl. Zogg, Pflege, 98.

nationaler Ebene), sondern auch in *vertikaler Hinsicht* (d.h. in Bezug auf die drei föderalen Ebenen) fehlt. Zwar hat die Untersuchung der Tätigkeit der unterschiedlichen föderalen Ebenen im Raum Bern eine einigermassen sinnvolle Aufgabenaufteilung ergeben; diese Aufteilung erfolgte jedoch nicht aufgrund einer klar erkennbaren Abstimmung oder Konzeption. Drittens ist auch im Bereich der Angebote des Dritten Sektors und des Marktes bereits auf *Überlagerungen* bzw. *Überschneidungen* hingewiesen worden. Wenn auch vermehrt staatlich initiierte Planungen erfolgen bzw. die öffentliche Hand über Leistungsverträge vermehrt spezifisch auf die Angebote Einfluss zu nehmen versucht,[746] so kann noch nicht von einer Koordination der Leistungen und Angebote im Bereich des Dritten Sektors gesprochen werden;[747] das vermehrte Auftreten von Marktorganisationen macht das Anliegen der Koordination naturgemäss noch schwieriger. Viertens ist auf das bereits angeführte *Subsidiaritätsprinzip* hinzuweisen. Das Subsidiaritätsprinzip mag als wesentlicher Hinderungsgrund für die Schaffung einer übergeordneten Systematik der Leistungen zugunsten pflegender Angehöriger gelten; mit der Intention, dass die nationale Ebene lediglich diejenigen Anliegen regelt, «für welche sich keine untergeordneten Akteure finden lassen»,[748] wird jegliche übergeordnete Sichtweise grundlegend erschwert.

---

746 Siehe zu beidem I.2.2.1.2. «Leistungen staatlicher Akteure: Die nationale Ebene».

747 Vgl. dazu die Ausführungen zum «Partikularismus philanthropischen Handelns» bei Salomon, Third Party Government, 91f.

748 Nollert/Budowski, Politischer Kontext, 210.

I.3. Diskussion: Herausforderungen, Bedürfnisse und Probleme pflegender Angehöriger

Zu Beginn der Arbeit standen die Fragen im Zentrum, inwiefern die Situation pflegender Angehöriger für die Diakonie und die Diakoniewissenschaft von Bedeutung ist sowie was deren Ausgangslage zu einer diakonisch relevanten Situation macht: Wo und in welcher Weise leiden pflegende Angehörige unter «aufgezwungenen Einschränkungen von Lebensmöglichkeiten», inwiefern ist ihnen die «gleichberechtigte Teilnahme am sozialen Geschehen erschwert» und wann haben sie einen «Mangel an Handlungsmöglichkeiten»[749] zu gewärtigen (1/2.)?

Um diese Fragen beantworten zu können, erfolgten im vorliegenden Kapitel (I.) gründliche Wahrnehmungen. In einem ersten Teil entstand eine quantitative Aufnahme mit Angaben darüber, wie viele Angehörige schweizweit in private Pflegearrangements eingebunden sind sowie welche Angehörige dies betrifft (I.1.2.1.); sodann ging es um eine qualitative Zusammenstellung von Studienergebnissen über Motive der Pflegeübernahme, Befindlichkeiten, Belastungsfaktoren, Ressourcen und Bewältigungsstrategien (I.1.2.2.). Im zweiten Teil erfolgte schliesslich eine Perspektivenerweiterung auf weitere Akteure, die – neben den Angehörigen – in der häuslichen Betagtenpflege engagiert sind (I.2.). Dabei wurde untersucht, welche Akteure im Wohlfahrtspluralismus (Staat, Markt, Dritter Sektor) welche Rolle in der Begleitung und Betreuung der pflegebedürftigen Betagten sowie in der Entlastung der pflegenden Angehörigen übernehmen. Dies geschah im Wissen darum, dass die Situation pflegender Angehöriger ganz wesentlich vom Vorhandensein bzw. vom Nicht-Vorhandensein weiterer Akteure der häuslichen Pflege und deren Beschaffenheit und Leistungsfähigkeit abhängt und davon geprägt ist.

Aufgrund dieser Analysen kann nun die Frage, inwiefern und in welchem Ausmass die Situation pflegender Angehöriger für die Diakonie und die Diakoniewissenschaft von Bedeutung ist bzw. wo und in welcher Weise

---

[749] Haslinger, Diakonie, 21. Vgl. dazu auch die Ausführungen in 1. «Ausgangslage und Zugang zur Arbeit» sowie 2. «Aufbau der Arbeit».

pflegende Angehörige unter «aufgezwungenen Einschränkungen von Lebensmöglichkeiten» leiden, breit abgestützt beantwortet werden. Aus die vorangegangenen Schilderungen ergeben sich aus Sicht der pflegenden Angehörigen folgende Herausforderungen und Problemlagen:

I.3.1. Der Faktor «Zeit»

Die Zusammenschau der an der häuslichen Pflege beteiligten Akteure weist auf, dass die staatlichen Instanzen sowie die Drittsektor- und Marktorganisationen zwar beträchtliche Leistungen erbringen, dass der Hauptanteil der häuslichen Pflege jedoch nach wie vor von pflegenden Angehörigen geleistet wird. Trotz den vielfältigen bestehenden Entlastungs- und Unterstützungsangeboten aus den genannten Sektoren verbleibt die zeitliche Beanspruchung der pflegenden Angehörigen nach wie vor generell sehr hoch – zu erinnern ist daran, dass pflegende Partnerinnen und Partner durchschnittlich ca. 60 Stunden pro Woche, die pflegenden Kinder ca. knapp 30 Stunden im Einsatz stehen, jedoch je nur ungefähr ein halb so intensives Engagement wünschen.[750] Daher ist es – wenn auch nicht ausschliesslich, so doch im Wesentlichen – die zeitliche Beanspruchung, die von den Angehörigen als hauptsächlicher Belastungsfaktor wahrgenommen und genannt wird.[751]

Als belastend erweist sich jedoch nicht allein das quantitative Ausmass der für die Pflege und Betreuung eingesetzten Zeit, sondern insbesondere auch der Umstand, dass die Angehörigen ihren Alltag und somit ihre verfügbare Zeit oftmals weitgehend dem Lebensrhythmus und den Bedürfnissen der Betagten anzupassen haben. Dies bringt es mit sich, dass sie erstens zu unterschiedlichen Tages- und Nachtzeiten gefordert sein können, dass sie zweitens ihre Einsätze kaum planen können, und dass es ihnen drittens in der Folge kaum möglich ist, über die Einsätze selber zu entscheiden bzw. ihre Einsätze eigenständig zu steuern.[752]

Angesichts dieses weitgehenden zeitlichen Eingebundenseins in das Pflegearrangement geraten die pflegenden Angehörigen in verschiedene

---

750 Vgl. Perrig-Chiello et al., SwissAgeCare, 28; Spring, Entlastung, 15.

751 Vgl. dazu ausführlicher Rinderspacher et al., Zeiten, 126.

752 Vgl. dazu die Ausführungen in II.3.2.2.2. «Zweite Gemeinsamkeit: Die Dimensionen der Ausgrenzung bei pflegenden Angehörigen» zu den drei Faktoren «Lage der Zeit», «Verteilung der Zeit» und «Kontrolle über die Zeit». Vgl. zur Terminologie grundlegend Rinderspacher et al., Zeiten, 117–124.

zeitliche Konflikte mit den oftmals standardisierten und normierten Alltagszeiten in der Gesellschaft, wodurch ihnen zum Einen die Beteiligung am Erwerbsleben (normierte Arbeitszeiten) sowie zum Anderen die Pflege sozialer Kontakte (Verfügbarkeit in Freizeiten) erschwert wird.[753]

I.3.2. Der Faktor «Geschlecht»

Die häusliche Pflege von Familienmitgliedern ist, wie oben festgehalten wurde, nach wie vor grossmehrheitlich eine Frauenangelegenheit. Nach schweizweiten Schätzungen liegt das Verhältnis der pflegenden Frauen zu den pflegenden Männern ungefähr bei zwei Drittel zu einem Drittel; in einigen europäischen Ländern machen die pflegenden Männer sogar bloss einen Viertel oder noch weniger aus.[754] Der höhere Frauenanteil ist zwar bei der Partnerpflege zu Teilen demografisch erklärbar;[755] dass aber insbesondere bei den pflegenden Kindern, d.h. in aller Regel Personen, die sich im erwerbstätigen Alter befinden, die Frauen ebenfalls doppelt so stark engagiert sind wie die Männer, weist auf ein markantes Verteilungsproblem unter den Geschlechtern hin.

Wenn sich auch die Erwerbssituation der Frauen in den letzten Jahrzehnten massiv im Sinne eines viel stärkeren Engagements veränderte,[756] hat sich doch die implizite und praktische Zuteilung der Frauen zur häuslichen Pflegearbeit als eine «Art historische Konstante»[757] «erstaunlich gut gehalten.»[758] So besteht auf Seiten der Frauen durch die gesteigerte Erwerbsarbeit und das gleichzeitig bestehende hohe Pflegeengagement eine deutliche Mehrbelastung, während sich auf Seiten der Männer bislang wenig veränderte, d.h., dass sich Männer nicht in gleichem Masse intensiver

753 Vgl. dazu Rinderspacher et al., Zeiten, 38f.

754 Vgl. Höpflinger/Hugentobler, Pflege, 16; Lamura et al., Erfahrungen, 432.

755 Bereits oben (vgl. I.1.2.1. «Eckdaten der häuslichen Pflegesettings») wurde erläutert, dass in der Forschung auf folgenden Umstand hingewiesen wird: Bedingt durch den Umstand, dass die Partner in Paarbeziehungen häufig älter sind als ihre Partnerin, sind zum Einen deutlich mehr Frauen mit einem pflegebedürftigen Mann konfrontiert als umgekehrt; zum Anderen haben mehr ältere Männer überhaupt noch eine Partnerin als umgekehrt (vgl. Rumpf, Geschlechterverhältnisse, 37).

756 Vgl. Bannwart, Who cares, 77.

757 Brückner, Umgang, 12.

758 Schnabl, Gerecht sorgen, 85.

an häuslichen (Pflege-)Arbeiten beteiligen. «Verbale Aufgeschlossenheit bei weitgehender Verhaltensstarre», konstatiert Schnabl.[759]

Die Verteilung der Pflegetätigkeiten zwischen den Geschlechtern und damit das Ausmass der je übernommenen Sorgearbeiten sind mitbestimmende Faktoren, die einer Beteiligung am beruflichen, sozialen und öffentlichen Leben zuweilen erhebliche Grenzen und Barrieren setzen. Was also das Möglich-Sein bzw. das Nicht-Möglich-Sein der Beteiligung an gesellschaftlichen Vollzügen betrifft, so sind nach wie vor mehrheitlich Frauen gegenüber den Männern benachteiligt.[760]

I.3.3. Der Faktor «Geld» und «soziale Sicherung»

Bereits oben wurde mehrfach festgehalten, dass die Lage der pflegenden Angehörigen von betagten Menschen in vielerlei Hinsicht von finanziellen Benachteiligungen geprägt ist. Bezüglich der Angehörigen im erwerbsfähigen Alter ist angeführt worden, dass sie in aller Regel das bisherige Erwerbspensum einschränken oder sogar ganz aufgeben mussten. Dadurch erlitten sie einen nominalen Lohnausfall, der durch die Sozialversicherungsleistungen nicht oder nur in geringem Mass kompensiert wird; zudem sehen sie sich in ihrer Altersrentenanwartschaft beeinträchtigt.[761] Pflegende Angehörige im Ruhestand, d.h. in der Regel pflegende Partnerinnen oder Partner, bestreiten ihren Lebens- und Pflegealltag von den Altersrentenleistungen und ggf. von Erspartem, wobei deutlich zutage getreten ist, dass der vorhandene (oder nicht vorhandene) finanzielle Spielraum den Zukauf von Hilfsmitteln, die Durchführung von baulichen Massnahmen sowie die Finanzierung von Spitexleistungen wesentlich beeinflusst.[762] Beiden Gruppen gemeinsam ist die Tatsache, dass ihre eigene Situation nicht nur finanzielle Einbussen mit sich bringt, sondern dass sie zusammen mit den Betagten auch noch mehr und mehr an der Finanzierung der Pflege beteiligt werden.[763]

---

759 Schnabl, Gerecht sorgen, 86.

760 Vgl. zu den Gründen für die asymmetrische Verteilung der Sorgetätigkeiten: II.5.3. «Verteilung».

761 Vgl. I.2.2.1.3. «Leistungen staatlicher Akteure: Fazit». Siehe dazu auch Landolt, Angehörigenpflege, 22f.

762 Vgl. Perrig-Chiello et al., SwissAgeCare, 83.99.

763 Vgl. I.2.2.1.1.2.a. «Leistungen der Krankenversicherung (KV) in der ambulanten Pflege gemäss neuer Pflegefinanzierung».

An dieser Situation wurde oben bereits kritisiert, dass die Gesamtheit der relevanten Sozialversicherungsleistungen insgesamt ein unkoordiniertes Flickwerk bildet und keiner erkennbaren Logik folgt.[764] Diese Kritik soll in der Folge noch akzentuiert und weitergeführt werden:

Die obige Darstellung hat in Ansätzen aufgezeigt, dass die individuelle Absicherung von sozialen Risiken (u.a. Krankheit, Unfall, Alter) im Wesentlichen über die Erwerbsarbeit funktioniert. Nur wer erwerbstätig ist, ist auch in vollem Masse anspruchsberechtigt in Bezug auf die jeweiligen Sozialleistungen. Besonders augenscheinlich ist dies bei der Alterssicherung. Die Alterssicherung ist hierzulande grundsätzlich nach dem Versicherungsprinzip gestaltet, welches wiederum nach dem Äquivalenzgedanken aufgebaut ist, d.h., die Höhe der Rentenleistungen bemisst sich vorwiegend an der Höhe der im Rahmen der Erwerbsarbeit geleisteten Beiträge.[765] In Bezug auf die drei Säulen der Schweizerischen Alterssicherung bedeutet dies: Wer über lange Zeit vollerwerbstätig ist, kann ein stattliches Rentenvermögen äufnen, welches auch die 2. Säule (berufliche Vorsorge) und ggf. die 3. Säule (individuelle Vorsorge) umfasst; wer hingegen nicht oder nur in geringem Masse erwerbstätig ist, dem bzw. der stehen bloss ein Grundbetrag aus der 1. Säule (Alters- und Hinterlassenenversicherung AHV) zu.[766] Aus der Perspektive der sozialen Sicherung sind also diejenigen Personen, die private Pflegeleistungen übernehmen, deutlich schlechter gestellt als diejenigen, die erwerbstätig bleiben. Daraus ergibt sich das Paradoxon, dass pflegende Angehörige einen wesentlichen Beitrag zur Stützung und Entlastung des öffentlichen Alterssorgesystems leisten, jedoch gerade dadurch (d.h. durch die meistens damit verbundene Reduktion oder Aufgabe der Erwerbstätigkeit) nicht nur ihr Erwerbseinkommen, sondern ebenso sehr ihren eigenen Anspruch auf Altersrentenleistungen verringern. Kurz: Sie entlasten das System und werden dafür finanziell bestraft.

Damit zeigt sich, dass die private Pflegearbeit keinen eigenen Zugang zu sozialer Sicherung darstellt; ja, es muss sogar konstatiert werden, dass die private Fürsorgearbeit im Wohlfahrtsstaatsystem keinen festen, reflek-

---

764 Vgl. I.2.3.2. «Fazit».

765 Vgl. dazu Schnabl, Gerecht sorgen, 126.

766 Vgl. dazu auch Bittman et al., Making, 72. Weiteres Zahlenmaterial zur sozialversicherungsrechtlichen Benachteiligung von Sorgeleistenden bietet Liebig, Care-Arbeit, 210f.

tierten Platz hat. Diese systematische Ausblendung von privaten Pflegearbeiten in unserem wohlfahrtsstaatlichen System wird noch weiter zu behandeln sein.[767]

I.3.4. Faktor «Demografie»

Mit diesem abschliessenden Abschnitt kann der Bogen zurück geschlagen werden zum Beginn des gesamten Kapitels (I.1.1.), in welchem Bezug genommen wurde auf die Frage nach dem Ausmass des zukünftigen Hilfe- und Pflegebedarfs in der Schweiz. Dabei wurde konstatiert, dass sich aufgrund der demografischen Entwicklung in den kommenden Jahrzehnten sowohl die Anzahl als auch der Anteil der Hochaltrigen in der Gesellschaft deutlich, d.h. von aktuell ca. 5 auf über 10 %, erhöhen werde, womit auch die Pflege- und Hilfebedürftigkeit in Zukunft noch weit bedeutsamer sein werde als dies heute der Fall ist.[768] Wenn auch der Effekt der demografischen Alterung durch die voraussichtlich leicht ausgedehnte behinderungsfreie Lebenserwartung etwas gemildert wird,[769] so führt dies gemäss Prognosen dennoch mindestens zu einer Verdoppelung der über 65-jährigen pflegebedürftigen Personen in der Schweiz.

Damit ist auf die demografische Situation verwiesen, die den vorangehend geschilderten Problemen und Herausforderungen ihre zusätzliche Brisanz verleiht. In Ergänzung der unter I.1.1.1. aufgeführten Argumentation kann diese Situation wie folgt weiter konturiert werden:

Neben der stark wachsenden Anzahl von Hochaltrigen bringt der demografische Wandel auch zwei weitere Effekte mit sich. Zum Einen hat er zur Folge, dass – zumindest in einer ersten Phase – auch die Anzahl von Personen, die sich selber in der dritten Lebensphase befinden, aber noch bei guter Gesundheit sind, steigt – womit auch die Anzahl der (zumindest) potenziell pflegenden Angehörigen steigt. Es ist nicht zuletzt dieser Aspekt, der dazu führt, dass von den Personen in der dritten Lebensphase als von «neuen Potenziale[n] einer alternden Gesellschaft»[770] gesprochen

767 Vgl. die Ausführungen in II.3.2.2.2. «Zweite Gemeinsamkeit: Die Dimensionen der Ausgrenzung bei pflegenden Angehörigen» sowie in II.5.6. «Sozialstaatliche Rahmung».

768 Vgl. Bundesamt für Statistik, Szenarien, 28; Höpflinger/Hugentobler, Pflege, 13.

769 Vgl. Höpflinger/Hugentobler, Pflegebedürftigkeit, 18.

770 Bundesministerium für Familie, Senioren, Frauen und Jugend, Möglichkeiten und Grenzen III, 9.

wird. Zum Anderen jedoch nimmt auch die Zahl der alleinstehenden und alleine wohnenden Hochbetagten zu, die keine Angehörigen haben, von welchen sie gepflegt werden können, oder aber die zu weit weg wohnen, um die Pflege regelmässig verrichten zu können.[771] Beide Effekte sind bei der Frage nach dem zukünftigen *Pflegepotenzial* mit zu berücksichtigen. Neben dem Pflegepotenzial ist jedoch gleichermassen nach der zukünftigen *Pflegebereitschaft* sowie auch der *Verfügbarkeit zur Pflege* zu fragen: Grundsätzlich wird dabei in der Forschung festgehalten, dass sich die privaten Pflegearrangements insgesamt als sehr flexibel und anpassungsfähig erwiesen haben und dies auch in Zukunft mit einiger Wahrscheinlichkeit noch sein werden,[772] zumal die bereits oben konstatierten Motivationsgrundlagen[773] (u.a. Zuneigung, Pflichtgefühl) nach wie vor beständig blieben.[774] «Von einer Tendenz zur Aufkündigung der Solidarität zwischen unbeeinträchtigten und aktiv am gesellschaftlichen Leben teilnehmenden Menschen sowie Hilfebedürftigen, die entsprechende Einschränkungen aufweisen, kann in der empirischen Wirklichkeit momentan keine Rede sein. Charakteristisch ist vielmehr die weiterhin ungebrochen hohe Bereitschaft der Menschen, im Bedarfsfall persönliche Verantwortung für die Sicherung der Lebensqualität der eigenen Angehörigen zu übernehmen.»[775]

Und doch stehen die drei vorangehend genannten Abschnitte für Herausforderungen, die für die weitere Aufrechterhaltung der häuslichen, innerfamiliären Pflegebereitschaft zentral sind. Die hohe zeitliche Belastung der Hauptpflegepersonen, die nach wie vor sehr einseitige Verteilung zuungunsten der Frauen sowie die mit der Pflegearbeit verbundenen finanziellen Benachteiligungen sind wesentliche Faktoren, die die Pflegebereitschaft gerade von potenziellen, zukünftigen Hauptpflegepersonen massiv zu beeinflussen bzw. zu beeinträchtigen vermögen.

Der in den kantonalen Alterspolitiken in Bezug auf die Alterspflege festgehaltene Grundsatz «ambulant vor stationär» kann nur aufrechterhalten werden, wenn die Pflegebereitschaft der Angehörigen auch zukünftig

771 Vgl. Kesselring, Herausforderung, 13.

772 Vgl. Schneekloth, Entwicklungstrends, 411.

773 Siehe die Ergebnisse in I.1.2.2.1. «Zustandekommen und Motivationen zur Pflegeübernahme».

774 Vgl. Bundesministerium für Familie, Senioren, Frauen und Jugend, Altenhilfestrukturen, 142.

775 Bundesministerium für Familie, Senioren, Frauen und Jugend, Möglichkeiten und Grenzen III, 9.

hoch bleibt – dies wird allerdings nur mit geeigneten Rahmenbedingungen und unter möglichst optimaler Beteiligung aller Akteure des Wohlfahrtspluralismus geschehen können.

II. Das Teilhabekonzept bei pflegenden Angehörigen

II.1. Konzeptuelle Grundlagen

II.1.1. Kritik am Zugang zu Betroffenen über die «Defizit-Perspektive»

In der oben ausgeführten Hinführung wurde die Situation pflegender Angehöriger von betagten Menschen aufgrund verschiedener Faktoren (vgl. I.3.) dahingehend als diakonisch relevante Situation beschrieben, dass die Betroffenen «aufgezwungene Einschränkungen von Lebensmöglichkeiten»[776] zu gewärtigen haben, die durch einen «Mangel an Handlungsmöglichkeiten»[777] bestimmt sind, der wiederum den Betroffenen die «gleichberechtigte Teilnahme am sozialen Geschehen erschwert».[778]

Es ist an dieser Stelle besonders darauf hinzuweisen, dass derartige Definitionsansätze zur Eruierung diakonisch relevanter Situationen – obwohl sie breit getragen sind – Gefahr laufen, von einer Wahrnehmungsperspektive geprägt zu sein, nach welcher Betroffene in erster Linie mit dem sich aus ihrer Situation ergebenden Unterstützungsbedarf assoziiert werden.[779] Wenn der primäre Fokus auf dem genannten «Mangel», den «aufgezwungenen Einschränkungen» und den «Erschwernissen» der Betroffenen liegt, so herrscht eine «Defizit-Perspektive»[780] vor, mit welcher die kirchlich-diakonischen Akteure als «Subjekte» gegenüber den Betroffenen als «Objekten» ihres Tuns auftreten. «Die anderen werden zum Gegenstand (Objekt) diakonisch-seelsorgerlichen Handelns, insofern sie bestimmte Defizite […] aufweisen.»[781] In dieser Subjekt-Objekt-Beziehung besteht dann ein «Gefälle von ‹stark› und ‹schwach›, von ‹unabhängig› und ‹abhängig›»,[782] das sich zuweilen auch «im Gefälle von ‹Spezialist› und ‹Laie›,

776 Haslinger, Diakonie, 21. Vgl. dazu auch die Ausführungen in 1. «Ausgangslage und Zugang zur Arbeit» und 2. «Aufbau der Arbeit».

777 Ebd.

778 Ebd.

779 Vgl. Liedke, Menschen, 80.

780 Pietz, Diakonie, 156.

781 Luther, Wahrnehmen, 261.

782 Pietz, Diakonie, 157.

von ‹Helfer› und ‹Klient› wiederholen»[783] kann. Dadurch, dass diese Defizit-Perspektive sinnbildlich «von der Mitte aus auf die Ränder [der Gesellschaft, erg. S.H.] sieht»,[784] produziert sie eine «doppelte Verdrängung»:[785] Die erste Verdrängung besteht darin, dass mit dem defizitorientierten Blick auf die anderen «der reflexive Blick für die eigenen Defizite ausgeblendet wird».[786] Die zweite Verdrängung bezieht sich sodann auf das Faktum, dass mit der Defizitperspektive der oder die Betroffene «nur von seinen [bzw. ihren] Defiziten her wahrgenommen wird».[787] So führt ein Zugang zu den Betroffenen aus der Defizitperspektive nicht so sehr zur Solidarisierung, sondern vielmehr zu einer weiteren Ausgrenzung.[788]

Es muss in der Disziplin der Diakonie bzw. Diakoniewissenschaft selbstkritisch festgehalten werden, dass ein solcher defizitorientierter Zugang zu betroffenen Personen im Verlauf der Diakoniegeschichte oft prägend war. Sowohl in der (kirch-)gemeindlichen Diakonie als auch (und vor allem) in diakonischen Werken haben solche letztlich vormundschaftlichen Modelle zuweilen «bedrückende Spuren hinterlassen».[789]

Um diese defizitorientierten und damit ausgrenzenden Perspektiven und Haltungen zu vermeiden, geht es darum, in Bezug auf betroffene Personen eine «Wahrnehmungskorrektur»[790] vorzunehmen, nach welcher ein hilfs- bzw. unterstützungsbedürftiger Mensch nicht primär Objekt der überlegenen Fähigkeiten der ‹normalen› Menschen ist, sondern «von Gott gewolltes und geachtetes Subjekt».[791] Dieser «schlichte theologische Ansatz steht am Anfang diakonischer Bemühungen»[792] und soll gewährleisten, dass hilfsbedürftige Menschen nicht bloss in asymmetrischer Weise über

---

783 Ebd.

784 Luther, Wahrnehmen, 261.

785 Ebd.

786 Ebd.

787 Ebd.

788 Vgl. Luther, Wahrnehmen, 262 sowie Liedke, Menschen, 80.

789 Pietz, Diakonie, 157. Luther geht in seinem diakoniegeschichtlichen Überblick (vgl. Wahrnehmen, 252ff.) u.a. auf Wichern und die Innere Mission ein und betont, wie stark bei Wichern die Subjekt-Objekt-Orientierung und der Blick von der Mitte auf die am Rand der Gesellschaft befindlichen Menschen und «aus der Gemeinde Herausgefallene[n]» (252) vorherrschte.

790 Liedke, Menschen, 81.

791 Pietz, Diakonie, 157.

792 Ebd.

ihren Unterstützungsbedarf wahrgenommen oder gar mit ihm identifiziert werden,[793] sondern dass zuerst die «symmetrische Beziehung aller Glieder des Leibes Christi»[794] in den Blick kommt.

Gefordert ist also ein diakonischer Ansatz, der es bewusst vermeidet, in diese «Wahrnehmungsfalle zu tappen»,[795] und der eine «Perspektivenerweiterung»[796] vornimmt, in der es gilt, «die Blickrichtung umzukehren und vom Anderen her zu denken.»[797] Wenn Luther formuliert: «Gott bleibt nicht bei sich, sondern versetzt sich in den anderen hinein»,[798] so ist es auch für die Diakonie von zentraler Bedeutung, «den jeweils eigenen Ort zu verlassen und den Platz des Anderen einzunehmen.»[799]

II.1.2. Diakonisches Handeln als Teilhabeförderung

Diese Grundlegung soll leitend sein, wenn im vorliegenden Kapitel II. der mittlere Teil des diakonischen Dreischritts,[800] das «Urteilen», zur Bearbeitung ansteht. Darin ist ein konzeptueller Rahmen zu suchen, der sich gegenüber den Betroffenen «für Bedingungen einsetzt, unter denen menschliches Leben gelingt, die menschliche Person geachtet, die Gemeinschaft

793 Vgl. Liedke, Menschen, 82.

794 Liedke, Menschen, 81. Liedke spricht in diesem Zusammenhang von der Notwendigkeit einer «konsequenten *Entdiakonisierung der Wahrnehmung*» (ebd., Hervorhebung im Original) von unterstützungsbedürftigen (in seinem Zusammenhang vorwiegend: behinderten) Menschen. Kritisch zu fragen ist bei dieser Aussage, ob Liedke damit nicht sozusagen «das Kind mit dem Bade ausschüttet», da er mit seiner These gleichsam die Diakonie mit sämtlichen kritisierten Formen asymmetrischen, objektorientierten Helfens gleichsetzt. Zu postulieren wäre doch vielmehr, dass *innerhalb* der Diakonie bzw. *unter Beibehaltung der Terminologie* von Diakonie Ansätze gefunden werden, welche einen symmetrischen Zugang zu betroffenen Menschen gewährleisten. Liedke konzediert denn auch, dass es ihm nicht darum gehe, «die diakonische Dimension gemeindlichen Handelns zu verabschieden» (Menschen, 82).

795 Ebd.

796 Ebd.

797 Liedke, Menschen, 81.

798 Wahrnehmen, 264.

799 Liedke, Menschen, 81. Bei der Kategorie des «Vom-anderen-her-Denken» (Wahrnehmen, 263) bezieht sich Luther vorwiegend auf Lévinas, Die Spur des Anderen.

800 Vgl. dazu die Ausführungen in 4.4. «Der methodische Dreischritt».

der Menschen und die irdische Schöpfungsgemeinschaft gefördert werden.»[801] Gefunden werden soll also ein diakonischer Ansatz, nach welchem die «aufgezwungenen Einschränkungen von Lebensmöglichkeiten»[802] für pflegende Angehörige von betagten Menschen sowie der daraus folgende «Mangel an Handlungsmöglichkeiten»[803] als diakonische Problemstellung ernst genommen werden, der es jedoch gleichzeitig vermeidet, dadurch die pflegenden Angehörigen allein aus einer Defizit-Perspektive wahrzunehmen und ihnen somit in einem Objektstatus zu begegnen.

Hierfür gelangt im Folgenden das Konzept der Teilhabe bzw. der Teilhabeförderung zur Anwendung, da es die genannten Faktoren zur Bestimmung einer diakonisch relevanten Situation aufnimmt («aufgezwungene Einschränkungen von Lebensmöglichkeiten», «Mangel an Handlungsmöglichkeiten») und zu diesen ein passgenaues, positives Gegenstück bildet, indem es die Einschränkungen bzw. den Mangel zu überwinden sucht.

Das Konzept der Teilhabe ist sowohl in verschiedenen Sozialwissenschaften als auch in der Diakoniewissenschaft[804] bekannt und erprobt; es bezieht sich darin zum Ersten auf die Befähigung der von Armut und Ausgrenzung betroffenen Menschen sowie zum Zweiten auf Integrations- bzw. Inklusionsbemühungen bei Menschen mit Behinderungen. Es wird an dieser Stelle postuliert, dass das Konzept der Teilhabe über die beiden genannten Anwendungsbereiche hinaus ebenso auf die diakonischen Herausforderungen bei pflegenden Angehörigen bezogen werden kann und darin einerseits einen sachgerechten und angemessenen analytischen Rahmen zur Erfassung der Problematiken zur Verfügung stellt und andererseits auch einen theologisch-ethisch erprobten Deutungshorizont bietet – und dies stets in der Perspektive der Betroffenen selber, ohne in die genannte «Wahrnehmungsfalle»[805] der Defizit-Perspektive zu tappen. Die Ausführungen in den folgenden Abschnitten sollen dies nachvollziehbar machen.

---

801 Schweizerischer Evangelischer Kirchenbund, Gerechtes Haushalten, 49.

802 Haslinger, Diakonie, 21.

803 Ebd. Vgl. dazu nochmals die Ausführungen in 1. «Ausgangslage und Zugang zur Arbeit» und 2. «Aufbau der Arbeit».

804 Vgl. dazu einleitend bspw. Kirchenamt der EKD, Gerechte Teilhabe; Schulz, Ausgegrenzt; Wansing, Teilhabe; Gröschke, Arbeit; Lob-Hüdepohl, Teilhabe; Eurich et al., Kirchen; Wegner, Teilhabe fördern.

805 Liedke, Menschen, 82.

Der Kapitelaufbau sieht wie folgt aus: In einem ersten Schritt (II.2.) wird das Konzept der Teilhabe anhand der beiden genannten Entdeckungszusammenhänge («Von Armut zu Ausgrenzung», II.2.1., sowie «Von Integration zu Inklusion», II.2.2.) eingeführt, wobei jeweils ein forschungsgeschichtlicher Überblick einer konzeptuellen Verortung vorangeht. Darauf aufbauend wird in einem zweiten Schritt (II.3.) das Konzept der Teilhabe auf die diakonischen Herausforderungen bei pflegenden Angehörigen angewendet; das Interesses dieses Abschnitts liegt auf der Frage der Anschlussfähigkeit des Konzepts für die vorliegende Thematik der Arbeit. Sodann folgt in einem dritten Schritt eine theologische Verortung des Teilhabekonzepts (II.4.), bevor hieraus in einem abschliessenden Schritt (II.5.) Implikationen für ein auf pflegende Angehörige angewendetes Teilhabekonzept erarbeitet werden; Handlungsorientierungen, aber zugleich auch Fragen werden an dieser Stelle formuliert.

II.2. Das Teilhabekonzept: Entdeckungszusammenhänge

II.2.1. Entdeckungszusammenhang 1: Von Armut zu Ausgrenzung

II.2.1.1. Historische Herleitung

II.2.1.1.1. Nachkriegszeit

Während weiter Teile der zweiten Hälfte des 20. Jahrhunderts erlebten die meisten westeuropäischen Staaten eine Phase des Wirtschaftsaufschwungs. In den fünfziger und sechziger Jahren konnten sie teilweise spektakuläre Wachstumsraten ihrer Wirtschaftsleistung vorweisen. Insbesondere die Volkswirtschaften in Deutschland, Österreich, Italien und Frankreich, in leicht abgeschwächter Form aber auch in der Schweiz wuchsen jährlich um mehrere Prozente; treibender Faktor waren hierbei vor allem die stark wachsenden Exporte dieser Nationen im Rahmen des aufblühenden Welthandels.[806] Angesichts der Tatsache, dass die Wirtschaftsleistung vieler westeuropäischer Staaten in der Zwischenkriegszeit nahezu eingebrochen war, erschient das nun einsetzende Wachstum umso beeindruckender: Man sprach vom «Wirtschaftswunder».[807]

Mit diesem allgemeinen Wirtschaftswachstum wuchs auch die Zahl der Erwerbstätigen. Während etwa in der Bundesrepublik Deutschland in den unmittelbaren Nachkriegsjahren noch eine Arbeitslosenquote[808] von weit über 10% herrschte, so sank diese in den sechziger Jahren nahezu konstant auf unter 1%.[809] Eine ähnliche Entwicklung weisen die weiteren westeuropäischen Industrienationen auf. In den Industrienationen Europas schien es also erstmals möglich zu sein, Armut und Arbeitslosigkeit,

---

806 Vgl. Wellhöner, Wirtschaftswunder, 22.

807 Wellhöner, Wirtschaftswunder, 24.

808 Mit dem Begriff der Arbeitslosenquote wird der Anteil der Arbeitslosen an der Gesamtzahl der erwebstätigen Personen ausgedrückt (vgl. Bundesamt für Statistik, Arbeit 2014, 9). Zu beachten ist dabei jedoch, dass zu deren Erfassung teilweise unterschiedliche Methoden verwendet werden, die wiederum zu leicht verschiedenen Ergebnissen führen können.

809 Vgl. Bundesagentur für Arbeit, Arbeitsmarkt, 57.

wovon bislang insbesondere die an- und ungelernte Industriearbeiterschaft kollektiv betroffen war,[810] als Massenphänomen überwinden zu können.

Bestimmend für die damalige wirtschaftliche Entwicklung der Industrienationen wurden insbesondere die neuen zweckrational eingerichteten Fertigungsabläufe in der Industrie, welche eine bis dahin in unbekanntem Masse arbeitsteilig und technologisch effizient organisierte Massenproduktion ermöglichten.[811] Diese, als Fordismus[812] bezeichnete, neue Produktionssystematik basierte auf dem Ansatz, dass mittels dieser effizienteren Produktion (Arbeitsteilung, Normierung bzw. Standardisierung von Arbeitsabläufen und Rationalisierung)[813] die Herstellung der Konsumgüter derart verbilligt werden konnte, dass diese den Käufern zu möglichst tiefen Preisen zur Verfügung standen. Gleichzeitig wurden der Arbeiterschaft deutliche Lohnzuwächse zugestanden, was wiederum die Basis legte für einen der Massenproduktion entsprechenden Massenkonsum. Dies führte schliesslich erstens zu einer sukzessiven Steigerung des Lebensstandards eines Grossteils der Bevölkerung und zweitens generierten die Staatskassen durch die damit einhergehenden höheren Steueraufkommen mehr Einnahmen, was diesen ihrerseits den Spielraum bot, um eine staatliche Sozialpolitik zu finanzieren bzw. die sozialstaatlichen Leistungsangebote auszubauen.[814] Damit ist der «Nachkriegsdreiklang»[815], d.h. der sich gegenseitig anregende Kreislauf von wirtschaftlichem Wachstum des Binnenmarktes, Beschäftigungswachstum und sozialstaatlicher Absicherung der Bürgerinnen und Bürger (u.a. des Risikos der Arbeitslosigkeit) beschrieben, der den westlichen Industriegesellschaften steigenden Wohlstand bescherte.

---

810 Vgl. Kronauer, Exklusion, 15.

811 Vgl. Gröschke, Arbeit, 42.

812 Benannt nach Henry Ford (1863–1947), dem amerikanischen Industriellen, der in Detroit die auf seinen Namen lautende Automobilfabrik aufbaute und der als wesentlicher Initiator der neuen Produktionsformen gilt (vgl. ebd.).

813 Vgl. dazu ausführlich Wellhöner, Wirtschaftswunder, 54–59. Nachgewiesen werden können solche effizienteren Produktionsformen etwa mit den eindrücklichen Produktivitätsteigerungsraten in den Volkswirtschaften der Industrienationen (vgl. Wellhöner, Wirtschaftswunder, 23).

814 Vgl. dazu Anhorn, Einleitung.

815 Kronauer, Exklusion, 101.

In dieser Phase entwickelte sich die Lohnarbeit zu einer «gigantische[n] gesellschaftliche[n] Integrationsmaschine»,[816] die die Existenz- und Statussicherung eines Grossteils der Bürgerinnen und Bürger garantierte. Arbeitslosigkeit herrschte bloss noch in einem verhältnismässig geringen Ausmass; sie konnte zuweilen als «Fluktuationsarbeitslosigkeit»,[817] eine etwa durch Stellenwechsel und -umbesetzungen bedingte, meist kurzzeitige Arbeitslosigkeit, bezeichnet werden. Am ehesten betroffen von Arbeitslosigkeit waren Einzelpersonen oder Personengruppen, die den Anschluss an die «Integrationsmaschine» Lohnarbeit bislang noch nicht gefunden hatten (bspw. Teile der Landbevölkerung, ältere Personen) oder aber Gruppen, die aus unterschiedlichen Gründen von sozialstaatlicher Sicherung noch nicht erfasst wurden (bspw. Alleinerziehende, kinderreiche Familien).[818]

Status- bzw. Klassenungleichheiten wurden in dieser Zeit der Nachkriegsprosperität durch die Lohnarbeit zwar nicht überwunden, doch garantierte die Lohnarbeit den zuvor besitzlosen Personengruppen «trotz fortbestehender Ungleichheiten halbwegs respektierte soziale Positionen in der Gesellschaft»;[819] m.a.W., der kontinuierlich wachsende Wohlstand war zwar nach wie vor ungleich verteilt, die unteren Einkommensgruppen konnten ihren Anteil am Gesamteinkommen jedoch merklich erhöhen.[820] Zentrales integrierendes Moment in dieser Situation war ein sozialpartnerschaftlicher, «korporativ institutionalisierter Klassenkompromiss»,[821] getragen und ausgehandelt von staatlichen Behörden, Unternehmen und Gewerkschaften als massgeblichen politischen und gesellschaftlichen Kräften.[822] Mit diesem Kompromiss wurden Interessengegensätze zwischen unterschiedlichen Gruppen zwar nicht ausser Kraft gesetzt, konnten aber doch – je nach Land in unterschiedlicher Form – in institutionalisierten Formen ausgetragen werden,[823] was insgesamt zu einer grossen Stabilität der gesellschaftlichen Verhältnisse beitrug. Unter diesen Umstän-

---

816 Lessenich, Neuerfindung, 49; vgl. dazu auch Gröschke, Arbeit, 46.

817 Kronauer, Exklusion, 13.

818 Vgl. Kronauer, Exklusion, 13.

819 Lessenich, Neuerfindung, 49.

820 Vgl. Kronauer, Exklusion, 96; ders., Sozial(staats)modell, 66.

821 Im deutschsprachigen Raum nahm dieser etwa als «Rheinischer Kapitalismus» bzw. als «soziale Marktwirtschaft» Gestalt an (vgl. Gröschke, Arbeit, 45).

822 Vgl. Ahnhorn, Einleitung, 14.

823 Vgl. Kronauer, Exklusion, 13.

den relativer Vollbeschäftigung kam gerade den Gewerkschaften als Interessenvertretung der Arbeiterschaft eine steigende Bedeutung zu; nicht zuletzt aufgrund ihrer Forderungen wurden die sozialstaatlichen Sicherungssysteme,[824] allen voran die Altersvorsorge, deutlich ausgebaut.[825]

II.2.1.1.2. Umbrüche in der Erwerbsarbeit

Diese Situation wirtschaftlicher Prosperität und gesellschaftlicher Stabilität währte bis mindestens Ende der 1960er Jahre; seit Beginn der 70er Jahre jedoch stellten sich in fliessenden Prozessen tiefgreifende Veränderungen der gesellschaftlichen Organisation der Erwerbsarbeit ein. Sichtbar wurden diese erstmals durch den Wiederanstieg der Arbeitslosigkeitsraten ab den früher 70er Jahren – von Konjunkturzyklus zu Konjunkturzyklus erhöhte und verfestigte sich die Zahl der Arbeitslosen, so dass bereits in den 80er Jahren von «struktureller Arbeitslosigkeit»[826] gesprochen werden musste. Mitte der 90er Jahre lag die durchschnittliche Arbeitslosenquote in den westeuropäischen Ländern bereits wieder bei über 10% – was einer Verfünffachung der Quote in den 70er Jahren bedeutete.[827] Mit der Zahl der Erwerbslosen stieg auch die Zahl der Langzeitarbeitslosen deutlich an; Arbeitslosigkeit war also nicht mehr bloss ein Phänomen der ‹Fluktuation›, sondern ein Phänomen, das sich zahlenmässig und zeitlich ausdehnte und verfestigte.[828] In besonderem Masse betroffen vom Verlust des Arbeitsplatzes waren nun wiederum un- oder angelernte Arbeiter in der Industrie.[829] Diese neu entstandene Massenarbeitslosigkeit stellte denn auch die bisher geltende Funktion der Erwerbsarbeit als Institution der sozialgesellschaftlichen Integration heftig in Frage.[830]

Verbunden mit der aufkommenden Massenarbeitslosigkeit stieg auch die Zahl der von Armut betroffenen Personen wieder an, zumal Arbeitslosigkeit als wichtigste Einzelursache für Verarmung gilt.[831] Etwa in der Bundesrepublik Deutschland lag die Rate der von Armut betroffenen

---

824 Vgl. dazu unten II.2.1.1.3. «Die Situation in der Schweiz».
825 Vgl. Kronauer, Exklusion, 14.
826 Kronauer, Exklusion, 97.
827 Vgl. ebd. Allerdings ist zu beachten, dass die Arbeitslosenquote je nach Land zum Teil stark variierte.
828 Vgl. Kronauer, Exklusion, 97.
829 Vgl. Kronauer, Exklusion, 15.101.
830 Vgl. Gröschke, Arbeit, 46.
831 Vgl. Kronauer, Exklusion, 98.

Haushalte bereits bei rund 10% und ist seither weiter angestiegen. Wenn auch einige Betroffene nur für eine zeitlich befristete Phase in Armut lebten, so waren andere hingegen über einen längeren Zeitraum, gelegentlich sogar über mehrere Jahre, von Armut betroffen.[832]

Die ersten Anzeichen des Umschwungs in den 1970er Jahren konnten noch als Elemente der damaligen Wirtschaftskrise (Ressourcenverknappung durch den Konflikt mit den Erdöl produzierenden Ländern, Überkapazitäten und Überproduktion)[833] gedeutet werden. Die Gründe für die darauf folgende, lang anhaltende Verschärfung der Arbeitslosigkeitslage sind jedoch umstritten, am ehesten wird wohl ein Faktorenbündel u.a. bestehend aus der anhaltenden Deindustrialisierung in technologisch ausgereiften Branchen der Massenproduktion, Neuausrichtungen aufgrund des Wettbewerbs auf den Weltmärkten, der Verlagerung von Produktionsstätten ins Ausland, der Deregulierung der Finanzmärkte sowie neuer Möglichkeiten der Rationalisierung[834] hierfür verantwortlich sein.

Mit der zunehmenden Arbeitslosigkeit gerieten auch die sozialstaatlichen Errungenschaften unter Druck. Die hohe Zahl der Erwerbslosen wurde für die Wohlfahrtsstaaten mehr und mehr zur einschneidenden, finanziellen Belastung, zumal die noch jungen Arbeitslosenversicherungen mit Verweis auf die bislang sehr tiefen Arbeitslosenquoten meistens bloss als kurzfristige Überbrückungshilfen konstruiert worden waren und nicht für die Sicherung einer hohen Zahl an (Langzeit-)Arbeitslosen.[835] Diese implizite Kopplung der Beschäftigungsrate an die Möglichkeiten der sozialen Sicherung erwies sich dabei als «Achillessehne»[836] der noch jungen Sozialstaaten. Angesichts der gestiegenen finanziellen Belastungen wurde vermehrt versucht, die Steigerung dieser Sozialausgaben einzudämmen bzw. sie zumindest nach den Prinzipien der Effektivität und der Effizienz zu gestalten,[837] womit die neuen Instrumente sozialstaatlicher Sicherung sowie auch deren Leistungsempfängerinnen und -empfänger vermehrt zu Objekten der Überprüfung und der Kontrolle wurden.

---

832 Vgl. Kronauer, Exklusion, 99.

833 Vgl. Gröschke, Arbeit, 46.

834 Siehe zu diesem Faktorenbündel die Erläuterungen bei Kronauer, Exklusion, 103–106; vgl. dazu auch Wegner, Teilhabe fördern, 7.

835 Vgl. Kronauer, Exklusion, 114.

836 Kronauer, Sozial(staats)modell, 66.

837 Vgl. Wegner, Teilhabe fördern, 7.10; Gröschke, Arbeit, 47f.

Während sich zwei der drei Elemente des oben dargestellten Nachkriegsdreiklangs zum Negativen entwickelten bzw. unter Druck gerieten, so war dies mit dem dritten Element, dem Wirtschaftswachstum keineswegs der Fall: Seit den 80er Jahren war das beunruhigende Phänomen zu beobachten, wonach der Anstieg der Arbeitslosenrate sowie der steigende Druck auf die Sozialstaatsleistungen neben der (in ihrer Intensität allerdings etwas nachlassenden) wirtschaftlichen Prosperität koexistierten.[838] D.h., die Wirtschaftsleistung stieg zwar sehr wohl, die Entwicklung der Arbeitslosenzahlen entkoppelte sich jedoch davon – die hohen Arbeitslosenraten vermochten durch das Wachstum der Wirtschaftsleistung nicht mehr gesenkt zu werden. Trotz wirtschaftlicher Prosperität hielt sich und wuchs der erwähnte Sockel von Arbeitslosigkeit – der beschriebene Nachkriegsdreiklang hatte sich zu einer «Dissonanz»[839] entwickelt.

Diese Entwicklung ist allerdings insgesamt nicht als blosses Zurück zur Arbeitslosigkeit und Armut vor den Zeiten des «Wirtschaftswunders» nach dem Zweiten Weltkrieg zu verstehen, vielmehr kommt darin etwas Neues zum Ausdruck, denn «die Phase der Prosperität und relativen Vollbeschäftigung [hat] selbst die gesellschaftlichen Bedingungen verändert, unter denen Arbeitslosigkeit und Armut heute auftreten und erfahren werden»[840] – davon soll nach einem kurzen Blick auf die Lage in der Schweiz die Rede sein.

II.2.1.1.3. Die Situation in der Schweiz

Die wirtschaftliche Situation in der Schweiz ist und war Teil der geschilderten Entwicklungen der westeuropäischen Industrienationen. Insofern entsprechen die dargestellten Phasen der Hochkonjunktur nach dem Zweiten Weltkrieg sowie der beginnenden Umbrüche im Anschluss daran im Wesentlichen auch der wirtschaftlichen Lage in der Schweiz, wenn auch hierzulande gewisse Eigenheiten hervorzuheben sind. Diese lassen sich wie folgt beschreiben:

Die Phase der Hochkonjunktur, die nach dem Zweiten Weltkrieg einsetzte, führte auch in der Schweiz zu einer starken Abnahme der Zahl von Armutsfällen,[841] der Lebensstandard der Schweizer Bevölkerung stieg

---

838 Vgl. Kronauer, Exklusion, 14.

839 Kronauer, Exklusion, 101.

840 Kronauer, Exklusion, 100.

841 Vgl. Schnegg/Matter, Unterstützung, 134.

kontinuierlich an. Die Arbeitslosigkeitsrate lag in der Regel unter 1%, wobei dies – im Unterschied zu anderen europäischen Ländern – bereits seit den 1940er Jahren, also auch während der Kriegszeit, der Fall war.

Ähnlich wie in den umliegenden Ländern ereigneten sich ab den 1960er Jahren beträchtliche Umbrüche; so verlor der Industriesektor sukzessive an Bedeutung, die Wirtschaftskrisen der 70er Jahre erfasste auch die Schweiz und Fabrikationsprozesse wurden zunehmend ins Ausland ausgelagert.[842] Die Arbeitslosigkeitsrate blieb jedoch bis zu Beginn der 90er Jahre konstant tief.[843] Diese vergleichsweise sehr lange anhaltende Stabilität ist wohl auf verschiedene Faktoren zurückzuführen – zu nennen sind etwa die Ausländerpolitik, mit welcher ausländische Erwerbstätige als «Flexibilitätsreserve»[844] bei konjunkturellen Schwankungen benutzt wurden, sodann die relativ ausgeglichene Branchenstruktur der Schweiz bzw. das Fehlen von «Problembranchen» sowie auch der zurückhaltende Umgang mit Entlassungen in Krisenjahren.[845]

Unmittelbar nach Beginn der 90er Jahre nahm jedoch auch in der Schweiz die Arbeitslosigkeit verhältnismässig massiv zu und erreichte gegen Ende der 90er Jahre mit 5% einen bisherigen Höchstwert.[846] Hervorzuheben ist, dass in dieser Zeit nicht nur die Arbeitslosigkeit stark anstieg, sondern auch die Zahl der ausgesteuerten Arbeitslosen, d.h. der Langzeitarbeitslosen, die von der Sozialhilfe unterstützt werden müssen, in die Höhe schoss.[847] Davon betroffen waren hauptsächlich Personen, die über eine schlechtere Position auf dem Arbeitsmarkt verfügten, insbesondere Personen mit fehlender oder geringer Ausbildung;[848] deren Chancen zur Wiedereingliederung in den Arbeitsprozess werden zudem geringer, je länger die Arbeitslosigkeit andauert.[849] Mit diesem Anstieg der Langzeitar-

---

842 Vgl. Bundesamt für Statistik, Arbeit 2012, 1.

843 Die einzigen (geringen) Ausschläge nach oben waren in den Jahren 1976 (0.75%) sowie 1984 (1.1%) zu verzeichnen (vgl. Gmür/Sonderegger, Arbeit, 310).

844 So die markante Bezeichnung bei Gmür/Sonderegger, Arbeit, 306. Demnach wurden in der Schweiz beispielsweise in den Rezessionsjahren 1974 bis 1976 insgesamt rund 250 000 Arbeitsplätze abgebaut. Von diesem Abbau waren zu zwei Dritteln ausländische Erwerbstätige betroffen (vgl. ebd.).

845 Vgl. Bundesamt für Statistik, Arbeit 2012, 3.

846 Vgl. Bundesamt für Statistik, Arbeit 2012, 4.

847 Vgl. Schnegg/Matter, Unterstützung, 136.

848 Vgl. Kehrli, Arbeit, 111; Bundesamt für Statistik, Arbeit 2012, 2.4.

849 Vgl. Gmür/Sonderegger, Arbeit, 310.

beitslosen bzw. der Ausgesteuerten stieg auch die Zahl der von Armut Bedrohten oder Betroffenen. Wenn auch in der Schweiz noch keine offizielle Armutsstatistik besteht,[850] so gehen Schätzungen davon aus, dass der Anteil der von Armut betroffenen Personen in der Schweiz zwischen 8%[851] und 12%[852] liegt.

Im europäischen Vergleich sind also die Auswirkungen der Umbrüche in der Erwerbsarbeit – wenn auch zeitlich verzögert und in geringerem Ausmass, so doch – in vergleichbarer Art und Weise eingetroffen.

II.2.1.1.4. Von der «alten» zur «neuen» sozialen Frage: Von Armut zu Ausgrenzung

Wenn nun gelegentlich von der «Wiederkehr» von Armut und Arbeitslosigkeit die Rede ist, so ist diese Rede in quantitativer Hinsicht, d.h. im Blick auf den Anteil der Betroffenen an der Gesamtbevölkerung im Vergleich zur unmittelbaren Nachkriegszeit, durchaus zutreffend. In qualitativer Hinsicht jedoch sind die Probleme von Armut und Arbeitslosigkeit seit dem Übergang ins 21. Jahrhundert nicht mehr mit früheren Situationen vergleichbar, sondern sie sind in einem neuen Licht zu sehen. Folgende Aspekte sind dabei zu beachten:

– Mit der oben beschriebenen Phase der relativen Vollbeschäftigung, des Massenkonsums sowie des Ausbaus der sozialstaatlichen Absicherungen[853] hat sich der historische Kontext von Armut und Arbeitslosigkeit tiefgreifend verändert. Diese historisch bislang einmalige Phase des Anstiegs des materiellen Wohlstands hat damit zugleich die sozialen Realitäten verändert und neue Massstäbe gesetzt[854] – neue Massstäbe des allgemein erreichbaren materiellen und sozialen Lebensstandards sowie der gesellschaftlichen Verpflichtung, ihre Mitglieder vor ökonomischen Risi-

---

850 Die Tatsache, dass eine solche Statistik nach wie vor nicht besteht, führt in wissenschaftlichen Kreisen gelegentlich zu einigem Ärger. So werden hinter dem Fehlen zuweilen «politische Gründe» im Sinne einer «offensichtlichen Selbstzensur des Bundesamtes für Statistik» vermutet (Kehrli, Arbeit, 105).

851 Vgl. Bundesamt für Statistik, Armut, 2.

852 Vgl. Kehrli, Arbeit, 107.

853 Vgl. oben II.2.1.1.3. «Die Situation in der Schweiz».

854 Vgl. Kronauer, Exklusion, 16.116.

ken zu schützen. «Für alle sollte eine Qualität der Lebensführung sichergestellt sein, die den gesellschaftlich anerkannten Mindestanforderungen entspricht.»[855]

An diesen neuen Massstäben, d.h. am Selbstverständnis und insbesondere an der materiellen Situation einer Gesellschaft, bemessen sich die Erfahrungen von Armut und Arbeitslosigkeit heute. Während früher also eine absolute Definition von Armut bestand, nach welcher Menschen «nicht einmal über das zum Überleben Notwendige (physiologische Grundbedürfnisse) in Form von Nahrung, Kleidung, Obdach und gesundheitlicher Betreuung verfügen,»[856] so gewinnt unter den neuen gesellschaftlichen Bedingungen eine relative Definition von Armut an Bedeutung, nach welcher Armut gegeben ist, «wenn die Lebenslagen der Betroffenen so weit unter den in einem Land herrschenden durchschnittlichen Lebensverhältnissen liegen, dass sie ausgegrenzt (marginalisiert) werden, selbst wenn sie über das Notwendige verfügen, also nicht absolut arm sind».[857] So wird also ein jeweiliges sozioökonomisches bzw. soziokulturelles Existenzminimum postuliert, über welches die Menschen verfügen müssen, um an geteilten Standards des gesamtgesellschaftlichen Lebensniveaus mithalten zu können[858] – ansonsten gelten sie als von Armut Betroffene gemäss relativer Definition.

– Mit diesem Fokus auf den drohenden Verlust der Möglichkeiten, an den Standards des gesamtgesellschaftlichen Lebensniveaus mithalten zu können, wird deutlich, dass die Konsequenzen der relativen Armutsdefinition deutlich über die materielle Dimension hinausgehen bzw. es wird deutlich, dass die Konsequenzen dieser Definition nicht auf rein materielle Aspekte verengt werden können (ohne dass dabei deren grundlegende Bedeutung in Frage gestellt wird).[859] Vielmehr wird dadurch hervorgehoben, dass die betroffenen Menschen immer mehr (neben den wirtschaftlichen Aspekten) die Möglichkeiten verlieren, «am gesellschaftlichen Leben entsprechend den in ihr verallgemeinerten Standards der Nützlichkeit, des Konsums, der materiellen Sicherheit, der öffentlichen Einflussnahme und

---

855 Kronauer, Exklusion, 116.

856 Hauser, Armut, 65.

857 Ebd. Schulz (Einleitung, 6) führt aus, dass sich in den letzten Jahren eine Bemessungsgrundlage durchgesetzt hat, nach welcher diejenige Menschen von Armut bedroht sind, die über weniger als 50–60% des Medianeinkommens verfügen.

858 Vgl. Schulz, Einleitung, 6; Lob-Hüdepohl, Inklusion, 162.

859 Vgl. Lob-Hüdepohl, Inklusion, 163.

der sozialen Anerkennung teilzunehmen»[860] – m.a.W., den betroffenen Menschen droht der Ausschuss bzw. die Ausgrenzung aus grundlegenden gesellschaftlichen Vollzügen. Die konkrete (relative) Armutserfahrung der Betroffenen ist also nicht monokausal bzw. anhand von einfachen Indikatoren zu erklären, sondern sie stellt ein mehrdimensionales Gefüge von verschiedenen Bedingungen dar.[861]

– Neu am Auftreten von Armut und Arbeitslosigkeit ist zudem, dass sich der Kreis der Betroffenen markant ausgeweitet hat. Während Armut und Arbeitslosigkeit noch zur Zeit der «alten sozialen Frage» im Wesentlichen die Arbeiterschaft betraf und weitgehend als Klassenschicksal gedeutet werden konnte, so ist der Kreis der Betroffenen unter heutigen Bedingungen viel heterogener und nicht mehr deckungsgleich mit alten Klassen oder Schichten.[862] Zwar sind einzelne Personenkreise vermehrt von Armut und Arbeitslosigkeit bedroht (v.a. Niedrigqualifizierte, Alleinerziehende), doch reicht das Phänomen mittlerweile in die Gesellschaft als Ganze hinein.[863] So heterogen die Situation der Betroffenen ist, so unterschiedlich sind auch deren Umgangs- und Bewältigungsformen.[864]

– Schliesslich ist auch aus sozialpolitischer Sicht ein neuer Aspekt im Umgang mit Armut und Arbeitslosigkeit zu beachten: Die meisten der sozialpolitischen Sicherungsinstrumente basieren nach wie vor allein auf der materiellen Komponente (Zahlungen von Sozialversicherungen, staatliche Transfer- und Unterstützungszahlungen, u. dgl.). Diese «gewohnten sozialpolitischen Handlungsmuster»[865] greifen jedoch je länger, desto weniger. Angesichts der Tatsache, dass die Phänomene von Armut und Arbeitslosigkeit nicht mehr allein die materielle Komponente betreffen, sondern als mehrdimensionales Geschehen zu verstehen sind, bedingt dies grundsätzlich auch mehrdimensional ausgerichtete sozialpolitische Instrumente zur Bekämpfung von Armut und Arbeitslosigkeit. Die Anforderungen lassen

---

860 Kronauer, Exklusion, 17.

861 Vgl. Eurich et al., Kirchen, 12; siehe auch Gröschke, Arbeit, 56.

862 Vgl. Kirchenamt der EKD, Gerechte Teilhabe, 18.

863 Vgl. Kronauer, Exklusion, 16; siehe dazu auch ders., Armutsforschung, 125.

864 Eurich et al. (Kirchen, 12) erwähnen, dass eine vom Sozialstaat unterstützte, «akademisch ausgebildete alleinerziehende Mutter [...] in der Regel über weit mehr Kompetenzen [verfügt] als eine Familie mit niedrigem Bildungsniveau, die schon in der zweiten Generation hauptsächlich staatliche Transferleistungen bezieht.» Solche Differenzierungen dienten nicht der Verharmlosung der Situation, sondern der Präzisierung der notwendigen Handlungsstrategien (vgl. dazu nachfolgender Abschnitt).

865 Wegner, Teilhabe fördern, 12.

sich dabei wie folgt formulieren: Es geht um «die Stärkung von Kompetenzen und […] die Entwicklung und Nutzung der vorhandenen Ressourcen der Menschen […], um eine reine Versorgungssituation zu durchbrechen und in Armut geratenen Menschen zu helfen, wieder möglichst selbstverantwortlich leben zu können».[866]

II.2.1.2. Das Teilhabekonzept

II.2.1.2.1. Die Rede von der «Exklusion»

Die oben beschriebene Rede von der «neuen» Armut, in der sich das Bewusstsein einer tiefgreifenden gesellschaftlichen Veränderung spiegelt[867] und mit welchem Armut im weiteren Sinn als Ausgrenzung verstanden wird, findet ihre Bündelung und konzeptionelle Einordnung im Begriff der «Exklusion».

Dieser Begriff kam in der europäischen Forschung über Arbeitslosigkeit und Armut auf; insbesondere in Frankreich war er bereits seit den 1970er Jahren sowohl in der Forschung[868] als auch in politischen Debatten präsent, in Deutschland kam er (zuweilen unter dem Begriffsäquivalent der «Ausgrenzung») in den frühen 1990cr Jahren an.[869] Selbst die Europäische Gemeinschaft (EG), die Vorgängerin der heutigen Europäischen Union (EU), hatte den Begriff damals in ihre politischen Programme als auch in die Programme ihrer Forschungsförderung aufgenommen.

So versuchte sich die Kommission der Europäischen Gemeinschaft in einem Bericht über die Beschäftigungslage in Europa im Jahr 1994 wie folgt mit einer Annäherung an den Begriff der «Exklusion»: «‹Poverty› was no longer the right word. The phenomenon was not simply related to material wealth, or lack of it, but involved a complicated interaction between – wealth, certainly but also access to social rights, attachment to the labour market» sowie auch «a situation involving several dimensions of deprivation; a kind of poverty built into the structures of society, and not simply relevant to a residual minority of the population».[870] Diese Annäherung zeigt zwar, dass in der Verwendung des Begriffs Exklusion noch

---

866 Eurich et al., Kirchen, 12. Siehe dazu auch der nachfolgende Abschnitt.

867 Vgl. Kronauer, Exklusion, 9.

868 Vgl. hierzu die Arbeiten des französischen Sozialwissenschaftlers Robert Castel, so beispielsweise Castel, Indigence; ders., Metamorphosen.

869 Vgl. Kronauer, Armutsforschung, 117.

870 Commission of the European Communities, Social Europe, 5.

vieles unscharf und uneindeutig war,[871] und so ist es bis heute geblieben. Dennoch soll nachfolgend versucht werden, die wichtigsten Aspekte des Exklusionsbegriffs zu umreissen:

Der Exklusionsbegriff nimmt die im vorangegangenen Abschnitt gemachten Ausführungen auf, wonach es seit der Phase des lang anhaltenden Wirtschaftsaufschwungs gesellschaftlich geteilte Vorstellungen von angemessenen Lebensstandards gibt, «solche des Konsums, der Interessenvertretung, des gesellschaftlichen Status, der materiellen Sicherheit, der Möglichkeit, sein Leben nach eigenen Zielvorstellungen zu gestalten.»[872] Von gesellschaftlichem Ausschluss betroffene Personen stellen eine «Diskrepanz [fest] zwischen den scheinbar universellen Angeboten der Gesellschaft, […] und den eigenen Möglichkeiten, sie zu realisieren und ihnen zu entsprechen».[873] Dabei gilt die Erwerbstätigkeit nach wie vor ein zentrales Medium gesellschaftlicher Teilhabe – der Ausschluss aus dieser Erwerbsarbeit stellt oft den Ausgangspunkt zu einer weiter gehenden Ausgrenzung aus den zentralen gesellschaftlichen Institutionen dar, die mit der Gefahr weiterer sozialer Desintegration einhergeht.[874] Der Begriff der «Exklusion» steht also für das Zusammentreffen von marginaler Position am Arbeitsmarkt und – in deren Folge – der Gefahr gesellschaftlicher Isolation.[875] Damit ist auch hervorgehoben, dass der Begriff der «Exklusion» den oben ausgeführten Wechsel übernimmt von einem überwiegend quantitativen Verständnis von Armut, d.h. einem allein an absoluten Werten des Einkommens orientierten Armutsverständnis, hin zu einem genuin relationalen Verständnis, d.h. einem Verständnis, das die Folgen von Arbeitslosigkeit und Armut von vornherein als soziale bestimmt.[876]

Dabei ist jedoch zu beachten, dass der Begriff der «Exklusion» nicht mit einer dualen Gegenüberstellung etwa von Exklusion und Inklusion

---

871 Vgl. Gröschke, Arbeit, 57.

872 Kronauer, Exklusion, 45. Vgl. zu Klärungen des Exklusionsbegriffs auch die Ausführungen von Lob-Hüdepohl, Inklusion, 158.

873 Kronauer, Armutsforschung, 124.

874 Vgl. Gronbach, Verteilung, 122.

875 Vgl. Kronauer, Armutsforschung, 123.

876 Vgl. dazu Nothelle-Wildfeuer, Option, 137; Kronauer, Exklusion 17; ders., Armutsforschung, 122.

verbunden wird[877] – die gesellschaftliche Wirklichkeit, mit der sich die Forschung über Arbeitslosigkeit und Armut auseinandersetzt, ist viel komplexer und vielschichtiger und enthält vielfältige Zwischen- bzw. Graustufen.[878] So verweist der Exklusionsbegriff erstens auf Abstufungen sozialer Gefährdung, d.h. auf Abstufungen in den Möglichkeiten, am gesellschaftlichen Leben teilzunehmen – bis hin zum Abbruch dieser Möglichkeiten.[879] Zweitens weist er darauf hin, dass sich die Menschen in ihren Lebenssituationen zwischen den verschiedenen Abstufungen bis hin zur Exklusion bewegen – so ist Ausgrenzung eher als Prozess denn als Zustand zu verstehen.[880] In diesem Zusammenhang wird grundlegend auf das Modell von Castel verwiesen, welcher auf der Achse zwischen «Integration durch Arbeit» und «Ausschluss aus Arbeit» mit verschiedenen Zonen rechnet, welche die entsprechenden Abstufungen, d.h. das jeweilige Vermögen oder Unvermögen, an den gesellschaftlichen Vollzügen zu partizipieren, abbilden.[881]

---

877 An dieser Stelle ist jedoch zu betonen, dass der Begriff der «Exklusion» im vorliegenden Fall nicht als systemtheoretischer Komplementärbegriff zu Inklusion verwendet wird (vgl. dazu etwa Luhmann, Inklusion und Exklusion; ders., Gesellschaft). Kronauer weist überzeugend nach, dass mit dem Begriff der Exklusion zwischen der Armuts- und Ausgrenzungsforschung sowie der Systemtheorie eine terminologische Übereinstimmung besteht; jedoch liegt bei beiden Konzeptionen ein sehr unterschiedliches begriffliches Verständnis zugrunde (vgl. Armutsforschung, 118). Er kritisiert an der Exklusionsvorstellung der Systemtheorie insbesondere, dass diese Exklusion nicht so sehr als historisches Resultat spezifisch organisierter moderner Gesellschaften bestimme, sondern als quasi ahistorisches, logisches Resultat rational operierender Funktionssysteme: «Es ist [gemäss der Systemtheorie, S.H.] die Rationalität der Funktionssysteme, die Exklusion […] hervorruft, und es sind nicht besondere Umstände oder Handlungsweisen dafür verantwortlich (wie etwa eine Änderung in der Struktur der Arbeitslosigkeit oder Armut, eine bestimmte Regierungspolitik). Exklusion ist auch keiner spezifischen historischen Form differenzierter Gesellschaften (etwa dem Kapitalismus) anzulasten, sondern entspringt der funktionalen Differenzierung selbst. Da in keiner sinnvollen Weise davon gesprochen werden kann, funktionale Differenzierung sei ‹verantwortlich›, kann auch niemand und nichts für Exklusion […] verantwortlich erklärt werden». (Armutsforschung, 123; Hervorhebungen im Original).

878 Vgl. Wegner, Enabling Churches, 217.

879 Vgl. Kronauer, Sozial(staats)modell, 67.

880 Vgl. Kronauer, Armutsforschung, 124.

881 Castel beschreibt dabei etwa die Zone der *Integration*, in welcher ein hohes Mass an Arbeitsplatzsicherheit besteht und in welcher die Beteiligten in mannigfache soziale Beziehungen eingebunden sind. In der Zone der *Gefährdung* ist die Sicherheit der Beschäftigung nicht mehr gewährleistet, zudem sind die sozialen Sicherungsrechte ge-

Wenn wir uns nun der je subjektiven Perspektive der von Armut und Arbeitslosigkeit betroffenen Personen zuwenden, so wurde bereits hervorgehoben, dass sich deren Erfahrung von Ausgrenzung insbesondere auf die Komponente der materiellen Einschränkungen sowie daraus folgend auf die Komponente der sozialen Isolation bezieht. In der Folge soll aufgezeigt werden, dass diese zwei Komponenten der subjektiven Ausgrenzungserfahrung noch um weitere Faktoren ergänzt werden können, dass also die Erfahrung von Ausgrenzung bei von Armut und Arbeitslosigkeit grundsätzlich als «mehrdimensional»[882] zu verstehen ist. Hierfür werden in der Folge die zwei genannten Dimensionen vertieft und die weiteren Faktoren neu beschrieben:

II.2.1.2.2. Dimensionen der Ausgrenzung

– Zuerst sind Ausgrenzungen aufgrund der materiellen Situation zu nennen: Ausgrenzungserfahrungen aufgrund der *materiellen Situation* der Betroffenen gelten nach wie vor als entscheidende Form der Beeinträchtigung. Wer aufgrund der nicht vorhandenen finanziellen Mittel «nicht in der Lage ist, sich an anerkannten gesellschaftlichen Möglichkeiten beteiligen zu können und sich deswegen von dem ausgeschlossen fühlen, was sich – fast – alle anderen leisten können»,[883] befindet sich ohne Zweifel in einer benachteiligten Situation. Die nicht (mehr) gegebene Einbindung in die Erwerbsgesellschaft, d.h. die Arbeitslosigkeit oder allenfalls sogar die Unterstützungsbedürftigkeit durch die Sozialhilfe, stellt wie erwähnt die

---

fährdet, was insgesamt zu eingeschränkten Möglichkeiten der Lebensführung beiträgt. In der Zone der *Ausgrenzung* bzw. *Exklusion* schliesslich sind die Betroffenen nicht mehr in die Erwerbsarbeit integriert; ihre sozialen Kontakte verengen sich zunehmend auf Beziehungen zu Menschen in ähnlicher Lage. Diese Situation ermöglicht es ihnen nicht mehr, an gesellschaftlich geteilten Standards «mitzuhalten» (Metamorphosen, 360). Vgl. dazu auch Gröschke, Arbeit, 54f.

882 Dass die Ausgrenzungserfahrungen als «mehrdimensional» zu verstehen sind, betonen die meisten der beigezogenen Autoren aus den Sozialwissenschaften sowie aus kirchlichen Armutsdebatten, lediglich variiert die jeweilige Anzahl der angeführten «Dimensionen» zwischen fünf und acht. Vgl. dazu Caritas Europa, Zero Poverty, 15–18; Kronauer, Exklusion, 151ff.; Eurich et al., Kirchen, 12–14. Eurich et al. nehmen Bezug auf: Myers, Walking, 66–68. Myers wiederum bezieht sich auf: Chambers, Development, 103–139.

883 Eurich et al., Kirchen, 13. Vgl. dazu auch die obigen Ausführungen zu den neu gesetzten Massstäben der Lebensführung unter II.2.1.1.4. «Von der ‹alten› zur ‹neuen› sozialen Frage: Von Armut zu Ausgrenzung».

Hauptursache für diese Ausgrenzungserfahrung dar; daneben gelten jedoch auch hohe Familienausgaben, eine hohe Schuldenlast sowie auch besondere biografische Ereignisse (Scheidung, Tod eines Elternteils, u.a.m.) als Bedingungsfaktoren.[884]

Wer sich aufgrund finanzieller Einschränkungen die erwähnten anerkannten gesellschaftlichen Möglichkeiten nicht leisten kann, vermag gegenüber anderen nicht mehr «mithalten zu können»,[885] was die Betroffenen in der Regel als Demütigung oder Beschämung erleben.[886] Nicht selten kommt es daher vor, dass Betroffene solchen Situationen so begegnen, dass sie die offensichtliche Konfrontation vermeiden und bisherige «Beziehungen […], die auf Reziprozität beruhen – auf dem Austausch von Geschenken bei Einladungen, dem Ausgeben von Runden in der Kneipe»[887] – abbrechen, und damit einen sozialen Selbstausschluss vollziehen, um einem drohenden Gesichtsverlust zuvorzukommen. Mit der Darstellung dieser «kollektiven Strategie der Gesichtswahrung»,[888] die unter von Arbeitslosigkeit und Armut Betroffenen eine weit verbreitete Strategie darstellt, sind wir nun auch bei der zweiten Dimension, der *sozialen Isolation,* angelangt.

– Ausgrenzungserfahrungen zeigen sich bei Betroffenen insbesondere auch als Erfahrungen *sozialer Isolation*, die sowohl als Vereinzelung, d.h. als Fehlen oder Verlust von Beziehungen in primären (Familie) oder sekundären (Freunde, Bekannte) Netzwerken,[889] als auch als Verengung der sozialen Beziehungen auf Menschen in gleicher, benachteiligter Lage auftreten.[890] Dabei werden in der internationalen Forschung immer wieder «gute Belege» angeführt für die enge «Verbindung zwischen Ausgrenzung am Arbeitsmarkt und Einschränkung der über soziale Netze verfügbaren Reichweite der Kontakte».[891] Die Erwerbsarbeit bzw. der je subjektive Grad der Einbindung erweist sich also als zentraler Faktor für die Reich-

---

884 Vgl. Caritas Europa, Zero Poverty, 17.

885 Kronauer, Exklusion, 176.

886 Vgl. Eurich et al., Kirchen, 13.

887 Kronauer, Exklusion, 181.

888 Ebd.

889 Vgl. Caritas Europa, Zero Poverty, 18.

890 Wobei die Verengung nur dann als problematisch zu bezeichnen ist, wenn diese nicht aus freien Stücken gewählt, sondern durch Mangel an Ressourcen faktisch erzwungen wurde (vgl. Kronauer, Exklusion, 168).

891 Kronauer, Exklusion, 173.

weite und Zusammensetzung der sozialen Beziehungen einer Person. Zugleich spielen die Zusammensetzung des sozialen Umfelds sowie die Art der sozialen Beziehungen «eine wichtige, wenn nicht die entscheidende Rolle»[892] bei der Arbeitssuche. Soziale Isolation ist in dieser Hinsicht also zugleich Ursache und Folge von Ausgrenzung.

Nicht zuletzt hat soziale Isolation zur Folge, dass das Phänomen von Armut und Ausgrenzung mehr und mehr gesellschaftlich unsichtbar wird.[893]

– Es ist hinlänglich bekannt, dass das *gesundheitliche Wohlergehen* einer Person wesentlich vom jeweiligen sozio-ökonomischen Status, d.h. u.a. vom beruflichen Status sowie dem Einkommen, abhängt.[894] Sowohl in weltweiten Vergleichen als auch innerhalb der westeuropäischen Länder gilt entsprechend, dass ein schlechterer Gesundheitszustand bzw. körperliche Schwäche überdurchschnittlich häufig mit dem Phänomen der Armut verbunden ist.[895] So führen von Armut betroffene Menschen in der Regel ein weniger gesundes Leben (schlechtere Ernährung, weniger Bewegung und sportliche Aktivitäten)[896] und sie sind häufiger krank als die Durchschnittsbevölkerung[897] – entsprechend fehlt es ihnen an körperlicher Stärke; schon deswegen sind sie oft weniger leistungsfähig als andere.[898] Nicht zuletzt weisen von Armut betroffene Menschen durchschnittlich eine tiefere Lebenserwartung aus als Menschen, die nicht in Armutsumständen leben.[899]

– Die oben dargestellten Faktoren machen nachvollziehbar, dass von Armut betroffene Menschen und deren Familien meistens wenig bzw. weniger Reserven haben, um Unwägbarkeiten bzw. Unvorhergesehenes materiell, physisch und psychisch auffangen zu können.[900] Dieses gesteigerte

---

892 Kronauer, Exklusion, 169.

893 Vgl. Schulz, Einleitung, 9.

894 Vgl. Caritas Europa, Zero Poverty, 17. Siehe dazu auch Eurich et al., Kirchen, 13; Myers, Walking, 67.

895 Vgl. Eurich et al., Kirchen, 13.

896 Vgl. Myers, Walking, 67; Eurich et al., Kirchen, 13.

897 Zu beachten ist dabei allerdings, dass es sich nicht nur so verhält, dass Armut krank macht, sondern es ist durchaus auch in umgekehrter Richtung der Fall: nämlich so, dass Krankheit oder ein Unfall zu Armut führen können (vgl. Caritas Europa, Zero Poverty, 17).

898 Vgl. Eurich et al., Kirchen, 13.

899 Vgl. Caritas Europa, Zero Poverty, 17; Eurich et al., Kirchen, 13.

900 Vgl. Myers, Walking, 67; Eurich et al., Kirchen, 13.

Mass an *Verletzlichkeit* zeigt sich etwa, wenn es den Betroffenen unmöglich ist, unvorhergesehenen materiellen Verpflichtungen (Reparaturen, grössere Geschenke aufgrund sozialer Konventionen) nachzukommen;[901] oder aber, wenn es ihnen aufgrund anderer beeinträchtigender Ereignisse nicht möglich ist, soziales oder kulturelles Kapital, d.h. Beziehungen und Bildung, zu mobilisieren, um die Probleme zu lösen.[902] Die von Armut betroffenen Personen haben insgesamt weniger Optionen, um schwierige Situationen zu vermeiden oder bei schwierigen Situationen langfristige Lösungsperspektiven zu entwickeln.[903]

– Schliesslich zeigen sich Ausgrenzungserfahrungen bei den betroffenen Personen als Erfahrungen von *Macht- und Chancenlosigkeit.* Ihnen fehlt es an Möglichkeiten, die eigenen Lebensbedingungen kontrollieren zu können;[904] sie erfahren einen Kontrollverlust über grundlegende Aspekte der eigenen Lebensgestaltung. Aufgrund von oftmals nicht vorhandenem Wissen und nicht vorhandenen Kompetenzen und Bildungsaspirationen[905] verfügen sie nur über einen mangelhaften Zugang zu öffentlichen Dienstleistungen und notwendigen Informationen; die Umweltbedingungen, insbesondere die Öffentlichkeit und die öffentlichen Institutionen, werden als fremd und bedrohlich wahrgenommen.[906]

Diese Distanz gegenüber öffentlichen Institutionen kommt nicht zuletzt aus folgendem, meist kaum beachteten[907] Sachverhalt zustande: Wenn auch die öffentlichen Institutionen in ihrer sozialpolitischen Ausrichtung darum besorgt sind, Teilhabemöglichkeiten abzusichern und auszuweiten, so entwickeln sie zuweilen doch die paradoxe Wirkung, dass sie die Menschen nicht nur gesellschaftlich einbinden, sondern sie gleichzeitig auch ausgrenzen.[908] D.h., die von Armut und Ausgrenzung Betroffenen haben zwar einklagbare Rechte auf Unterstützungsleistungen, doch bestehen gegenüber den Sozialbehörden keinerlei Wechselseitigkeiten, sondern nur Abhängigkeiten – die Ansprüche müssen geltend gemacht werden, die Bürokratie wird in Gang gesetzt und die Leistungen werden den Betroffenen

---

901 Vgl. Myers, Walking, 68.
902 Vgl. Eurich et al., Kirchen, 13.
903 Vgl. ebd.; Caritas Europa, Zero Poverty, 17.
904 Vgl. Myers, Walking, 67.
905 Vgl. dazu Eurich et al., Kirchen, 13.
906 Vgl. ebd.
907 So Myers, Walking, 68.
908 Vgl. Kronauer, Exklusion, 183.

zugemessen. Bereits in Bezug auf dieses notwendige Aktiv-Werden ist oftmals «eine unsichtbare Mauer aufgerichtet, an deren Überwindung viele Anspruchsberechtigte scheitern.»[909] Die Position der Betroffenen als Objekt im Apparat staatlicher Fürsorge vertieft die Erfahrungen von eigener Machtlosigkeit.

II.2.1.2.3. Das Teilhabekonzept

Der Begriff der «Exklusion» nimmt also die «entscheidende Wendung im Armutsdiskurs der vergangenen Jahre»[910] auf, wonach das Armutsverständnis mit der beschriebenen, relativen Definition deutlich erweitert wird und zwar in dem Sinne, dass Armut nicht mehr in erster Linie für materielle Unterversorgung steht, sondern gesellschaftliche Ausgrenzung bedeutet. Die dargestellten fünf Dimensionen der je subjektiven Ausgrenzungserfahrungen lassen nachvollziehen, dass die Betroffenen von den Möglichkeiten gesellschaftlicher Einbindung mehr und mehr abgekoppelt sind; und mit dem Verlust dieser *Möglichkeiten* verlieren sie – nicht zuletzt durch die beschriebenen Dimensionen der materiellen Einschränkungen, der Verletzlichkeit und der Machtlosigkeit – zunehmend auch die *Fähigkeiten*, ihr Leben zu gestalten und ihre Situation zu verbessern.[911] So sind demnach ihre Aussichten objektiv ungünstig, die Umstände, die sie zu Betroffenen machen, selbst zu verändern.[912]

---

909 Kronauer, Exklusion, 188.

910 Schulz, Einleitung, 7.

911 Vgl. Mathwig, Herausforderung, 29.

912 Vgl. ebd. Mathwig (Herausforderung, 29) weist in diesem Zusammenhang darauf hin, dass die in der Sozialpolitik häufig anzutreffende Forderung nach mehr «Eigenverantwortung» (die in aller Regel an die Bezügerinnen und Bezüger von Sozialleistungen gerichtet ist) meist von der «zu einfachen und falschen» Annahme ausgeht, alle Menschen verfügten über die gleichen gesellschaftlichen Entwicklungspotenziale. Die Forderung nach «Eigenverantwortung» kann jedoch realistischerweise nur an diejenigen Menschen gerichtet sein, die in der Lage sind, die eigenen Lebensumstände eigenverantwortlich zu verändern – und gerade dies ist wie erwähnt unter den geschilderten Umständen bei von Armut und Ausgrenzung Betroffenen häufig nicht (mehr) der Fall. Daher führt die Forderung nach «Eigenverantwortung» unter den geschilderten Umständen am Ziel vorbei, ja sie bewegt sich sogar «auf dem gleichen Plausibilitätsniveau, wie der im Titel der Shell-Jugendstudie von 1980 zitierte Spontiratschlag ‹Du hast keine Chance, [...] [also] nutze sie.›»

In diesem Sinne sind die je persönlichen Handlungsspielräume der Betroffenen in gravierender Weise beeinträchtigt, wodurch sie von gleichberechtigter Beteiligung an den Aktivitäten und Lebensbedingungen der Gesellschaft ausgeschlossen sind.

Hier setzt nun das Konzept der Teilhabe an – der Begriff der Teilhabe entspricht dem international gebräuchlichen Begriff der «participation»:[913] Wenn Armut im genannten Sinn der Ausgrenzung «eine Beeinträchtigung der individuellen Chancen [bedeutet], das effektiv zu nutzen, was eine Gesellschaft den Menschen an Möglichkeiten der Entwicklung oder der Teilnahme an diversen Prozessen bietet,»[914] dann zielt das Konzept gerade auf die Eröffnung eines elementaren Anspruchs auf Teilhabe an den Lebensmöglichkeiten der Gesellschaft sowie auf eine Befähigung der von Ausgrenzung betroffenen Personen zu einem eigenverantwortlichen und sozial integrierten Leben. In Bezug auf das aktuelle auf Erwerbsarbeit ausgerichtete Wirtschaftssystem heisst dies, «dass ein grösstmöglicher Teil der Bevölkerung über bezahlte Arbeit verfügen soll, soweit er dies anstrebt, und dass gleichzeitig die wichtige, vielfältig geleistete familiale, soziale und gesellschaftliche Arbeit in angemessener Weise anerkannt und integriert wird.»[915] D.h., jeder Person soll es möglich sein, die Erfahrung zu machen, für sich selbst und ggf. für die eigene Familie sorgen zu können.[916] Eine volle und effektive Teilhabe ist dann erreicht, wenn die Betroffenen sich (wieder) umfassend an den wirtschaftlichen, sozialen und gesellschaftlichen Prozessen zu beteiligen vermögen.[917] In diesem Sinne greift die Debatte um eine Förderung von Teilhabe den Exklusionsdiskurs auf und fragt, «wo Dynamiken zu stoppen, Fehlentwicklungen umzukehren oder verfestigte Strukturen aufzubrechen sind.»[918]

Was die (politischen) Massnahmen zur Förderung von Teilhabe betrifft, so gilt es, zwei verschiedene Aspekte differenziert miteinander zu verschränken: Zum Ersten müssen für die Verbesserung der Teilhabemöglichkeiten die materiellen Voraussetzungen geschaffen werden.[919] «Denn

---

913 Vgl. Welti, Behinderung, 535.

914 Schulz, Einleitung, 7.

915 Kirchenamt der EKD, Gerechte Teilhabe, 12.

916 Vgl. Kirchenamt der EKD, Gerechte Teilhabe, 17.

917 Vgl. dazu Wegner, Teilhabe fördern, 10.

918 Schulz, Einleitung, 11.

919 Vgl. Kirchenamt der EKD, Gerechte Teilhabe, 10.

wenn Menschen in die Situation geraten, kein eigenes Einkommen erzielen zu können, ist der Anspruch auf materielle Basissicherung die Voraussetzung dafür, weiter gehende, nichtmaterielle Unterstützung überhaupt nutzen zu können.»[920] Allerdings reichen solidarisch ausgerichtete, sozialstaatliche Unterstützungsmassnahmen nicht aus, um Betroffene langfristig vor Armut und Ausgrenzung zu bewahren – und hier kommt der zweite Aspekt zum Tragen: Angesichts der häufig nicht vorhandenen Fähigkeiten von Betroffenen, die eigene Lebenssituation zu gestalten und zu verbessern, sind aktivierende und unterstützende Hilfen, insbesondere wirkungsvolle Bildungsmöglichkeiten von grosser Bedeutung. «Der Bildung kommt in dieser Hinsicht eine entscheidende Rolle zu, weil in ihr die entscheidenden Kompetenzen, die erst eine qualifizierte Teilhabe ermöglichen, vermittelt werden. Ohne Bildung ist Teilhabe nicht denkbar.»[921] Mit Investitionen in Bildung investiert eine Gesellschaft somit «in die Entwicklung der Fähigkeiten der Menschen zur Gestaltung ihres eigenen Lebens sowie der gesamten Gesellschaft in ihren sozialen und wirtschaftlichen Dimensionen.»[922] Mit dieser Verschränkung von Unterstützungs- und Befähigungsmassnahmen sind also diejenigen Forderungen beschrieben, welche die geeigneten Rahmenbedingungen herstellen, die es den Menschen ermöglichen, als vollwertige Glieder an den grundlegenden gesellschaftlichen Vollzügen teilzuhaben.

Insgesamt darf festgehalten werden, dass sich das Konzept der Teilhabe im Bereich der Überwindung von Armut und Ausgrenzung grosser Beliebtheit und Verbreitung erfreut.[923] Mit seinem doppelten Impetus der gleichzeitigen solidarischen Unterstützungsmassnahmen sowie der Befähigung und Aktivierung mittels Bildungsmassnahmen gilt das Konzept als adäquates Programm zur Bekämpfung von Armut und Ausgrenzung. Die Dortmunder Rehabilitationswissenschaftlerin Gudrun Wansing formu-

920 Ebd.

921 Wegner, Teilhabe fördern, 9.

922 Kirchenamt der EKD, Gerechte Teilhabe, 11. Zu beachten sind allerdings auch kritische Stimmen, aus deren Sicht der Verhinderung der Armut durch Bildung enge Grenzen gesetzt sind – vgl. dazu etwa Kronig, Nutzen.

923 Vgl. dazu die Ausführungen in II.1.2. «Diakonisches Handeln als Teilhabeförderung» sowie die grundlegenden Einführungen bspw. bei Kirchenamt der EKD, Gerechte Teilhabe; Schulz, Ausgegrenzt; Wansing, Teilhabe; Gröschke, Arbeit; Lob-Hüdepohl, Teilhabe; Eurich et al., Kirchen.

lierte daher zu Beginn ihrer Dissertationsschrift: «Die Sozialpolitik des beginnenden 21. Jahrhunderts hat eine neue Programmformel: *Teilhabe an der Gesellschaft*.»[924]

II.2.1.3. Das Teilhabekonzept im Kontext von Armut und Arbeitslosigkeit – Bündelung und Kritik

Im Rahmen der historischen Herleitung wurde oben nachgezeichnet, dass sich erstens durch die langanhaltende Phase der Prosperität in der Nachkriegszeit sowie zweitens zugleich durch die krisenhafte Phase seit den 1980er Jahren der Kontext von Armutserfahrungen grundlegend verändert hatte. Während Armut bis anhin allein nach absolutem, materiell messbarem Verständnis verstanden wurde, so wurde dieses Verständnis zunehmend durch ein relatives abgelöst, nach welchem die Armutserfahrung vor allem eine Ausgrenzungserfahrung von Personen ist, die gesellschaftlich «abgehängt» sind bzw. «nicht mithalten» können. Die Rede von der Exklusion nimmt dieses relationale Verständnis von Armut bzw. Ausgrenzung auf und spezifiziert dieses dahingehend, dass es in verschiedene, einander bedingende Ausgrenzungserfahrungen (materielle Ausgrenzung, soziale Isolation, gesundheitlicher Zustand, Verletzlichkeit, Macht- und Chancenlosigkeit)[925] aufgeteilt werden kann.

Mit dem Konzept der Teilhabe ist nun das Faktum aufgenommen, wonach Armut nicht mehr allein als materielle Verelendung, sondern vielmehr als komplexeres Ausgrenzungsphänomen wahrgenommen werden muss – entsprechend steht bei der Armutsbekämpfung nicht so sehr allein die materielle Kompensation im Vordergrund, sondern die Förderung der gesellschaftlichen Teilhabe insgesamt. Diese wiederum wird nicht zuletzt am ehesten durch Investitionen in die Befähigung der Betroffenen (v.a. Bildungsmassnahmen) erreicht, damit sich diese selber (wieder) im zentralen Teilhabemedium, der Erwerbsarbeit, zu integrieren vermögen.

Das Ziel des Teilhabekonzepts ist also grundlegend am Leitbild der Normalisierung festzumachen: Demnach ist das Konzept stets an der (Re-)Integration der Betroffenen in den Arbeitsmarkt ausgerichtet und orientiert sich wesentlich an diesem zentralen Medium der gesellschaftlichen Teilhabe: Wer einmal aus der «Integrationsmaschine» der Erwerbsarbeit herausgefallen ist, dem ist am besten geholfen, wenn er bzw. sie dazu

---

924 Wansing, Teilhabe, 15 (Hervorhebungen im Original).

925 Vgl. oben II.2.1.2.2. «Dimensionen der Ausgrenzung».

befähigt wird, sich erneut in einer bestimmten Form an der Erwerbsarbeit zu beteiligen.

Wenn auch das Teilhabekonzept mittlerweile weit verbreitet ist und breiten Anklang findet, so wird doch daran zuweilen auch Kritik geübt und zwar aus folgendem Grund: Bei diesem stark auf das Teilhabemedium der Erwerbsarbeit ausgerichteten Konzept ist der Platz derjenigen Personen, deren Chancen auf Eingliederung in den Arbeitsmarkt gering sind, kaum beachtet. Personen, die aus körperlichen, kognitiven oder anderen Gründen keine Erwerbsarbeit zu verrichten vermögen, gelten demnach – wie Gröschke polemisch formuliert – als die «Überflüssigen, Unnützen, Unproduktiven».[926] Diese Betroffenen laufen Gefahr, «in einer am *Erwerbsparadigma* ausgerichteten Arbeitsgesellschaft in ihren sozialen Rechten systematisch übergangen zu werden.»[927]

II.2.2. Entdeckungszusammenhang 2: Von Integration zu Inklusion

II.2.2.1. Historische Herleitung: Von der Separation zur Integration

Bei einem Rückblick in die moderne Geschichte der Sorge um bzw. des Umgangs mit Personen mit Behinderungen empfiehlt es sich, in der Zeit um die Mitte des 19. Jahrhunderts einzusteigen: Die mit der Industrialisierung verbundenen sozialen Umbrüche führten damals nicht nur zu einer massiven Landflucht und Urbanisierung, zur Auflösung traditioneller agrarischer Wirtschaftsformen und zur Entstehung prekärer Lebenslagen für breite Bevölkerungsschichten, sondern machten auch die prekären Lebensbedingungen von Personen mit Behinderungen virulent.[928] Denn mit der dadurch häufig verbundenen Trennung von Wohn- und Arbeitsort[929] bzw. Orten von Reproduktion und Produktion verloren viele Familien die Möglichkeit, behinderte Angehörige zu Hause zu betreuen. Entsprechend stieg die Zahl derjenigen Personen, denen keine ausreichende Betreuung zugute kam.

---

926 Gröschke, Arbeit, 13.

927 Gröschke, Arbeit, 16 (Hervorhebungen im Original).

928 Vgl. Liedke, Theorie, 12f.

929 Vgl. Dörner, Leben, 20.

Vor diesem Hintergrund entstanden ab der zweiten Hälfte des 19. Jahrhunderts zahlreiche Pflegeanstalten für Menschen mit Behinderungen (nicht selten in kirchlicher Trägerschaft);[930] diese Anstalten wuchsen im Laufe der Jahre stark an und nahmen zuweilen «beinahe schon städtische Züge»[931] an. Mit den Anstalten intendierten deren Trägerschaften jeweils, die Betroffenen «vor der Härte und Kälte der modernen Stadt und Gesellschaft zu bewahren».[932] Doch konnten selbst alle Anstrengungen, die grossen Anstalten in einer dörflichen Atmosphäre zu gestalten,[933] nicht darüber hinwegtäuschen, dass die Menschen mit Behinderungen mit dem Eintritt in die Pflegeanstalten zum Verlassen ihrer primären sozialen Bezüge gezwungen und von den natürlichen, biografischen Lebensprozessen abgeschnitten wurden.[934] Diese Separierung von Menschen mit Behinderungen wurde in der Folge weiter ausgebaut und intensiviert,[935] insbesondere durch die Prozesse der Institutionalisierung, der Spezialisierung und der Professionalisierung. D.h., mit dem zunehmenden Ausbau des Anstaltswesens (Institutionalisierung) ging eine Spezialisierung des Helfens dadurch einher, dass für unterschiedliche Arten von Behinderungen auch unterschiedliche Anstalten geschaffen wurden.[936] Gleichzeitig entstanden in diesem Kontext viele der sozialen und therapeutischen Berufe.[937] Nicht zuletzt gründen die Anfänge heilpädagogischer Konzepte und Arbeiten in dieser Zeit.[938]

Dieses Prinzip der wohnortfernen Unterbringung von Menschen mit Behinderungen, in Fachdiskussionen Separation genannt, setzt sich auch nach der Jahrhundertwende fort und wurde selbst nach dem Zweiten Weltkrieg nicht grundlegend in Frage gestellt.[939] Wenn auch wichtige Verbesserungen vorgenommen wurden, so blieb das Separationsparadigma bis in die 1970er Jahre bestehen: Nach diesem «war es für Menschen mit Behinderung im Fall ihres Unterstützungsbedarfes unausweichlich, ihre

930 Vgl. Bundschuh, Heilpädagogik, 22.

931 Liedke, Theorie, 13.

932 Dörner, Leben, 24f.

933 Vgl. Dörner, Leben, 21.

934 Vgl. Liedke, Menschen, 72; Gutgesell, Normalisierung, 29.

935 Vgl. Liedke, Theorie, 13.

936 Vgl. Dörner, Leben, 22.

937 Vgl. ebd.

938 Vgl. dazu die Übersicht bei Bundschuh, Heilpädagogik, 21–26.

939 Vgl. Liedke, Theorie, 13.

primären sozialen Bezüge zu verlassen und ihr Leben in einem stationären Kontext zu führen.»[940]

Erst seit den frühen 1970er Jahren ist das Paradigma der Separation von Menschen mit Behinderungen in die Kritik geraten. Auslöser hierfür waren insbesondere die als unzumutbar empfundenen Lebensbedingungen der Betroffenen in den grossen wohnortfernen stationären Einrichtungen.[941] Mit dem Anliegen, diese als unwürdig empfundenen Lebensbedingungen in die öffentliche Diskussion einzubringen und in Bezug auf die Aussonderung behinderter Menschen aus dem normalen Alltagsleben Veränderungen zu schaffen, gewann das aus Skandinavien stammende *Normalisierungsprinzip* an Einfluss.[942]

Das Normalisierungsprinzip beabsichtigte, dass «Menschen mit körperlichen oder geistigen Beeinträchtigungen die Errungenschaften und Bedingungen des alltäglichen Lebens der Normalgesellschaft [...] weitgehend gleichsinnig nutzen können»,[943] wobei die genannten Bedingungen des alltäglichen Lebens breit verstanden wurden: Die Menschen mit Behinderungen sollten vom normalen Tagesrhythmus über die räumliche Trennung von Arbeit, Freizeit und Wohnen, den normalen biografischen Rhythmus der aufeinanderfolgenden Lebensalter bis zur angemessenen Ausstattung an Ressourcen[944] «ein Leben so normal wie möglich»[945] führen können. Walter Thimm, der die Einführung des Normalisierungsprinzips in Deutschland wesentlich vorantrieb, führte diese Zielperspektive noch genauer aus: «Mitbürgerinnen und Mitbürger mit geistigen, körper-

940 Ebd. Vgl. zur Entwicklung in der Nachkriegszeit auch Theunissen, Wege, 36–38.

941 Vgl. Lob-Hüdepohl, Inklusion, 159; Gutgesell, Normalisierung, 5.

942 Vgl. Liedke, Menschen, 72; Lob-Hüdepohl, Inklusion, 159. Die Ausgestaltung des Normalisierungsprinzips skandinavischer Herkunft geht im Wesentlichen auf den Dänischen Juristen Nils Erik Bank-Mikkelsen (vgl. ders., Normalisierungsprinzip) sowie den Norwegischen Psychologen Bengt Nirje (vgl. ders., Behinderte) zurück; vgl. dazu ausführlicher Gutgesell, Normalisierung, 5ff.

943 Lob-Hüdepohl, Inklusion, 159. Siehe dazu auch die ähnlich lautende Definition von Nirje (Behinderte, 34), der das Normalisierungsprinzip verstand «als ein Mittel [...], das dem [...] Behinderten gestattet, Errungenschaften und Bedingungen des täglichen Lebens, so wie sie der Masse der übrigen Mitmenschen zur Verfügung stehen, weitestgehend zu nutzen.»

944 Vgl. Lob-Hüdepohl, Inklusion, 159; siehe auch die Darstellung von acht Funktionen in Gutgesell, Normalisierung, 9.

945 Nirje, Behinderte, 34.

lichen oder psychischen Beeinträchtigungen sollen ein Leben führen können, das dem ihrer nicht beeinträchtigten Mitbürgerinnen und Mitbürger entspricht. […] Dieses ist am ehesten erreichbar, wenn die dabei eingesetzten Mittel so normal wie möglich sind.»[946] Demnach sollten also beispielsweise behinderte Kinder «das Recht haben, bei ihren Eltern aufzuwachsen, junge Erwachsene sollten die Möglichkeit haben, in ein eigenes Wohnumfeld zu ziehen, die Betroffenen sollten die Chance haben, verschiedene Bezugspersonen zu haben, die sich aus der Trennung von Wohnen, Schule/Arbeit und Freizeit ergaben, das Recht auf ein sexuelles Leben sollte gegeben sein etc.»[947]

Die mit dem Normalisierungsprinzip verbundene Infragestellung der Angemessenheit spezieller Lern- und Lebensorte für Menschen mit Behinderung sowie die Reform des segregierenden Hilfesystems zielte in der Folge auf eine umfassende *Integration*[948] der betroffenen Personen in die gesellschaftlichen Vollzüge der «Normalgesellschaft» und umfasste Massnahmen in drei unterschiedlichen Bereichen: Zum Ersten ging es mitunter darum, die betroffenen Personen mit geistigen oder körperlichen Behinderungen durch Massnahmen der medizinischen und beruflichen Rehabilitation zur Erwerbsarbeit zu befähigen und in den Arbeitsmarkt einzugliedern.[949] «Mit Hilfe technischer Mittel (Prothesen, Rollstühle, technische Arbeitshilfen) sollten die körperlich beeinträchtigen, behinderten Menschen den funktionalen Normalitätserwartungen der verschiedenen gesellschaftlichen Subsysteme angepasst werden, wobei den Bereichen Berufsausbildung, Umschulung und Erwerbsarbeit zentrale Bedeutung zukam.»[950] Zum Zweiten betraf dies Veränderungen im professionellen Hilfesystem, zum Dritten schliesslich die Ausbildung der Fachkräfte (etwa durch Förderung ambulanter Pflege- und Hilfeformen).[951]

Insgesamt ist festzuhalten, dass vom Integrationsparadigma bzw. vom Normalisierungsprinzip wichtige Impulse ausgegangen sind; so tra-

---

946 Thimm, Normalisierungsprinzip, 210.

947 Gutgesell, Normalisierung, 29.

948 Die Begriffe «Normalisierungsprinzip» sowie «Integrationsparadigma» stehen für dieselben beschriebenen Sachverhalte und werden zuweilen synonym verwendet. Vgl. dazu Wunder, Inklusion, 23; Liedke, Theorie, 14–17.

949 Vgl. Gröschke, Arbeit, 179.

950 Ebd.

951 Vgl. Gutgesell, Normalisierung, 29.

ten an die Stelle von Anstalten Wohnheime, die durch Aussenwohngruppen und ambulante Betreuungsformen ergänzt wurden.[952] Auf diese Weise konnten eindeutige Fortschritte erreicht und neue Prozesse in Gang gesetzt werden, die von hohem reformerischem Wert sind.[953]

Darin liegt wohl die Leistung des Normalisierungsprinzips bzw. des Integrationsparadigmas, aber auch dessen Grenzen.[954] Denn – so die mannigfach vorgetragene Kritik – wenn auch das Normalisierungsprinzip in der genannten Hinsicht einen eindeutigen Fortschritt darstellte, so ist es doch aus anderen Perspektiven als ambivalent und kritisch zu beurteilen. Die kritischen Anfragen an das Prinzip lassen sich wie folgt gliedern:

Zum Ersten wird angeführt, dass der vom Normalisierungs- und Integrationsgedanken ausgehende Impuls zur Deinstitutionalisierung nur inkonsequent umgesetzt wurde,[955] d.h. die angestrebte Auflösung von institutionell geprägten Wohn- und Lebensformen konnte nicht in einer angemessenen Breite erreicht werden, vielmehr wurden – wenn überhaupt – gemeindenahe Wohnangebote in Gestalt neuer Wohnheime mit Wohngruppen realisiert.[956] Anstelle einer konsequenten Deinstitutionalisierung konnte also lediglich eine «Humanisierung von Lebensbedingungen innerhalb von Einrichtungen»[957] durchgeführt werden.[958] Der Impetus des Normalisierungsprinzips ist somit «auf halbem Weg stehen geblieben».[959]

Der zweite Kritikpunkt bezieht sich auf die Doppelsinnigkeit im Gehalt von Normalität, die allen Integrationskonzepten implizit zugrunde liegt. Lob-Hüdepohl beschriebt diese wie folgt: «Normalität steht längst nicht mehr nur für den empirisch bzw. statistisch ermittelten Sachverhalt einer durchschnittlichen Ausstattung oder Lebensführung. Über diese *deskriptive* Bedeutung hinaus entfaltet Normalität mittlerweile vor allem eine *präskriptive* Wirkung: so soll ein Mensch sein Leben führen, und so muss

---

952 Vgl. Liedke, Menschen, 73.

953 Vgl. Wunder, Inklusion, 24f.

954 Vgl. Liedke, Theorie, 16f.

955 Vgl. Liedke, Theorie, 16.

956 Vgl. ebd.

957 Theunissen, Zeitgemässes Wohnen, 325.

958 Nachweisen lässt sich dies, wenn beispielsweise Bezug genommen wird auf die Integrationsquote von Schülerinnen und Schülern mit einem sonderpädagogischen Förderbedarf: Im Jahr 2006 waren bloss rund 15% von ihnen in Regelschulklassen integriert; es dominieren also nach wie vor separate Angebote (vgl. Liedke, Theorie, 16f).

959 Liedke, Menschen, 73.

er körperlich und/oder geistig-seelisch ausgestattet sein, um ein wahrhaft gelingendes und vollgültiges Menschenleben führen zu können. Jede Abweichung von der Normalität ist dann nicht einfach außergewöhnlich, sondern lediglich eine *Minusvariante* gegenüber dem Sollmaß des Gewöhnlichen.»[960] Die besonderen Bedürfnisse von Menschen mit Behinderungen, die vom Normalmass der Durchschnittsbevölkerung abweichen, werden daher nicht nur nicht berücksichtigt, sondern geradezu bewusst übergangen.[961] Der Integrationsbegriff enthält damit unausgesprochen normative Voraussetzungen und kann in Richtung einer Vereinheitlichung der Lebenswelten bzw. eines «‹Normal-Machen[s]› behinderter Menschen»[962] missverstanden werden[963] und somit einen Assimilationsdruck in Gang setzen.[964]

Aufbauend auf diesem zweiten Kritikpunkt bezieht sich ein drittes Argument auf die dadurch produzierte gedankliche Schaffung von zwei Gruppen von Menschen: «die integrierenden, ‹normalen› Menschen oder Bürger und die zu integrierenden, ‹nicht normalen› Anderen»[965] – dadurch wird eine Dualisierung von Innenstehenden und Aussenstehenden vorangetrieben, wobei klar ist, dass die Aussenstehenden zu den Innenstehenden, d.h. in die Norm- bzw. Durchschnittsgesellschaft hinein geholt werden müssen. Somit wird das Problem, das die Integration zu lösen versuchte, noch vertieft.[966]

In der Folge dieser Kritikpunkte kam ab den 1990er Jahren das Anliegen nach einem Konzept auf, welches nicht so sehr das Anderssein von Menschen mit Behinderungen überwinden und anpassen will, sondern vielmehr das Anderssein bejaht und menschliche Vielfalt zulässt und anstrebt. M.a.W., es wurde vermehrt ein Konzept gesucht, das nicht eine Anpassung des beeinträchtigten Menschen an ihre Mitwelt erfordert, sondern vielmehr die Veränderung von Strukturen intendiert, die es jedem und jeder ermöglichen, am gesellschaftlichen Leben zu partizipieren.[967]

---

960 Lob-Hüdepohl, Inklusion, 159 (Hervorhebungen im Original).
961 Vgl. ebd.
962 Theunissen, Zeitgemässes Wohnen, 326.
963 Vgl. Liedke, Theorie, 16.
964 Vgl. Wunder, Inklusion, 24.
965 Ebd.
966 Vgl. ebd.
967 Vgl. Liedke, Menschen, 23f.

II.2.2.2. Das Inklusionparadigma bzw. das Teilhabekonzept bei Menschen mit Behinderungen

II.2.2.2.1. Die UN-Konvention über die Rechte von Menschen mit Behinderungen als Ausgangspunkt

Seit einigen Jahren lassen sich im deutschsprachigen Raum Bestrebungen beobachten, den ins Stocken geratenen Deinstitutionalisierungsprozess erneut voranzutreiben. Dies geschieht jedoch nicht mehr so sehr unter dem Paradigma der Normalisierung, welches sich zwar auch gegen die Aussonderung behinderter Menschen aus dem normalen Alltagsleben einsetzte, sondern vielmehr unter dem Paradigma der Inklusion. Mit diesem umfassenden «Paradigmenwechsel»,[968] d.h. mit der Ablösung des Modells der Integration durch dasjenige der Inklusion, erfolgte eine Ausweitung, die «über alle bisherigen Konzepte hinausgeht, eine gesamtgesellschaftliche Tragweite [...] [sowie] eine verbindliche menschenrechtliche Grundlage besitzt und schon heute mit zahlreichen konkreten Umsetzungsstrategien verknüpft ist.»[969] Dieses Inklusionsparadigma, das mitunter bereits zum «Modebegriff»[970] geworden ist, soll in der Folge in seinem Entstehungskontext, in seiner Unterscheidung zum Integrationsparadigma sowie mit seinen wichtigsten Inhalten charakterisiert werden.[971]

Dem Inklusionsparadigma zum internationalen Durchbruch verholfen hat insbesondere die *Konvention der Vereinten Nationen (UNO) über die Rechte von Menschen mit Behinderungen* vom 13. Dezember 2006.[972] Sie fordert

---

968 Lob-Hüdepohl, Inklusion, 159.

969 Liedke, Theorie, 12.

970 Schweiker, Praxis, 135.

971 Vgl. dazu Liedke, Theorie, 12.

972 Die Inkraftsetzung der Konvention folgte erst am 3. Mai 2008. Im englischen Sprachraum war «inclusion» als Fachbegriff (allerdings mit einem breiten Bedeutungsspektrum) schon seit Längerem etabliert. Die Wurzeln des Inklusionskonzepts liegen dabei in bürgerrechtlichen Zusammenhängen; der Begriff tauchte erstmals in den 1960er Jahren im Rahmen der US-amerikanischen Independent-Living-Bewegung auf, die sich gegen Diskriminierung (nicht nur, aber auch) von Menschen mit Behinderungen einsetzte (vgl. dazu ausführlich Liedke, Theorie, 17f.). Eingang in den deutschen Sprachraum fand das Konzept wie erwähnt über Debatten in internationalen Organisationen wie der 1994 von der UNESCO verabschiedeten Salamanca-Erklärung, der Deklaration anlässlich des Europäischen Behindertenkongresses 2002 in Madrid sowie der referierten Konvention der Vereinten Nationen (UNO) über die Rechte von Menschen mit Behinderungen aus dem Jahr 2006 (vgl. Liedke, Menschen, 74).

in den allgemeinen Grundsätzen «full and effective participation and inclusion»[973] für Menschen mit Behinderungen; dies insbesondere durch «respect for difference and acceptance of persons with disabilities as part of human diversity and humanity».[974] Eine deutsche Arbeitsübersetzung der Vereinten Nationen formuliert dazu: «Volle und effektive Teilhabe und Teilnahme» sowie «Respekt vor der Unterschiedlichkeit und Akzeptanz von Menschen mit Behinderungen als Teil der menschlichen Vielfalt und des Menschseins».[975] Die Konvention kommt also weg von der Haltung, wonach die Defizite von Menschen, «deren vom Durchschnitt abweichende körperliche und/oder seelische Ausstattung [...] nicht ausreicht, die Zugangsbarrieren zu den verschiedenen Bereichen des gesellschaftlichen Lebens zu überwinden»,[976] insbesondere durch medizinisch-therapeutische Massnahmen ausgeglichen und somit dem Normalmass angeglichen werden sollten.[977] Den Paradigmenwechsel vollzieht die Behindertenrechtskonvention darin, dass sie bei der Inklusion als Respekt vor der Vielfalt ansetzt und die «volle und effektive Teilhabe» der Betroffenen in einer Gesellschaft nur dann gewährleistet und gefördert sieht, wenn die Betroffenen «in ihrem Sosein akzeptiert, in ihren je eigenen Kompetenzen und Entwicklungspotenzialen unterstützt und die sie behindernden Barrieren in ihrem Umfeld abgebaut werden».[978]

---

973 United Nations, Treaty Series, Art. 3c.

974 United Nations, Treaty Series, Art. 3d.

975 Vereinte Nationen, Übereinkommen, Art. 3c/d. Diese offizielle deutsche Arbeitsübersetzung ist jedoch vom Manko geprägt, dass sie die englische Begrifflichkeit «inclusion» vollumfänglich mit «Integration» wiedergibt und damit «die Konsequenzen der Begriffstransformation [ignoriert]» (Liedke, Menschen, 74). Dass in der deutschen Übersetzung das englischsprachige «inclusion» immer mit «Integration» übersetzt wurde, muss nach Wunder (Inklusion, 23) «stutzig machen, zumal es eine einschlägige Debatte über diese beiden Begriffe gibt, ihre Gleichsetzung nicht ‹unschuldig› passieren kann». Wunder vermutet eine «bestimmte Absicht» (ebd.) hinter diesem angeblichen Übersetzungsfehler.
In Fachkreisen hat sich denn auch schon eine «Schattenübersetzung» (vgl. Liedke, Theorie, 19) etabliert, in welcher der durch die Behindertenrechtskonvention erfolgte Paradigmenwechsel auch terminologisch konsequent in die deutsche Sprache übertragen wurde (vgl. Netzwerk Artikel 3, Schattenübersetzung, Art. 3).

976 Lob-Hüdepohl, Inklusion, 160.

977 Vgl. ebd.

978 Lob-Hüdepohl, Inklusion, 161. Vgl. dazu auch Eurich, Gerechtigkeit, 389ff.

II.2.2.2.2. Das Teilhabekonzept bei Menschen mit Behinderungen

Bevor im Anschluss an die dargestellten Kerngehalte der Behindertenrechtskonvention die wesentlichen konzeptuellen Eckwerte des Inklusionsparadigmas beschreiben werden sollen, ist auf die Problematik der Begrifflichkeiten einzugehen. Bereits die ersten Ausführungen zum Inklusionsparadigma haben erkennen lassen, dass zuweilen von Inklusion, zuweilen auch von Teilhabe die Rede ist – trotz der mittlerweile sehr breiten und vielfältigen Debatten zum Inklusionsparadigma ist noch nicht hinreichend geklärt, a. was nun exakt darunter zu verstehen ist sowie b. wie das Verhältnis der genannten Begriffe «Inklusion» und «Teilhabe» zu bestimmen ist; angesichts der Uneinheitlichkeit der Begriffsverwendung und deren inhaltlicher Füllung kommt es nicht selten zu einer «babylonischen Sprachverwirrung».[979] Mit Lob-Hüdepohl[980] wird im Folgenden von nachstehender Verhältnisbestimmung ausgegangen: «Systematisch steht *Teilhabe* in gewisser Weise über *Einbeziehung*. Denn Einbeziehung bzw. *Inklusion* in die Gesellschaft selbst ist […] lediglich das – freilich unverzichtbare – Instrument, mittels dessen Teilhabe […] verwirklicht werden soll. Insofern ist Teilhabe […] Grundlage wie Zielbestimmung einer inklusiven Praxis, die sich *gegen* die soziale Abwertung und Ausgrenzung von Menschen mit Beeinträchtigungen und *für* deren Chancengleichheit durch Abbau von Zugangsbarrieren sowie Förderung realer Beteiligungschancen an öffentlichen Gütern engagiert.»[981] Die beiden Begrifflichkeiten werden in der Folge jedoch gleichberechtigt nebeneinander verwendet, zumal sie für ein und denselben Sachverhalt stehen.

Im Sinne eines Bündelungsversuchs können nun folgende vier Eckwerte als konstitutive Eigenheiten des Teilhabekonzepts bzw. des Inklusionsparadigmas genannt werden:

---

979 Schweiker, Praxis, 135. Wobei vom «Inklusionsparadigma» in der Regel im Zusammenhang mit dem erwähnten Paradigmenwechsel in der Heilpädagogik die Rede ist, während der Begriff der «Teilhabe» vorwiegend als gesetzter Begriff in rechtlichen Zusammenhängen verwendet wird (siehe dazu unten II.3.2.2.1. «Erste Gemeinsamkeit: Pflegende Angehörige als ‹konsekutiv Betroffene› bzw. als ‹sekundär Abhängige›»).

980 Lob-Hüdepohl, Teilhabe, 14.

981 Ebd. (Hervorhebungen im Original).

– Das Inklusionsparadigma nimmt die «unhintergehbare *Heterogenität* von Menschen»[982] zum Ausgangspunkt: Alle Menschen unterschieden sich – sei es aufgrund unterschiedlicher Differenzmerkmale wie ihres Geschlechts, ihres Alters, ihrer sozialen Prägungen oder ethnischen Herkunft, ihrer weltanschaulichen Ansichten oder ihrer körperlichen Verfassungen – und verdienen gerade je in ihrer Verschiedenheit besondere Aufmerksamkeit, und zwar «nicht nur [...] Mensch[en] mit einer diagnostizierten Besonderheit».[983] Das Inklusionsparadigma vertritt also die gelebte Haltung, wonach jeder Mensch einzigartig ist und in dieser Einzigartigkeit akzeptiert und als unverwechselbares Individuum wertgeschätzt ist.[984]

– Mit diesem Ausgangspunkt der unhintergehbaren Heterogenität von Menschen wendet sich das Inklusionsparadigma *gegen* eine bislang implizite und auch im Normalisierungsprinzip vorfindliche *Vorstellung zweier relativ homogener Gruppen*,[985] der Beeinträchtigten und der Nicht-Beeinträchtigten. Diese dichotome Sichtweise von Menschen mit und ohne Beeinträchtigungen bzw. davon, was normal und was anormal ist, führte in der Regel zur Absicht einer «Eingliederungshilfe»,[986] d.h. zu einem Prozess des Hineinholens einer Gruppe von Menschen mit Schädigungen aus einem Aussenbereich in einen Binnenbereich zu einer Gruppe von Nichtgeschädigten.[987]

Das Inklusionsparadigma wendet sich gegen jegliche solcher gruppenbezogenen Kategorisierungen.[988] Das Ziel von Inklusion ist demnach nicht die einseitige Anpassung von Aussenstehenden an die Innenstehenden, sondern die gegen- bzw. wechselseitige Annäherung[989] der verschiedenen Gruppierungen zu einem Miteinander unterschiedlichster Minder- und Mehrheiten.[990]

– In dem genannten Sinne ist Inklusion als «soziale Zulassung gleichberechtigter Verschiedenheit»[991] zu verstehen und zielt letztlich auf eine

---

982 Lob-Hüdepohl, Inklusion, 159 (Hervorhebung S.H.).
983 Schweiker, Praxis, 134.
984 Vgl. Schweiker, Praxis, 134f.
985 Vgl. Liedke, Menschen, 75.
986 Gutgesell, Normalisierung, 25.
987 Vgl. Schäper, Kirche, 151.
988 Vgl. Wunder, Inklusion 26.
989 Vgl. Gutgesell, Normalisierung, 25.
990 Vgl. Liedke, Menschen, 74; Liedke, Theorie, 10.
991 Lob-Hüdepohl, Inklusion, 159.

Gesellschaft, die geprägt ist von der «vorbehaltlosen und nicht weiter an Bedingungen geknüpften Einbezogenheit und Zugehörigkeit Aller»[992] und in der alle Menschen trotz ihrer je konstitutiven Unterschiedlichkeit als gleichberechtigte Bürger miteinander leben können.[993] Für die betroffenen Menschen mit Behinderungen kommt eine derartige Konzeption einer entscheidenden Perspektivenänderung gleich: Sie sollen nicht länger bloss als Hilfeempfänger angesehen und behandelt werden, sondern vielmehr als vollwertige Mitglieder der Gesellschaft. «Menschen mit Behinderung, ebenso wie alle anderen Personen in unterschiedlichen Lebenssituationen, mit verschiedenen Lebenskonzepten und je individuellen Lebensgeschichten gehören selbstverständlich zur Gesellschaft hinzu.»[994]

Um jedoch eine solche inklusive Gesellschaft, «die das Nichtgleichartige vom statistischen Normal- bzw. Mittelmass weder abwertet noch der dominanten Mehrheitskultur assimiliert, sondern als ungewohnt verschieden ernst nimmt»,[995] zu erreichen, ist ein Prozess einer «umfassenden gesellschaftlichen Enthinderung»[996] vonnöten. Denn, so formuliert Lob-Hüdepohl, die bedeutendsten Hindernisse, die momentan einer derartigen inklusiven Gesellschaft entgegenstünden, seien nicht nur «zu hohe Bordsteinkanten, fehlende Gebärdensprache in öffentlichen Kommunikationsmedien oder fehlende Behördenformulare in leicht verständlicher Sprache», sondern vor allem die «Barrieren in den Köpfen und Herzen, in den Mentalitäten und Deutungsgewohnheiten also der ‹Mehrheitsgesellschaft›, die – bewusst oder unbewusst – Menschen mit Beeinträchtigungen aufgrund ihrer (vermeintlichen oder realen) Defizite als Minusvarianten des vollgültigen Lebens wahrnehmen».[997] Gefordert sei daher eine «umfassende Bewusstseinsbildung der Mehrheitsgesellschaft».[998]

– Mit dieser Vorstellung einer inklusiven Gesellschaft, die das Nichtgleichartige als unablösbarer Teil ihrer selbst annimmt, verbindet sich schliesslich eine *menschenrechtliche* Perspektive, die Menschen mit Behinderungen wie alle weiteren Menschen in einer marginalisierten Position als Trägerinnen und Träger von Rechten auffasst – von Rechten, die es zu

---

992 Wunder, Inklusion, 25.
993 Vgl. Lob-Hüdepohl, Inklusion, 159.
994 Liedke, Menschen, 74.
995 Lob-Hüdepohl, Inklusion, 160.
996 Lob-Hüdepohl, Teilhabe, 14.
997 Lob-Hüdepohl, Inklusion, 161.
998 Lob-Hüdepohl, Inklusion, 162.

realisieren gilt.[999] Inklusive Praxis ist folglich nicht bloss Ausdruck solidarischen Handelns von barmherzigen Bürgern oder mildtätigen Sozialstaaten gegenüber den Hilfebedürftigen, das geleistet werden kann oder auch nicht, sondern die inklusive Praxis zielt mit ihrer menschenrechtlichen Grundlage auf unbedingte Geltung und ist «Ausdruck einer Gerechtigkeit gegen jede(n), zu der ein(e) jede(r) in seinem/ihrem Handeln um der Menschenwürde jedes/jeder Einzelnen verpflichtet ist».[1000]

Mit diesen vier Charakteristika sind die konstitutiven Eigenheiten des Inklusionsparadigmas, wie es insbesondere durch die erwähnte Behindertenrechtskonvention von 2006 propagiert wird, benannt.

II.2.2.2.3. Zur rechtlichen Lage in der Schweiz und in Deutschland

Diese Behindertenrechtskonvention, die das Teilhabekonzept im Sinne des Inklusionsparadigmas entscheidend in die politische und gesellschaftliche Öffentlichkeit gebracht hat, ist mittlerweile sehr breit abgestützt; nicht weniger als 150 Staaten haben die Konvention zuweilen seit Längerem ratifiziert,[1001] darunter finden sich sämtliche Nachbarländer der Schweiz, die Europäische Union, zudem etwa auch Staaten wie Afghanistan und die Ukraine – die Schweiz selber hat dies erst kürzlich getan. Der Bundesrat hatte sich noch im Jahr 2007 dahingehend geäussert, dass er «die Unterzeichnung und Ratifizierung der Konvention grundsätzlich als wünschenswert»[1002] erachte – nicht zuletzt, weil sie der Stossrichtung des seit 2004 in Kraft gesetzten Behindertengleichstellungsgesetzes (BehiG) entspricht –, allerdings war ihm zum damaligen Zeitpunkt noch nicht klar genug, welche Folgen die Umsetzung der Konvention für die schweizerische Rechtsordnung mit sich bringen würde. Zu dieser offenen Frage hatte der Bundesrat schliesslich den Völkerrechtler Walter Kälin mit den notwendigen Abklärungen beauftragt. Dessen im Jahr 2008 erschienenes Gutachten[1003] konstatiert eine grundsätzliche Übereinstimmung der

---

999 Vgl. Liedke, Theorie, 20.

1000 Lob-Hüdepohl, Teilhabe, 15.

1001 Stand: 8. Januar 2015 (vgl. United Nations Treaty Collection, Chapter IV. Human Rights).

1002 Stellungnahme des Bundesrates vom 09. März 2007 auf die Motion Bruderer «Uno-Konvention für die Rechte von Menschen mit Behinderungen. Ratifikation» (06.3820).

1003 Vgl. Kälin et al., Konsequenzen.

schweizerischen Rechtsordnung mit der Konvention, hält aber zugleich fest, dass im Falle einer Ratifizierung noch einiger gesetzgeberischer Anpassungsbedarf, insbesondere in Form von Konkretisierungen bestehender Regelungen, bestünde.[1004]

Aufgrund dieser Stellungnahme führte der Bundesrat von Dezember 2010 bis April 2011 ein Vernehmlassungsverfahren durch,[1005] doch erst am 19. Dezember 2012 wurde die Botschaft des Bundesrates zu Handen des Parlaments verabschiedet.[1006] Die beiden parlamentarischen Kammern genehmigten schliesslich die Behindertenrechtskonvention im Sommer 2013 (Nationalrat) bzw. Herbst 2013 (Ständerat), so dass diese am 9. April 2014 durch den Bundesrat ratifiziert werden konnte.[1007] Dabei wurde festgehalten, die Schweiz bekräftige damit, «dass sie sich konsequent für die Gleichstellung von Menschen mit Behinderungen einsetzt, wozu sie sich bereits mit dem vor zehn Jahren in Kraft getretenen Behindertengleichstellungsgesetz verpflichtet hat.»[1008]

In Deutschland erfolgte die Ratifikation der Behindertenrechtskonvention bereits viel früher: Die Konvention wurde am 24. Februar 2009 durch den Deutschen Bundestag ratifiziert, zudem haben die wichtigsten Anliegen der Konvention zu grossen Teilen Eingang in die Gesetzgebung gefunden. Insbesondere das Sozialgesetzbuch (SGB) IX mit dem Titel «Rehabilitation und Teilhabe» widmet sich den Menschen mit Beeinträchtigungen, bündelt die zahlreichen gesetzlichen Regelungen der Behindertenpolitik und stellt diese im SGB IX auf eine neue rechtliche Grundlage.[1009] Grundlegendes Ziel des SGB IX ist es, die Selbstbestimmung und

---

1004 Vgl. Kälin et al., Konsequenzen, 66f.

1005 Vgl. Erläuternder Bericht zum Übereinkommen vom 13. Dezember 2006 über die Rechte von Menschen mit Behinderungen vom 22. Dezember 2010.

1006 Vgl. Eidgenössisches Departement für auswärtige Angelegenheiten (EDA), Übereinkommen.

1007 Vgl. dazu Eidgenössiches Departement des Innern, Beitritt.

1008 Ebd.

1009 Vgl. dazu Gröschke, Arbeit, 10. Wobei anzufügen bleibt, dass die verschiedenen Regelungen der Behinderten- und Rehabilitationspolitik trotz der mit dem SGB IX verbundenen Systematisierungs- und Vereinheitlichungsansätze nach wie vor ein recht unübersichtliches Politikfeld darstellen, zumal es sich bei der Behindertenpolitik um einen «klassischen Querschnittsbereich» (Gröschke, Arbeit, 65) handelt, der Fragen aus Gesundheits-, Arbeits-, Sozial-, Familien- und Sportpolitik u.a.m. betrifft.

die gleichberechtigte Teilhabe in der Gesellschaft zu fördern, Benachteiligungen abzuwenden und diesen entgegenzuwirken.[1010] Dabei orientieren sich die Rehabilitationsmassnahmen nicht mehr primär daran, für die Menschen mit Behinderungen die bestmögliche Gesundheit (wieder)herzustellen, sondern die Teilhabe am Leben in der Gesellschaft zu stärken.[1011]

Angesichts dieses umfassenden Sprachgebrauchs von «Teilhabe» im SGB IX, wonach «Behinderung allgemein durch den Mangel an Teilhabe definiert»[1012] ist, wird der Begriff der Teilhabe im Sinne einer Wirkungsweise von Grundrechten verstanden, die sich nicht bloss auf abwehrrechtliche Garantien von Freiheiten gegenüber dem Staat (so etwa die politischen Freiheitsrechte als Garantien bspw. der Meinungsäusserungs-, Versammlungs- und Religionsfreiheit) beziehen.[1013] Es ist hinlänglich bekannt, dass Grundrechte über einen Abwehrcharakter gegen den Staat hinaus wirken können und zwar aus dem Begründungszusammenhang heraus, dass der Einzelne seine Freiheit nicht ohne den das Zutun des Staates verwirklichen kann – was insbesondere für die Situation von Menschen mit Behinderungen zutrifft, für welche staatliche Teilhabeleistungen gerade erst eine Voraussetzung ihrer Freiheit bilden.[1014] Diese Funktion, wonach der staatlichen Gewalt die Funktion übertragen wird, die Grundrechte nicht nur zu achten (vgl. abwehrrechtliche Garantien), sondern auch zu schützen (Schutzrechte), ist in der europäischen Rechtslehre mittlerweile tief verankert.[1015]

Rechtsdogmatisch kann das Konzept der staatlichen Schutzpflicht mit Welti[1016] wie folgt begründet werden: Nach ihm haben Schutzpflichten dann zu greifen, «wenn eine irreparable Grundrechtsverletzung droht, die Entwicklung, die das Grundrecht gefährdet, unbeherrschbar scheint oder

---

[1010] Vgl. die Formulierung von § 1 des SGB XI: «Behinderte oder von Behinderung bedrohte Menschen erhalten Leistungen nach diesem Buch und den für die Rehabilitationsträger geltenden Leistungsgesetzen, um ihre Selbstbestimmung und gleichberechtigte Teilhabe am Leben in der Gesellschaft zu fördern, Benachteiligungen zu vermeiden oder ihnen entgegen zu wirken». Vgl. dazu auch Gutgesell, Normalisierung, 24.

[1011] Vgl. ebd.

[1012] Welti, Behinderung, 540.

[1013] Vgl. ebd.

[1014] Vgl. Welti, Behinderung, 541.

[1015] Vgl. Welti, Behinderung, 542.

[1016] Welti, Behinderung, 544–547.

nicht autonom regulierbar ist».[1017] Der letzte Punkt der nicht autonom regulierbaren Entwicklungen nimmt die zentrale Rolle der Kontextfaktoren bei Menschen mit Behinderungen auf: Während bei Menschen, die der «gesundheitlichen Norm»[1018] entsprechen, die alltäglichen Interaktionen autonom regulierbar sind, so ist dies bei Menschen mit Behinderungen oftmals gerade nicht der Fall, es kommt aufgrund ihrer Einschränkungen zu einer «Fülle von grundrechtsrelevanten Konflikten».[1019] Daher benötigen sie, um ihre Freiheitssphäre selbständig entfalten und die Teilhabe an der Gesellschaft weitgehend eigenverantwortlich wahrnehmen zu können, stärkeren Schutz als andere.[1020] M.a.W., wenn die Schutzpflichten des Staates der Sicherung der Teilhabe und Selbstbestimmung im Bereich der Gesellschaft dienen, dann trifft dies für Menschen mit Behinderungen insbesondere dort zu, «wo sie in der Gesellschaft wegen ihrer Behinderung nicht wie andere Menschen ihre Freiheitssphären selbst behaupten können, sei es wegen körperlich bedingter Schutzlosigkeit, sei es wegen psychisch bedingter Schwierigkeiten, am Rechtsverkehr oder der Kommunikation.»[1021] Dem Staat obliegt hier nicht zuletzt die Aufgabe, die Teilhabe von Menschen mit Behinderungen an den «Sphären gesellschaftlicher Selbstbestimmung»[1022] gegen andere Rechtssubjekte zu sichern.

II.2.2.3. «Inklusion» als Teilhabekonzept bei Menschen mit Behinderungen – Bündelung und Kritik

Mit den oben stehenden Ausführungen wurde der mehrfache Paradigmenwechsel im gesellschaftlichen Umgang mit Menschen mit Behinderungen beschrieben: Während ab der Mitte des 19. Jahrhunderts bis weit in das 20. Jahrhundert hinein das Separationsparadigma vorherrschte, nach welchem Menschen mit Beeinträchtigungen weitgehend in wohnortfernen stationären Einrichtungen untergebracht wurden, so kam ab den 1970er Jahren das Integrationsparadigma auf, welches die Impulse be-

1017 Welti, Behinderung, 545 (Hervorhebungen S.H.).
1018 Ebd.
1019 Ebd.
1020 Vgl. dazu ebd.
1021 Welti, Behinderung, 547.
1022 Ebd.

schreibt, wonach die Menschen mit Behinderungen verstärkt in die alltäglichen Vollzüge der «Normalgesellschaft» integriert werden und ein Leben «so normal wie möglich» führen können sollten.

Erst im Verlauf des vergangenen Jahrzehnts, insbesondere durch die Konvention der Vereinten Nationen (UNO) über die Rechte von Menschen mit Behinderungen aus dem Jahr 2006, erlangte schliesslich das Inklusionsparadigma im deutschsprachigen Raum öffentliche Aufmerksamkeit. Mit dem Inklusionsparadigma, das sich am Ziel der «volle[n] und effektive[n] Teilhabe»[1023] von Menschen mit Behinderungen an der Gesellschaft ausrichtet, ist ein Umbau der Gesellschaft impliziert, nach welchem die Verschiedenheit der Menschen «als Teil der menschlichen Vielfalt und des Menschseins»[1024] akzeptiert und wertgeschätzt wird und ein Prozess einer «umfassenden gesellschaftlichen Enthinderung»[1025] in Gang gesetzt ist. Damit verbunden ist schliesslich eine menschenrechtliche Perspektive, die Menschen mit Behinderungen als Träger von Rechten, die es zu realisieren gilt, auffasst.[1026]

Gerade mit der Ratifizierung der UN-Behindertenrechtskonvention und der entsprechenden Anpassung der nationalen Gesetzeslage etwa in Deutschland ist die Zielrichtung des Inklusionsparadigmas bzw. des Teilhabekonzepts weitgehend aufgenommen, zumal Menschen mit Behinderungen demnach nicht nur Grundrechte in Form von abwehrrechtlichen Garantien gegenüber dem Staat, sondern auch Schutzrechte zugesprochen werden – Schutzrechte, die den Menschen mit Behinderungen überhaupt erst die Wahrnehmung elementarer Teilhabeformen ermöglichen sollen.[1027]

Angesichts der erst kürzlich erfolgten Ratifizierung der Behindertenrechtskonvention in der Schweiz (sowie der durch das Kälin-Gutachten nachgewiesenen Umsetzungsschwierigkeiten) steht das Inklusionsparadigma bzw. das Teilhabekonzept für Menschen mit Behinderungen in der Schweiz zum aktuellen Zeitpunkt noch vor der praktischen Umsetzung.

1023 Vereinte Nationen, Übereinkommen, Art. 3c/d.

1024 Ebd.

1025 Lob-Hüdepohl, Teilhabe, 14.

1026 Vgl. Liedke, Theorie, 20.

1027 Vgl. dazu die oben verwendeten Grundlagen von Welti, Behinderung, 544–547.

II.3. Teilhabe bei pflegenden Angehörigen

II.3.1. Ausweitung der Konzepte «Teilhabe» bzw. «Inklusion»

In den vorangehenden Abschnitten (II.2.1. und II.2.2.) wurde aufgewiesen, dass in den zwei geschilderten Entdeckungszusammenhängen, d.h. in der Debatte um Armut und Ausgrenzung sowie in der Debatte zum Umgang mit Menschen mit Behinderungen, jeweils mehrere Jahrzehnte lange Diskussionen sowie ausgearbeitete Konzepte zur «Teilhabe» der betroffenen Personen bestehen, freilich je mit eigenen Schwerpunkten: Zum Ersten wies das Teilhabekonzept in der Debatte um Armut und Ausgrenzung auf, dass der Ausschluss vom Arbeitsmarkt nicht nur materielle Konsequenzen, sondern vielfache Ausgrenzungserfahrungen mit sich bringt und in seinen Massnahmen auf eine Befähigung der Betroffenen zur Reintegration in den Arbeitsmarkt zielt. Zum Zweiten geht das Teilhabekonzept im Sinne von «Inklusion» über das frühere Integrationsparadigma hinaus und fordert mit der Akzeptanz von Vielfalt und Verschiedenheit einen vollständigen gesellschaftlichen Einbezug von Menschen mit Behinderungen.

Beide Konzepte beziehen sich auf die Teilhabeforderung für Menschen bzw. Gruppen von Menschen, die nicht bzw. nicht mehr allein aus eigener Kraft an gesellschaftlichen Vollzügen partizipieren können. Ihnen ist gemein, dass die geforderte Teilhabe erst durch aktivierende Massnahmen, durch besonderen rechtlichen Schutz sowie auch insgesamt durch gesellschaftliches «Umdenken» erreicht werden kann.

Die Debatten um das Teilhabekonzept in den genannten Diskussionszusammenhängen erfolgten bislang zwar gründlich und intensiv, jedoch blieben sie bis anhin auf die beiden Entdeckungszusammenhänge beschränkt und reichten noch kaum darüber hinaus. In den einschlägigen Fachdiskussionen trat nun zuweilen das Anliegen hervor, das Teilhabekonzept auch auf Diskurse zur Überwindung anderer Marginalisierungsformen auszuweiten.[1028]

So formuliert etwa die Evangelische Kirche in Deutschland in ihrer Armutsdenkschrift aus der Perspektive der Armuts- und Ausgrenzungsdebatte, dass sich das Teilhabekonzept über den verwendeten Rahmen

---

[1028] Vgl. Liedke, Theorie, 21.

hinaus grundsätzlich «auf alle Phänomene fehlender Teilhabe»[1029] beziehen soll. Liedke plädiert aus der Perspektive des Inklusionsparadigmas dafür, dass Teilhabe bzw. Inklusion generell als «Grundbegriff eines gesellschaftspolitischen Paradigmas» verstanden werden müsse – entsprechend haben sich Forderungen zur Teilhabe bzw. zur Inklusion daran zu bewähren, «dass sie sich nicht nur auf eine Personengruppe beschränken» dürfen, sondern insgesamt «zur Gestaltung einer Gesellschaft der Vielfalt beitragen müssen».[1030]

Das genannte Anliegen, wonach sich das Teilhabekonzept nicht nur auf zwei Personengruppen beschränken dürfe, sondern zur Überwindung auch weiterer Formen gesellschaftlicher Marginalisierung beizutragen habe und somit auf alle Phänomene fehlender Teilhabe auszuweiten sei, ist in der Folge produktiv für die Situation von pflegenden Angehörigen gemäss Darstellung in Kap. I. aufzunehmen: Es soll nachfolgend dargestellt werden, dass und wie das Konzept der Teilhabe für den Bereich der häuslichen Pflege, im vorliegenden Fall spezifisch für private Pflegesettings zwischen pflegebedürftigen Betagten und pflegenden Angehörigen, nutzbar gemacht und angewendet werden kann.

Es wird unten stehend also nachzuweisen versucht, dass die Lebenssituationen und Tätigkeiten zahlreicher pflegender Angehöriger vielfach von Teilhabegefährdungen geprägt und daher anschlussfähig für das Teilhabekonzept sind – und zwar in zweifacher Hinsicht: Zum Ersten leisten pflegende Angehörige als Teilhabe Ermöglichende unverzichtbare Teilhabeaktivitäten zugunsten ihrer betagten Angehörigen, zum Zweiten haben sie durch diese Arbeit selbst vielfach als vom Teilhabeausschluss Gefährdete zu gelten.

1029 Kirchenamt der EKD, Gerechte Teilhabe, 47.

1030 Liedke, Theorie, 21.

II.3.2. Anschlusspunkte des Teilhabekonzepts für pflegende Angehörige

II.3.2.1. Pflegende Angehörige als Teilhabe Ermöglichende

Zum Ersten ist die Funktion und Bedeutung der pflegenden Angehörigen als Teilhabe Ermöglichende für die durch sie gepflegten betagten Personen näher zu beleuchten und genauer zu definieren. Gemäss dem zu Eingang der vorliegenden Arbeit dargelegten erweiterten Pflegeverständnis sind die betagten Personen in der Regel nicht nur auf Pflege, sondern auf vielfache weitere Hilfestellungen angewiesen[1031] (freilich je in unterschiedlicher Art und in differierendem Ausmass), was dazu führt, dass sie oftmals nicht mehr in der Lage sind, ohne Unterstützung an elementaren Formen gesellschaftlicher Vollzüge zu partizipieren. Diese Teilhabeeinschränkungen und der daraus folgende Hilfebedarf beziehen sich aus der Perspektive der betagten Personen im Wesentlichen auf verschiedene Kernbereiche des Alltags, namentlich auf die Pflege im engeren Sinne, auf Hauswirtschaft und Einkauf, Mobilität, Aktivität und soziale Beteiligung sowie ärztliche Versorgung.[1032] Es ist allgemein anerkannt, dass pflegende Angehörige unter anderem in den genannten Bereichen des Hilfebedarfs für die betagten Personen unersetzbare Dienste leisten. Worin diese unersetzbaren Dienste je genau bestehen und somit wie sich die Bedeutung der pflegenden Angehörigen als für die betagten Personen Teilhabe Ermöglichende näherhin beschreiben lässt, ist in der Folge darzustellen:

Die vorrangige Bedeutung der Angehörigen im Bereich der *Pflege* der betagten Personen wurde oben bereits ausführlich hervorgehoben (vgl. I.1.2.). Die ambulanten Pflegedienste sowie zu geringeren Teilen auch weitere zivilgesellschaftliche Akteure[1033] leisten zwar unverzichtbare pflegerische Unterstützung, dennoch sind es nach wie vor die pflegenden Angehörigen, welche den Hauptanteil an pflegerischer Versorgung für die

---

[1031] Vgl. dazu die Ausführungen in 3. «Klärung und Eingrenzung des Forschungsgegenstandes» zu den ADL- sowie den IADL-Kriterien und die Ausführungen zum Pflegeverständnis im Sinne des «caring about», mit welchem das Pflegeverständnis über die handwerklich-instrumentellen Aktivitäten hinaus auf sozialpflegerische Aktivitäten und kleinere Alltagshandlungen erweitert wird; siehe dazu auch I.1.1. «Hilfs- und Pflegebedarf in der Schweiz».

[1032] Vgl. dazu ausführlich Falk et al., Arm, 54.

[1033] Vgl. I.1.2.2.3. «Ressourcen der Angehörigen» sowie I.2.2.2.1. «Leistungen aus dem Dritter Sektor: Bedeutende Organisationen der ambulanten Hilfe und Pflege».

Betagten übernehmen. Somit nehmen sie eine unerlässliche Funktion zur Befriedigung alltäglicher Grundbedürfnisse der betagten Personen ein.

Im Bereich von *Hauswirtschaft* und *Einkauf* ist festzustellen, dass für die betagten Personen die «selbstbestimmte Teilhabe am Konsum»,[1034] d.h., selber einkaufen und dabei die Waren selbst sehen und aussuchen zu können, ein wichtiger Aspekt der Alltagsgestaltung ist. Hierfür wie auch für die Verrichtung hauswirtschaftlicher Tätigkeiten sind sie jedoch häufig auch auf Unterstützung angewiesen, die sie wiederum in erster Linie von Angehörigen erhalten.[1035] Relevant sind hier etwa auch unterstützende Ressourcen (wie z.B. ein Auto für den Transport), das meistens Angehörige anbieten können – wenn dies nicht der Fall ist, müssen oft externe Fahrdienste engagiert werden.[1036]

Für betagte Personen ist sodann die Fähigkeit, sich innerhalb aber auch ausserhalb der Wohnung bewegen zu können, von nicht zu unterschätzender Bedeutung. Die Möglichkeit, selber einkaufen zu können, Freizeitangebote wahrzunehmen oder einfach draussen unterwegs zu sein,[1037] ist für die Betagten oft eine zentrale Bedingung für die Verwirklichung von Selbstbestimmung.[1038] Wiederum sind es die Angehörigen, die – sofern nicht unüberwindbare Barrieren (bauliche Hindernisse wie unüberwindbare Treppen, zu schlechter Gesundheitszustand der betagten Person) entgegenstehen – mittels Hilfestellungen oftmals die *Mobilität* für die betagten Personen ermöglichen.

Weiter ist auf die Wichtigkeit des *sozialen Austauschs* für betagte Personen im Sinne von Geselligkeit sowie im Sinne der Möglichkeit, «sich selbst als bedeutsam für andere zu erleben»,[1039] hinzuweisen – nicht zuletzt hat diese Funktion gesundheitserhaltende bzw. sogar -fördernde Wirkung. Wenn auch vielerorts für ältere Menschen nahräumliche Austauschforen bestehen (etwa Mittagstische, organisierte Treffen und Ausflüge, u. dgl.), so können diese doch die Angehörigen sowie – in geringerem Masse – Freunde nicht ersetzen.[1040] Die Angehörigen bieten den betagten Personen die unmittelbarsten Kontaktmöglichkeiten, die in der Regel von einer

---

[1034] Falk et al., Arm, 134.

[1035] Vgl. I.1.2.1.2. «Wie viel Zeit wenden die pflegenden Angehörigen auf?»

[1036] Vgl. Falk et al., Arm, 76.78.

[1037] Vgl. dazu die Liste bei Falk et al., Arm, 91.

[1038] Vgl. Falk et al., Arm, 135.

[1039] Falk et al., Arm, 102.

[1040] Vgl. Falk et al., Arm, 100.

Dauerhaftigkeit und Kontinuität sind und in einer Umgebung der Nähe und Vertrautheit erfolgen, wie es kein anderes soziales Gefäss bieten kann.

Schliesslich ist auf den letzten Punkt hinzuweisen, in welchem für betagte Personen grundlegender Hilfebedarf besteht: Die *ärztliche Versorgung*. Freilich sind die Handlungsmöglichkeiten der pflegenden Angehörigen in diesem Bereich eingeschränkt, zentral ist dabei insbesondere eine ausreichende medizinische Versorgungsinfrastruktur im Lebensumfeld der betagten Person. Dennoch kommt den Angehörigen zum Einen in der Funktion als Personen, die mögliche Gesundheitsbeeinträchtigungen der betagten Person rechtzeitig erkennen können, sowie zum Anderen in der Funktion als Vermittlungspersonen zwischen betagter Person und Ärztin bzw. Arzt[1041] nicht zu unterschätzende Bedeutung zu.

Zusammenfassend kann festgehalten werden: Wenn betagte Personen aufgrund von Krankheiten, physischen und/oder psychischen Beeinträchtigungen sich nicht mehr in der Lage sehen, selbständig an gesellschaftlichen Vollzügen zu partizipieren, d.h., wenn ihre Leistungsfähigkeit nicht mehr gegeben, ihr Bewegungs- und Aktionsradius stark eingeschränkt ist und sie selbst für alltägliche Verrichtungen auf Unterstützung angewiesen sind (vgl. I.1.2.), dann sind es insbesondere die pflegenden Angehörigen, die mit ihren umfangreichen Betreuungsleistungen sicherstellen, dass den betagten Personen Partizipationschancen an gesellschaftlichen Grundvollzügen erhalten bleiben: Neben den grundlegenden pflegerischen und hauswirtschaftlichen Betreuungsleistungen erfüllen sie etwa mit der Bereitstellung von Mobilitätsressourcen, als erste Ansprechpersonen bzw. Vermittlerinnen und Vermittler zum sozialen Umfeld sowie schlicht mit ihrer Präsenz und Verfügbarkeit weitere Funktionen, die dafür sorgen, dass sich die Betagten am Leben im unmittelbaren, nahen Umfeld beteiligen können. In diesem Sinne sind die pflegenden Angehörigen als für die betagten Personen Teilhabe Ermöglichende von nicht wegzudenkender Bedeutung.

[1041] Vgl. dazu die obigen Ausführungen zur Funktion der Mobilität.

II.3.2.2. Pflegende Angehörige als vom Teilhabeausschluss Gefährdete

Neben ihrer Funktion als für die betagten Personen Teilhabe Ermöglichende sind die pflegenden Angehörigen zugleich durch ihre Pflegetätigkeit vom Teilhabeausschluss Gefährdete – dies zu begründen und konzeptionell zu verorten, soll mit dem vorliegenden Abschnitt geleistet werden.

Freilich steht ausser Frage, dass pflegende Angehörige aus der Pflegetätigkeit auch Energie und Motivation schöpfen. Viele Angehörige schätzen das Gefühl, durch die Pflegearbeit ‹gebraucht› zu werden, zudem erleben sie oftmals eine Vertiefung der Beziehung zum pflegebedürftigen Familienmitglied – dadurch erfahren sie die Pflegetätigkeit oft als «erfüllende Aufgabe und schöne Erfahrung».[1042] Das Faktum der Pflegebedürftigkeit und damit verbundene Einschränkungen werden häufig wie selbstverständlich als Bestandteil des Alltags aufgenommen und je aus ihrer subjektiven Perspektive als unspektakuläre Normalität erlebt – eine Normalität, die für die Betroffenen durchaus Lebenskompetenz und Lebensreichtum bietet.[1043]

Nichtsdestotrotz darf nicht darüber hinweg gesehen werden, dass es den pflegenden Angehörigen aufgrund ihres Involviertseins in das Pflegesetting in der Regel kaum möglich ist, «die im gesellschaftlich definierten ‹Normalitätsstandard› vorgesehene Lebensführung zu praktizieren».[1044] Wenn auch «diese gesellschaftlich definierte Normalität [...] ein Konstrukt sein» mag, so ist der Unterschied zwischen den Bedingungen eines Lebens ohne Pflegeverpflichtungen und den Bedingungen eines Lebens mit Pflegeverpflichtungen «für die Betroffenen eine Realität ihres alltäglichen Lebens und zwar über weite Strecken eine belastende, benachteiligende, ausgrenzende [...] Realität».[1045]

1042 Haslinger, Pastoral, 171. Siehe dazu auch die Ausführungen zu unterschiedlichen Ressourcen seitens der pflegenden Angehörigen unter I.1.2.2.3. «Ressourcen der Angehörigen».

1043 Vgl. Haslinger, Pastoral, 172.

1044 Ebd.

1045 Haslinger, Pastoral, 174.

Entsprechend gilt es, eine «Pflege-Romantik»[1046] zu vermeiden und «nicht fatalistisch, sondern realistisch»[1047] anzunehmen, dass die Einschränkungen im Lebensalltag nicht weg-gemacht werden können, sondern im Gegenteil durch den fortschreitenden Gang des Betagtseins oftmals noch umfangreicher werden.

Wenn nun anerkannt wird, dass pflegende Angehörige durchaus in einer Situation leben, in welcher unüberwindbare, nicht weg-machbare Einschränkungen der Lebensmöglichkeiten bestehen, so weist diese Situation, d.h. die oftmals belastende Realität der pflegenden Angehörigen, Parallelen auf zu von Teilhabeausschluss geprägten Situationen aus den oben in II.2. geschilderten Entdeckungszusammenhängen der von Armut und Ausgrenzung Betroffenen sowie der Menschen mit Behinderungen. Diese Parallelen und Gemeinsamkeiten sollen in der Folge vorgestellt werden:

II.3.2.2.1. Erste Gemeinsamkeit: Pflegende Angehörige als «konsekutiv Betroffene» bzw. als «sekundär Abhängige»

Haslinger weist darauf hin, dass es in Seelsorge und Beratung mittlerweile Standard ist, Beziehungen in- und ausserhalb der Familie – und damit auch Beziehungen zwischen betagten Personen und pflegenden Angehörigen – als System wahrzunehmen.[1048] Dies hat die Anerkennung des Faktums zur Folge, dass eine Gegebenheit eines einzelnen Menschen im System (sei es die Gegebenheit der Pflegebedürftigkeit oder auch einer Behinderung) insofern immer zu einer Gegebenheit des ganzen Systems wird, als sie «sich sowohl auf die Beziehungen des unmittelbar Betroffenen zu den anderen Personen wie auch auf die Beziehungen der anderen Personen untereinander auswirkt. Das jeweilige Problem des primär Betroffenen [d.h. des

[1046] Haslinger spricht – im Kontext von Menschen mit Behinderungen und ihren Familien – von einer «Behinderten-Romantik», die es zu verhindern gelte. Denn Argumente wie etwa «man bekommt ja so viel von den Behinderten zurück» liessen übersehen, dass das Leben in Familien mit behinderten Angehörigen in der Regel eine Angelegenheit der Nüchternheit und eine «emotionale Aufladung» somit fehl am Platz sei (Pastoral, 176). Aus der Sicht der obigen Ausführungen zur Lage der pflegenden Angehörigen von betagten Menschen, die die vielfältigen Belastungsfaktoren für die Angehörigen belegen, lässt sich ergänzen, dass gleichermassen auch eine «Pflege-Romantik», in der in übermässigem Umfang die positiven Effekte der Pflegetätigkeit hervorgehoben werden, zu vermeiden ist.

[1047] Haslinger, Pastoral, 178.

[1048] So in: Haslinger, Pastoral, 171.

Menschen mit einer Behinderung oder der betagten Person, S.H.] ist eine unhintergehbare Wirklichkeit auch im Leben seiner Beziehungspartner.»[1049] Aufgrund dieser für das Beziehungssystem konstitutiven Interdependenzen spricht er von den Beziehungspartnerinnen und -partnern als «konsekutiv Betroffene[n]», da diese als Folgewirkung der Gegebenheit eine Veränderung ihrer Handlungsmöglichkeiten erfahren.[1050] Das Faktum der Gegebenheit ist demnach nicht ein «isolierter Fremdkörper […] [im] Raum eines sozialen Systems», sondern es «prägt das System als solches».[1051]

Schnabl nimmt bei ihren Ausführungen über Abhängigkeiten in Fürsorgebeziehungen – das umfasst u.a. auch Pflegebeziehungen zwischen Angehörigen und Betagten – denselben Sachverhalt auf, wenn sie in ihrer «sozialen Analyse der Fürsorge»[1052] die Pflegetätigkeit grundsätzlich als «dependency-work»[1053] bezeichnet. Sie hebt damit hervor, dass Pflegetätigkeit immer eine auf eine «Abhängigkeit reagierende Handlungsform» ist, durch welche wiederum die Pflegeleistenden ihrerseits in «Situationen *sekundärer Abhängigkeit*»[1054] geraten können. Diese Situationen sekundärer Abhängigkeit sind – wenn auch nicht als unmittelbare, so doch zumindest – als mittelbare Abhängigkeitssituationen zu bezeichnen. Das bedeutet, dass Personen, die in einer Pflegesituation mit Angehörigen engagiert sind, «immer auch Verantwortlichkeiten aus der *dependency-relation* bedenken und einbeziehen müssen»[1055] – aus der dependency-relation, in welcher oftmals eine Mittelbarkeit, d.h. eine direkte Korrelation zwischen dem Ausmass der Einschränkungen der betagten Person und dem notwendigen Hilfeaufwand der Angehörigen besteht.

Mit dem Aufweis dieser mittelbaren Abhängigkeitssituationen von pflegenden Angehörigen ist nun eine erste direkte Verbindung geschaffen zur Situation von Menschen mit Behinderungen, die wegen ihrer Gegebenheit in vielerlei Hinsicht Einschränkungen zu gewärtigen haben, die sie

---

1049 Haslinger, Pastoral, 172.

1050 Vgl. ebd.

1051 Ebd.

1052 Schnabl. Fürsorge, 233.

1053 Ebd. Sie bezieht sich dabei auf Arbeiten von Eva Feder Kittay, die ihrerseits die depenency-work näher umschreibt als «eine einseitige, nicht auf Gegenleistung beruhende Hingabe nur des einen an das Wohlergehen eines anderen» (Kittay, Behinderung, 233).

1054 Schnabl, Fürsorge, 233 (Hervorhebung S.H.).

1055 Ebd. (Hervorhebung im Original).

an ihrer vollwertigen Teilhabe an gesellschaftlichen Vollzügen hindern (vgl. dazu die Ausführungen in II.2.). Mit den Ausführungen von Welti[1056] wurde dargelegt, dass die alltäglichen Interaktionen von Menschen mit Behinderungen «nicht autonom regulierbar»[1057] sind; d.h. aufgrund ihrer Gegebenheit, in ihrem Fall aufgrund unterschiedlicher Formen von Behinderungen, sehen sie sich Abhängigkeiten und Einschränkungen ausgesetzt in einer Weise, wie es bei Menschen ohne Behinderungen oftmals gerade nicht der Fall ist. Entsprechende Situationen der *nicht autonomen Regulierbarkeit* von alltäglichen Interaktionen bestehen nun auch zum Einen bei den betagten Personen (als primär Betroffenen) aufgrund der Gegebenheit ihres Betagtseins als auch – und das ist im vorliegenden Fall hervorzuheben – bei pflegenden Angehörigen (als konsekutiv Betroffenen), aufgrund der Gegebenheit ihrer Verpflichtungen aus der *dependency-relation* und der Folge ihrer daraus entstehenden mittelbaren Abhängigkeiten. Also bestehen nicht nur bei Menschen mit Behinderungen Einschränkungen, die sie an der vollwertigen Teilhabe an gesellschaftlichen Vollzügen hindern, sondern auch bei pflegenden Angehörigen – und aufgrund dieser Teilhabeeinschränkungen verdienen beide «stärkeren Schutz als andere»;[1058] einen Schutz, der erst die grundlegende Voraussetzung für ihre Teilhabemöglichkeiten darstellt.

II.3.2.2.2. Zweite Gemeinsamkeit: Die Dimensionen der Ausgrenzung bei pflegenden Angehörigen

Eine zweite Entsprechung zwischen der Situation der pflegenden Angehörigen und den dargestellten Entdeckungszusammenhängen besteht in Bezug auf die Ausgrenzungsdimensionen, welchen von Armut und Arbeitslosigkeit Betroffene ausgesetzt sind – Ausgrenzungsdimensionen, die wesentlich dafür verantwortlich sind, dass die Betroffenen grundlegende Einschränkungen ihrer Teilhabemöglichkeiten hinnehmen müssen (vgl. dazu die Ausführungen in II.1.). In II.1.2.2. wurde dargestellt, dass die von Armut und Arbeitslosigkeit Betroffenen fünf Dimensionen von Ausgren-

---

1056 Welti, Behinderung. Siehe dazu die Ausführungen zu Teilhabe und Inklusion unter II.2.2.2.3. «Zur rechtlichen Lage in der Schweiz und in Deutschland».

1057 Welti, Behinderung, 545.

1058 So die Ausführungen zu staatlichen Schutzpflichten ebd.

zung zu gewärtigen haben, durch welche sie «von gesellschaftlichen Prozessen oder Möglichkeiten mehr oder weniger abgekoppelt»[1059] sind. Wenn diese Ausgrenzungsdimensionen nun mit der zusammenfassenden Darstellung der Herausforderungen, Bedürfnisse und Probleme pflegender Angehöriger in I.3. verglichen werden, so ergeben sich weitgehende Parallelen, wie in der Folge aufzuzeigen ist:

– Bei von Armut und Arbeitslosigkeit Betroffenen wurde angeführt, dass *materielle Einschränkungen* nach wie vor als entscheidende Form der Beeinträchtigung gelten; d.h. wem es aufgrund der materiellen Situation nicht (mehr) gelingt, bei anerkannten gesellschaftlichen Möglichkeiten «mithalten zu können»,[1060] erlebt dies als hauptsächliche Gefährdung der Teilhabe. Ebenso sehen sich pflegende Angehörige in vielerlei Hinsicht finanziellen Benachteiligungen ausgesetzt (vgl. dazu zusammenfassend I.3.3. «Der Faktor ‹Geld› und ‹soziale Sicherung›»); zum Einen müssen Angehörige im erwerbsfähigen Alter oftmals ihr berufliches Pensum einschränken und erleiden dadurch Einnahmeausfälle sowie Ausfälle in ihrer Rentenanwartschaft, die durch die Sozialversicherungen nur in geringem Mass kompensiert werden; zum Anderen wird auch der finanzielle Spielraum der Angehörigen im Ruhestand kleiner,[1061] zumal sie sich nicht selten an direkten (ambulante Pflegeleistungen) oder indirekten Pflegekosten (z.B. bauliche Massnahmen in der Wohnung) beteiligen.

In diesem Zusammenhang wurde bereits kritisiert, dass die Absicherung sozialer Risiken in unserem Sozialversicherungssystem wesentlich über die Erwerbsarbeit funktioniert – womit diejenigen Personen, die private Pflegeleistungen übernehmen, entsprechend deutlich schlechter gestellt sind und damit zwar aufgrund ihrer Pflegetätigkeit das Sozialversicherungssystem entlasten, jedoch gleichzeitig aufgrund der tieferen Sozialversicherungsansprüche dafür finanziell bestraft werden. Diese bereits geäusserte Kritik (vgl. I.3.3.) kann in Bezug auf die Teilhabegefährdung der pflegenden Angehörigen noch weiter akzentuiert werden:

Es ist nicht bloss so, dass die private Pflegearbeit keinen eigenen Zugang zu sozialer Sicherung darstellt, sondern es muss sogar konstatiert werden, dass die private Fürsorgearbeit im Wohlfahrtsstaatssystem keinen festen, reflektierten Platz hat. Diese Leerstelle zeigt sich exemplarisch in

---

1059 Schulz, Einleitung, 8.

1060 Kronauer, Exklusion, 176.

1061 Vgl. dazu I.2.2.1.1.2.a. «Leistungen der Krankenversicherung (KV) in der ambulanten Pflege gemäss neuer Pflegefinanzierung».

den gängigen Modellen zur Erfassung der wirtschaftlichen Leistungsfähigkeit eines Landes (wie z.B. dem Bruttoinlandprodukt BIP). Diese Modelle basieren grundsätzlich auf Erhebungen der geleisteten Erwerbsarbeit und definieren somit allein die Summe der marktförmig produzierten Güter und Dienstleistungen als Inhalt dieser volkswirtschaftlichen Gesamtrechnungen. Dass jedoch «nicht nur in der sogenannten Wirtschaft, sondern auch im Haushalt und in anderen Bereichen unbezahlter Arbeit Lebensstandard produziert wird und Dienste geleistet werden, die elementar für das Leben und für das gute Leben sind»,[1062] wird damit nicht erfasst. Durch diese Nicht-Erfassung u.a. der privaten Pflegearbeit in volkswirtschaftlichen Rechnungen bleibt die informelle Pflege in der Regel auch der ökonomischen Theoriebildung insgesamt entzogen;[1063] sie bleibt ein «blinde[r] Fleck im öffentlichen Gesicht».[1064]

Diese systematische Ausblendung von privaten Pflegearbeiten ist und bleibt ein Stein des Anstosses; die Situation, dass Pflegearbeit im Wohlfahrtssystem über keinen reflektierten Platz verfügt, enthält ein strukturell eminent ausgrenzendes Moment und trägt das Ihre zur bleibenden Gefährdung gesellschaftlicher Teilhabe von pflegenden Angehörigen bei. Erst eine systematische Verankerung der Arbeit pflegender Angehöriger im System der sozialen (Alters-)Sicherung würde diese Leerstelle füllen und Grundlegendes für die Teilhabeförderung zugunsten der Betroffenen leisten.

1062 Madörin, Varianten, 12; vgl. dazu auch Schnegg, Stunden, 4.

1063 Auf Modelle, welche die unbezahlte Hausarbeit in volkswirtschaftliche Gesamtrechnungen zu integrieren versuchen, kann hier nicht detailliert eingegangen werden. Zu verweisen ist an dieser Stelle auf Wolf (Valuing, 110–126), der sowohl Versuche von Quantifizierungen darstellt als auch methodische Schwierigkeiten und inhaltliche Ungenauigkeiten benennt. So verweist er etwa auf das Problem der Frage, was bzw. welche Arbeiten überhaupt mit einbezogen werden sollen und welche nicht; zudem benennt er die Schwierigkeit der Berechnung des Gegenwerts der informellen Leistungen, die dadurch zustande kommt, dass nicht klar ist, 1. zu welchem (Stunden-)Ansatz die Berechnung erfolgen soll sowie, ob 2. der produzierte Gegenwert der Dienstleistungen oder aber die verhinderten bzw. eingesparten Ausgaben der öffentlichen Hand quantifiziert werden sollen. Rudin/Strub (Umfang, 2) haben aufbauend auf Daten des Bundesamts für Statistik (BFS) für die Schweiz einen ökonomischen Gegenwert der Tätigkeit pflegender Angehöriger von CHF 3.5 Mia. pro Jahr errechnet. Vgl. dazu die Ausführungen in II.5.2. «Anerkennung».

1064 Duden, Arbeit, 18.

– Weiter ist dargestellt worden, dass die fehlende Einbindung in die Erwerbsarbeit bei von Armut und Arbeitslosigkeit Betroffenen nachweisbar[1065] zu *sozialer Isolation* führt im Sinne eines Verlusts von Beziehungen sowie einer erzwungenen Verengung sozialer Beziehungen auf Menschen in gleicher, benachteiligter Lage.[1066] Dieselbe Problemlage wurde auch bei pflegenden Angehörigen konstatiert (vgl. dazu I.1.2.2.2. «Belastungsfaktoren der Angehörigen»), die wegen ihres hohen Ausmasses an zeitlicher Eingebundenheit soziale Belastungsfaktoren zu gewärtigen haben. Während die pflegenden Partnerinnen/Partner, die während durchschnittlich 60 Stunden wöchentlich im Einsatz stehen,[1067] den eigenen Freundeskreis oftmals nicht mehr pflegen können und eine beeinträchtigende Einschränkung ihres eigenen Aktionsradius erfahren,[1068] so sind es bei pflegenden Kindern insbesondere die mit und neben der Pflegetätigkeit bestehenden Rollen und Aufgaben (Familie und Beruf), die zu einer gewissen ‹sozialen Überlastung› führen.[1069] Diese Überlastung manifestiert sich in einer hohen Intensität an familiären Sozialkontakten (Familie, pflegebedürftige Angehörige) bei gleichzeitiger Verengung ausserfamiliärer Kontakte.

Rinderspacher et al. machen in diesem Zusammenhang darauf aufmerksam, dass die Problematik der sozialen Isolation nicht allein durch das quantitative Ausmass an im Pflegearrangement eingesetzter Zeit bedingt ist, sondern auch von den Faktoren der Lage der Zeit sowie der Verteilung der Zeit abhängt.[1070] Mit der Lage der Zeit ist die zeitliche Lage der Einsätze pflegender Angehöriger im Tages- bzw. Wochenverlauf angesprochen und betrifft das Faktum, dass die pflegenden Angehörigen je nach Pflegesetting zu unterschiedlichsten Tages- und Nachtzeiten, an Wochenenden und ggf. in den Ferien gefordert sein können. In der Erwerbsarbeit wird dabei von «unsocial hours»[1071] gesprochen – «unsozialen Arbeitszeiten», die zur Folge haben, dass soziale Kontakte nur noch eingeschränkt gepflegt werden können.[1072] Die Verteilung der Zeit betrifft

---

[1065] Vgl. Kronauer, Exklusion, 173.

[1066] Vgl. Caritas Europa, Zero Poverty, 18; Kronauer, Exklusion, 168.

[1067] Vgl. I.1.2.1.2. «Wie viel Zeit wenden die pflegenden Angehörigen auf?»

[1068] Vgl. Zank/Schacke, Evaluation, 91.

[1069] Vgl. Perrig-Chiello et al., SwissAgeCare, 33.

[1070] Terminologie nach Rinderspacher et al., Zeiten, 117–124.

[1071] Vgl. Bauer et al., Arbeitszeit, 27.

[1072] Siehe dazu I.1.2.2.2. «Belastungsfaktoren der Angehörigen»:

insbesondere pflegeintensive Settings, u.a. die Betreuung von demenzkranken Betagten. Das intensive Pflegesetting stellt den pflegenden Angehörigen dabei die Aufgabe, sich dem Lebensrhythmus der Betagten anzupassen, der mitunter stark wechselhaft und somit kaum planbar ist. Damit stellt sich aus Sicht der Angehörigen die Herausforderung der zeitlichen «Unkalkulierbarkeit»[1073] ihrer Tätigkeit.

Solange den pflegenden Angehörigen keine angemessenen Alternativen zu ihrer eigenen Pflegetätigkeit (inner- oder ausserfamiliäre Entlastungsmöglichkeiten) zur Verfügung stehen bzw. sie diese nicht kennen oder nicht wahrzunehmen vermögen, solange stellt die soziale Isolation für die pflegenden Angehörigen eine prägende Einschränkung der Teilhabechancen im Sinne der Teilhabe am nahräumlichen sowie auch am weiteren gesellschaftlichen Austausch dar.

– Als weitere ausgrenzende Dimensionen für von Armut und Arbeitslosigkeit Betroffene wurden oben in II.1.2.2. das beeinträchtigte *gesundheitliche Wohlergehen* sowie die gesteigerte *Verletzlichkeit* der Betroffenen angeführt. Demnach ist die Armut in statistisch signifikantem Ausmass mit einem weniger gesunden Leben, häufigeren Krankheiten sowie tieferer Lebenserwartung verbunden.[1074] Zudem verfügen die Armen über weniger Reserven und Bewältigungsstrategien, um Unvorhergesehenes materiell und psychisch auffangen zu können,[1075] was das gesteigerte Mass der Verletzlichkeit ausmacht. Eben diese Dimensionen wurden nun auch bei pflegenden Angehörigen angetroffen: So wie Armut und Arbeitslosigkeit in Relation mit Gesundheitsbeeinträchtigung steht, so ist es auch bei der Angehörigenpflege (vgl. dazu ausführlich I.1.2.2.2. «Belastungsfaktoren der Angehörigen»). Wenn auch Vorsicht geboten ist beim Herleiten kausaler Bezüge,[1076] so weisen doch die empirischen Untersuchungen bei pflegenden Angehörigen merkliche Beeinträchtigungen in den Faktoren der körperlichen und psychosomatischen Beschwerden, der subjektiven Befindlichkeit sowie beim Medikamentenkonsum gegenüber der jeweils gleichaltrigen Durchschnittsbevölkerung nach.[1077] Gleiches lässt sich zur

1073 Rinderspacher et al., Zeiten, 112. Vgl. zu den zeitlichen Konflikten im Pflegearrangement auch die Ausführungen in I.3.1. «Der Faktor ‹Zeit›».

1074 Vgl. dazu Myers, Walking, 67; Eurich et al., Kirchen, 13; Caritas Europa, Zero Poverty, 17.

1075 Vgl. Eurich et al., Kirchen, 13.

1076 Vgl. Kesselring, Angehörige, 505.

1077 Vgl. u.a. Geister, Mutter, 24f.

Belastungsverarbeitung anfügen, wonach «bei der Durchschnittspopulation eine breitere Palette von Copingstrategien verwendet wird als bei den pflegenden Angehörigen».[1078]

Wenn also mit den Dimensionen des gesundheitlichen Wohlergehens sowie der Verletzlichkeit Teilmengen der Gefährdung von Teilhabe dargestellt werden können, dann sind nicht nur Arme und Arbeitslose, sondern zu wesentlichen Teilen auch pflegende Angehörige davon betroffen.

– Schliesslich ist auf die fehlende *Kontrolle über die eigenen Lebensbedingungen* bei von Armut und Arbeitslosigkeit Betroffenen hinzuweisen, die als letzte der Ausgrenzungsdimensionen angeführt wurde. Aufgrund von oftmals fehlenden Kompetenzen und Bildungsaspirationen verfügen sie kaum über Informationen und Zugänge zu öffentlichen Dienstleistungen und erfahren sich als macht- und chancenlos in einer als fremd und bedrohlich wahrgenommenen Mitwelt.[1079] Selbst in öffentlichen Wohlfahrtsinstitutionen, die ihnen Unterstützungsleistungen zu bieten hätten, erleben sie sich häufig bloss als abhängige Objekte staatlicher Fürsorge ohne Handlungsbefugnisse.[1080]

Bei pflegenden Angehörigen ist die Dimension der Kontrolle über die eigenen Lebensbedingungen ebenfalls virulent und zwar nicht aufgrund fehlender Kompetenzen und Zugänge, sondern insbesondere in Bezug auf die Kontrolle über die Zeit und die eigene Alltagsgestaltung. Mit der Kontrolle über die Zeit ist das Anliegen benannt, trotz der Notwendigkeit der Abrufbarkeit und der geringen Distanzierungsmöglichkeiten nicht nur fremdbestimmt zu agieren, sondern das eigene Zeitbudget zu möglichst hohen Anteilen selber steuern zu können. «Aus der Sozialpsychologie weiß man, dass für die Menschen in einer gegebenen Belastungssituation deren Wirkung insbesondere auch davon abhängt, inwieweit diese das Gefühl haben, über die Rahmenbedingungen ihres Handelns und natürlich auch über die konkreten Handlungen selbst mit entscheiden, sie selbst steuern und beeinflussen zu können.»[1081] Belastende Situationen treten also insbesondere dann ein, wenn dies nicht der Fall ist. Die Kontrolle über die Zeit ist nicht nur im alltäglichen Pflegeab-

---

1078 Perrig-Chiello et al., SwissAgeCare, 41.

1079 Vgl. zu diesem Aspekt Myers, Walking, 67f.; Eurich et al., Kirchen, 13.

1080 Vgl. dazu Kronauer, Exklusion, 183.188.

1081 Rinderspacher et al., Zeiten, 122.

lauf manifest, sondern auch in der langfristigen Perspektive des Pflegesettings insgesamt: In der Regel lassen sich weder die Dauer der Pflegebeziehung noch der Gesundheitsverlauf der betagten Person direkt steuern.[1082]

Durch die unterschiedlichen Faktoren zeitlicher Beanspruchung geraten pflegende Angehörige in mannigfache zeitliche Konflikte in der Gestaltung ihres eigenen Alltages. Denn Folgendes gilt es sich bewusst zu machen: Ein «herausragendes Kennzeichen hochentwickelter Gesellschaften» ist der «sehr bewusste Umgang», ja geradezu die «Bewirtschaftung»[1083] von Zeit. Die Alltagszeiten, mit ihren verschiedenen Bereichen von Arbeits-, Konsum- und Frei-Zeiten, sind mehr und mehr normiert und standardisiert[1084] und sind entsprechend äusserst selten völlig flexibel gestaltbar.[1085] Daher gilt es inmitten dieser hoch standardisierten und normierten Alltagszeiten als bedeutender Faktor von Lebensqualität, über die je noch zur Verfügung stehende Zeit selber bestimmen zu können, ja «in möglichst grossem Umfang Herr über die eigene Zeit zu sein».[1086] Über diese Form von «Zeitsouveränität» verfügen die pflegenden Angehörigen in aller Regel nur noch eingeschränkt, vielmehr geraten sie in eine «Zeit-Konkurrenz»[1087] und erleben ein «beträchtliches Mass an Fremdbestimmtheit im Alltagsleben».[1088] Bei den pflegenden Kindern gestaltet sich diese Fremdbestimmtheit so, dass sie den oben beschriebenen, vielfältigen zeitlichen Anforderungen des Pflegearrangements unterstehen und sich zugleich innerhalb der Zwänge der normierten Zeiten der Arbeitswelt befinden, womit sie in einem Konflikt zwischen zwei je «anders getakteten»[1089] zeitlichen Systemen stehen. Bei den pflegenden Partnerinnen und Partnern

1082 Vgl. auch hierzu I.1.2.2.2. «Belastungsfaktoren der Angehörigen».

1083 Rinderspacher et al., Zeiten, 7.

1084 Vgl. Rinderspacher et al., Zeiten, 38.

1085 Selbst im Arbeitsalltag des Sozial- und neu auch des Gesundheitswesens ist die strikte Zeitbewirtschaftung – nicht zuletzt aus Kostengründen – erheblich vorangeschritten. Den ambulanten Pflegeorganisationen etwa steht für die Verrichtung ihrer täglichen Pflege- und Hilfetätigkeiten ein für jeden Arbeitsschritt zugeteiltes Zeitbudget zur Verfügung.

1086 Rinderspacher et al., Zeiten, 41.

1087 Rinderspacher et al., Zeiten, 116.

1088 Bundesministerium für Familie, Senioren, Frauen und Jugend, Altenhilfestrukturen, 143.

1089 Rinderspacher et al., Zeiten, 9.

hingegen droht aufgrund der starken zeitlichen Bindung durch die Pflegebeziehung eine weitgehende Entkopplung[1090] von den üblichen gesellschaftlichen Alltagszeiten.

Die fehlende Kontrolle über die eigene Zeitgestaltung und die nicht vorhandene Möglichkeit, sich zeitlich fixierte Freiräume in der Alltagsgestaltung einzuräumen, stellt eine für die pflegenden Angehörigen in ihrer Tragweite kaum schwer genug einzuschätzende Teilhabegefährdung dar.

Mit diesem Durchgang wurde aufgezeigt, dass die unterschiedlichen Dimensionen, die bei von Armut und Arbeitslosigkeit Betroffenen zu Formen von Ausgrenzung führen (materielle Einschränkungen, soziale Isolation, eingeschränktes gesundheitliches Wohlergehen/Verletzlichkeit, Kontrollverlust), in ähnlicher Art und Weise und in nicht minderer Intensität auch die Lebenssituationen von Hauptpflegepersonen in häuslichen Pflegearrangements prägen. Wenn nun diese Ausgrenzungsdimensionen bei von Armut und Ausgrenzung Betroffenen bedeutende Teilhabegefährdungen darstellen,[1091] so gilt dies folglich gleichermassen auch für die pflegenden Angehörigen.

Über die genannten Ausgrenzungsdimensionen hinaus ist nun zudem noch zu bedenken, dass diese bei den pflegenden Angehörigen eine Zuspitzung erfahren, wenn der Faktor des Geschlechts mit in die Betrachtung einbezogen wird: Bereits zu Beginn der Arbeit[1092] wurde herausgearbeitet, dass die Pflege betagter Angehöriger mehrheitlich Frauenangelegenheit ist. Trotz gestiegener Anteile von Männern, die sich in der Pflege engagieren, und trotz paarkonstellationsbedingten Umständen[1093] sind rund doppelt so viele Frauen wie Männer in der häuslichen Pflege betagter Angehöriger tätig. In einem vorläufigen Fazit wurde dies oben (vgl. I.3.2.)

1090 Vgl. Rinderspacher et al., Zeiten, 8.

1091 Vgl. dazu die ausführliche Darstellung in II.2.1.3. «Das Teilhabekonzept im Kontext von Armut und Arbeitslosigkeit – Bündelung und Kritik».

1092 Vgl. die Angaben in I.1.2.1.1. «Wer pflegt die betagten Angehörigen zu Hause?»

1093 In I.1.2.1.1. «Wer pflegt die betagten Angehörigen zu Hause?» wurde darauf hingewiesen, dass sich der höhere Anteil weiblicher Pflegender in einem nicht näher bestimmbaren Ausmass auch dadurch ergibt, dass aufgrund der Paarkonstellationen (Männer haben meistens jüngere Frauen) oftmals ältere Männer überhaupt noch Frauen als Lebenspartnerinnen haben, die als pflegende Angehörige in Frage kommen – was umgekehrt nicht in gleichem Masse der Fall ist (vgl. dazu Rumpf, Geschlechterverhältnisse, 37; Höpflinger/Hugentobler, Pflege, 16).

bereits ansatzweise diskutiert.[1094] Die mit der Pflege betagter Angehöriger verbundenen Ausgrenzungsdimensionen und Teilhabegefährdungen betreffen also insbesondere Frauen.

II.3.3. Ermöglichung und Gefährdung von Teilhabe bei pflegenden Angehörigen – Fazit

Das Konzept der Teilhabe ist in der Tat anschlussfähig für die Situation pflegender Angehöriger: Die obigen Ausführungen haben dargelegt, dass und inwiefern die pflegenden Angehörigen zum Einen als Teilhabe Ermöglichende gegenüber den pflegebedürftigen Betagten Partizipationschancen aufrechterhalten und zum Anderen durch diese Betreuungstätigkeiten selber in Situationen der Teilhabegefährdung geraten. Dabei kam ein vielschichtiges und mehrdimensionales Teilhabeverständnis zum Ausdruck:

Zugunsten der betreuungsbedürftigen Betagten stellen die pflegenden Angehörigen sicher, dass diese in den Kernbereichen ihrer Alltagsbewältigung elementare Formen von Teilhabe aufrechterhalten können. Über die Leistungen im Bereich von Pflege und Hilfe hinaus bewerkstelligen oder organisieren die Angehörigen die Mobilitätsanforderungen der Betagten (z.B. für Arztbesuche), agieren als Vermittlerinnen bzw. Vermittler zum sozialen Umfeld und stehen durch ihre umfassende Präsenz und Verfügbarkeit für weitere Hilfestellungen zur Verfügung – damit sind die Angehörigen für die betagten Personen als Teilhabeermöglichende von prägender Bedeutung.

Diese umfassende Präsenz und Verfügbarkeit der Angehörigen im Alltag der Betagten macht deutlich, dass das Betagtsein nicht eine individuelle Gegebenheit ist, sondern immer auch das nahe soziale System mitprägt:[1095] Angesichts dieser Interdependenzen sind die pflegenden Angehörigen als «konsekutiv Betroffene» [1096] zu beschreiben, die auf

[1094] Vgl. hierzu die Ausführungen zur «weitgehende[n] Verhaltensstarre» seitens der Männer (Schnabl, Gerecht sorgen, 86). Vgl. zu den Gründen für die asymmetrische Verteilung der Sorgearbeit unter den Geschlechtern: II.5.3. «Verteilung».

[1095] Vgl. dazu Haslinger, Pastoral 172 sowie die vorangehenden Ausführungen.

[1096] Ebd.

konstitutive Abhängigkeiten der Betagten reagieren und dadurch in «Situationen sekundärer Abhängigkeit»[1097] geraten können.

Konkret manifestieren sich die Auswirkungen dieser Abhängigkeitssituationen gemäss obigen Ausführungen in einer ähnlichen Art und Weise wie die Formen des Teilhabeausschlusses bei von Armut und Arbeitslosigkeit Betroffenen: Pflegende Angehörige erfahren durch ihre Pflege- und Betreuungstätigkeit oftmals materielle Einschränkungen und soziale Isolation, sie leben mit einem tieferen gesundheitlichen Wohlergehen bei gesteigerter Verletzlichkeit und erleben schliesslich Situationen mit erhöhtem Kontrollverlust.[1098] Dabei sind insgesamt mehrheitlich Frauen von den genannten Ausgrenzungsdimensionen betroffen.

Somit kann festgehalten werden: Wenn auch viele Angehörige aus der Tätigkeit der Pflege und Betreuung eines betagten Familienmitglieds Ressourcen schöpfen, d.h. Motivation und Kraft erfahren oder bspw. einen neuen Lebenssinn entdecken,[1099] so ist die Tätigkeit der Angehörigenpflege oftmals mit vielfältigen, sich bedingenden oder überlagernden Ausgrenzungsdimensionen verbunden, die die Angehörigenpflege zuweilen zu einer «belastende[n], benachteiligende[n], ausgrenzende[n] [...] Realität»[1100] werden lassen und die ihre Teilhabemöglichkeiten an Lebensvollzügen in der Gesellschaft stark beeinträchtigen.

1097 Schnabl, Fürsorge, 233.

1098 Vgl. zu dieser Auflistung die obigen Ausführungen in II.3.2.2.2. «Zweite Gemeinsamkeit: Die Dimensionen der Ausgrenzung bei pflegenden Angehörigen».

1099 Vgl. dazu I.1.2.2.3. «Ressourcen der Angehörigen».

1100 Haslinger, Pastoral, 174.

II.4. Teilhabe in theologischer Perspektive

Im vorliegenden Abschnitt gilt es nun, den Brückenschlag auszugestalten zwischen den sozialwissenschaftlich orientierten Entdeckungszusammenhängen des Teilhabekonzepts und der Disziplin der Theologie, d.h., es soll der Versuch unternommen werden, in theologischer Perspektive zu erläutern, was mit dem Teilhabekonzept im vorangegangenen Abschnitt aus sozialwissenschaftlicher Perspektive dargestellt worden ist. Dabei richtet sich der Fokus stets auf die Implikationen für die Tätigkeit der pflegenden Angehörigen, d.h. auf Implikationen, die zu Abschluss des Kapitels nochmals eigens hervorgehoben werden (II.5.).

II.4.1. Teilhabe als theologischer Terminus?

Der Begriff der Teilhabe kann auf eine längere «Begriffskarriere»[1101] zurückblicken – zum Einen seit den 1950er Jahren im juristischen bzw. rechtsethischen Kontext (im Sinne der Kategorie der «Teilhaberechte»)[1102] sowie zum Anderen seit den 1990er Jahren im Kontext sozialwissenschaftlicher bzw. sozialpolitischer Debatten um Armut und Ausgrenzung bzw. um Menschen mit Beeinträchtigungen.[1103] In sozialethischen Diskursen hat der Begriff der Teilhabe erst in jüngerer Vergangenheit Eingang gefunden und zwar insbesondere als Konzept der Teilhabegerechtigkeit, wie es vorwiegend innerhalb verschiedener Schriften der Evangelischen Kirche in Deutschland (EKD) propagiert wird.[1104]

Insgesamt kommen der Begriff und das damit verbundene Thema «als Herausforderung *von aussen*»[1105] auf die Kirchen und die Theologie zu;

[1101] Reuter, Teilhabegerechtigkeit, 244.

[1102] Vgl. dazu Reuter, Teilhabegerechtigkeit, 244f.

[1103] Vgl. dazu die Ausführungen zu den beiden Entdeckungszusammenhängen in II.2. «Das Teilhabekonzept: Entdeckungszusammenhänge».

[1104] Vgl. Kirchenamt der EKD, Gerechte Teilhabe; Evangelische Kirche in Deutschland/Deutsche Bischofskonferenz, Zukunft. Siehe darüber hinaus: Wegner, Teilhabe fördern; Lob-Hüdepohl, Teilhabe; Wunder, Inklusion.

[1105] Schweiker, Praxis, 131 (Hervorhebung im Original). Schweiker bezieht diese Aussage auf das Konzept der Inklusion; aufgrund der deckungsgleichen Verwendung mit dem Begriff der Teilhabe (vgl. dazu die Ausführungen in II.2.2.2.2. «Das Teilhabekonzept bei Menschen mit Behinderungen», wo festgehalten wird: «Die beiden Be-

Teilhabe gilt als ein Begriff, welcher «der weltlichen Sphäre entstammt»[1106] und sich darüber hinaus nicht in expliziter Form auf biblische Verweise berufen kann. Die Diakoniewissenschaft und die Theologie beginnen erst allmählich, sich für den Begriff und das Thema zu interessieren und finden dabei mehr und mehr Resonanzen in den eigenen theologischen Grundlagen – Resonanzen, die sogar so weit gehen, dass die Begrifflichkeit bzw. das Konzept als «ureigenes Thema»[1107] der Kirchen behauptet bzw. «zur kirchlichen Sache»[1108] erklärt wird, zumal es (wenn es auch nicht explizit biblisch belegt ist, so doch) auf «prominente biblische Intuitionen»[1109] zurückgreifen kann.

Worin genau dieses kirchlich-theologische Interesse am Konzept der Teilhabe besteht und wie ein spezifisch theologisches Verständnis von Teilhabe aussehen kann, soll in der Folge skizzenhaft dargestellt werden.

II.4.2. Teilhabe – theologisch verstanden

Wenn in der Folge über ein Teilhabeverständnis in theologischer Perspektive nachgedacht wird, so gilt es einleitend, den dabei verfolgten Anspruch zu klären: Liedke weist zu Recht darauf hin, dass wenn «Themen und Herausforderungen aus dem gesellschaftlichen Diskurs aufgegriffen und theologisch weiter verfolgt werden»[1110] – wie dies in der vorliegenden Behandlung auch der Fall ist – zuweilen der Vorwurf der Schaffung einer «Genitiv-Theologie» vorgebracht wird.[1111] Zu entgegnen ist hierbei allerdings (wiederum mit Liedke), dass es nicht um die Darstellung einer ‹Theologie der Teilhabe› geht, in welcher ein biblischer Teilaspekt zum theologischen Grundprinzip erhoben werden soll, sondern vielmehr um eine theologische Reflexion des Teilhabebegriffs, die die oben erwähnten

grifflichkeiten [sc. Teilhabe und Inklusion] werden in der Folge jedoch gleichberechtigt nebeneinander verwendet, zumal sie für ein und denselben Sachverhalt stehen.»), sei es erlaubt, dessen Feststellung auch im vorliegenden Kontext der Teilhabe anzuführen. Vgl. dazu auch Liedke, Menschen, 78.

1106 Schweiker, Praxis, 131.

1107 Ebd.

1108 Schweiker, Praxis, 132.

1109 Lob-Hüdepohl, Inklusion, 166.

1110 Liedke, Inklusion, 32.

1111 Ebd.

Resonanzen konstruktiv aufnimmt und für die Theologie und Diakoniewissenschaft fruchtbar zu machen sucht.

Teilhabe ist zuerst einmal ein Beziehungsbegriff. Grammatikalisch wird dabei ein unmittelbarer Bezug im Sinne der «Teilhabe *an*» gefordert – Teilhabe an etwas Weiterem, Grösserem. Dieser konstitutive Beziehungsgehalt macht «Teilhabe» zu einem Begriff, der bei seiner Verwendung stets auf einen übergeordneten Sozialzusammenhang verweist. Die Einbindung in einen übergeordneten Sozialzusammenhang erweist sich nun für die theologischen Ausführungen als zentraler Anknüpfungspunkt,[1112] anhand dessen der Beziehungsgehalt von zentralen Kategorien des christlichen Glaubens – von der Trinitätslehre (2.) über anthropologische Implikationen (3.), die Rechtfertigungslehre (5.) bis zu (sozial-) ethischen Folgerungen (7.) – und damit eine theologische Bedeutung des Teilhabebegriffs beschrieben werden kann.

II.4.2.1. Das Handeln Gottes als Zuwendung zum Menschen und Schaffung lebensförderlicher Sozialität

In den biblischen Schriften Alten und Neuen Testaments sind das Handeln Gottes sowie die menschlichen Reflexionen über dieses göttliche Handeln ist vielfältiger Art und Weise bezeugt.[1113] Bei all der Vielfalt der Handlungsbezeugungen Gottes, die sich in einem weiten historischen und lokalen Rahmen ereignen, und der diesbezüglichen menschlichen Gotteserfahrungen – Zeindler nennt exemplarisch etwa die Kategorien von «Befreiung, Errettung, Vergebung, Trost, Heilung etc.»[1114] – stehen diese Handlungen und die entsprechenden Erfahrungen der Menschen aus der Perspektive des Glaubens nicht zusammenhangslos da, sondern haben ihre Verbindung darin, dass sie sich – erstens – «als Zeugnisse der Erfahrung göttlicher *Zuwendung* interpretieren»[1115] lassen, wobei diese Zuwendung Gottes grundlegend zu differenzieren ist in die Kategorien 1. der

1112 Siehe dazu Liedke, Inklusion, 33.

1113 Vgl. Zeindler, Gotteserfahrung, 180.

1114 Ebd.

1115 Ebd. (Hervorhebung im Original).
Zeindler (Gotteserfahrung, 181–185) führt weiter aus, dass selbst negative Gotteserfahrungen bzw. Grenzen der Gotteserfahrungen immer nur auf der Folie von Gottes vorangegangener Zuwendung zu deuten sei; allerdings sei «die liebende Zuwendung

Schöpfung, in der sich die Zuwendung in der Konstitution des Lebens überhaupt zum Ausdruck bringt, 2. der Versöhnung, in welcher die Zuwendung Gottes für die Wiederherstellung schuldhaft zerbrochener Lebenszusammenhänge zwischen Gott und Menschen sowie unter Menschen steht, sowie 3. der Erlösung, mit welcher die Zuwendung Gottes als Verheissung einer endgültigen Überwindung zerbrochener Lebenszusammenhänge bezeugt wird.[1116]

Diese grundlegende Zuwendung Gottes manifestiert sich im Alten Testament etwa in einem sich immer neu wiederholenden Versagen Israels vor dem göttlichen Gemeinschaftswillen und der damit einhergehenden Korruption sozialer Verhältnisse sowie dem göttlichen Gewähren neuer Möglichkeiten zur Gemeinschaft.[1117] Im Neuen Testament kommt die Zuwendung Gottes besonders stark zur Geltung im Handeln Jesu, das auf die «Integration Marginalisierter in eine neue Gemeinschaft und damit [in eine] grenzüberschreitende[n] Sozialität»[1118] zielt. Das Handeln Gottes als Zuwendung ist somit gemäss biblischem Zeugnis genauerhin als «Konstitution, Erhaltung und Erneuerung von Sozialität, von Beziehung»[1119] zu verstehen; dem Handeln Gottes als Zuwendung eignet also – zweitens – fundamental eine *soziale Dimension.*

Diese soziale Dimension des Handelns Gottes als Zuwendung muss schliesslich noch dahingehend genauer definiert werden, dass sie nicht bloss deskriptiv zu verstehen ist (in dem Sinne, dass zwischen Personen sowieso enge – lose, gute – schlechte, etc. Beziehungen bestehen), sondern – drittens – mit einem qualitativen Gehalt versehen ist: «Wo Gott Beziehungen konstituiert, erhält und erneuert, sind dies grundsätzlich gegenseitig lebensförderliche Beziehungen.»[1120] Dieses qualitativ ausdrücklich als lebensförderliche Beziehungsstiftung zu bezeichnende Handeln

---

Gottes [...] nicht in jedem Falle *als* liebende Zuwendung erfahrbar.» (Gotteserfahrung, 184, Hervorhebung im Original).

1116 Vgl. Zeindler, Gotteserfahrung, 181.

1117 Vgl. Zeindler, Gotteserfahrung, 187.

1118 Ebd. Mit diesen knappen Verweisen konnte das biblische Zeugnis bloss angetippt werden und ist keinesfalls ausführlich genug dargestellt; es liegt jedoch nicht im Rahmen des Möglichen dieser Arbeit, vertiefte exegetische Arbeiten zum Thema vorzunehmen; für gründlichere Eindrücke zur sozialen Dimension göttlichen Handelns gemäss den biblischen Quellen sei verwiesen auf Lob-Hüdepohl, Inklusion, 166–169 und Zeindler, Gotteserfahrung, 185–188.

1119 Zeindler, Gotteserfahrung, 188.

1120 Ebd. (Hervorhebung S.H.).

Gottes kann exemplarisch mit dem Wirken Jesu Christi dargestellt werden. Lob-Hüdepohl beschreibt die Schaffung lebensförderlicher Beziehungen insbesondere durch die Überwindung lebenshinderlicher bzw. lebensverneinender Aussonderungen von Menschen und bezieht sich dabei auf folgende «vier Momente[n]»:[1121] Zum Ersten nimmt Jesus in seinem Wirken eindeutig Partei für die Entrechteten und Unterdrückten und eröffnet ihnen mit der Befreiung aus der Ausgrenzung Möglichkeiten zu neuen Beziehungen. Mit dieser Befreiung geht zweitens auch eine Befreiung der ‹Mehrheitsgesellschaft› einher, da dadurch «das dominant repressive Herr-Knecht-Denken in Richtung einer zwangfreien Kommunikation und Lebensgemeinschaft aller abgelöst wird».[1122] Mit dem Partei Ergreifen für Ausgeschlossene reisst Jesus Christus drittens Kommunikationsbarrieren nieder und ermöglicht «Auswege aus den lebensfeindlichen Lagen abgeschnittener Kommunikation».[1123] Dies führt schliesslich, viertens, aus der Spirale «von Ausgrenzung und Gegenausgrenzung»[1124] heraus und bildet die Grundlage für beziehungsstiftende und Teilhabe eröffnende Strukturen.

Worin diese Teilhabe eröffnenden Strukturen theologisch gründen, ist wie folgt auszuführen:

II.4.2.2. Der trinitätstheologische Grund des beziehungsstiftenden Handelns Gottes

Dieses beziehungsstiftende Handeln Gottes ist nicht zu verstehen ohne ein Eingehen auf die Trinitätslehre, ja Gottes beziehungsstiftendes Handeln erscheint, wie in der Folge dargelegt werden soll, als Implikat der Trinitätslehre: Wenn die Theologie über die Trinität Gottes nachdenkt, so schliesst sie von Gottes trinitarischem Handeln, wie es sich dem Glauben erschlossen hat, auf Gottes Sein[1125] und interpretiert das Verhältnis der drei Seinsweisen Gottes als Vater, Sohn und Heiliger Geist dergestalt, dass «die personale Identität von Vater, Sohn und Geist so zu begreifen [ist], dass die Einheit Gottes nicht aufgehoben wird, und die Einheit Gottes so zu verstehen [ist], dass die personale Identität von Vater, Sohn und Geist

1121 Lob-Hüdepohl, Inklusion, 168f.; so auch die vier folgenden Argumente.
1122 Lob-Hüdepohl, Inklusion, 169.
1123 Ebd.
1124 Ebd.
1125 Vgl. Liedke, Inklusion, 33.

nicht negiert wird».[1126] M.a.W., das komplexe Verhältnis von Einheit und Verschiedenheit der Seinsweisen Gottes lässt sich so formulieren, dass diese deutlich voneinander zu unterscheiden, aber zugleich klar aufeinander zu beziehen sind.[1127] Gott selbst ist also als ein «in sich differenzierter Gott»[1128] und damit als ein «Gott in Beziehung»[1129] zu denken.
Demzufolge ist das beziehungsstiftende Handeln durch die interne Relationalität Gottes begründet – und *Teilhabe* entsprechend in diesem ersten Begründungszusammenhang als gegenseitige Teilhabe an der wechselseitigen Beziehung der göttlichen Seinsweisen zu verstehen.

Wenn nun Gottes Leben selbst als fundamental relational, als In-Beziehung-Sein zu verstehen ist, dann zielt das göttliche Handeln auch auf ein In-Beziehung-Sein in seiner ganzen Schöpfung: «Besteht aber göttliches Leben und damit Leben in seinem Vollbegriff in einer bestimmten Qualität von Bezogensein, dann wird Gott auch bei seinem Erschaffen von aussergöttlichem Leben diesem eine analoge Struktur der Relationalität geben, und geschöpfliche Sozialität kann von hier aus als begründet in göttlicher Sozialität verstanden werden.»[1130]

II.4.2.3. Menschliches Leben in Analogie zur immanenten Sozialität Gottes

Damit ist aufgenommen, dass der christliche Glaube das Wesen des Menschen in Entsprechung zum relationalen Sein Gottes deutet.[1131] Besonders deutlich kommt dies in der Schilderung der Erschaffung des Menschen gemäss den beiden Schöpfungserzählungen zum Ausdruck: Wenn davon die Rede ist, dass der Mensch als ‹Bild Gottes› erschaffen wurde, so ist diese Gottebenbildlichkeit des Menschen nicht bloss als Entsprechung zum Sein Gottes zu deuten, sondern noch genauer als Entsprechung zu Gottes *trinitarischem* Sein zu interpretieren: «Die imago Dei ist als imago

---

1126 Schwöbel, Trinitätslehre, 43.

1127 Vgl. Zeindler, Gotteserfahrung, 193. Liedke (Inklusion, 34) formuliert: «[…] in diesem Gegenüber sind die drei göttlichen Seinsweisen so aufeinander bezogen, dass ihre jeweilige Identität gewahrt bleibt und sie sich zugleich auf einander beziehen und in einander existieren.»

1128 Zeindler, Gotteserfahrung, 193.

1129 Liedke, Inklusion, 34.

1130 Zeindler, Gotteserfahrung, 193.

1131 Vgl. Liedke, Inklusion, 34.

trinitatis zu verstehen.»[1132] So wie die Menschen also dazu bestimmt sind, als Geschöpfe Gottes in Entsprechung zu Gottes Sein zu existieren, so sind sie folglich dazu bestimmt, das trinitarische In-Beziehung-Sein Gottes in den eigenen Lebensbeziehungen zu wiederholen.[1133] Diese vertikale Relation zwischen dem Sein des Menschen und dem trinitarischen Sein Gottes kann daher aus Sicht des Menschen als «*Teilhabe* an der personalen Gemeinschaft der Trinität»[1134] expliziert werden.

Diese «konstitutive *Relationalität* des Daseins»[1135] der Menschen oder m.a.W., der «fundamental relationale Charakter geschöpflichen Lebens»[1136] kommt bereits in den Schöpfungserzählungen zur Geltung, in welchen der Mensch als ein in eine Vielfalt von Beziehungen hineingestelltes Wesen[1137] dargestellt wird, wobei die Beziehungen bzw. die gegenseitige Bezogenheit als eigentliche Vollzugsform menschlichen Lebens zu bezeichnen ist: «Leben gibt es nicht anders denn als Leben in einer komplexen Bezogenheit, und die Qualität von Leben ergibt sich aus der Qualität der in einem Leben realisierten Beziehungen.»[1138] In diesem Sinne ist die gegenseitige Bezogenheit als Konstitutivum des Seins des Menschen zu bezeichnen – nicht aufgrund eigener anthropologischer Merkmale, sondern erst aufgrund der Bezogenheit auf andere und durch andere wird der Mensch zu dem, was

---

1132 Ebd.

1133 Vgl. Liedke, Inklusion, 35.

1134 Schwöbel, Menschsein, 212 (Hervorhebung S.H.).

1135 Härle, Gegenwartsbedeutung, 126 (Hervorhebung im Original).

1136 Zeindler, Gotteserfahrung, 193. Schwöbel (Menschsein, 193) gibt zu Bedenken, dass die Interpretation des Menschseins als In-Beziehung-Sein nicht allein die Basis einer christlichen theologischen Anthropologie darstellt, sondern als «grundlegendes gemeinsames Element in den meisten Richtungen der anthropologischen Diskussion» zu gelten vermag. Seitdem in modernen anthropologischen Diskussionen das Konzept einer menschlichen Seele als besonderes Konstitutivum des Menschseins aufgegeben worden sei, werde das Menschsein «auf der Basis seiner relationalen Struktur verstanden» (ebd.).

1137 Vgl. Zeindler, Gotteserfahrung, 189. Vgl. dazu auch die Ausführungen von Jüngel, der die Grundbestimmung des Menschen als Beziehungswesen bereits in der *Fragestellung* über das Sein des Menschen in Ps 8 angelegt sieht: «Das *Sein* des Menschen wird im Blick auf eine *Beziehung*, eine *Relation* erfragt: *was ist der Mensch, dass Du seiner gedenkst, und was ist des Menschen Kind, dass Du Dich seiner annimmst* (Ps 8,5; vgl. Ps 144,3) Der Mensch ist nach biblischem Urteil offenkundig ein *Beziehungswesen*, das immer schon auf *anderes Sein bezogen* und nur in solchen Relationen es selber ist.» (Hoffen, 16; Hervorhebungen im Original).

1138 Zeindler, Gotteserfahrung, 189.

er ist.[1139] Jüngel formuliert gar drastisch: «seine [des Menschen, S.H.] Grundbestimmung ist die des Zusammenseins, so dass Menschsein auf jeden Fall die Struktur des *Zusammenseins mit* … hat. Ein auf sich selbst reduzierter Mensch wäre nichts anderes als – eine Leiche.»[1140] In der gegenseitigen Bezogenheit der Menschen, die sich in einem Geben und Nehmen auszeichnet, verwirklicht sich diese zur Gottebenbildlichkeit bestimmte Grundstruktur des Menschseins. Zeindler verwendet hierfür den Begriff der «Pro-Existenz»: Menschsein müsse verstanden werden als «Pro-Existenz, und zwar in der doppelten Dimension von passiver Pro-Existenz, in welcher ich einen anderen für mich da sein lasse, und von aktiver Pro-Existenz, in welcher ich für einen anderen da bin.»[1141]

Die menschliche Erfahrung lehrt dabei, dass die je individuellen Beziehungsgefüge erstens nicht statisch sind, sondern fortwährend Veränderungen unterliegen – Beziehungen entstehen neu, werden vertieft, wechseln ihre Gestalt oder flauen ab und werden beendet. Die verschiedenen Beziehungen einer jeden Person ergeben zweitens eine Gesamtheit eines Beziehungsgeflechts, das singulär ist und in je der bestimmten Form nur für diese eine Person zutrifft. Diese je individuell ausgestalteten Beziehungsgefüge bilden die Basis für menschliche Entwicklungsprozesse,[1142] die wiederum je grundverschieden verlaufen können: Bei den Einen entstehen Beziehungsverdichtungen, die die eigenen Lebenspositionen stärken und neue Chancen eröffnen; bei anderen schaffen existierende oder nicht existierende Beziehungen Hindernisse und führen zu Schwierigkeiten. Diese Unterschiedlichkeiten und Ambivalenzen der verschiedenen, je individuellen Beziehungsgefüge stellen die obige Aussage, wonach die Menschen dazu bestimmt sind, Gottes In-Beziehung-Sein in menschlichen Beziehungen zu wiederholen, jedoch nicht in Frage, sondern lassen sich ebenfalls als Teilaspekt des trinitarischen Entsprechungsverhältnisses deuten:[1143] Hierfür ist das trinitarische Sein Gottes aus der Perspektive des Kreuzes Christi zu deuten – das Sein Gottes umfasst in dieser Perspektive auch die genannten Ambivalenzen unterschiedlicher Beziehungsgefüge, ja geradezu die «äusserste[n] Gegensätze» des Lebens überhaupt: «Gott

1139 Vgl. Zeindler, Gotteserfahrung, 190.
1140 Jüngel, Hoffen, 16 (Hervorhebung im Original).
1141 Zeindler, Gotteserfahrung, 190.
1142 Vgl. dazu Liedke, Inklusion, 36.
1143 Vgl. ebd.

nimmt die Spannung der äussersten Gegensätze des Lebens und des Todes in sich selbst auf, trägt sie aus und überwindet sie in der Auferstehung und Erhöhung».[1144] In dieser Hinsicht gehören Stärke, aber auch Fragmentarität und Befähigung sowie Machtlosigkeit zum Leben des Menschen als Entsprechung zu Gottes trinitarischem Sein.

II.4.2.4. Sünde als Widerspruch gegenüber gegenseitig lebensförderlichen Beziehungen

In den Alltagsrealitäten machen die Menschen jedoch nicht allein die Erfahrung als in eine Vielfalt von Beziehungen hineingestellte Wesen. In ihrer Lebenswirklichkeit erfahren sie zuweilen oft das Vorkommen von Beziehungsabbrüchen, Ausgrenzungen und Teilhabeausschluss, was ihrer beschriebenen Bestimmung zur Existenz in gegenseitig lebensförderlichen Beziehungen fundamental widerspricht. Die Beziehungen sind in diesem Fall nicht geprägt durch gegenseitige Lebensförderlichkeit, sondern durch deren Gegenteil, die Lebensfeindlichkeit.[1145]

Diese Lebensfeindlichkeit von Beziehungen kann in theologischer Perspektive mit der Kategorie der Sünde erfasst werden. Dabei wird Sünde nicht als moralische, sondern vielmehr als relationale bzw. als soziale Grösse interpretiert: Sünde ist demnach «nicht primär als Verstoß gegen ein Gesetz oder als Übertretung eines Gebotes zu interpretieren. Sünde ist vor allem die Verletzung einer Beziehung, der Beziehung zwischen Gott dem Schöpfer und seinen menschlichen Geschöpfen.»[1146] Schwöbel sieht diese Interpretation denn auch schon in der Erzählung vom Sündenfall angelegt, in welcher die Versuchung zu sündigen in erster Linie «im Aufstand gegen die Begrenzungen, die in der Beziehung von Schöpfer und Geschöpf gesetzt sind,»[1147] besteht. Der Aufstand gegen die gesetzten Begrenzungen hat sodann nicht alleine eine Verletzung der Beziehung zwischen Gott und seinen Geschöpfen zur Folge, sondern betrifft darüber hinaus auch das Verhältnis der Menschen untereinander sowie auch deren Beziehung zur Natur.[1148]

[1144] Ebd.

[1145] Vgl. zum Begriff: Zeindler, Gotteserfahrung, 192.

[1146] Schwöbel, Menschsein, 201.

[1147] Ebd.

[1148] Vgl. Schwöbel, Menschsein, 202.

In Bezug auf die obigen Ausführungen lässt sich festhalten, dass Sünde bei allen Aspekten und Ausprägungen herrscht, welche eine Störung, Gefährdung oder gar Verletzung der Grundbestimmung der «konstitutiven Relationalität» des Menschseins darstellen.[1149] Dies ist etwa dann der Fall, wenn anstelle der Existenz in lebensförderlichen Beziehungen «eine der fundamentalen Grundrelationen rücksichtslos, das heisst auf Kosten der anderen Grundrelationen, verwirklicht»[1150] wird. Leben auf Kosten von anderem Leben wiederum liegt dann vor, wenn der Mensch nicht primär danach strebt, in den lebensförderlichen geschöpflichen Bezügen zu leben, sondern wenn einzelne Relationen auf Kosten der anderen verabsolutiert werden oder aber wenn die Gegenseitigkeit von Beziehungen zugunsten einer einseitigen Inanspruchnahme von Gott, Mitmenschen und aussermenschlicher Schöpfung[1151] aufgegeben wird. Bei derartigen Gefährdungen und Verletzungen zwischenmenschlicher Bezogenheit bzw. bei derartigen «Rücksichtslosigkeiten»[1152] tritt «an die Stelle des ursprünglichen Beziehungsreichtums des menschlichen Seins eine wachsende Beziehungslosigkeit».[1153]

Dass die Verabsolutierung einzelner Beziehungen bzw. das Leben auf Kosten von anderem Leben nicht nur im individuellen Zusammenhang zu verstehen ist, sondern gerade auch einen strukturellen Zusammenhang hat,

---

1149 Zeindler (Gotteserfahrung, 190) hält klärend fest, dass in diesem Zusammenhang von «*ge*störten, ja pervertierten, nicht aber von *zer*störten Beziehungen» (Hervorhebungen im Original) zu sprechen ist, «andernfalls man dem Geschöpf die Macht zuschreiben müsste, von Gott gesetzte Beziehungen aufzulösen». Denn zwar möge sich der Mensch von Gott trennen, aber dennoch halte Gott an seiner Beziehung zum Geschöpf fest. Darüber hinaus folgert er: «Nicht nur im Blick auf Gott, sondern auch im Blick auf zwischenmenschliche und aussermenschliche Bezogenheit verbleibt der Mensch auch dann in seiner Relationalität, wenn er sich gegen die jeweiligen Relate wehrt» (ebd.).

1150 Jüngel, Hoffen, 20.

1151 Vgl. dazu Zeindler, Gotteserfahrung, 191.

1152 Jüngel, Hoffen, 21.

1153 Ebd. Schwöbel (Menschsein, 212) argumentiert, dass diese Beziehungslosigkeit unter Menschen aus der Perversion der Bedeutung des In-Beziehung-Seins resultiert: «In der Perspektive der Sünde erscheint das In-Beziehung-Sein der Menschen als Bedrohung menschlicher Entfaltung und nicht als Grund ihrer Möglichkeit.» Wobei der bedrohliche Charakter dieser Situation dadurch erklärt werden kann, «dass dort wo Gottes Beziehung zum Menschen negiert wird, auch die Begrenzung und Bestimmung unserer sozialen Beziehungen durch die Beziehung aller Menschen zu ihrem Schöpfer negiert wird, und somit interpersonale Beziehungen die Gestalt von Unterdrückung und Unterwerfung annehmen» (ebd.).

ist insbesondere von der Befreiungstheologie herausgearbeitet worden; sie spricht dabei von der «sozialen» bzw. von der «strukturellen Sünde».[1154] Zum ersten Mal in besonderer Deutlichkeit zutage getreten ist diese Begrifflichkeit in den Schlussdokumenten der III. Lateinamerikanischen Bischofskonferenz in Puebla (Mexiko) im Jahr 1979.[1155] Darin wird sehr ausführlich der sich verschärfende Abgrund zwischen Reichen und Armen auf dem südamerikanischen Kontinent behandelt, der «als Ergebnis wirtschaftlicher, sozialer, politischer und anderer Gegebenheiten und Strukturen»[1156] in aller Schärfe verurteilt wird. Aufbauend auf der Analyse, in der die vorwiegend strukturellen Ursachen von Armut und Elend auf dem Kontinent betont werden, geht das Dokument in eine theologische Reflexion über und deutet die vorfindliche Situation vielfacher Armut und vielfachen Elends als «soziale» bzw. «strukturelle Sünde»:[1157] Die strukturelle Sünde wirke demnach in den «von den Menschen geschaffenen Strukturen, in denen die Sünde derer, die sie geschaffen haben, ihre zerstörerische Spur hinterlassen hat.»[1158]

Mitzunehmen ist aus diesen prägnanten Stellungnahmen, dass die strukturelle Seite der Frage nach der Lebensfeindlichkeit menschlicher Beziehungen stets mitberücksichtigt werden muss: Beziehungsvielfalt bzw. in

---

1154 Ähnlich einzuordnen ist auch die Terminologie Arthur Richs, der in Rückgriff auf Paul Tillich (vgl. Protestantismus, 21) vom «strukturell Bösen» spricht (Wirtschaftsethik I; Sachzwänge). Wenn auch die Begrifflichkeit nicht deckungsgleich ist und sich das «Böse» als Gegenteil des «Guten» nicht direkt in Relation zur Rechtfertigungslehre setzen lässt (vgl. nachfolgender Abschnitt II.4.2.5.), so sind doch die inhaltlichen Implikationen weitgehend identisch: In schöpfungsgeschichtlicher Perspektive hält Rich fest, dass sich bisher «das Böse, sofern wir in Unterdrückung, Ausbeutung, Vernichtung des Menschen durch den Menschen usf. Effizienz des Bösen sehen, unheimlich konstant durchgehalten» habe (Wirtschaftsethik I, 110); und da sich «die Person des Menschen nicht von seinem gesellschaftlichen Kontext und die Struktur einer Gesellschaft nicht von den Personen bzw. Gruppen […], die sie konstituieren», trennen liesse (Wirtschaftsethik I, 111), so sei das Böse «nicht nur von personaler, […] [sondern] auch von struktureller Art» (Wirtschaftsethik I, 111). Entsprechend sei «personal und strukturell Böses […] eng ineinander verwoben» (Sachzwänge, 76; Hervorhebungen im Original).

1155 Generalversammlung des Lateinamerikanischen Episkopates (Hg.), Evangelisierung.

1156 Generalversammlung des Lateinamerikanischen Episkopates (Hg.), Evangelisierung, § 30.

1157 Vgl. dazu die Auflistung entsprechender Textpassagen bei Bedford-Strohm, Vorrang, 159, Anm. 53.

1158 Faus, Sünde, 732.

unserem Zusammenhang Beziehungslosigkeit entsteht demnach nicht allein aus intrapersonellen Konstellationen, sondern stets auch aus kollektiven, gesellschaftlichen Ordnungen – wobei es keine Rolle spielt, ob diese bewusst oder bloss implizit beziehungsförderlich oder -hinderlich sind. M.a.W., Korrumpierung von Beziehungen im Sinne der Verletzung der gegenseitig lebensförderlichen Pro-Existenz entsteht nicht allein aus zwischenmenschlichen Vollzügen, sondern ebenso sehr durch den Ausschluss aus gesellschaftlichen Vollzügen, durch Gefährdung oder Verweigerung von Teilhabe.

II.4.2.5. Rechtfertigung als Wiederherstellung der gestörten Beziehungen

Aus diesem sündigen Zustand, der sich in Zirkeln von Selbstbezogenheit, von Rücksichtslosigkeiten und der Lebensfeindlichkeit von Beziehungen[1159] manifestiert, vermag der Mensch sich nicht selber zu befreien; d.h., er findet nicht aus eigener Kraft und Fähigkeit heraus aus «der durch Verstrickung, Irrtum oder Schuld erfolgten Störung und Bedrohung»[1160] der korrumpierten Beziehungen zwischen Gott und Menschen. Zur Befreiung aus diesem Zustand bedarf der Mensch daher einer Erneuerung der Beziehungen, «die ihm von außen her ermöglicht wird».[1161]

Diese Erneuerung kommt in der Perspektive des Glaubens aus der Zusage des Evangeliums zustande, wonach Gott seine Beziehung zu den Menschen versöhnt und die geschöpflichen Beziehungen mit ihrem ursprünglichen lebensförderlichen Charakter[1162] wiederhergestellt hat.[1163] Um eine hierfür bereits verwendete Terminologie wiederaufzunehmen: Die Wiederherstellung der geschöpflichen Beziehungen, die Erneuerung der Teilhabe ermöglichenden Strukturen, realisiert sich «durch radikale Pro-Existenz Gottes – in pointiertester Weise durch die Pro-Existenz Jesu Christi – auf erneuerte menschliche Pro-Existenz hin».[1164]

1159 Siehe zu den Begriffen oben in II.4.2.4. «Sünde als Widerspruch gegenüber gegenseitig lebensförderlichen Beziehungen».

1160 Härle, Gegenwartsbedeutung, 121.

1161 Liedke, Inklusion, 40.

1162 Vgl. dazu oben II.4.2.1. «Das Handeln Gottes als Zuwendung zum Menschen und Schaffung lebensförderlicher Sozialität» und Zeindler, Gotteserfahrung, 191.

1163 Vgl. dazu etwa Schwöbel, Menschsein, 203; Zeindler, Gotteserfahrung, 190; Härle, Gegenwartsbedeutung, 121f.

1164 Zeindler, Gotteserfahrung, 191.

Begründet ist diese Zurechtbringung der Beziehung zwischen Gott und Mensch durch Gottes rechtfertigende Gnade in Jesus Christus.[1165] «Die reformatorische Theologie hat dieser Wiederherstellung der Beziehung der Menschheit zu Gott im Begriff der Rechtfertigung Ausdruck gegeben.»[1166]

Durch die gnadenhafte Rechtfertigung wird nicht allein das Verhältnis des Menschen zu Gott wiederhergestellt, sondern es werden in gleichem Masse auch die übrigen Weltbeziehungen auf eine neue Grundlage gestellt:[1167] Denn wie das gesamte Beziehungsgefüge sowohl zwischen Gott und Mensch als auch unter den Menschen durch Lebensfeindlichkeit korrumpiert war, so betrifft auch die Wiederherstellung der Beziehungen das gesamte Beziehungsgefüge,[1168] d.h. durch die Zurechtbringung der Beziehungen durch Gott ordnen sich auch die Beziehungen zum Mitgeschöpf, zu sich selbst sowie ebenfalls die gesellschaftlichen Ordnungen und Strukturen neu.[1169] Aus dieser Perspektive ist also die «im Zentrum des christlichen Glaubens stehende Rechtfertigung des Sünders […] nichts anderes als die Wiederherstellung von Gemeinschaft»[1170] bzw. «Gemeinschaftsgemäßheit».[1171]

1165 Vgl. Schwöbel, Menschsein, 205.

1166 Schwöbel, Menschsein, 203. Es kann hier nicht der Ort sein, um die Debatten in Bezug auf die Aktualisierung und Neuinterpretation von Gehalt und Terminologie der Rechtfertigungslehre auszubreiten. In aller gebotenen Kürze sei exemplarisch auf Härle (Gegenwartsbedeutung, 118f.) verwiesen, der die Überzeugung vertritt, dass der Begriff der «Rechtfertigung» insbesondere aufgrund der vorgeprägten «Sprach- und Bildwelt» des Begriffs heute kaum mehr hilfreich ist, sondern vielmehr «Missverständnisse hervorruft und Blockaden aufbaut»: Im heutigen Sprachgebrauch werde der Terminus vorwiegend als «sich rechtfertigen» und als «Selbstrechtfertigung» verwendet im Sinne dessen, dass eine gelungene Rechtfertigung im Nachweis eigener Berechtigung oder Unschuld besteht. Die Rechtfertigungslehre hingegen hat jedoch mit dem Zeigen, dass man im Recht ist bzw. Recht hat, nichts zu tun; es geht dabei a. nicht um Selbstrechtfertigung, sondern um Rechtfertigung durch einen anderen, sowie b. nicht um das Im-Recht-Sein, sondern um den Freispruch angesichts vergebener Schuld. Angesichts dieser kategorialen Bedeutungsdifferenzen bestünden heute, so Härle, weitreichende und tiefgreifende «Anfragen, Einwände und Widersprüche» gegenüber des Begriffs der Rechtfertigung.

1167 Vgl. Zeindler, Gotteserfahrung, 191.

1168 Wobei Zeindler (ebd.) hervorhebt, dass die innermenschlichen Relationen vom konstitutiven Charakter der Beziehung Gott-Mensch abhängig sind und ihre Bestimmung und Bestimmtheit immer erst aus dieser primären Beziehung erhalten.

1169 Vgl. Härle, Gegenwartsbedeutung, 131.

1170 Liedke, Inklusion, 40.

1171 Härle, Gegenwartsbedeutung, 121.

Mit der Lehre von der Rechtfertigung wird also nicht festgehalten, «was der Mensch *ist*, sondern was ihm *geschieht*,»[1172] d.h. er *wird* gerecht vor Gott – was er von sich aus nie erreichen könnte. In dieser Hinsicht tritt klar hervor, dass der Mensch nach dem Rechtfertigungsgeschehen nicht aufgrund seiner *Aktivitäten* und Leistungen, die ihn je auszeichneten, sondern vielmehr aufgrund seiner *Passivität* definiert ist und gerade in dieser Passivität erst zu dem Geschöpf wird, das dazu bestimmt ist, in der Gemeinschaft mit dem Schöpfer zu leben.[1173] «Im Horizont seines Gottesbezugs kommt der Mensch anders als im Horizont seines Weltbezugs nicht als Bündel von Aktivitäten und Kompetenzen, sondern zunächst und vor allem in ausschließlich *passiver Bestimmtheit* in den Blick.»[1174] Dalferth betont, dass es dieses «Grundverhältnis zwischen Schöpfer und Geschöpf zu wahren» gelte, wonach Gott «ganz und ausschliesslich aktiv», der Mensch dagegen «zuerst und vor allem passiv ist».[1175]

Mit dieser passiven Grundbestimmung wird deutlich, dass dem Menschen Lebensmöglichkeiten *von aussen* zugespielt werden – Lebensmöglichkeiten, die nicht er selbst generiert, sondern die er *empfängt* – und zwar von Gott sowie ebenso von anderen Menschen: Denn wenn gilt, dass sich in der Zuwendung des Bruders oder der Schwester die Zuwendung Gottes in Christus manifestiert,[1176] so besteht das Leben aus der Rechtfertigung

---

1172 Dalferth, Umsonst, 46 (Hervorhebungen im Original).

1173 Vgl. Dalferth, Umsonst, 45.

1174 Ebd. (Hervorhebungen S.H.). Rendtorff (Ethik, 34) schliesst hier direkt an, wenn er formuliert, dass die Rechtfertigungslehre in dieser Hinsicht als eine «Kritik an einer Grundannahme populär gewordener Aufklärung [gilt], der zufolge der Mensch erst dann ein wahrhaft freier Mensch sei, wenn er sein Leben nur sich selbst verdankt. Diese Annahme kann sich umsetzen in ein Pathos der Selbstproduktion des Menschen […]». In dieselbe Richtung argumentiert Dalferth in der Folge, wenn er davon spricht, dass die dem Menschen zugeeignete Gabe der Rechtfertigung «die Zirkel der Selbstbezüglichkeit und Subjektlogik menschlichen Erkennens und Handelns» durchbricht (Umsonst, 113).

1175 Dalferth, Umsonst, 46. Diese strikte menschliche Passivität konstituiert aus Sicht Dalferths noch keine Mängelanthropologie bzw. gereicht dem Menschen nicht zum Nachteil, sondern erweist sich vielmehr als entscheidender Gewinn: Gerade weil die Rechtfertigung aus menschlicher Perspektive durch und durch passiv ist, ist sie auch verlässlich – der Mensch hat sie nicht erworben, sondern sie wurde ihm geschenkt. So kann sie der Mensch nicht verspielen, da er sie gar nicht ‹hat›, sondern sie ‹ist› (Umsonst, 70).

1176 Vgl. Zeindler, Gotteserfahrung, 203.

darin, «nicht nur aus der Zuwendung Gottes, sondern ebenso aus der Zuwendung anderer Menschen zu existieren.»[1177] In einer solchen «gegenseitigen Angewiesenheit der Menschen aufeinander» [1178] erweist sich schliesslich das Rechtfertigungsgeschehen als eine unmissverständliche Einweisung in die «elementare *Passivität* und *Rezeptivität* menschlicher Existenz» und damit «in den rechten Zusammenhang von passiver und aktiver Pro-Existenz».[1179]

II.4.2.6. Die christliche Gemeinde als Ort der Erfahrung gegenseitig lebensförderlicher Gemeinschaft

Wenn durch die Rechtfertigung aus Gnade das gesamte Beziehungsgefüge – sowohl die Beziehungen zwischen Gott und Mensch als auch die zwischenmenschlichen Beziehungen – auf eine neue Grundlage gestellt werden und sich darin nichts weniger als die Wiederherstellung von Gemeinschaft und die Wieder-Ermöglichung von Teilhabe realisiert, so wird dadurch ein neuer Sozialzusammenhang konstituiert.[1180] Der Ort, an dem diese wiederhergestellte Gemeinschaft ermöglicht und erfahren wird, ist dabei die Gemeinde.[1181] In ihr kommt die Rekonstitution der geschaffenen Sozialität als versöhnte Sozialität in personaler und sozialer Weise zum Ausdruck.[1182]

Zeindler macht deutlich, dass das zentrale Charakteristikum in der Gemeinde die bedingungslose Inklusivität dieser Gemeinschaft ist.[1183] In diesem neuen Sozialzusammenhang «fallen bislang trennende Grenzen wie die der Nation, des sozialen Standes oder des Geschlechts»[1184] weg, wobei dies nicht impliziert, dass Vielfalt eliminiert, sondern vielmehr Trennendes und Beziehungen Verhinderndes beseitigt wird – so dass sich

---

1177 Ebd.

1178 Rendtorff, Ethik, 40.

1179 Zeindler, Gotteserfahrung, 203 (Hervorhebungen S.H.).

1180 Vgl. dazu Zeindler, Gotteserfahrung, 197.

1181 Vgl. Liedke, Inklusion, 41.

1182 Vgl. Schwöbel, Menschsein, 211. Er spricht davon, dass «die Beziehung von Personen in Gemeinschaft [...] darum die *transzendentale Matrix* für die Wiederherstellung der Beziehung zwischen Gott und Mensch und für die Rekonstitution der geschöpflichen Sozialität als versöhnter Sozialität [ist]» (Hervorhebung S.H.).

1183 Gotteserfahrung, 200, mit Verweis auf Gal 3,27f.

1184 Zeindler, Gotteserfahrung, 201.

in der Gemeinde die Beziehungen als gegenseitig lebensförderliche Beziehungen konkretisieren.[1185]

Die Schaffung dieses neuen Sozialzusammenhangs kommt insbesondere in der paulinischen Theologie mit dem Motiv des Leibes Christi (1. Kor 12) zur Geltung: Die unmittelbare Zugehörigkeit aller Glieder des Leibes wird dadurch hervorgehoben, dass alle sowohl den Reichtum ihrer Gaben ebenso wie die Belastungen und Erschwernisse gemeinsam tragen.[1186] Die verschiedenen Glieder der Gemeinde stehen demnach ungeachtet ihrer je eigenen Gaben «in einem spezifischen und unaustauschbaren Verhältnis des Nehmens und des Gebens zu den anderen Gliedern»[1187] und sehen sich von da aus eingewiesen in einen Lebensvollzug des gegenseitigen Füreinander-da-Seins,[1188] der sich in einem gleichzeitigen «andere für sich da sein lassen» und einem «für andere da sein» manifestiert.

Problematisiert wird dieser konstitutive Gemeinschaftsbezug der christlichen Gemeinde gerade bei den Auseinandersetzungen um die Feier des Abendmahls in der korinthischen Gemeinde (1. Kor 11): Demnach hatten reichere Gemeindemitglieder bereits mit dem ersten Teil der Feier, dem Sättigungsmahl, begonnen, während Ärmere erst zu einem späteren Zeitpunkt eintrafen und nichts mehr zum Essen vorfanden. Die dadurch entstandenen gemeinschaftsschädigenden Missstände versucht Paulus mit seiner Intervention zu korrigieren, indem er betont, dass die Anwesenden im Mahl Anteil an der Heilswirkung des Todes Christi erhalten und durch diese Gemeinschaft mit Christus im Mahl auch untereinander zu einer Gemeinschaft bzw. einem Leib verbunden werden, der einen völlig neuen Lebenszusammenhang stiftet und etablierte Statusdifferenzen überwindet.[1189] Die Feier des Abendmahls ist für Paulus mit dem Anspruch an die Gemeinden verbunden, das Mahl als eine Gemeinschaft zu feiern, die niemanden ausschliesst:[1190] «Darum, meine lieben Brüder, wenn ihr zusammenkommt, um zu essen, so wartet aufeinander.» (1. Kor 11,33).

1185 Ebd.

1186 Vgl. dazu Liedke (Inklusion, 42) unter Rückgriff auf auf 1. Kor 12,26: «Wenn ein Glied leidet, so leiden alle Glieder mit, und wenn ein Glied geehrt wird, so freuen sich alle Glieder mit». Vgl. dazu ebenfalls Kirchenamt der EKD, Gerechte Teilhabe, 11 sowie die Ausführungen von Wegner (Leitvorstellung, 15), der die Leib Christi-Symbolik insbesondere als «Gemeinschaft von Berufenen» deutet.

1187 Zeindler, Gotteserfahrung, 202.

1188 Zum Begriff vgl. ebd. Siehe dazu auch Schnelle, Theologie, 306.

1189 Vgl. Konradt, Gericht, 435.437.

1190 Vgl. Liedke, Menschen, 79.

Im Sinne dieses Anspruchs muss gelten: Wenn die menschlichen Beziehungen wie oben formuliert ihr Kriterium an der wiederhergestellten Beziehung des Menschen zu Gott haben, so hat dies für das Zusammenleben in der Gemeinde «kritische und konstruktive Implikationen».[1191] Schwöbel formuliert: «Die Wiederherstellung der Beziehung zwischen Mensch und Gott entlarvt alle Versuche, in denen Menschen eine quasigöttliche Stellung gegenüber anderen Menschen einzunehmen versuchen, als Versuche, den Schöpfer durch eine menschliche Autorität zu ersetzen.»[1192] Die Wiederherstellung geschöpflicher Sozialität in der Gemeinde bedeutet daher an die Gemeinden eine radikale Kritik gegenüber allen Formen menschlicher Beziehungen, die durch Teilhabeverweigerung, Ausschluss und Unterdrückung bestimmt sind.[1193]

Dies impliziert jedoch keinesfalls, dass sich gemeindliche Beziehungen stets in einem Zustand ausgeprägter Harmonie und Eintrachtigkeit befänden, denn auch gemeindliche Sozialität ist letztlich gebrechliche und verletzliche Sozialität, in der sich auch Spannungen und Dissens ereignen. Doch gerade diese «Sozialität aus der Zuwendung Gottes» heraus führt «zu einer geschärften Wahrnehmung der Bedürftigkeit und Gebrochenheit menschlicher Gemeinschaft [... Gemeindliche Sozialität] ist eine Sozialität im Wissen um ihre Gebrechlichkeit.»[1194]

In einem derart gestalteten neuen Sozialzusammenhang der christlichen Gemeinde kommt zum Ausdruck, wie Menschen anderen Menschen «die lebensbejahende Wirkmacht solidarischen Miteinanders durch innovatorisches, also neue Vergemeinschaftung erzeugendes [...] Handeln vermitteln.»[1195] Diesem Handeln geht es um nichts Geringeres als um «das unbedingte Erwünscht-, Anerkannt- und Angenommensein».[1196]

II.4.2.7. Teilhabe als Gabe und Aufgabe

Wir haben gesehen, dass Gott aufgrund des trinitarischen Sich-Gebens die Menschen aus der Macht der Sünde befreit, die Gemeinschaft mit sich

---

1191 Schwöbel, Menschsein, 214.

1192 Ebd.

1193 Vgl. ebd.

1194 Zeindler, Gotteserfahrung, 219; vgl. dazu auch Gohde, Anwaltschaft, 30.

1195 Lob-Hüdepohl, Inklusion, 171.

1196 Ebd.

wiederherstellt und die Menschen in einer erneuerten Gemeinschaft verbindet;[1197] einer Gemeinschaft, die als «*Teilhabe* am neuen, von der Macht der Sünde getrennten Sein»[1198] zu deuten ist. Dieser von Gott gestifteten Gemeinschaft, in der sämtliche Beziehungen in Analogie zu den innergöttlichen Beziehungen der Trinität stehen,[1199] eignet zuerst einmal der Charakter einer Gabe. Aus dieser Gabe erwächst für die Gemeindeglieder sodann die Aufgabe, das Leben der Gemeinde so zu gestalten, dass «alle Beziehungen des Menschseins in Übereinstimmung mit der wiederhergestellten Beziehung von Gott und Mensch»[1200] gebracht werden und das Leben entsprechend Teilhabe befördernd erfahren wird. Dies wird bereits in der paulinischen Briefliteratur anhand exemplarischer Belege, so etwa in Röm 15,26 (Unterstützung für die Armen der Jerusalemer Gemeinde) sowie Gal 2,9 (Gemeinschaft zwischen Juden- und Heidenchristen), besonders hervorgehoben.[1201] Damals wie heute muss jedoch bewusst bleiben, dass diesem Anspruch an gemeindliche Sozialität nicht vollständig wird Genüge geleistet werden können – so war und bleibt sie stets auch eine Sozialität, die kontrafaktisch geglaubt wird.[1202]

Diese Gemeinschaft, in der die geschöpfliche Sozialität rekonstituiert wird, soll sich jedoch nicht allein in der christlichen Gemeinde verwirklichen – vielmehr hat sie «universale Bedeutung für die ganze Menschheit».[1203] Diese einladende, auf die ganze Welt ausgreifende Sozialität Gottes umschreibt Zeindler wie folgt: «Wo immer sich gegenseitig lebensförderliche Beziehung findet, ist diese ein Moment des Aus-sich-Heraustretens der göttlichen Liebe und steht die betreffende kreatürliche Beziehung deshalb in Analogie zur immanenten Beziehung des trinitarischen Gottes».[1204] Der Anspruch, Beziehungen lebensförderlich zu gestalten, macht also nicht an den Grenzen der christlichen Gemeinden Halt,

---

1197 So Liedke, Inklusion, 44, der damit den gesamten vorangehenden Gedankengang zusammenfasst.

1198 Schnelle, Theologie, 294f. (Hervorhebung S.H.).

1199 Vgl. dazu Zeindler, Gotteserfahrung, 214.

1200 Schwöbel, Menschsein, 216.

1201 Zu den Beispielen vgl. Liedke, Inklusion, 43.

1202 Vgl. Zeindler, Gotteserfahrung, 215.

1203 Schwöbel, Menschsein, 215.

1204 Gotteserfahrung, 213, wobei er anfügt, dass die Differenz zu einer gemeindlichen Sozialität darin besteht, dass «sie sich *bewusst* auf das beziehungsstiftende Handeln Gottes, wie es in Jesus Christus begründet worden ist […], gründet.» (Gotteserfahrung, 214; Hervorhebung S.H.).

sondern impliziert das Engagement für die Gestaltung partizipativer Verhältnisse in der ganzen Gesellschaft – dies führt für die christlichen Gemeinden zur Aufgabe, «auch im sozialen Zusammenleben personale und strukturelle Interaktionsformen zu schaffen, in denen ein unmittelbares soziales Zugehörigsein und gesellschaftliches Eingeschlossensein verwirklicht wird».[1205]

Liedke verweist darauf, dass für diese Mitgestaltung lebensförderlicher gesellschaftlicher Verhältnisse in der jüngeren Sozialethik der Leitbegriff der «Option für die Armen» bestimmend geworden ist.[1206] Diese wendet sich gegen unterschiedlichste Formen von lebenshinderlichen Ausschlussmechanismen, von der «materielle[n] Armut» bis zur «soziokulturellen Diskriminierung»,[1207] wobei sie den «Kern und die gemeinsame Mitte der verschiedenen Formen von Ungerechtigkeit, gegen die sie sich wendet, […] in der Situation *fehlender Teilhabe*»[1208] begründet sieht. Im Sinne des ausgeführten Argumentationsduktus setzt sie sich dagegen «für die Wohlordnung einer inklusiven Gesellschaft ein, in der […] Teilhabe gesichert, Selbstbestimmung ermöglicht und Solidarität verwirklicht werden».[1209]

II.4.2.8. Teilhabe in theologischer Perspektive – Bündelung und Fazit

Teilhabe ist gemäss den vorgestellten Ausführungen in theologischer Hinsicht also in der «Perspektive von Indikativ und Imperativ»[1210] zu deuten: Aus der Gabe der Teilhabe am Sein Gottes, das aus der vertikalen Beziehung Gott – Mensch in horizontaler Hinsicht lebensförderliche Gemeinschaft unter den Menschen konstituiert, folgt die Beauftragung an die Gemeinde(n), das gemeindliche wie auch das gesamte gesellschaftliche Leben dieser Beziehungsförderlichkeit entsprechend zu gestalten.

Das hier präsentierte Teilhabeverständnis geht also vom *theologischen Begründungszusammenhang* von Teilhabe als *geglaubter Grösse* (d.h. Teilhabe am

---

1205 Liedke, Inklusion, 44.

1206 Ebd. Siehe dazu insbesondere die grundlegende Studie von Bedford-Strohm, Vorrang.

1207 Bedford-Strohm, Vorrang, 200.

1208 Ebd. (Hervorhebung im Original).

1209 Liedke, Inklusion, 44.

1210 Liedke, Inklusion, 42.

Sein Gottes) aus und strebt von hier aus zur *praktischen Verwirklichung* im Sinne von Teilhabe als *relationaler bzw. sozialer Grösse* (d.h. Teilhabe an der lebensförderlichen Sozialität menschlicher Gemeinschaft).

Ein solches Teilhabeverständnis bringt es mit sich, dass im Sinne einer abschliessenden Bündelung und Zuspitzung Konsequenzen dieses Verständnisses in Bezug auf die Situation pflegender Angehöriger hervorgehoben werden sollen:

– Die Teilhabe an der lebensförderlichen Gemeinschaft ist an keinerlei Voraussetzungen gebunden. Es ist gerade nicht so, dass Menschen von sich aus Fähigkeiten vorweisen müssten oder einen bestimmten Beitrag zu leisten hätten, um als Teilhabende an der Gemeinschaft aufgenommen zu werden, vielmehr erfolgt Teilhabe *voraussetzungslos*, da sie wie nachgewiesen allen Menschen unabhängig von Kenntnissen und Fähigkeiten durch Christi rechtfertigendes Handeln *zugesprochen* wird. Dieses Teilhabeverständnis bringt somit bedeutende *anthropologische Implikationen* mit sich: Angesichts dieses Zuspruchs, der den Menschen von aussen zukommt, erfahren die Menschen, dass sie Teilhabe nicht primär als Leistende erreichen, sondern in erster Linie einmal als *Empfangende*; es macht aufmerksam auf das Bewusstsein, immer schon etwas erhalten zu haben und zwar in horizontaler, von Gott, wie auch vertikaler Hinsicht, von Menschen. Daraus folgt, dass im Sinne einer christlich-theologischen Anthropologie «nicht nur der leistungsstarke, sondern auch der hilfsbedürftige, nicht nur der unangefochtene, sondern auch der verletzliche Mensch wahrgenommen wird.»[1211] Entsprechend stellen Abhängigkeit, Fragilität, Unvermögen und Machtlosigkeit immer schon anerkannte Elemente des Menschseins dar, die dabei in der erlebten Alltagsrealität nicht über Teilhabe oder Nicht-Teilhabe entscheiden bzw. den Betroffenen nicht zum Nachteil gereichen dürfen.

Dieser ausgesprochen integrative Aspekt des dargelegten Teilhabeverständnisses ist im vorliegenden Zusammenhang insbesondere für diejenigen pflegenden Angehörigen von Bedeutung, die sich aufgrund ihrer Sorgetätigkeit als durch ihre gesteigerte *Verletzlichkeit* und *Machtlosigkeit* von gesellschaftlicher Teilhabe ausgeschlossen erleben (vgl. dazu die Ausschlussdimensionen in II.3.2.2.2.).

[1211] Huber, Rolle, Abs. 5.

– Zu betonen sind in diesem Zusammenhang sodann nochmals die *ekklesiologischen Konsequenzen*:[1212] Wenn sich nach dem vorliegenden Teilhabeverständnis ein neuer Sozialzusammenhang konstituiert, in dem gegenseitig lebensförderliche Beziehungen realisiert werden, die sich durch die erwähnten Kategorien des «gegenseitig Füreinander-da-Seins», des «Lebens aus der Zuwendung anderer» sowie der «gegenseitigen Angewiesenheit aufeinander» auszeichnen, so ist besonderes Augenmerk darauf zu verwenden, dass das Leben der christlichen Gemeinden in ihren alltagspraktischen Bezügen auch effektiv als Räume der Entlastung und der Aufnahme sowie als Gemeinschaften, die Isolation und Ausschluss überwinden, gestaltet werden.

Es muss fortwährender Anspruch der christlichen Gemeinden sein und bleiben, als Orte des unbedingten «Erwünscht-, Anerkannt- und Angenommensein[s]»[1213] wahrgenommen zu werden. Für pflegende Angehörige, die ihre gesellschaftliche Teilhabe durch die verstärkte *soziale Isolation* beeinträchtigt sehen, ist diese Perspektive von besonderer Relevanz.

– Es wurde oben dargelegt, dass sich zahlreiche pflegende Angehörige angesichts der vielfältigen ungewollten Ausschlussdimensionen als *machtlos* erleben und zuweilen die Ursache der erfahrenen Machtlosigkeit in ihrem eigenen Unvermögen bzw. ihrer eigenen Unfähigkeit zur Partizipation suchen.

Im Sinne des ausgeführten theologischen Teilhabeverständnisses ist dieser je persönlichen Zuschreibung von Unvermögen bzw. Unfähigkeit kritisch zu begegnen – aus der Perspektive des theologischen Teilhabeverständnisses sind derartige *Ausschluss*erfahrungen vielmehr als Störung, Gefährdung oder Verletzung der Grundbestimmung der «konstitutiven Relationalität» des Menschseins[1214] und somit in der *Kategorie der Sünde* zu interpretieren (vgl. dazu oben II.4.2.4.). Wo Menschen – mitunter aus strukturell-gesellschaftlichen Gründen – Partizipationsmöglichkeiten verwehrt werden und wo es zum faktischen Ausschluss aus gesellschaftlichen Vollzügen kommt, wie es bei den sich als machtlos erfahrenden pflegenden Angehörigen der Fall ist, widerspricht dies grundlegend dem dargelegten theologischen Verständnis gesellschaftlichen Zusammenlebens. Die Hinnahme von unfreiwilligem Ausschluss an gesellschaftlichen Vollzügen,

---

1212 Vgl. dazu auch II.4.2.6. «Die christliche Gemeinde als Ort der Erfahrung gegenseitig lebensförderlicher Gemeinschaft».

1213 Lob-Hüdepohl, Inklusion, 171.

1214 Vgl. Zeindler, Gotteserfahrung, 190.

insbesondere in den verschiedenen für pflegende Angehörige betreffenden Dimensionen, stellt demnach «ein gesellschaftliches wie individuelles Versagen vor Gottes Anspruch»[1215] dar.

[1215] Kirchenamt der EKD, Gerechte Teilhabe, 15.

II.5. Zur Teilhabeforderung für pflegende Angehörige – Orientierungen und Fragen

Im vorliegenden Abschnitt geht es nun darum, aus den vorangegangenen Argumentationen die Implikationen zu einem Teilhabekonzept für pflegende Angehörige zu erarbeiten. Dabei werden die beiden behandelten Argumentationsstränge zusammengezogen, d.h. zum Einen der konzeptionelle Anschluss der Tätigkeit pflegender Angehöriger an das Teilhabekonzept (als Teilhabeermöglichende sowie als von Teilhabeausschluss Gefährdete, vgl. II.3.) und zum Anderen der Aufweis der Aufgabe für Kirchen und Gesellschaft, die auf die ganze Welt ausgreifende Sozialität Gottes[1216] wahrzunehmen und sich dementsprechend für die Gestaltung partizipativer, teilhabeförderlicher Verhältnisse in der Gesellschaft einzusetzen (vgl. II.4.).

Auf dieser Grundlage sollen in der Folge *Handlungsorientierungen* und zugleich *Fragen* formuliert werden, an welchen sich kirchliches sowie auch gesellschaftliches Handeln zur Teilhabeförderung von pflegenden Angehörigen auszurichten haben.

Methodisch angelehnt (wenn auch nicht deckungsgleich) sind diese Handlungsorientierungen an die «Maximen» aus dem «sozialethische[n] Urteilsbildungs- und Entscheidungsfindungsprozess»[1217] des Schweizer Wirtschaftsethikers Arthur Rich. Mit Maximen bezeichnet er dabei «Anwendungsregeln»[1218] bzw. «Richtpunkte»,[1219] die «einerseits den Bedingungen des Sachgemässen zu entsprechen» vermögen und sich «anderseits vor dem Anspruch des Menschengerechten verantworten»[1220] lassen. Mit dem gleichzeitigen Geltungsanspruch des Sachgemässen und des Menschengerechten ist ein zentrales Charakteristikum von Richs Prozess der Maximenbestimmung benannt: *Sachgemäss* hat eine Handlungsorientierung demnach dadurch zu sein, dass sie «in der Beschreibung des Problems die

1216 Vgl. dazu oben II.4.2.7. «Teilhabe als Gabe und Aufgabe».

1217 Rich, Wirtschaftsethik I, 222.

1218 Schweizerischer Evangelischer Kirchenbund, Gerechtes Haushalten, 51.

1219 Rich, Wirtschaftsethik I, 227.

1220 Rich, Wirtschaftsethik I, 223.

Sachlage erfasst»[1221] und dabei die «Welt der Fakten»[1222] auf der jeweiligen fachwissenschaftlichen Ebene sehr genau wahr- und aufnimmt. *Menschengerecht* ist eine Handlungsorientierung sodann, wenn sie sich für Bedingungen einsetzt, unter denen menschliches Leben gelingt, die menschliche Person geachtet und Teilhabe gefördert wird.[1223] Die gleichzeitige Bedeutung beider Elemente hat Rich im grundlegenden Satz zusammengefasst, wonach «*nicht wirklich menschengerecht sein könne, was nicht sachgemäss ist, und nicht wirklich sachgemäss, was dem Menschengerechten widerstreitet*».[1224]

Dabei ist nach Rich stets zu beachten, dass die Handlungsorientierungen «keine starren Gesetze, sondern aufs Konkrete gehende Richtungsanweisungen [sind], die immer freien Spielraum offen halten müssen».[1225]

Die nachfolgend dargelegten Handlungsorientierungen, an welchen sich kirchliches sowie auch gesellschaftliches Handeln zur Teilhabeförderung von pflegenden Angehörigen ausrichten sollen, entsprechen im Wesentlichen den genannten Anforderungen an die «Maximen» Arthur Richs. So speisen sie sich zum Einen aus den angeführten Argumentationen aus dem Fachdiskurs («Sachgemässes»; vgl. sowohl I.3. als auch II.3.) sowie zum Anderen gleichermassen aus theologischen Grundlagen des Teilhabeverständnisses («Menschengerechtes», vgl. II.4.). Mit Rich ist jedoch festzuhalten, dass diese Orientierungen in keinem Fall in gesetzlichem

---

1221 Schweizerischer Evangelischer Kirchenbund, Gerechtes Haushalten, 49. In der zitierten Publikation des Schweizerischen Evangelischen Kirchenbundes wird jedoch fälschlicherweise vom «Sach*gerechten*» gesprochen (vgl. ebd; Hervorhebung S.H.); Rich hingegen hat durchgehend die Terminologie des «Sach*gemässen*» verwendet (Hervorhebung S.H., vgl. zitierte Stellen).

1222 Rich, Wirtschaftsethik I, 222.

1223 Vgl. dazu Schweizerischer Evangelischer Kirchenbund, Gerechtes Haushalten, 49.

1224 Rich, Wirtschaftsethik I, 81 (Hervorhebungen im Original); vgl. dazu auch Wipf, Christsein, 9.

1225 Rich, Wirtschaftsethik I, 232. Dieses relative Verständnis der Maximen gründet Rich im Verständnis einer politischen Ethik Huldrych Zwinglis (Wirtschaftsethik I, 229). Bei diesem begegne, so Rich, das Verhältnis von Absolutem und Relativem in der Dialektik von «göttlicher und menschlicher Gerechtigkeit»: «Die göttliche Gerechtigkeit ist absolute, die menschliche relative Gerechtigkeit. Die göttliche Gerechtigkeit fällt für Zwingli zusammen mit der Liebe. Sie ist in der Absolutheit ihrer Forderung unerfüllbar, unerzwingbar, während die menschliche Gerechtigkeit, objektiviert vorab im gesellschaftlichen Recht, erfüllbar und erzwingbar sein muß.» (Wirtschaftsethik I, 230).

Charakter zu verstehen sind sowie auch «einer steten kritischen Überprüfung»[1226] bedürfen. Zudem sind sie zwar je in eigenen Abschnitten argumentativ ausgebreitet – das heisst jedoch nicht, dass sie als in sich abgeschlossene Einheiten zu verstehen sind; vielmehr sind sie nicht vollständig voneinander abzugrenzen und weisen (wie sich zeigen wird) vielfache Interferenzen auf.

Ausgehend von Beobachtungen und Feststellungen aus den vorangegangenen Kapiteln, d.h. sowohl aus sozialwissenschaftlichen als auch aus theologischen Zusammenhängen, werden nachstehend folgende Handlungsorientierungen und Fragen präsentiert:
Kirchliches und gesellschaftliches Handeln zur Teilhabeförderung von pflegenden Angehörigen stellt sich dar als Frage…
1. der Aufmerksamkeit bzw. der Fähigkeit zur öffentlichen Interessenartikulation,
2. der Anerkennung,
3. der Verteilung,
4. der Gerechtigkeit,
5. der Entscheidungsfreiheit sowie
6. der sozialstaatlichen Rahmung.

II.5.1. Aufmerksamkeit bzw. Fähigkeit zur öffentlichen Interessenartikulation

Dass soziale Brennpunkte in der Öffentlichkeit bzw. von einer interessierten Öffentlichkeit wahrgenommen werden, ist nicht einfach selbstverständlich. Die Eigenheiten unserer Informationsgesellschaft machen deutlich, dass öffentliche Präsenz und Wahrnehmung hart umkämpft sind. Denn die Fähigkeit sowohl von Individuen als auch von Gesellschaften, Themen aufnehmen und ggf. diskutieren zu können, ist immer eine beschränkte; um Themen bewusst wahrnehmen zu können, muss die/der Einzelne immer fokussieren und auswählen: «Wir können nicht alles auf einmal, sondern wenn, dann nur nacheinander erleben.»[1227] So kämpfen verschiedene Themen, Interessen und Anliegen aus unterschiedlichen ge-

---

[1226] Rich, Wirtschaftsethik I, 227.
[1227] Franck, Währung, 689.

sellschaftlichen Teilbereichen wie der Politik, der Wirtschaft, dem Entertainment u.a.m. direkt oder indirekt darum, ihre Anteile an Aufmerksamkeit in der Öffentlichkeit und bei den einzelnen Bürgerinnen und Bürgern zu bekommen.

Der Münchner Volkswirt Georg Franck weist darauf hin,[1228] dass der gesellschaftliche Wettstreit um die öffentliche Wahrnehmung von Themen und Anliegen unterschiedlicher Provenienz durchaus ökonomischen Gesetzmässigkeiten folgt[1229] – er prägte denn auch das Schlagwort der «Ökonomie der Aufmerksamkeit»: Öffentliche Aufmerksamkeit ist unter den Bedingungen der starken Bedeutung der Medien, insbesondere der neuen Medien, ein knappes Gut; daher ist sie auch umstritten und umkämpft.[1230] Die besten Chancen, am meisten Anteile an Aufmerksamkeit zu erreichen, hat in diesem umkämpften Markt, wer über die entsprechenden Ressourcen – d.h. in der Regel sind dies ökonomische und politische Ressourcen[1231] – verfügt, um gezielt Aufmerksamkeit auf sich ziehen zu können.

Die Beachtung dieser Funktionsweise zur Erzeugung von öffentlicher Aufmerksamkeit ist gerade auch für die Diakonie bzw. die Diakoniewissenschaft von einiger Bedeutung. Denn zum Ersten sind diakonisch relevante Situationen nicht einfach per se zu erkennen, sondern sie müssen zuerst einmal in – oder vielleicht besser: trotz – der Vielfalt der in der Öffentlichkeit um Aufmerksamkeit buhlenden Stimmen von den diakonischen Akteuren als solche *erkannt* sowie sodann *als bedeutsam eingestuft* werden. Sie sind zum Zweiten von Bedeutung, da im Wettstreit um Anteile an der öffentlichen Aufmerksamkeit «nicht mit gleich langen Spiessen gefochten»[1232] wird. Die *Möglichkeit, Aufmerksamkeit auf sich zu ziehen*, ist eine höchst ungleich verteilte Ressource, die im Wesentlichen von der Verfügbarkeit von Macht und Geld abhängt: «Wer über Macht und Geld disponieren kann, hat auch Zugang zu den Mitteln, sich Aufmerksamkeit zu verschaffen»,[1233] was jedoch im Falle von diakonischen Anspruchsgruppen

---

1228 Vgl. dazu etwa Franck, Ökonomie; ders., Währung.

1229 Er nennt den öffentlichen Kampf um Aufmerksamkeit eine «ganz typische Ökonomie» (Franck, Ökonomie, 755).

1230 Vgl. Franck, Währung, 692f.

1231 Vgl. Zeindler, Erzählungen, 292.

1232 Zeindler, Erzählungen, 285.

1233 Ebd.

kaum je der Fall ist.[1234] Die Lebenslagen der Betroffenen entsprechen vielmehr der Situation, dass sie aufgrund der oben beschriebenen Ausgrenzungsmechanismen zunehmend auch von gesellschaftlicher Aufmerksamkeit ausgegrenzt werden – was wiederum der Funktionslogik der «Ökonomie der Aufmerksamkeit» entspricht, wonach «die bereits Marginalisierten im öffentlichen Streit um Aufmerksamkeit ein weiteres Mal marginalisiert werden.»[1235] Mathwig formuliert dazu: «Wer über keine Stimme und keinen Raum der Kommunikation verfügt, wer nicht wahrgenommen und wem nicht zugehört wird, [...] dem nützen alle Rechte und jeder Rechtsschutz, den das Recht bietet und garantiert, nichts.»[1236]

Aus der Perspektive der pflegenden Angehörigen von betagten Menschen sind gerade beide der genannten Fälle zutreffend:

Erstens: So wie dargelegt wurde, dass die pflegenden Angehörigen in der zweiten Reihe der Betroffenheit agieren (was etwa mit den Begrifflichkeiten der «sekundär Abhängigen» bzw. der «konsekutiv Betroffenen» ausgedrückt wurde[1237]), so stehen sie oftmals auch bloss in der zweiten Reihe der öffentlichen, fachlichen und kirchlichen Aufmerksamkeit. Während die Betagten selber (zu Recht) in vielfacher Weise im Mittelpunkt gesellschaftlichen und politischen Interesses stehen, so hinkt das Mass der Aufmerksamkeit gegenüber der Situation pflegender Angehöriger diesem weit hinten nach, was an folgenden drei Faktoren dinglich gemacht werden kann:

– Forschung: Wenn auch das Forschungsinteresse in Sozial- und Pflegewissenschaften an der Situation pflegender Angehöriger steigt, so gilt es immer noch als junges Forschungsgebiet mit zahlreichen Desideraten.[1238]

– Politik: Die Darlegungen über die politischen Debatten bezüglich der pflegenden Angehörigen haben aufgewiesen, dass in der Schweiz kein kohärentes wohlfahrtsstaatliches Programm für die betroffenen Personen

---

1234 Vgl. dazu etwa die Ausführungen zur Machtlosigkeit bzw. zum Verlust, die eigenen Lebensmöglichkeiten zu kontrollieren, bei von Armut und Ausgrenzung Betroffenen in II.2.1.2.2. «Dimensionen der Ausgrenzung».

1235 Zeindler, Erzählungen, 286.

1236 Mathwig, Herausforderung, 34.

1237 Vgl. dazu die entsprechenden Ausführungen in II.3.2.2.1. «Erste Gemeinsamkeit: Pflegende Angehörige als ‹konsekutiv Betroffene› bzw. als ‹sekundär Abhängige›».

1238 Vgl. dazu die Darstellung des sozial- und pflegewissenschaftlichen Forschungsstandes in I.1. «Sozial- und pflegewissenschaftliche Grundlagen».

besteht; vielmehr ist die Summe der (sozial-)politischen Einzelmassnahmen als «Flickwerk» zu bezeichnen,[1239] was ein weiteres Indiz dafür ist, dass die pflegenden Angehörigen noch nicht vollständig im Fokus politischen Handelns stehen.

– Ökonomie: Nicht zuletzt ist auch im vorliegenden Zusammenhang darauf hinzuweisen, dass die Tätigkeit pflegender Angehöriger weitgehend der ökonomischen Theoriebildung entzogen ist; das Sorgehandeln pflegender Angehöriger hat bislang keinen fest reflektierten Platz in ökonomischen Erhebungen und steht ausserhalb des fachlichen Interesses.[1240]

Trotz nachgewiesener Relevanz wird also die Situation pflegender Angehöriger in einigen gesellschaftlichen Teilbereichen noch immer *nicht als bedeutsam erkannt.*

Zweitens: Auf das hohe zeitliche, physische und emotionale Engagement der pflegenden Angehörigen wurde bereits eingangs ausführlich hingewiesen.[1241] Bedingt durch diesen hohen Einsatz ist es ihnen oftmals kaum möglich, ausserhalb ihres Pflegesettings auf ihre Situation hinzuweisen und entsprechend *Ressourcen* zu mobilisieren, um *Aufmerksamkeit auf sich zu ziehen* – ihre «Spiesse» der Fähigkeit zur öffentlichen Interessenartikulation sind also effektiv ganz kurz. Dieser Beobachtung entspricht die Tatsache, dass die pflegenden Angehörigen – obwohl schweizweit mehr als 250 000 Personen betroffen sind – weder auf nationaler, noch auf kantonaler, sondern bloss in wenigen lokalen Selbsthilfegruppen organisiert sind; d.h., selbst für eine Organisation ihrer Interessenvertretung fehlen ihnen offensichtlich die Ressourcen.

Als Bedingung zur Thematisierung der Anliegen pflegender Angehöriger und damit zur Ermöglichung erweiterter Teilhabemöglichkeiten haben diese Anliegen überhaupt einmal Eingang zu finden in gesellschaftliche sowie auch in kirchliche Debatten. Es kann daher als Aufgabe kirchlich-diakonischer Akteure angesehen werden, hier mit ihrer Öffentlichkeitsarbeit bewusstseinsbildend zu wirken und den betroffenen pflegenden An-

---

1239 Vgl. dazu die Ausführungen in I.2. «Wohlfahrtsproduktion im Bereich der häuslichen Pflege betagter Menschen».

1240 Vgl. dazu die Ausführungen in II.3.2.2.2. «Zweite Gemeinsamkeit: Die Dimensionen der Ausgrenzung bei pflegenden Angehörigen».

1241 Vgl. dazu I.1.2. «Umfang und Bedeutung der Pflegeleistungen durch Angehörige».

gehörigen, die im Kampf um Aufmerksamkeit zu kurz kommen, öffentliches Gehör zu verschaffen[1242] und zwar in zweierlei Richtungen: Zum Ersten gilt es zu vermeiden, dass die Situation und die Anliegen der pflegenden Angehörigen in der Öffentlichkeit überhaupt sicht- und hörbar, d.h. wahrgenommen werden, und dadurch in den Fokus gesellschaftlicher und politischer Debatten rücken. Zum Zweiten stehen die kirchlich-diakonischen Akteure vor der Aufgabe, für die pflegenden Angehörigen, die in der Regel alleine nicht in der Lage sind, die ihrer Situation notwendige gesellschaftliche Aufmerksamkeit generieren zu können, als «Stimme der Stummen»[1243] zu fungieren und deren vernachlässigten Ansprüchen öffentlich Geltung zu verschaffen.

II.5.2. Anerkennung

Es ist insbesondere eine Leistung der Disziplin der «Care Ökonomie», die auf die mangelnde oder sogar fehlende gesellschaftliche Anerkennung der Tätigkeit pflegender Angehöriger bzw. darüber hinaus aller Sorgetätigkeiten aufmerksam macht. Die «Care Ökonomie», die sich als «Ökonomie des Sorgens und Pflegens» insbesondere den informell geleisteten Sorgetätigkeiten – vom Aufziehen der Kinder bis zur Betreuung und Pflege von Erwachsenen und Betagten – widmet,[1244] hebt hervor, wie gross der Anteil der in familiären und informellen sozialen Netzwerken geleisteten Sorge- und Pflegetätigkeiten gemessen an der Summe der bezahlten und statistisch erfassten «herkömmlichen» Arbeitsleistungen aus allen anderen Branchen ist[1245] und wie sehr gleichzeitig dieser grosse Bereich der Sorgetätigkeiten doch gesellschaftlicher Anerkennung entbehrt.

In den feministischen Care Ökonomie-Debatten wird diese mangelnde oder fehlende Anerkennung von Sorge- und Pflegetätigkeiten zum

---

1242 Vgl. dazu Zeindler, Erzählungen, 295.

1243 Vgl. zum Begriff ebd. Mathwig (Herausforderung, 35) weist dabei zu Recht darauf hin, dass sich eine derartige Sensibilisierung der öffentlichen Wahrnehmung nicht *erzwingen* lasse, vielmehr müsse eine Gesellschaft auch *lernen*, solche aus dem öffentlichen Fokus geratenen Situationen neu wahrzunehmen – damit gelte es, überhaupt «Bedingungen zu schaffen, die solche Sensibilisierungsprozesse ermöglichen» (ebd.).

1244 Vgl. Madörin, Care, 2. Als Übersichtswerke hierzu sind anzuführen: Madörin/Wiederkehr, Care-Ökonomie; Razavi, The Political and Social Economy of Care.

1245 Es ist davon auszugehen, dass der Anteil an informell geleisteten Tätigkeiten grösser ist als der Anteil an bezahlter und statistisch erfasster Arbeit (vgl. Madörin, Hälfte, 22).

Ersten darauf zurückgeführt, dass diese Tätigkeiten im Wesentlichen von persönlichen, beziehungsbezogenen und emotionalen Anteilen abhängen.[1246] Zum Zweiten gilt die fehlende gesellschaftliche (zuweilen sogar auch die fehlende innerfamiliäre) Sichtbarkeit der Sorge- und Pflegetätigkeiten, die sich u.a. in der Nicht-Erwähnung in offiziellen Arbeitsmarktstatistiken manifestiert,[1247] und die damit verbundene mangelnde öffentliche Wahrnehmung mit als Grund für die fehlende Anerkennung.[1248]

Die fehlende Anerkennung zeitigt sich sodann in verschiedenen Formen: So ist zum Ersten selbst umstritten, ob informelles Sorgehandeln – als weitgehend unsichtbare private Tätigkeit – überhaupt als «Arbeit» zu bezeichnen sei:[1249] Während die (bezahlte) Erwerbsarbeit durch Lohn anerkannt und gewürdigt wird, wird Sorgetätigkeit vorwiegend als wertlose bzw. unbewertete Tätigkeit wahrgenommen, welcher der «Arbeitscharakter» nicht zugestanden wird.[1250] Aufgrund der genannten hohen persönlichen, beziehungsbezogenen und emotionalen Anteile in Sorgetätigkeiten werden diese demnach oftmals als «schlichter Vollzug der Natur»[1251] angesehen, die in üblichen liberalen Wirtschaftstheorien schlicht keine Beachtung finden. Madörin formuliert dazu pointiert: «Ein Grund für die Borniertheit der Wirtschaftstheorie ist, dass […] Wirtschaftstheorien wesentlich von der – männlichen – Faszination für die technischen Umwälzungen der industriellen Revolutionen seit der Mitte des 19. Jahrhunderts geprägt sind, dem Gewinn an Effizienz und der ungeahnten Steigerung der Produktivität […]. Haushalte [als Orte der Sorge- und Pflegetätigkeiten, S.H.] werden aus dieser Sicht als Konsum- und nicht als Produktionseinheiten gesehen.»[1252] Von feministischer Seite wird hier entgegengehalten, dass «letztlich das Funktionieren der ganzen Gesellschaft auf diesen Arbeiten beruhe. Da es sich also um gesellschaftlich notwen-

1246 Vgl. Schnabl, Fürsorgearbeit, 69; Schnabl, Gerecht sorgen, 94.
1247 Vgl. Ehrwein Nihan, Paradigma, 5.
1248 Vgl. Schnabl, Gerecht sorgen, 94.
1249 Vgl. Schnabl, Fürsorgearbeit, 69.
1250 Vgl. Ehrwein Nihan, Paradigma, 6.
1251 Schnabl, Gerecht sorgen, 94.
1252 Hälfte, 22.

dige Tätigkeiten handelt, die im Falle der Verweigerung durch andere Personen oder Institutionen substituiert werden müssten, ist das geringe Niveau der gesellschaftlichen Anerkennung […] ungerecht».[1253]

Neben der umstrittenen Frage, ob Sorgetätigkeiten überhaupt als «Arbeit» zu bezeichnen sind, bezieht sich die fehlende Anerkennung auch auf weitere Formen:

Die erste Form der Anerkennung bezieht sich auf die monetäre Entschädigung: In modernen Gesellschaften definiert sich soziale Zugehörigkeit und Bürgerstatus als «Standardform»[1254] der Anerkennung zu wesentlichen Teilen über die Entlohnung von Arbeit (inkl. Ansprüche bezüglich der jeweiligen Sozialversicherungssysteme). Die Tätigkeit pflegender Angehöriger und darüber hinaus informelle Sorge- und Pflegetätigkeit insgesamt wird jedoch gerade nicht oder nur in geringem Masse entlöhnt.[1255] Die Standardform der Anerkennung entfällt also bei diesen Sorge- und Pflegetätigkeiten im privaten Rahmen weitgehend.

Eine weitere Form der Anerkennung besteht auf der symbolischen Ebene in Form von «Gedenktagen, Ehrungen und Lobreden».[1256] Diese Form der Anerkennung wird als durchaus ambivalent erachtet, zumal sie im Verdacht steht, «den Mangel an ökonomischer Anerkennung […] zu kompensieren oder zu übertünchen»,[1257] und somit bloss «aus einer Kombination von Dankbarkeit und schlechtem Gewissen [besteht], die sich nur zu einer Geste der Anerkennung und nicht zur konsequenterweise geforderten vollen Anerkennung durchringen kann.»[1258]

1253 Schnabl, Fürsorgearbeit, 69. Festzuhalten ist an dieser Stelle jedoch, dass die Forderung nach der Qualifizierung von Sorgetätigkeiten als «Arbeit» und die damit verbundene Quantifizierung nicht unumstritten ist. So hält etwa Ehrwein Nihan (Paradigma, 8) fest: «Sicherlich lässt sich *Care* zum Teil in Geldwerten erfassen, um so ihre gesellschaftliche Relevanz hervorzuheben. Sie auf ihre quantifizierbaren Aspekte zu beschränken, würde jedoch den unschätzbaren Wert der menschenverbindenden Gabe, die sich auch durch *Care* ausdrückt, gefährden.» (Hervorhebungen im Original) Entsprechend dürfe sich Care nicht einer «rein instrumental-strategischen wirtschaftlichen Rationalität unterordnen» (ebd.). Vgl. dazu auch die kritischen Hinweise in II.3.2.2.2. «Zweite Gemeinsamkeit: Die Dimensionen der Ausgrenzung bei pflegenden Angehörigen».

1254 Krebs, Arbeit, 71.

1255 Vgl. dazu die Ausführungen in I.2.2.1.1.3. «Sozialversicherungsleistungen für pflegende Angehörige».

1256 Krebs, Arbeit, 72.

1257 Schnabl, Fürsorgearbeit, 70.

1258 Krebs, Arbeit, 72.

Als dritte Form ist schliesslich die soziale Ebene der Anerkennung zu nennen, mit der zum Ausdruck gebracht wird, welcher soziale Wert bzw. welches soziale Prestige mit einer jeweiligen Tätigkeit verbunden ist.[1259] Auch hier gilt: Das Sozialprestige von Sorgetätigkeiten – sei es unbezahlt in informellen Netzen oder aber bezahlt als Profession – ist im Vergleich zu anderen Tätigkeiten eher niedrig.[1260]

Wenn es nun darum geht, Massnahmen zu konzipieren, die die Anerkennung der Tätigkeit pflegender Angehöriger im engeren Sinn sowie auch der informellen Sorge- und Pflegetätigkeiten im weiteren Sinne stärken, so weist Schnabl[1261] darauf hin, dass solche Massnahmen affirmative oder aber auch transformative Wirkungen entfalten können. Affirmative Massnahmen sind demnach so beschaffen, dass sie in ihren Wirkungen bestehende Differenzen in der Verteilung der Sorgetätigkeiten (zwischen Sorgeleistenden und Nicht-Sorgeleistenden sowie zwischen den Geschlechtern[1262]) eher fördern und bestätigen. So würde z.B. ein «Pflegegeld» für Angehörige – im Sinne einer (geringen) monetären Entschädigung für private Sorgetätigkeit – unter der Bedingung des Ausstiegs aus der Erwerbstätigkeit zwar die (materielle) Anerkennung verstärken, jedoch

---

1259 Die Ebene der sozialen Anerkennung korreliert meistens mit der ökonomischen – dabei gibt es jedoch Ausnahmen (auf der einen Seite hoch geachtete soziale Tätigkeiten, die ehrenamtlich übernommen werden; auf der anderen Seite wirtschaftlich hoch einträgliche Arbeiten, die sozial stigmatisiert werden, z.B. Waffenhandel; vgl. Schnabl, Gerecht sorgen, 95).

1260 Vgl. Schnabl, Fürsorgearbeit, 70. Es ist eine besorgniserregende Entwicklung, dass sich im Bereich privater Sorge- und Pflegetätigkeiten einer der grössten «informellen Märkte» (ebd.) als Schwarzmarkt bzw. zumindest als Markt im rechtlichen Graubereich entwickelt. Es ist als Konsequenz der geringen Anerkennung auf allen genannten Ebenen (finanziell, symbolisch, sozial) zu werten, dass private Sorge- und Pflegetätigkeiten an andere, geringer qualifizierte Personen weitergegeben werden, sofern die Betroffenen es sich leisten können. Bezeichnend ist, dass die Art und Weise der Weitergabe so funktioniert, dass diese von «oben» nach «unten», d.h. von sozial höheren an sozial niedrigere Schichten weitergegeben wird (vgl. Schnabl, Fürsorgearbeit, 70), - so entstehen «Care Chains», Pflege-Ketten, die selbst internationale Wanderungsbewegungen beinhalten (Weitergabe von Sorgetätigkeiten an Migrantinnen, die in ihrem Heimatland wiederum privates Pflegepersonal anstellen, usw.) (vgl. dazu grundlegend: Schilliger, Hauspflege). Vgl. dazu auch die Abgrenzung in 3. «Klärung und Eingrenzung des Forschungsgegenstandes».

1261 Schnabl, Gerecht sorgen, 479f.

1262 Vgl. dazu grundlegend den nachfolgenden Abschnitt II.5.3. «Verteilung».

gleichzeitig die bestehenden Differenzen in der Arbeitsteilung zwischen Sorgeleistenden und Nicht-Sorgeleistenden verfestigen.[1263]

Transformative Massnahmen hingegen haben eine längerfristige Perspektive und zielen darauf ab, die genannten Differenzkonstruktionen in Frage zu stellen und aufzuweichen. D.h. transformativ wirkende Massnahmen müssten so beschaffen sein, dass sie nicht allein die (monetäre) Anerkennung erreichen können, sondern zugleich die zugrunde liegenden Strukturen zu verändern vermögen – dies könnte etwa dadurch erreicht werden, dass z.B. eine monetäre Anerkennung von Fürsorgearbeit so hoch angesetzt wird, «dass sie als Äquivalent eines durchschnittlichen Monatsgehalts betrachtet werden kann. Von daher wären echte Umverteilungseffekte zu erreichen.»[1264]

In engem Bezug zur Frage der Anerkennung steht die nachfolgend dargestellte Frage nach der Verteilung der Pflege- und Sorgetätigkeit zwischen den Geschlechtern:

II.5.3. Verteilung

Es wurde bereits mehrfach darauf hingewiesen, dass die Betreuung der pflegebedürftigen Angehörigen aktuell mehrheitlich Frauenangelegenheit ist,[1265] sowohl in der Pflege der betagten (Ehe-)Partnerinnen und -Partner (intragenerationell)[1266] als auch in der Pflege der betagten Eltern (intergenerationell): Trotz deutlich gestiegenem Männeranteil[1267] engagieren sich hierzulande nach wie vor doppelt so viele Frauen als Männer in der häus-

---

1263 Vgl. Schnabl, Gerecht sorgen, 479. Siehe dazu auch die Diskussion unterschiedlicher Pflegeversicherungsmodelle in III.3.2.1. «Modelle von Pflegeversicherungen – Diskussionen aus Deutschland, Österreich und der Schweiz».

1264 Schnabl, Gerecht sorgen, 479f.

1265 Vgl. dazu der Nachweis der empirischen Daten in I.1.2.1.1. «Wer pflegt die betagten Angehörigen zu Hause?» und in I.3.2. «Der Faktor ‹Geschlecht›» sowie die Zuspitzung in II.3.2.2.2. «Zweite Gemeinsamkeit: Die Dimension der Ausgrenzung bei pflegenden Angehörigen».

1266 Wobei in diesem Fall paarkonstellationsbedingte Umstände zu beachten sind (vgl. Höpflinger/Hugentobler, Pflege, 16; Rumpf, Geschlechterverhältnisse, 37).

1267 Vgl. dazu Höpflinger/Hugentobler, Pflege, 16.

lichen Pflege von betagten Angehörigen und leisten damit grosse, unentgeltliche Zeitinvestitionen inkl. damit verbundener umfassender Verantwortung und Abrufbereitschaft.[1268]

Die Frage, wie die Verteilung der Pflegetätigkeiten zwischen den Geschlechtern aussieht, ist eine für die vorliegende Teilhabediskussion direkt relevante Frage, da das Ausmass der je übernommenen Sorgearbeiten mit entscheidet über das Möglich-Sein bzw. das Nicht-möglich-Sein der Teilnahme am beruflichen und öffentlichen Leben. Angesichts der nach wie vor ungleichen Verteilung der Pflege- und Sorgetätigkeiten zwischen den Geschlechtern muss mit von Schweitzer konstatiert werden: «Was für die einen – die Männer – privates Unterstützungssystem zur Teilhabe am gesellschaftlichen Leben ist, ist für die anderen – die Frauen – ein privates Aufgabenfeld, das der *Teilhabe* am gesellschaftlichen Leben erhebliche Grenzen und Barrieren setzt.»[1269] Wenn dieser Kontext beachtet wird, so wird klar, dass die Frage nach der Verteilung von Sorgetätigkeiten – also der Tätigkeiten, wie sie etwa pflegende Angehörige leisten – nicht bloss als Frage der individuellen Aushandlung in familiären Systemen zu betrachten ist, sondern zentrale Aspekte «der strukturellen Rahmenbedingungen der Verteilung von Lebenschancen»[1270] betrifft und damit von sozialethischer Relevanz ist.

In feministischen Debatten der genannten «Care Ökonomie» wird hervorgehoben, dass die ungleiche Verteilung der Sorgetätigkeiten zwischen den Geschlechtern einer «hierarchisierten Geschlechterordnung» [1271] entspringt, die mit als Ergebnis der Entstehung der industriellen Gesellschaft in Mitteleuropa betrachtet werden kann:[1272] So etablierten sich damals komplementär strukturierte Lebensbereiche, ein öffentlicher und ein privater, wobei dem Mann der öffentliche zugeteilt wurde, in welchem er durch Erwerbsarbeit für den Familienunterhalt aufzukommen hatte, und der Frau der private, für Erziehung und Hausarbeiten zuständige Bereich.[1273] Wenn auch vielen Familien die Realisierung dieses Lebens- und

---

1268 Vgl. dazu I.3.1. «Der Faktor ‹Zeit›».

1269 Schweitzer, Einführung, 21 (Hervorhebung S.H.).

1270 Schnabl, Fürsorgearbeit, 53.

1271 Brückner, Umgang, 15.

1272 Vgl. dazu Schnabl, Fürsorgearbeit, 60.

1273 Vgl. ebd.

Arbeitsmodells nicht möglich war,[1274] so wurde diese Einteilung in eine geschlechtsspezifisch zugeteilte öffentliche und eine private Sphäre[1275] für die Familienangehörigen für lange Zeit zum «dominierenden kulturellen normativen Leitbild von Familie und Geschlecht».[1276]

Freilich haben sich an dieser Zuschreibung in den vergangenen Jahrzehnten, insbesondere seit den Frauenbewegungen in den 1970er Jahren, wesentliche Veränderungen ergeben, so dass die beschriebene Trennung mehr und mehr durchbrochen wurde; dies insbesondere, was den Bereich des Öffentlichen betrifft: Frauen partizipierten je länger desto mehr am öffentlichen Leben, die Berufstätigkeit wurde zum akzeptierten und selbstverständlichen Bestandteil der Lebensentwürfe von Frauen. Während also auf Seiten der Berufstätigkeit eine Annäherung stattfand (und immer noch stattfindet), so fehlt ihr Gegenstück auf der Seite des Privaten: Die erwähnten Erhebungen weisen darauf hin, dass sich die Arbeitsteilung zwischen den Geschlechtern im privaten Bereich nicht im gleichen Mass verändert hat;[1277] d.h. es sind nach wie vor meistens die Frauen, die als Hauptzuständige für die häuslichen Pflege- und Sorgearbeiten gelten. Damit lässt sich also eine asymmetrische Entwicklung beschreiben, wonach Frauen längst in traditionell männliche Domänen, nämlich den öffentlichen Bereich der Berufstätigkeit, eingedrungen sind, wobei jedoch seitens der Männer «keine analoge Übernahme von Aufgabe aus dem traditionell weiblichen Setting stattgefunden hat».[1278] Schnabl formuliert: «Frauenbewegung und Modernisierung haben demnach überwiegend bisher das Frauenleben, weit weniger aber das Männerleben verändert.»[1279]

Die Gründe für diese anhaltend asymmetrische Verteilung der Pflege- und Sorgearbeit zwischen den Geschlechtern werden generell in drei Einflussfaktoren gesehen: Zum Ersten liege ein Grund in der beschriebenen und nach wie vor nicht überwundenen, normativen Zuschreibung bzw. Assoziierung von Fürsorglichkeit und Sorgetätigkeiten zu Frauen.[1280] Demnach

---

1274 Etwa durch ökonomische Zwänge, wonach alle Familienangehörigen (inkl. Kinder) erwerbstätig sein mussten, um ausreichend Einkommen generieren zu können (vgl. Schnabl, Fürsorgearbeit, 61).

1275 Siehe dazu auch Daly/Lewis, Concept, 283f.

1276 Schnabl, Fürsorgearbeit, 61.

1277 Vgl. dazu Schnabl, Fürsorgearbeit, 63f.

1278 Schnabl, Gerecht sorgen, 247.

1279 Schnabl, Fürsorgearbeit, 64.

1280 Vgl. Brückner, Umgang, 9.

orientiere sich unsere Gesellschaft zu wesentlichen Teilen immer noch an einem Geschlechterbild, das Sorgetätigkeiten und die Pflege von zwischenmenschlichen Beziehungen den Frauen zuschreibt;[1281] was nicht zuletzt zur Folge hat, dass die Bereitschaft von Frauen, die Erwerbsarbeit zugunsten der Pflegearbeit zu reduzieren, nach wie vor grösser ist als bei den Männern.[1282] Weiter werden die realen «Strukturen der Arbeitswelt»[1283] als Faktor angeführt, wonach Frauen in Paarbeziehungen oft weniger verdienen als die Männer und daher aus ökonomischen Überlegungen eher zum (teilweisen) Ausstieg aus der Erwerbsarbeit und dem Einstieg in die Betreuung eines/einer Angehörigen gedrängt werden. Schliesslich wird auch auf die je persönliche Beziehungsebene als Einflussfaktor verwiesen, auf welcher die jeweiligen Engagements in der Erwerbsarbeit bzw. in der Pflege je individuell ausgehandelt werden.[1284]

Es sind also nach wie vor mehrheitlich Frauen, die bedeutende Teilhabeeinschränkungen zu gewärtigen haben und bedingt durch ihr stärkeres Involviertsein in die Pflegesettings vor den genannten Grenzen und Barrieren der Teilhabe am gesellschaftlichen Leben stehen. Wenn deren Teilhabe an gesellschaftlichen Vollzügen gefördert werden soll, so ist es unausweichlich, über eine Veränderung der geschlechtsspezifischen Arbeitsteilung und damit über die Verteilung der Pflege- und Sorgetätigkeiten zwischen den Geschlechtern zu sprechen.

Ähnlich wie bei der Frage der Anerkennung ist auch hier bei der Frage der Verteilung von Pflege- und Sorgetätigkeiten zwischen den Geschlechtern zu beachten, dass entsprechende Massnahmen, die zur verbesserten Verteilung beitragen sollen, affirmative oder transformative Wirkungen zeitigen können. So sind etwa steuerliche Anreize zu Gunsten der pflegenden Angehörigen als affirmative Massnahme zu betrachten, da sie zwar das materielle Ungleichgewicht mittels finanzieller Umverteilung leicht korrigieren, aber nicht in jedem Fall grundlegend zur Veränderung der geschlechtsspezifischen Arbeitsteilung beitragen.[1285] Transformative Massnahmen im Bereich der verbesserten Verteilung von Pflegetätigkeiten

---

1281 Vgl. Brückner, Umgang, 12.

1282 Siehe dazu I.1.2.1. «Eckdaten der häuslichen Pflegesettings».

1283 Schnabl, Gerecht sorgen, 93.

1284 Vgl. ebd.; siehe dazu auch Rumpf, Geschlechterverhältnisse, 7.

1285 Insbesondere da die finanziellen Ansätze zumeist zu tief angesetzt sind, um eine Umverteilungswirkung zu erreichen. Vgl. dazu Schnabl, Gerecht sorgen, 480.

müssen hingegen so ausgestaltet sein, dass die Pflegetätigkeiten entweder einen eigenständigen Zugang zu entlohnter Arbeit schaffen[1286] oder aber dass die Unterstützung durch professionelle, ambulante Dienste deutlich verstärkt wird.

II.5.4. Gerechtigkeit

Es ist wiederum das Verdienst von Debatten der Care Ökonomie bzw. der Careethik, besonders darauf hingewiesen zu haben, dass sich der Mainstream der politisch-ethischen Theoriebildung bei der Darstellung sozialer Gerechtigkeit an einem Ansatz orientiert, der die gesellschaftlichen Institutionen auf einen ‹Gesellschaftsvertrag› basiert sieht. Für diesen vertragstheoretischen Ansatz, der viele der politischen Plausibilitäten moderner, westlicher Gesellschaften widerspiegelt, kommt der 1971 von John Rawls veröffentlichten «Theory of Justice»,[1287] eine Schlüsselrolle zu, zumal sich seit Jahrzehnten eine Gerechtigkeitsdebatte um diesen bestimmenden Theorieansatz des politischen Liberalismus entspannt.[1288]

Gemäss diesem kontraktualistischen Modell interagieren die beteiligten Personen oder Institutionen, um aus der Kooperation gegenseitig Vorteile zu ziehen. «Indem sie kooperieren, bekommen sie alle jeweils mehr, als sie bekommen könnten, wenn sie nicht kooperierten.»[1289] Dieses Modell impliziert jedoch, dass man sich die beteiligten Akteure als aktive und ungefähr gleiche in Bezug auf ihre Fähigkeiten vorstellen muss; denn die Vertragslogik kommt nur in Gang, wenn von gleicher Handlungsfähigkeit aller Beteiligten als gleichberechtigter Vertragspartner, die sich «auf der

[1286] In diese Richtung zielen die aktuellen Diskussionen und politischen Vorstösse um ein «bedingungsloses Grundeinkommen». Eine solche Forderung wird gerade in Kreisen der «Care Ökonomie» stark unterstützt, da ein Grundeinkommen nach Ansicht der Initiantinnen und Initianten dafür sorgen würde, dass nicht nur über klassische Erwerbstätigkeit, sondern auch über Pflege-, Sorge- und weitere Haushaltsarbeiten ein eigenständiger Zugang zu entlohnter Arbeit entstehen könnte (vgl. dazu exemplarisch Südbeck-Baur, Geld).

[1287] Rawls, Eine Theorie der Gerechtigkeit.

[1288] Es ist an dieser Stelle nicht der Ort, um ausführlich auf die seit Jahrzehnten andauernde Debatte um Rawls Theorie der Gerechtigkeit einzugehen; vielmehr werden an dieser Stelle spezifisch diejenigen Aspekte streiflichtartig hervorgehoben, die für die nachfolgenden Fragestellungen aus der Careethik relevant sind. Für grundlegende Zugänge wird etwa verwiesen auf Freeman (Hg.), The Cambridge Companion to Rawls; Höffe (Hg.), Rawls; Kersting, John Rawls zur Einführung.

[1289] Nussbaum, Fürsorge, 169.

Basis eines beiderseitig freien Entschlusses zum gegenseitigen Vorteil binden»,[1290] ausgegangen werden kann.[1291] In der kontraktualistischen Konzeption sind die Beziehungen unter den vertragsschliessenden Parteien – als Gleiche unter Gleichen – also als symmetrische gedacht.[1292]

Diese Konzeption wird von Careethik-Debatten in dreierlei Hinsicht hinterfragt und kritisiert: Zum Ersten werden – so die Hauptkritik der Careethik – diejenigen Personen ausgeklammert, die befristet oder andauernd Einschränkungen aufweisen und nicht als gleich(stark)e Mitglieder der Gesellschaft gelten können, zu welchen etwa Betagte und in ihrem Gefolge deren Angehörige zu zählen sind. Kersting formuliert: «Rawls' Gerechtigkeitstheorie ist eine Gerechtigkeitstheorie für rational agierende aktive Wirtschaftsbürger. Wo die Kooperationsgemeinschaft endet, wo keine Verhältnisse wechselseitig vorteilhafter Zusammenarbeit mehr anzutreffen sind, verliert die Verteilungsgerechtigkeit Rawls'schen Zuschnitts ihre Zuständigkeit.»[1293] Zudem lassen sich gerade die Beziehungen zwischen Sorgebedürftigen und Sorgenden nicht als symmetrisch auffassen, vielmehr sind sie konstitutiv asymmetrisch,[1294] so wie auch darüber hinaus die gesellschaftliche Situierung von Sorgenden gegenüber Bürgerinnen und Bürgern ohne Sorgeaufgaben nicht ohne Weiteres als symmetrisch bezeichnet werden kann. Das unabdingbare Faktum menschlicher Abhängigkeit und Verletzbarkeit, wie es gerade bei betagten Personen und den

---

1290 Schnabl, Fürsorge, 244.

1291 Dem entspricht, dass gerade die Untersuchungen (vgl. die Befunde in I.2.2.1.3. «Leistungen staatlicher Akteure: Fazit» und I.3.3. «Der Faktor ‹Geld› und ‹soziale Sicherung›») zur Sozialversicherungslogik im Schweizerischen Wohlfahrtssystem aufweisen, dass auch darin primär in der Kategorie von Menschen als «Versicherungsnehmern» und Arbeitstätigen gedacht wird, die als eigenständige und freie Kooperationspartner agieren.

1292 Freilich muss Rawls in seinem Gedankenexperiment des «Urzustands» zugute gehalten werden, dass diese von ihm konstruierte Situation «keine reale historische Situation dar[stellt]; sie ist vielmehr ein Modell, in dem unsere tiefsten moralischen Überzeugungen enthalten sind, und es wird von diesem Modell angenommen, dass es uns hilft, über den moralischen Kern grundlegender politischer Prinzipien nachzudenken. [...] John Rawls' Vertragsparteien im berühmten ‹Urzustand› sind schon häufig von Feministinnen dafür kritisiert worden, dass es ihnen an Mitleid und Altruismus mangelt, und daraus wurde die Schlussfolgerung gezogen, dass Rawls diese Eigenschaften von Personen nicht für wichtig hält. Doch so versteht man Rawls falsch!» (Nussbaum, Fürsorge, 170).

1293 Kersting, Kritik, 63.

1294 Vgl. dazu die Ausführungen in 3. «Klärung und Eingrenzung des Forschungsgegenstandes» sowie Globig, Care, 162–164.

Sorgetätigen gegeben ist, findet also keinen eigenständigen, reflektierten Platz in kontraktualistischen Konzeptionen.

Zum Zweiten kritisieren die Care-Ethikerinnen nicht nur, dass Situationen temporärer oder andauernder Abhängigkeit in vertragstheoretischen Konstruktionen nicht eingebunden sind, sondern sie hinterfragen darüber hinaus die dahinter liegende Personenkonzeption als solche: Das Konzept leide «an der Konzeption der Person, mit der es beginnt.»[1295] Denn dass Personen im Naturzustand «frei, gleich und unabhängig» seien, entspreche nicht der Wirklichkeit, sondern stelle bloss eine «Fiktion kompetenten Erwachsenseins» dar.[1296] «Reale Menschen beginnen ihr Leben als hilflose Kinder und bleiben in einem Zustand extremer, asymmetrischer Abhängigkeit, in beiderlei Hinsicht: körperlich und geistig, für einen Zeitraum irgendwo zwischen zehn und zwanzig Jahren. Am anderen Ende des Lebens ist es für diejenigen, die das Glück haben, ein hohes Alter zu erreichen, wahrscheinlich, dass sie eine weitere Periode extremer Abhängigkeit erwartet, entweder körperlich oder geistig, oder beides, was in der einen oder anderen Form abermals mehr als zwanzig Jahre dauern kann.»[1297] Formen von Abhängigkeit gehörten daher zu den «unaufhebbaren Bedingungen der Conditio humana».[1298] Ein ethischer Entwurf, der dieses Faktum menschlicher Bezogenheit nicht beachtet, «verkenn[e] jedoch diese Dimension der Wirklichkeit».[1299] So müsse jede Gesellschaft Wege finden, «um mit diesen Fakten menschlicher Bedürftigkeit und Abhängigkeit klarzukommen» und sich definieren als eine «Fürsorge-spendende und eine Fürsorge-empfangende Gesellschaft».[1300]

Schliesslich, zum Dritten, bezieht sich die Kritik auch auf die Tatsache, dass mit dem Ausblenden von Abhängigkeitssituationen auch die Orte, an welchen Fürsorge-Empfangen und -Spenden geschieht, nämlich die Orte des Privaten und der Familie, in kontraktualistischen Konzeptionen weitgehend unterbestimmt sind – zumal darin die Arbeitsthematik meist unter wirtschaftlichen Gesichtspunkten behandelt wird.[1301] Familien werden eher als «heilsame Orte des Privaten und […] des persönlichen

---

1295 Nussbaum, Fürsorge, 185.
1296 Nussbaum, Fürsorge, 181f.
1297 Nussbaum, Fürsorge, 182.
1298 Schnabl, Gerecht sorgen, 244.
1299 Ebd.
1300 Nussbaum, Fürsorge, 183.
1301 Vgl. Schnabl, Gerecht sorgen, 53.

Rückzugs» konzipiert, die gegenüber der Welt der Öffentlichkeit geradezu als «Gegenwelt»[1302] verstanden werden. Mit dieser Trennung des Raumes des Privaten (als Orte der Liebe und des Füreinanders) vom Raum der Öffentlichkeit (als Orte der Gerechtigkeit) wird weitgehend verhindert, dass gerechtigkeitsethische Fragen von Sorgetätigkeiten innerhalb des familiären Rahmens behandelt werden.

Aktuelle Abhandlungen zur christlichen Sozialethik teilen im Wesentlichen diese von der Careethik vorgebrachte Kritik, indem sie die Fokussierung der liberalen Tradition der Vertragstheorie auf die «Herstellung ökonomischer Gerechtigkeitsverhältnisse» monieren und diese «Konzentration allein auf ökonomische Fragestellungen bereits deutlich als Engführung kenntlich»[1303] machen. In Abgrenzung zu liberalen Konzeptionen der Vertragstheorie liegt ein spezifischer Beitrag eines aus christlich-theologischer Warte formulierten Gerechtigkeitsverständnisses gerade «in der systematischen Berücksichtigung der Fragilität und Endlichkeit des Geschöpfes Mensch […], der entgegen dem am Ideal der negativen Freiheit in der liberalen Tradition [der Vertragstheorie, erg. S.H.] orientierten Bild kein atomistisches, sondern ein konstitutiv in sozialen Zusammenhängen stehendes Individuum ist.»[1304]

Im Sinne einer solchen Ausweitung des Verständnisses von Gerechtigkeit haben denn auch kirchliche Verlautbarungen sowohl auf protestantischer wie auch auf katholischer Seite hervorgehoben, dass sie soziale Gerechtigkeit so verstehen, «dass die Menschen die Pflicht zu aktiver und produktiver Teilnahme am Gesellschaftsleben haben und dass die Gesellschaft die Verpflichtung hat, dem einzelnen diese Teilnahme zu ermöglichen»[1305] bzw. dass «[a]ngesichts real unterschiedlicher Ausgangsvoraussetzungen […] bestehende Diskriminierungen aufgrund von Ungleichheiten abzubauen und allen Gliedern der Gesellschaft gleiche Chancen und gleichwertige Lebensbedingungen zu ermöglichen»[1306] sind. Ein so verstandenes Gerechtigkeitskonzept impliziert eine ungleich grössere Bedeu-

[1302] Schnabl, Gerecht sorgen, 54.
[1303] Nothelle-Wildfeuer, Option, 148.
[1304] Dabrock/Ried, Befähigungsgerechtigkeit, 33.
[1305] Nationale Konferenz der Katholischen Bischöfe der Vereinigten Staaten von Amerika, Wirtschaftliche Gerechtigkeit, Nr. 71.
[1306] Evangelische Kirche in Deutschland/Deutsche Bischofskonferenz, Zukunft, Abs. 111.

tung von sozialstaatlichem Engagement als «nur die Versorgung in materieller Not durch eine angemessene Verteilungspolitik, denn sie zielt darauf ab, Ausgrenzungen zu überwinden, alle am gesellschaftlichen Leben zu beteiligen»[1307] – und steht damit in grundlegender Übereinstimmung mit dem oben dargestellten Teilhabekonzept, das berücksichtigt, dass die Möglichkeit zur Teilhabe zum Einen «prinzipiell allen Mitgliedern der Gesellschaft zugänglich sein muss, und zum anderen, dass der Mensch ein in sozialen Relationen lebendes und auf Grund seiner Endlichkeit stets auf solche Relationen angewiesenes Wesen ist.»[1308]

Damit ist bereits angedeutet, dass das Teilhabekonzept im Sinne einer Teilhabegerechtigkeit als ein Netzwerk unterschiedlicher Gerechtigkeitsaspekte[1309] zu verstehen ist und folgende Elemente umfassen kann: Die Armutsdenkschrift der EKD aus dem Jahr 2006,[1310] die weithin als Referenz bezüglich der Konzeption einer Teilhabegerechtigkeit gilt,[1311] hat ein Verständnis von sozialer Gerechtigkeit entwickelt, nach welchem Teilhabegerechtigkeit als Verteilungs- und Befähigungsgerechtigkeit expliziert wird.[1312] Diese Verbindung markiert ihrer Auffassung nach «das Fundament eines theologisch-sozialethisch begründeten Verständnisses von Gerechtigkeit. Auf diesem Fundament fordert evangelische Ethik für alle Menschen den Zugang zu den Grundgütern der Gesellschaft, eine grundlegende soziale Sicherung und eine Qualifikation aller für die Sphäre des gesellschaftlichen Austauschs.»[1313] Das Verhältnis von Verteilung und Befähigung ist dabei so gedacht, dass diese beiden Aspekte nicht gegeneinander ausgespielt werden dürfen,[1314] sondern dass sie zu verbinden sind bzw. sich sogar gegenseitig bedingen: «Der in dem Gedanken der Verteilungsgerechtigkeit steckende Impuls zum sozialen Ausgleich ist eine

1307 Nothelle-Wildfeuer, Option, 150.

1308 Dabrock/Ried, Befähigungsgerechtigkeit, 33.

1309 Zur Vorstellung der sich ergänzenden Gerechtigkeitsaspekte vgl. Dabrock/Ried, Befähigungsgerechtigkeit, 39.

1310 Kirchenamt der EKD, Gerechte Teilhabe.

1311 Vgl. dazu die Bezüge bei Bedford-Strohm, Gerechtigkeit; Mathwig, Herausforderung; Nothelle-Wildfeuer, Option; Wegner, Befähigung; ders., Nachhaltigkeit, u.a.m.

1312 Vgl. Kirchenamt der EKD, Gerechte Teilhabe, 44. Die Denkschrift verwendet abwechselnd und gleichbedeutend die Begriffe «Teilhabegerechtigkeit» und «Beteiligungsgerechtigkeit» (ebd.).

1313 Kirchenamt der EKD, Gerechte Teilhabe, 44.

1314 Vgl. dazu Bedford-Strohm, Gerechtigkeit, 9.

wesentliche Voraussetzung für eine Gestaltung der gesellschaftlichen Startbedingungen, die auch die Schwächeren zur Nutzung ihrer Chancen befähigt. Wird Gerechtigkeit auf – eine eng verstandene – Verteilungsgerechtigkeit reduziert, entsteht die Gefahr des Wohlfahrtspaternalismus, der durch bloße Finanztransfers lediglich die Abhängigkeiten verstärkt, aber nicht zu eigenverantwortlichem Handeln ermächtigt. Wird Gerechtigkeit auf – eine eng verstandene – Befähigungsgerechtigkeit reduziert, bleibt die Frage ungelöst, wie formal vorhandene gesellschaftliche Startchancen genutzt werden sollen, wenn die Ausgangspositionen durch starke materiell geprägte soziale Gegensätze höchst unterschiedlich sind und die für die Verwirklichung einzelner Schritte notwendigen Ressourcen nicht zur Verfügung stehen.»[1315]

Dieses enge Miteinander von Verteilungs- und Befähigungsgerechtigkeit ist also direkt auf die Situation von Armut und Ausgrenzung zugeschnitten,[1316] wobei sich die Zielperspektive stets auf die (Re-)Integration der von Armut und Ausgrenzung Betroffenen in den Erwerbsprozess ausrichtet: «Entscheidend ist […] die Teilhabe an Arbeit»[1317] oder etwas ausführlicher: «Eine gerechte Gesellschaft hat ihr Kriterium nicht darin, einen möglichst hohen Sozialanteil an der Gesellschaft zu haben, indem möglichst viel in der Gesellschaft umverteilt wird. Der Sozialanteil in der Gesellschaft muss vielmehr immer daran gemessen werden, wieweit er für die Befähigung der Menschen zur Teilhabe an der wirtschaftlichen Interaktion genutzt werden kann.»[1318] Befähigungsgerechtigkeit intendiert also im Sinne der «Hilfe zur Selbsthilfe»[1319] die Schaffung von Kompetenzen bei von Ausgrenzung Betroffenen, damit diese befähigt werden, «für sich selbst vorausschauend Verantwortung übernehmen zu wollen und zu können».[1320] Um diese Kompetenzen wiederum fördern zu können, kommt dem Bildungssystem eine zentrale Bedeutung zu, denn nur über Bildung

---

1315 Kirchenamt der EKD, Gerechte Teilhabe, 43f.

1316 Siehe dazu die breiten Ausführungen in II.2.1. «Entdeckungszusammenhang I: Von Armut zu Ausgrenzung».

1317 Wegner, Befähigung, 11.

1318 Wegner, Befähigung, 8.

1319 Neher, Einsatz, 3.

1320 Kirchenamt der EKD, Gerechte Teilhabe, 52f.

erworbene Kompetenzen sähen sie sich, so der Grundsatz der Befähigungsgerechtigkeit, in der Lage, das anvisierte Ziel, d.h. die Teilnahme bzw. Teilhabe am Arbeitsmarkt, zu erreichen.[1321]

Aus der Sicht der häuslichen Pflege und der darin involvierten Angehörigen stellt sich die Frage, inwiefern für sie die beiden dargestellten Aspekte der Teilhabegerechtigkeit, die Verteilungsgerechtigkeit sowie die Befähigungsgerechtigkeit, tragfähig und bedeutsam sind:

Was die Verteilungsgerechtigkeit betrifft, so ist deren Bedeutung für pflegende Angehörige in zweierlei Richtung zu entfalten. Zum Ersten betrifft sie das Faktum, dass Teilhabemöglichkeiten nicht losgelöst von materiellen Möglichkeiten zu betrachten sind.[1322] Es wurde in II.3.2.2. («Pflegende Angehörige als vom Teilhabeausschluss Gefährdete») ausführlich dargestellt, dass es insbesondere die fehlenden finanziellen Mittel sind, die den Angehörigen ein selbst gewähltes Ausmass der Teilhabe an gesellschaftlichen Vollzügen erschweren oder gar verhindern. In diesem Sinne kommt einer «gerechten Verteilung der Lasten einer alternden Gesellschaft auf viele institutionelle wie auch private Schultern»,[1323] insbesondere auch der finanziellen Ausstattung der Sorgeleistenden sowie der damit verbundenen, systematischen Verankerung ihrer Tätigkeit im System der sozialen (Alters-)Sicherung, prägende Bedeutung zu.

Zum Zweiten ist unter dem Aspekt der Verteilungsgerechtigkeit auf die bereits besprochene gerechte Verteilung der Sorgetätigkeiten zwischen den Geschlechtern zu verweisen (vgl. II.5.3.), zumal festgehalten wurde,

---

1321 Vgl. dazu Bender-Junker/Kubon-Gilke, Gerechtigkeit, 109; Wegner, Nachhaltigkeit, 16.
Gerade in diesem zweiten Aspekt der Teilhabegerechtigkeit, der Befähigungsgerechtigkeit, sieht Reuter (Teilhabegerechtigkeit, 246-248) eine «schillernde» Tendenz (248), die Ausdruck einer politischen Programmatik ist – einer Programmatik, die im Sinne einer blossen «Zugangsteilhabe» (247) lediglich darauf abziele, «die *Inklusion* in elementare gesellschaftliche Funktionssysteme (vor allem: Arbeitsmarkt und Bildung) sicherzustellen» (Hervorhebung im Original). Dies geschehe üblicherweise nach der Maxime des «Förderns und Forderns», wobei auf letzterem Begriff das Hauptgewicht liege – womit erheblicher Druck auf die Betroffenen ausgeübt werde: «In dieser Logik verwandeln sich die Opfer sozioökonomischer Veränderungen schlussendlich in deren Verursacher, die unabhängig von ihrer beruflichen Qualifikation und familiären Situation jeden Arbeitsplatz annehmen müssen» (ebd.). Letztlich werde damit anstelle von sozialen Umverteilungsleistungen die «Eigenverantwortung» (ebd.) der Betroffenen ins Zentrum gestellt.

1322 Vgl. Kirchenamt der EKD, Gerechte Teilhabe, 22.

1323 Rinderspacher et al., Zeiten, 11.

dass das Ausmass der – aktuell immer noch zumeist von Frauen wahrgenommenen – privaten Sorge- und Pflegetätigkeiten für betagte Angehörige mit entscheidet über das Möglich-Sein bzw. das Nicht-möglich-Sein der Teilnahme am beruflichen und öffentlichen Leben.

Was den Aspekt der Befähigungsgerechtigkeit anbetrifft, so ist in der Tat die Frage zu stellen, ob dieser für den Bereich der häuslichen Pflege etwas austrägt. Befähigung impliziert ja eine momentane Unmöglichkeit bzw. eine Unfähigkeit, am Erwerbsleben teilzunehmen, die über den Erwerb von durch Bildung vermittelten Kompetenzen behoben werden soll. Beide Grundvoraussetzungen – a. die Unfähigkeit zur Teilhabe am Erwerbsleben aufgrund fehlender Kompetenzen/Fähigkeiten sowie b. die Intention zur (Re-)Integration der Betroffenen ins Erwerbsleben – treffen jedoch bei pflegenden Angehörigen nicht bzw. nicht zwingend zu. Die pflegenden Angehörigen sind nicht bzw. nicht mehr vollständig ins Erwerbsleben integriert, nicht weil sie die Fähigkeiten dazu nicht besitzen würden, sondern vielmehr weil sie (aus freien Stücken oder aufgrund äusserer Verpflichtungen und Zwänge) die Pflegetätigkeit übernommen haben. Entsprechend würden auch Investitionen in Bildung zur Steigerung derer Kompetenzen wenig eintragen, da die Sorgetätigkeit ganz wesentlich auf dem Dasein und der ständigen Verfügbarkeit und Abrufbarkeit beruht – und die kann weder grundlegend rationalisiert, noch wesentlich effizienter gestaltet werden.[1324] Darüber hinaus geht es bei den pflegenden Angehörigen auch nicht im eigentlichen Sinne darum, sie von der Sorgetätigkeit wegzubringen und in den Erwerbsprozess zu integrieren; vielmehr soll ihnen die Möglichkeit der selbstverantworteten und selbstgewählten Form der Teilhabe an je ausgewählten gesellschaftlichen Vollzügen ermöglicht werden – wenn immer möglich unter Beibehaltung der Sorgetätigkeit an den betagten Angehörigen. Gemäss diesen Ausführungen erscheint der Aspekt der Befähigungsgerechtigkeit, der unter den Bedingungen der von Armut und Arbeitslosigkeit Betroffenen durchaus stimmig und nachvollziehbar ist, für den Bereich der pflegenden Angehörigen annähernd ertragslos.

[1324] Freilich könnten Bildungsinvestitionen bei pflegenden Angehörigen allenfalls in geringem Masse dazu beitragen, dass sie einzelne Handreichungen gesundheitsschonender oder praktikabler gestalten könnten; ein wesentlicher Effekt ist daraus dennoch nicht zu erwarten.
Vgl. dazu auch die grundlegenden Ausführungen zu den Eigenheiten von Care-Tätigkeiten in 3. «Klärung und Eingrenzung des Forschungsgegenstandes».

Zu überlegen ist daher, ob nicht eher – neben dem bestehenden Aspekt der Verteilungsgerechtigkeit – anstelle des Aspekts der Befähigungsgerechtigkeit der Aspekt einer Anerkennungsgerechtigkeit eingeführt werden sollte, zumal viele Ungerechtigkeitsverhältnisse auch mit mangelnder Anerkennung korrelieren.[1325] Denn mangelnde Anerkennung bedeutet insbesondere, «durch institutionalisierte kulturelle Wertmuster daran gehindert zu werden, als Gleichberechtigter am Gesellschaftsleben zu partizipieren»,[1326] was auf die Situation pflegender Angehöriger durchaus zutrifft – denn mangelnde Anerkennung «manifestiert sich auch in statusmäßiger Benachteiligung, wenn bestimmte Akteure oder Gruppen im Rahmen institutionalisierter kultureller Wertschemata als minderwertig, als ‹andere› oder gar nicht angemessen auf der öffentlichen Bühne repräsentiert werden.»[1327] In diesem Sinne, d.h. dadurch, dass Anerkennung durch gesellschaftliche Instanzen erzeugt oder zum Ausdruck gebracht wird, ist mangelnde Anerkennung durchaus ein gerechtigkeitsethisches Thema.

II.5.5. Entscheidungsfreiheit

Die detaillierte Betrachtung der Funktionsweise der Pflegedyade und der Motivationen zur Pflegeübernahme zu Beginn dieser Arbeit (vgl. I.1.2.2.) hat aufgezeigt, dass es in Bezug auf ein angemessenes Pflegeverhältnis sowohl auf Seiten der Angehörigen als auch der Betagten eine Vielfalt von Fürsorglichkeits- und Verpflichtungsvorstellungen gibt. Während die Einen sich bewusst und aus Überzeugung für die Pflegetätigkeit entschieden haben und diese zu einem wesentlichen Bestandteil ihres Alltags werden lassen (was oftmals bei pflegenden Partnerinnen und Partnern der Fall ist), so wünschen sich andere eine ganz anders gestaltete (meist weniger intensive) Form der Pflegetätigkeit (was oftmals bei pflegenden Kindern der Fall ist). Die bewusste oder auch unbewusste Aushandlung des Pflegearrangements zwischen betagter Person und Hauptpflegeperson läuft dabei keineswegs immer konfliktfrei ab.

Das Konzept der Teilhabe schliesst mit ein, dass diese je individuellen Vorstellungen von Fürsorglichkeit und Graden an Verpflichtung vollständig respektiert werden. Den Betroffenen soll die Freiheit zustehen, Inhalt,

[1325] Vgl. dazu auch die Ausführungen in II.5.2. «Anerkennung».

[1326] Fraser/Honneth, Umverteilung, 45.

[1327] Schnabl, Gerecht sorgen, 477, Anm. 82.

Form und Ausmass ihres Engagements im Pflegesetting frei zu bestimmen. Teilhabe an gesellschaftlichen Vollzügen soll somit eine *selbst gewählte* Teilhabe sein.[1328] Diese Entscheidungsfreiheit bezieht sich erstens auf den Entscheid, die Pflegetätigkeit zu übernehmen oder nicht zu übernehmen, zweitens auf den Entscheid, welche informellen oder formellen Unterstützungsformen beansprucht werden sowie drittens – in dessen Folge – auf den Entscheid, das Ausmass der Pflegetätigkeit entsprechend den eigenen Vorstellungen und Möglichkeiten festzulegen.[1329] So ergibt sich «ein variables Ensemble unterschiedlicher Mischungen des Sorgens zwischen Institutionen einerseits und privaten Angeboten von Frauen und Männern andererseits, weil so Beziehungswünsche ernst genommen und gleichzeitig gesellschaftliche Teilhabe weiter ermöglicht wird».[1330]

Dass dieser Aspekt der Entscheidungsfreiheit nicht trivial, sondern alles andere als selbstverständlich ist und immer auch den «Zuschnitt gesellschaftlicher Institutionen [berührt]»,[1331] wurde bereits in den vorangehenden Abschnitten erläutert: Denn der Handlungsspielraum persönlicher Entscheidungsfreiheit unterliegt da Einschränkungen und Grenzen, wo ökonomische Zwänge keine Entscheidungsmöglichkeit zulassen[1332] oder aber wo kulturelle Werthaltungen und Einstellungen (vgl. dazu etwa die vorangehenden Ausführungen zu Anerkennung und Verteilung, II.5.2./ II.5.3.) auf persönlicher und/oder institutioneller Ebene mögliche Formen des Pflegearrangements zumindest vorprägen, wenn nicht gar vorgeben. Aus dieser Perspektive reicht es nicht aus, wenn der Wohlfahrtsstaat mit seinen institutionellen Rahmenbedingungen zur häuslichen Pflege bloss «eine Sphäre der Nicht-Einmischung»[1333] schafft, vielmehr muss er «die materielle und institutionelle Umwelt so entwerfen»,[1334] dass gleichermassen «Beziehungswünsche ernst genommen und [...] gesellschaftliche Teilhabe weiter ermöglicht wird».[1335] Durch sozialstaatliche Rahmenbedin-

1328 Vgl. dazu Neher, Einsatz, 3.

1329 Vgl. dazu Brückner (Umgang, 15f.), die allerdings nur die ersten zwei der genannten Aspekte berücksichtigt.

1330 Brückner, Umgang, 16.

1331 Schnabl, Fürsorgearbeit, 53.

1332 Vgl. Brückner, Umgang, 16.

1333 So die Kritik bei Nussbaum, Fürsorge, 197.

1334 Ebd.

1335 Brückner, Umgang, 16.

gungen ermöglichte Entscheidungsfreiheit über Inhalt, Form und Ausmass der Pflegetätigkeit in einem individuellen Setting kann dann «als möglichst große Verfügung über Teilhabechancen»[1336] verstanden werden.

II.5.6. Sozialstaatliche Rahmung

Die eben aufgestellte Forderung nach sozialstaatlichen Rahmenbedingungen als zentralen Ermöglichungsfaktoren für die Entscheidungsfreiheit in der Gestaltung des Pflegesettings und somit für selbst gewählte Teilhabe an gesellschaftlichen Vollzügen ist mit dieser abschliessenden Handlungsoption in gebotener Kürze weiter zu entfalten:

Entgegen einem nach kontraktualistischen Grundsätzen gestalteten sozialen Sicherungssystem,[1337] in welchem der Erwerbsarbeitsmarkt und die sozialen Sicherungssysteme ein umfassend flexibles Subjekt verlangen,[1338] ist hier die Forderung nach einem sozialstaatlichen Rahmen zu stellen, in welchem Grunderfordernisse des Sorgehandelns – d.h. «Beständigkeit, Berechenbarkeit und die Möglichkeit, kontinuierlich für andere da zu sein»[1339] – konsequent mitberücksichtigt und integriert sind. Schnabl hat hierfür die Vorstellung von einem Kreislauf der helfenden Unterstützung eingebracht, der wie folgt funktioniert: «Wenn jemand andere versorgt, dann sollte es wieder andere geben, die die helfende Person ihrerseits in Bezug auf die eigenen Bedürfnisse unterstützen».[1340] Mit diesem Grundsatz würde die bisher bestehende Alleinverantwortung von pflegenden Angehörigen im Pflegesetting erweitert und auf eine neue Ebene der Mitverantwortung der ganzen Gesellschaft gehoben – eine Mitverantwortung, die etwa die Verpflichtung beinhaltete, «auf das Wohlergehen der *caregiver* ihrerseits zu achten, beispielsweise indem die Fürsorgebedingungen so gestaltet werden, dass sich Fürsorgende um die ihnen Anvertrauten kümmern können, ohne selbst ausgebeutet zu werden.»[1341] In solcher Gestalt würde die Sorgetätigkeit der pflegenden Angehörigen nicht nur als

1336 Wegner, Befähigung, 7.
1337 Vgl. dazu die Ausführungen in II.5.4. «Gerechtigkeit».
1338 Vgl. Schnabl, Gerecht sorgen, 135.
1339 Ebd.
1340 Fürsorgearbeit, 234 mit Verweis auf Kittay, Behinderung.
1341 Schnabl, Gerecht sorgen, 134 (Hervorhebung im Original).

individuelles, sondern auch als gesellschaftlich relevantes Thema erschlossen[1342] und damit als «öffentliches Gut›»[1343] verankert.

In der konkreten Ausgestaltung von wohlfahrtsstaatlichen Leistungen würde dies dann bedeuten, dass sie nicht mehr erwerbsarbeitsbezogen,[1344] sondern vielmehr bedarfsorientiert und daher staatsbürgerschaftsorientiert zu konzipieren sind.[1345] Freilich ist nicht von der Hand zu weisen, dass solche Massnahmen und Leistungen nicht ohne einen «sozialstaatlich gesicherten, institutionalisierten Überbau» bzw. ohne «ein Maß an Sozialbürokratie›»[1346] auskommen. Dies erscheint jedoch insgesamt als notwendig, wenn im Sinne einer «öffentlichen Kultur der Sorge [...] staatsbürgerliche Teilhabe politisch, ökonomisch und sozial gesichert›»[1347] werden soll.

Dass bei alldem dem Wohlfahrtsstaat mit seinen Möglichkeiten zur rechtlich verbindlichen Setzung von Rahmenbedingungen (insbesondere im Bereich der sozialen Sicherung) eine zentrale Bedeutung zukommt, versteht sich von selbst. Darüber hinaus ist jedoch hervorzuheben, dass alle weiteren Akteure im Wohlfahrtspluralismus dafür mitverantwortlich sind, sich für teilhabefreundliche Strukturen einzusetzen und damit «eine breite Beteiligung möglichst aller Menschen in der Gesellschaft zu sichern».[1348] Dies betrifft neben Unternehmen und Organisationen der Zivilgesellschaft insbesondere auch die Kirchen, die als «Teil der wohlfahrtspluralistischen ‹Kultur› [...] als solche durch Vernetzung, Querverbindungen, Austausch und die Artikulation ihrer eigenen Interessen Einfluss nehmen [können] auf die wohlfahrtsstaatliche Entwicklung insgesamt›».[1349]

1342 Vgl. Schnabl, Gerecht sorgen, 244.

1343 Schnabl, Gerecht sorgen, 234.

1344 Vgl. dazu die Ausführungen zur Sozialversicherungslogik im Schweizerischen Wohlfahrtssystem in den Abschnitten I.2.2.1.3. «Leistungen staatlicher Akteure: Fazit» und I.3.3. «Der Faktor ‹Geld› und ‹soziale Sicherung›».

1345 Vgl. Schnabl, Gerecht sorgen, 133. Sie weist darauf hin, dass gerade in Deutschland und Österreich in einzelnen Bereichen der sozialen Sicherung (etwa im Bereich der Behindertenhilfe) durchaus solche staatsbürgerschaftsbezogenen Sozialleistungen bestehen (ebd.). Vgl. dazu auch die Modelldiskussionen in III.3. «‹Gesellschaftspolitische Diakonie›: Handlungsoptionen im Bereich des anwaltschaftlichen Handelns».

1346 Brückner, Umgang, 17.

1347 Ebd.

1348 Wegner, Nachhaltigkeit, 4.

1349 Mathwig, Herausforderung, 39.

III. Diskussion diakonischer Handlungsoptionen für pflegende Angehörige

Entsprechend dem eingangs dieser Arbeit dargestellten methodischen Dreischritt *Wahrnehmen/Sehen – Urteilen – Handeln* als «Grundstruktur methodischen Vorgehens»[1350] einer diakoniewissenschaftlichen Arbeit steht im vorliegenden Kapitel der letzte Schritt, das Handeln, an. Dabei soll es nun darum gehen, aufbauend auf dem zu Grunde gelegten Konzept der Teilhabe bzw. der Teilhabeförderung für pflegende Angehörige (II.3./II.4.) und der hierzu erarbeiteten Orientierungen (II.5.) Handlungsoptionen zu identifizieren, in welchen sich kirchlich-diakonische Akteure engagieren können.[1351] Bevor jedoch solche Handlungsoptionen identifiziert und diskutiert werden können, sollen zuerst klärende Verortungen der weiteren Ausführungen erfolgen.

III.1. Verortungen

III.1.1. Diakonisches Handeln als konstitutiver Teil des Kirche-Seins

Dass diakonisches Handeln einen konstitutiven Teil des Kirche-Seins darstellt, gilt als unumstrittenes Faktum. In kirchlich-diakonischen Diskursen hat es sich weitgehend durchgesetzt, von der Diakonie als «Lebens- und Wesensäusserung» der Kirche[1352] bzw. von einem der «Grundvollzüge»[1353] des Kirche-Seins zu sprechen. Als «Grundvollzüge» – namentlich Verkündigung (martyria), Liturgie (leiturgia), Diakonie (diakonia) und Gemeinschaft (koinonia) – werden «die theologisch grundlegenden, das Wesen der Kirche ausmachenden Handlungen» verstanden, «ohne die die Kirche

---

1350 Klein, Erkenntnis, 54.

1351 Vgl. dazu die Ausführungen in Kapitel 4.4. «Der methodische Dreischritt».

1352 So die Grundordnung der Evangelischen Kirche in Deutschland von 1948, Art. 15 Abs. 1 (vgl. Kirchenamt der EKD, Herz, 14).

1353 Rüegger/Sigrist, Begründung, 72.

nicht Kirche wäre».[1354] Kirche-Sein besteht also wesentlich darin, dass sie «den in der Bibel bezeugten Gott, der sich dem Verletzlichen besonders zuwendet, bezeugt (Aspekt der Verkündigung oder der *martyria*), feiert (Aspekt des Gottesdienstes oder der *leiturgia*), gemeinschaftlich zum Ausdruck bringt (Aspekt der Gemeinschaft oder der *koinonia*) und in tätiger Nächstenliebe praktisch werden lässt (Aspekt des solidarischen Helfens oder der *diakonia*).»[1355] Das diakonische Handeln bringt demnach zum Ausdruck, dass die christliche Kirche derjenige Ort ist, «wo Gott als Liebe und Grund allen Helfens geglaubt und bekannt wird und wo Menschen sich im Lichte dieses Glaubens persönlich als geliebt, in ihrem Sosein mitsamt allen eigenen Defiziten angenommen und zu solidarisch helfender Mitmenschlichkeit berufen erfahren.»[1356] Entsprechend unvollständig und defizitär wäre ein Kirchenverständnis, das ohne Diakonie auskommen wollte: «Eine Kirche, die auf das Einfordern von Gerechtigkeit verzichtet, deren Mitglieder keine Barmherzigkeit üben und die sich nicht mehr den Armen öffnet oder ihnen gar Teilhabemöglichkeiten verwehrt, ist – bei allem möglichen äußeren Erfolg und der Anerkennung in der Gesellschaft – nicht die Kirche Jesu Christi.»[1357] Dass es dabei unwesentlich ist, ob das diakonische Handeln, die helfende Tat, von der Hilfe, die durch nichtchristliche Institutionen angeboten wird, unterschieden werden kann

---

1354 Haslinger, Diakonie, 166. Haslinger hält jedoch zugleich fest, dass diese Grundvollzüge in der kirchlichen Praxis zwar «als Denkmodell in ihrer Strukturierung bereits tief verwurzelt» seien (Diakonie, 167), jedoch stelle deren theologische Begründung «ein Problem dar» (Diakonie, 173). In gewohnt pointierter Manier fährt er fort: «Es gibt keine Quelle oder kirchliche Lehraussage, in der sie *als Grundvollzüge* definiert worden wären. Insofern hat man mit ihnen ein Stück aus dem Kuriositätenkabinett der Theologie vor sich: Mit großer Selbstverständlichkeit erfolgt die Rede von den Grundvollzügen, aber niemand könnte sagen, woher sie eigentlich kommen. Sie waren auf einmal einfach da. Verfehlt wäre es jedoch, daraus zu schließen, es gäbe für die Grundvollzüge keine theologische Grundlage und vor allem keine, aus der sich ihre verpflichtende Relevanz für die Praxis der Kirche heute ableiten ließe.» (ebd., Hervorhebung im Original).

1355 Rüegger/Sigrist, Diakonie, 178. Vgl. dazu auch Gemeinschaft Evangelischer Kirchen in Europa, Kirche, 39.

1356 Rüegger/Sigrist, Diakonie, 178. Haslinger formuliert in diesem Zusammenhang pointiert, dass man sich mit dem diakonischen Handeln im «Zentrum des Glaubens» befinde: «In der Diakonie entscheidet sich die letzte, irreduzible Frage des Gottesglaubens: Ist unser Gott ein wahrer Gott?» (Diakonie, 237).

1357 Kirchenamt der EKD, Gerechte Teilhabe, 15. Ähnlich formuliert auch die Enzyklika «Deus caritas est» (Sekretariat der Deutschen Bischofskonferenz, Enzyklika «Deus caritas est», Nr. 25): Die Diakonie sei «für die Kirche nicht eine Art Wohlfahrtsaktivität, die man auch anderen überlassen könnte.»

oder nicht, ist in jüngeren diakoniewissenschaftlichen Diskussionen deutlich hervorgehoben worden:[1358] Diakonisches Handeln muss nicht spezifisch als «christlich» oder «kirchlich» ausgewiesen werden,[1359] es «hat seinen diakonischen Wert in sich selbst».[1360] Daher ist gerade – wenn man so will – die «Verwechselbarkeit»[1361] im tätigen Vollzug Kennzeichen diakonischen Handelns.

III.1.2. Diakonisches Handeln in der «intermediären Sphäre»

Bereits in Kapitel I. wurde verdeutlicht, dass unter den aktuell gegebenen sozialstaatlichen Bedingungen eine Vielzahl von Akteuren – ökonomisch gesprochen – ihren direkten oder indirekten Teil zur Produktion von Wohlfahrt beitragen. Anhand des Konzepts des «Wohlfahrtspluralismus»[1362] ist dargestellt worden, dass soziales Handeln in der Gesellschaft mehr denn je als «mehrpoliges Netz»[1363] von Akteuren aus den Sektoren Staat, Markt, Dritter Sektor und informeller Sektor aufzufassen ist, die je in eigenständiger Art und Weise das Ihre zu gesellschaftlicher Wohlfahrt beitragen und somit je einen regionenspezifischen «welfare mix»[1364] produzieren. Damit ist ein bedeutsamer «Wandel im Sozialstaatsverständnis»[1365] aufgenommen, wonach sich die «Rahmenbedingungen […] insgesamt derart gravierend verändert haben»,[1366] dass die Rolle des Sozialstaats nicht mehr in der alleinigen Zuständigkeit für die «Adressierung und Steuerung gesellschaftlicher Problemlagen»[1367] gesehen wird und der Sozialstaat somit nicht mehr «das Monopol auf die Gestaltung der öffentlichen Sphäre menschlicher Vergemeinschaftung»[1368] beanspruchen kann.

1358 Vgl. dazu exemplarisch Sigrist/Rüegger, Helfendes Handeln.

1359 Vgl. Rüegger/Sigrist, Diakonie, 181. Siehe dazu auch die Ausführungen in 4.1. «Theologische Verortung».

1360 Rüegger/Sigrist, Diakonie, 181.

1361 Ringeling, Auftrag, 111f.

1362 Vgl. dazu nochmals Röber, Wohlfahrtspluralismus; Evers/Olk, Wohlfahrtspluralismus.

1363 Evers/Olk, Versorgung, 349.

1364 Schmid, Welfare-Mix, 186f.

1365 Eurich, Transformation, 406.

1366 Eurich, Transformation, 409.

1367 Eurich, Transformation, 407.

1368 Lob-Hüdepohl, Zivilgesellschaft, 52.

So gilt also, dass ein jeweiliges ortsspezifisches Gesamtarrangement gesellschaftlichen Helfens «keiner der grundlegenden Basisinstitutionen der Gesellschaft mehr direkt zuzuordnen»[1369] ist, vielmehr erfolgt das Gesamtarrangement des Helfens in einem öffentlichen Bereich, der geprägt ist von mannigfachen «Verflechtungen und Spannungsverhältnissen»[1370] der unterschiedlichen Akteure aus den vier genannten Bereichen, die ihrerseits wiederum nach «strukturell unterschiedlichen Prinzipien»[1371] funktionieren. Angesichts des Faktums, dass nicht mehr von einer zentralen Gestaltungsmacht vorgegeben wird, wie bzw. in welchem Ausmass geholfen wird, stehen die verschiedenen Akteure untereinander im marktwirtschaftlichen Sinne in einem Widerstreit um die Deutungs- bzw. Definitionsmacht dessen, was an Hilfe geleistet werden muss bzw. was (aus finanziellen oder anderen Gründen) nicht geleistet werden kann, und ringen darin um Anteile.

Unter Aufnahme dieser veränderten Ausgangslage sozialstaatlicher bzw. wohlfahrtspluralistischer Rahmenbedingungen ergibt sich auch für das diakonische Handeln der Kirchen die neue Situation, wonach sie nicht mehr wie bis anhin ihre Aufgaben und Tätigkeiten «in aller Regel nur im Gegenüber zum Staat»[1372] und dessen sozialpolitischer Gestaltungsmacht wahrnehmen, sondern sie stehen als Akteure neben vielen anderen mit und neben diesen in einer vielschichtigen und komplexen «intermediären Sphäre»,[1373] in welcher sie sich zu positionieren und ihre Rolle zu finden haben. Wie die Rolle, die das kirchlich-diakonische Handeln in dieser intermediären Sphäre einnehmen kann, aussehen soll, wird durchaus unterschiedlich verstanden.[1374]

In Bezug auf die Frage nach dem Ort bzw. der Rolle diakonischen Handelns in der Gesellschaft formuliert Lob-Hüdepohl, dass die Kirche aufgrund ihres diakonischen Auftrages grundsätzlich «konsequent in den Raum menschlicher Welt und Geschichte»[1375] verwiesen ist. Bevorzugte Orte gesellschaftlicher Interaktion sowie auch christlicher Gottesrede sind

---

1369 Eurich, Transformation, 409.

1370 Eurich, Transformation, 411.

1371 Ebd.

1372 Huber, Rolle, Abs. 5.

1373 So die Terminologie bei Eurich, Transformation, 410; vgl. dazu auch Huber (Rolle, Abs. 4), der die Kirchen (in Aufnahme von Berger/Luckmann, Modernität) als «intermediäre Institutionen» bezeichnet.

1374 Vgl. Becker, Perspektiven, 16 und Bedford-Strohm, Zivilgesellschaft, 8.

1375 Zivilgesellschaft, 60.

demnach für die kirchliche Diakonie «nicht mehr Kanzel und Katheder, sondern jene öffentlichen Hecken und Zäune, die die Tat- und Diskurslandschaften moderner Gesellschaften strukturieren und gestalten»[1376] – Tat- und Diskurslandschaften, in welchen «das ‹stumme Zeugnis› der helfenden Tat praktisch bewährt und bewahrheitet»[1377] wird. Damit «bietet sich Kirchgemeinden die Gelegenheit, ihr zivilgesellschaftliches Engagement als *Teilhabe* an Gottes Handeln zu verstehen».[1378]

So leisten die Kirchen nach Lob-Hüdepohl dadurch «Diakonie *für* die bzw. *im Dienst an* der Zivilgesellschaft», dass sie die «semantischen Potenziale christlicher Gottesrede wie auch die tatkräftigen stummen Zeugnisse in die Selbstverständigungsdiskurse und die Gestaltungsaktionen ziviler Öffentlichkeit einspeisen»[1379] und dies auf unterschiedlichen «Ebenen»,[1380] von der Ebene der Kirchgemeinde bis zur gesamtgesellschaftlichen Ebene.

III.1.3. Zwischen «naher Diakonie» und «gesellschaftspolitischer Diakonie»

Mit der Nennung dieser beiden Ebenen ist nun die Spannbreite des diakonischen Handlungsradius – von der «nahen Diakonie»[1381] einerseits bis zur «gesellschaftlichen Diakonie»[1382] andererseits – angesprochen, innerhalb dessen diakonisches Handeln üblicherweise verortet wird: Mit der Bezeichnung «nahe Diakonie» ist das eine Ende des Spektrums beschrieben, nach welchem diakonisches Handeln seinen Wirkungsraum insbesondere in einer je lokalen Verankerung hat und dabei im sozialen Nahraum mit den vor Ort vorfindlichen Ressourcen in karitativer Art und Weise helfend tätig ist, um zur Linderung von – je nach lokalem Kontext unterschiedlich gearteten – Notsituationen beizutragen. Am anderen Ende des

---

1376 Lob-Hüdepohl, Zivilgesellschaft, 61.

1377 Ebd.

1378 Eurich, Diakonie, 266 (Hervorhebung S.H.).

1379 Zivilgesellschaft, 61 (Hervorhebungen im Original). Als Potenziale nennt er bspw. «die Kultur der Anerkennung, der Achtsamkeit, [...] der grenzenlosen Parteilichkeit des Scheiterns und des Schuldigwerdens, des Vergebens und Versöhnens» (ebd.).

1380 So der Begriff bei Eurich, Diakonie, 262f.

1381 So in Evangelisch-reformierte Landeskirche des Kantons Zürich, Diakoniekonzept, 33.

1382 So etwa die Begriffsverwendung bei Ringeling, Auftrag, 112.

Spektrums ist mit der «gesellschaftlichen Diakonie» das diakonische Handeln der Kirchen beschrieben, das intendiert, nicht erst bei den konkreten Notlagen einzusetzen, sondern die «Ursachen der Not»[1383] anzupacken und «das Problem erst gar nicht entstehen zu lassen».[1384] Dies impliziert ein politisches bzw. gesamtgesellschaftliches Engagement, in welchem die Kirchen gegenüber einer verantwortlichen Öffentlichkeit den Auftrag anmahnen, «durch gesetzliche Regelungen, durch Prävention und Rehabilitation dafür Sorge zu tragen, daß Entstehungsgründe von Not minimiert werden, die großen Lebensrisiken soweit wie möglich abgesichert werden und die Integration in die normalen Lebensvollzüge gelingt.»[1385] Diese zwei Orientierungen bilden die beiden «komplementären Pole» diakonischer Wirkungsräume, in und «zwischen denen sich die verschiedenen Formen helfenden Handelns bewegen».[1386]

Wenn nun in der Folge kirchlich-diakonische Handlungsperspektiven zur Teilhabeförderung zu Gunsten von pflegenden Angehörigen diskutiert werden sollen, so richtet sich diese Diskussion an den dargestellten beiden komplementären Polen aus. Sie beginnt mit Handlungsperspektiven in der ‹nahen Diakonie› (III.2.), bezieht sodann Zwischenformen mit ein und geht anschliessend in das Feld der ‹gesellschaftlichen Diakonie› (III.3.) über.

[1383] Stückelberger, Herausforderungen, 200.
[1384] Rüegger/Sigrist, Diakonie, 237.
[1385] Strohm, Diakonie, 209.
[1386] Rüegger/Sigrist, Diakonie, 239.

III.2. «Nahe Diakonie»: Handlungsoptionen im Bereich der Gemeinwesenarbeit (GWA)

Religionssoziologische Untersuchungen führen den Kirchen vor Augen, dass sowohl bei etlichen Kirchenmitgliedern als auch bei den weiteren Mitgliedern der Gesellschaft aufgrund von sogenannten «Megatrends»[1387] der örtliche, nahräumliche Bezug zunehmend schwindet. Insbesondere die «Megatrends» der Individualisierung einzelner Lebenslagen[1388] (inkl. der damit verbundenen zunehmenden Mobilität) sowie des Aufschwungs der Informationsgesellschaft[1389] tragen das Ihre zur verstärkten örtlichen Entwurzelung vieler Menschen bei.

Dieser Prozess der je lokalen Entwurzelungen «ruft aber auch Gegenbewegung hervor»,[1390] zum Einen bei Personen, die mit dem Tempo der Veränderungen nicht mithalten können, zum Anderen aber auch bei Personen, die aufgrund gegebener Umstände an den nahräumlichen Bezug gebunden sind – wie dies gerade bei pflegenden Angehörigen und den (in ihrer Mobilität oftmals deutlich eingeschränkten) Pflegebedürftigen häufig der Fall ist.[1391] Als Gegenstück zur Ausweitung des je persönlichen Bewegungsradius und zur Zunahme virtueller Kommunikation wächst bei vielen von ihnen das «Bedürfnis nach Zugehörigkeit, Verbundenheit und Heimat» sowie das «Verlangen nach wirklicher und persönlicher Begegnung».[1392]

Kirchgemeinden vermögen es hier, ihren «Heimvorteil»,[1393] d.h. ihre Nähe und Präsenz vor Ort, einzubringen, womit persönliches diakonisches Handeln ermöglicht wird und «Gemeinschaft der Zugehörigen und Beteiligten»[1394] geschaffen und erfahrbar gemacht werden kann.

1387 So die Terminologie bei Stolz/Ballif, Zukunft, passim.

1388 Vgl. dazu Stolz/Ballif, Zukunft, 35–39.

1389 Vgl. dazu Stolz/Ballif, Zukunft, 49–52.

1390 Evangelisch-reformierte Landeskirche des Kantons Zürich, Diakoniekonzept, 33.

1391 Klie (Diakonik, 582) formuliert: «Das Leben hoch betagter Menschen ist an den Ort gebunden, lebt von Nachbarschaften, von der Solidarität im Nahraum im Quartier.»

1392 Evangelisch-reformierte Landeskirche des Kantons Zürich, Diakoniekonzept, 33.

1393 Ebd.

1394 Ebd.

III.2.1. Der Bezug der «nahen Diakonie» zur Gemeinwesenarbeit

III.2.1.1. Das Konzept der «Gemeinwesenarbeit»

Zur bewussten Förderung ihres lokalen Bezugs orientieren sich viele Kirchgemeinden bei ihrem diakonischen Handeln an Ansätzen der Gemeinwesenarbeit (GWA). Das Konzept der Gemeinwesenarbeit tauchte im deutschsprachigen Raum zum ersten Mal in den 1960er Jahren auf[1395] und hat zum primären Ziel, die Menschen je in ihrem ganz konkreten Lebensumfeld – oftmals richtet sich der Fokus auf einen bislang vernachlässigten Stadtteil – zu unterstützen, «für die Verbesserung der Lebensqualität und Lebenssituation einzutreten, sich für den Zusammenhalt der Menschen zu engagieren und so den Sozialraum zu einem lebenswerten Ort zu entwickeln.»[1396]

Unter ‹Gemeinwesen› bzw. ‹Sozialraum› wird ein «sozialgeografisch abgrenzbarer Lebensraum»[1397] verstanden, d.h. eine «Gemengelage von

---

[1395] Im deutschen Raum entstanden die ersten Projekte in Berlin und Hamburg; vgl. dazu Benedict, Gemeinwesenarbeit, 266. Troxler (Gemeinwesenarbeit, 203) erwähnt für den schweizerischen Raum, dass das GWA-Konzept von einheimischen Forschenden aus den Vereinigten Staaten eingebracht worden ist, wobei es dort unter den Stichworten «soziale Gemeinwesenarbeit und Gemeinschaftsplanung» als neue Handlungsform für Armutsbekämpfungsprogramme entwickelt und eingesetzt wurde.

[1396] Deutscher Caritasverband, Sozialraumorientierung, 38. Wenn hier von «Sozialraumorientierung» gesprochen wird, so ist an dieser Stelle auf konzeptionelle sowie terminologische Eigenheiten hinzuweisen: Wenn auch im deutschsprachigen Raum eine rund fünfzigjährige Erfahrung mit dem GWA-Konzept besteht, so ist das Konzept – nicht zuletzt angesichts der Breite der Debatte – inhaltlich nicht mit letzter Schärfe abzugrenzen, zudem besteht die terminologische Unklarheit, wonach in neueren Zusammenhängen für ähnliche Sachverhalte oftmals von «Sozialraumorientierung» gesprochen wird (zu einer möglichen Verhältnisbestimmung zwischen «Gemeinwesenarbeit» und «Sozialraumorientierung» vgl. Hinte, Gemeinwesenarbeit, 26–28 sowie auch Benedict, Gemeinwesenarbeit, 268); in Kreisen deutscher Landeskirchen wird sodann zuweilen von «Gemeinwesendiakonie» (vgl. Horstmann, Gemeinwesendiakonie) gesprochen – mehr zum Zweck der Betonung der Kirchlichkeit des Konzepts denn zur inhaltlichen Abgrenzung. Im vorliegenden Zusammenhang werden die beiden Begrifflichkeiten synonym verwendet.

[1397] Deutscher Caritasverband, Sozialraumorientierung, 37.

Städten, Gemeinden [...], Dörfern, Kreisen mit ihren Stadtteilen, Quartieren, Nachbarschaften, Institutionen, sozialen Einrichtungen, Bündnissen, Netzwerken, Initiativen, Projekten und der lokalen Wirtschaft», in der sich ein von «den geografischen Gegebenheiten definierte[r] Siedlungsraum mit dem soziokulturellen Erfahrungs- und Verhaltensraum von Menschen»[1398] überschneidet.

Das Konzept der «Gemeinwesenarbeit» wird nicht so sehr bloss als eine sozialfachliche Arbeitsmethode in diesem Einsatzgebiet des Gemeinwesens bzw. des Sozialraums verstanden, vielmehr gilt es als «Haltung und Perspektive»,[1399] mit welcher die Akteure an das Gemeinwesen herantreten – es geht also grundsätzlich vom «Interesse für die Lebensbedingungen und die Lebenswelt von Menschen im Nahraum»[1400] aus und umfasst sodann ein (je nach Herkunft der Definition leicht unterschiedliches) Bündel von konzeptuellen Einzelaspekten. Zum Ersten orientiert sich die Gemeinwesenarbeit bei der Gestaltung von Hilfen in erster Linie an personalen und sozialräumlichen Ressourcen,[1401] so bspw. die vor Ort vorfindlichen nachbarschaftlichen Beziehungen der im Quartier wohnhaften Bevölkerung, die vor Ort ansässigen sozialen Dienste, lokale Unternehmen, Kirchgemeinden, nutzbare Bauten, identitätsstiftende Plätze, u. dgl.[1402] In eine ähnliche Richtung zielt der zweite Aspekt, wonach Gemeinwesenarbeit nach dem Grundsatz gestaltet ist, dass aktivierende Arbeit jederzeit Vorrang vor betreuender Tätigkeit haben soll.[1403] Entgegen einer paternalistisch-fürsorglichen Hilfekultur sollen also befähigende Hilfeansätze zum Einsatz kommen. Zum Dritten zielt die Gemeinwesenarbeit stets auf eine Vernetzung aller je vor Ort aktiven sozialen Dienste sowie darüber hinaus auf eine Integration weiterer lokaler Akteure in ihre Tätigkeiten.[1404] Das können sowohl zivilgesellschaftliche Organisationen als auch öffentliche Institutionen sein (Bau- und Wohnungswesen, kommunale Verwal-

---

1398 Ebd., wobei – so wird ebenda festgehalten – die Grenzen freilich fliessend sind und von den jeweiligen Perspektiven und Bezügen der dort wohnenden Menschen und der darin ansässigen Institutionen mitbestimmt werden.

1399 Deutscher Caritasverband, Sozialraumorientierung, 38.

1400 Ebd.

1401 Vgl. Hinte, Sozialraumorientierung, 101.

1402 Vgl. zur Auflistung Deutscher Caritasverband, Sozialraumorientierung, 39.

1403 Vgl. Hinte, Sozialraumorientierung, 101.

1404 Vgl. dazu Horstmann, Gemeinwesendiakonie, 3; Deutscher Caritasverband, Sozialraumorientierung, 40; Hinte, Sozialraumorientierung, 101.

tungen, Schulen, u.a.m.). Schliesslich ist die Gemeinwesenarbeit zum Vierten bestrebt, im Sinne der drei bisher genannten partizipativen Ansätze das ehrenamtliche Engagement der Bürgerinnen und Bürger vor Ort miteinzubeziehen und zu fördern.[1405] Mit diesem Grundsatz kann mitunter sichergestellt werden, dass «Menschen und Organisationen Verantwortung für ihren Lebens- und Sozialraum übernehmen und neue Kooperationen entwickelt werden».[1406]

Diese Prinzipien der Gemeinwesenarbeit bzw. der Sozialraumorientierung sollen und können – so sind deren Promotoren überzeugt – den betroffenen Menschen dazu verhelfen, «ihr Recht auf selbstbestimmte Teilhabe»[1407] einzulösen.

III.2.1.2. Kirchliche Gemeinwesenarbeit

Das grosse Interesse von Kirchgemeinden an bzw. deren hohe Affinität gegenüber dem Konzept der Gemeinwesenarbeit liegt wohl wesentlich in der Tatsache begründet, dass sie sich mit ihrem diakonischen Auftrag selber als Teil des Gemeinwesens verstehen,[1408] sowie insbesondere darin, dass «die spezifischen *Ressourcen des Sozialraumes* [...] vielfach *ihre eigenen*»[1409] sind.

1405 Vgl. Horstmann, Gemeinwesendiakonie, 3.

1406 Neher, Arbeit, 558. Gleichzeitig mit der Nennung dieses Grundsatzes der Förderung ehrenamtlichen Engagements wird festgehalten, dass der verstärkte Einbezug ehrenamtlicher Kräfte nicht dazu dienen dürfe, dass staatliche oder andere in lokalen Feldern aktive Institutionen ihre Verantwortung – sowie insbesondere das Tragen der finanziellen Lasten – auf die Akteure der Gemeinwesenarbeit abschieben (vgl. ebd.). Der Ansatz solle nicht dazu missbraucht werden, um «fehlende Finanz- und Personalressourcen [der öffentlichen Hand, erg. S.H.] zu kompensieren» (Klie, Diakonik, 585) bzw. um «die enger werdenden Handlungsspielräume der öffentlichen Hand auszugleichen» (Deutscher Caritasverband, Sozialraumorientierung, 42).

1407 Deutscher Caritasverband, Sozialraumorientierung, 38.

1408 Sofern sie sich nicht als «kirchliche Gegenwelt» gegenüber den gesellschaftlichen Realitäten verstehen, wie dies etwa nach dem Konzept der «lebendige[n] Gemeinde» der Fall ist (vgl. dazu Benedict, Gemeinwesenarbeit, 276).

1409 Liedke, Menschen, 84 (Hervorhebungen S.H.).
Hervorzuheben ist an dieser Stelle, dass gerade auf Seiten der Diakonie in Deutschland ein besonderes Interesse an der Gemeinwesenarbeit besteht. Dies mag mitunter mit der historisch gewachsenen Struktur der Trennung zwischen institutioneller und gemeindlicher Diakonie zu tun haben: Angesichts des dominierenden Sektors der institutionellen Diakonie – zu erinnern ist an die mit Gesundheitskonzernen vergleichbaren grossen diakonischen Werke – war die Diakonie lange Zeit geprägt davon,

Als Ressource ist an erster Stelle das Faktum zu nennen, dass die Kirchen hierzulande nach wie vor mit ihrer Parochialstruktur ein umfassendes Netz von Gemeinden bilden und dabei *flächendeckend* in allen Orten – Dörfern, Städten, Quartieren und Regionen – anwesend sind. Um es mit den Worten des ehemaligen Gütersloher Psychiatrieprofessors Klaus Dörner auszudrücken: Die Kirchgemeinden haben einen «dramatischen Standortvorteil», wonach sie die «einzige flächendeckende Institution [sind], die mit ihrem Einzugsbereich ziemlich genau dem Territorium des dritten Sozialraums, des Wir-Raums der Nachbarschaft, entsprechen.»[1410] Dieser Standortvorteil bzw. die Ressource der umfassenden örtlichen Präsenz als «besondere Stärke» [1411] der Kirchgemeinden ist in zweierlei Hinsicht auszudifferenzieren: Zum Ersten ist festzuhalten, dass die Kirchgemeinden nicht nur über ihre Parochialstruktur, «sondern noch viel mehr über ihre *Mitglieder* stark im Gemeinwesen verwurzelt»[1412] sind: Die Mitarbeiterinnen und Mitarbeiter der Kirchgemeinden sowie die am kirchgemeindlichen Leben beteiligten Personen sind selbst Teil des jeweiligen Gemeinwesens [1413] und tragen von sich her über ihr weiteres Engagement in Gruppen und Vereinen zur Verankerung und Vernetzung der Kirchgemeinden bei. Zum Zweiten ist hervorzuheben, dass die Kirchgemeinden oftmals immer noch einen privilegierten *Zugang* zu den im jeweiligen Gemeinwesen wohnhaften Personen, insbesondere zu den älteren Menschen

---

dass betreuungsbedürftige Menschen in Grosseinrichtungen «weit abseits des pulsierenden Lebens» (Neher, Arbeit, 559) betreut wurden. So entstanden «Sonderwelten», in welchen die dort lebenden Menschen wenig Bezug zum Stadtteil oder zum Dorf hatten (ebd.) Aufgrund dieser Separierung wurde der Diakonie oftmals vorgeworfen, sie sei «aus den Kirchgemeinden ausgewandert» (Horstmann, Gemeinwesendiakonie, 12). Wenn nun viele diakonische Grosseinrichtungen ihre Angebote dezentralisieren und neue Verbindungen schaffen mit den Kirchgemeinden sowie weiteren Akteuren im Gemeinwesen, so stösst dies in Deutschland auf grosses Interesse, da somit «etwas Neues geschaffen [wird], was vorher nicht in Kirchgemeinden vorzufinden war» (ebd.).

In den Schweizer Kirchgemeinden ist der Ansatz der Gemeinwesenarbeit insofern weniger spektakulär, als dass – angesichts des schwach ausgeprägten institutionellen Diakoniestrukturen – Diakonie seit jeher vorwiegend in den Kirchgemeinden und somit im Betätigungsfeld des Gemeinwesens ausgeübt wurde.

1410 Dörner, Leben, 114. Vgl. dazu in ähnlicher Weise Wegner, Sozialität, 2. Zellfelder (Bedeutung, 71) formuliert seinerseits: «Niemand hat mehr: die meisten Filialen!» und drückt damit nicht so sehr die geografische Ausbreitung des Netzes der Kirchgemeinden, sondern deren numerische Anzahl aus.

1411 Klie, Diakonik, 582.

1412 Horstmann, Gemeinwesendiakonie, 7 (Hervorhebung S.H.).

1413 Vgl. dazu Liedke, Menschen, 85.

(und dadurch zu ihren Angehörigen), haben.[1414] «Durch Seelsorgegespräche ihrer hauptamtlichen Mitarbeiterinnen und Mitarbeiter, durch Kontakte ehrenamtlicher Mitglieder in Besuchsdiensten anlässlich runder Geburtstage oder Kasualien gibt es eine fast flächendeckende Möglichkeit, die Lebenssituation älterer Menschen kennen zu lernen.»[1415]

Damit ist eine zweite zentrale Ressource angesprochen: Die Kirchen und Kirchgemeinden verfügen ungebrochen über eine grosse und aktive *ehrenamtliche Mitarbeiterschaft*, die es ihnen erlaubt, nicht zuletzt mit diakonischen Projekten im Gemeinwesen präsent zu sein, «Beziehungen [zu] pflegen» und «sich in ein lebendiges Miteinander von Christen- und Bürgergemeinde ein[zu]bringen.»[1416] Schätzungen weisen aus, dass sich rund 200 000 Personen ehrenamtlich in Schweizerischen Kirchgemeinden engagieren.[1417] Diese grosse Zahl widerspiegelt die Tatsache, dass die Kirche «in einzigartiger Weise Gelegenheitsstrukturen für die zivilgesellschaftliche Partizipation schafft und zugleich viele der dafür erforderlichen Wertvorstellungen und Fertigkeiten vermittelt.»[1418] Kirchen und Gemeinden dienen somit als besonders geeignete «Plattformen», über die interessierte Personen zur Übernahme ehrenamtlichen Engagements «rekrutiert» werden.[1419] Wenn es den Gemeinden gelingt, sich auf neue Formen ehrenamtlichen Engagements bzw. sich auf einen «neuen Mitarbeitertyp»[1420] einzu-

---

1414 Vgl. Liedke, Menschen, 84.

1415 Kottnik, Altersarmut, 678.

1416 Ruddat/Schäfer, Diakonie, 216. Die vorliegenden Ausführungen zum ehrenamtlichen Engagement von Gemeindemitgliedern stellen keineswegs eine erschöpfende Abhandlung über die Potenziale der Freiwilligenarbeit in Kirchgemeinden dar, vielmehr beschränkt sich die Darstellung spezifisch auf dessen Ressourcencharakter für die Gemeinden. Zum generellen Potenzial der Freiwilligenarbeit für Kirchgemeinden vgl. bspw. Sigrist, Reflections.

1417 Vgl. Sigrist, Reflections, 140.

1418 Traunmüller et al., Zivilgesellschaft, 134.

1419 Vgl. ebd. Angesichts der Tatsache, dass Religion eine «bedeutende mobilisierende Kraft bürgerschaftlichen Engagements» darstellt (ebd.) und somit «religiöse Überzeugungen für ein Viertel aller formell freiwillig Engagierten zu den massgeblichen Motivationsquellen ihrer Freiwilligentätigkeit zählen», wird die Frage aufgeworfen, ob etwa auf Seiten der Protestanten oder aber der Katholiken das ehrenamtliche Engagement stärker verankert ist. Traunmüller et al. (Zivilgesellschaft, 137–140) meinen nach einer entsprechenden Erhebung in 60 Schweizer Gemeinden, dass nicht so sehr die konfessionelle Prägung, sondern eher die religiöse Vitalität einer Gemeinde zu den ausschlaggebenden Faktoren für ehrenamtliches Engagement gehört.

1420 Haas, Gemeinde, 316.

stellen – postuliert wird ein Paradigmenwechsel,[1421] wonach ehrenamtliche Mitarbeitende sich nicht mehr so sehr aus altruistischen Motiven engagieren, sondern sich vielmehr stärker «am Gewinn an Lebenssinn, an innerer Befriedigung und an der biographischen Passung»[1422] zum eigenen Lebensentwurf orientieren und dabei vermehrt partizipative, zeitlich begrenzte und projektorientierte Beteiligungsformen suchen[1423] –, so wird davon ausgegangen, dass sie ihre Attraktivität als Plattform für ehrenamtliches Engagement zu erhalten vermögen.[1424]

Schliesslich ist als Drittes auf die Ressourcen der *Räumlichkeiten* hinzuweisen: Kirchgemeinden verfügen mit den Kirchen, aber insbesondere auch mit ihren weiteren gemeindlichen Gebäuden – Kirchgemeindehäuser, Sozialstationen, Pfrundscheunen, u.v.m. – über eine Vielzahl von Räumlichkeiten an bester Lage.[1425] Wenn auch die Nutzungsfrequenz dieser Gebäude zuweilen abnimmt, so dass sich Fragen nach Umnutzung oder gar Verkauf stellen,[1426] so haben diese Gebäude und Räumlichkeiten nach wie vor eine gewisse Prägekraft auf das Gemeinwesen und werden von einem Grossteil der Bevölkerung immer noch als Orte des Helfens bzw. des Sorgetragens gedeutet – trotz der Tatsache, dass vielerorts die Mehrheit der Quartierbewohnerinnen und -bewohner nicht mehr der christlichen Religion oder gar der reformierten Konfession angehören.[1427]

Eurich folgert: «Will die Ortsgemeinde auch zukünftig eine Gemeinde für den Ort sein, muss sie ihren Sozialraum (weiter) aneignen und Formen der Präsenz in diesem intensivieren»[1428] – dabei können die Parochialgemeinden auf die genannten, vielfachen Ressourcen zurückgreifen.

1421 Vgl. Sigrist, Reflections, 140f.

1422 Lob-Hüdepohl, Zivilgesellschaft, 59.

1423 Vgl. Haas, Gemeinde, 316.

1424 Vgl. Klie, Diakonik, 585.

1425 Vgl. hierzu Sigrist, Gemeinde, 329.

1426 Vgl. ebd.

1427 Vgl. Sigrist, Gemeinde, 334. Vgl. zur Definition der kirchgemeindlichen Ressourcen im Raum des Gemeinwesens auch die annähernd deckungsgleiche Liste bei Horstmann (Weg, 55f.), der jedoch nicht von den «Ressourcen» der Kirchgemeinden, sondern von deren «Sozialkapital» spricht (ebd.).

1428 Eurich, Diakonie, 267.

III.2.1.3. Zur Verhältnisbestimmung zwischen «naher Diakonie», Zivilgesellschaft und Sozialstaat im Raum des Gemeinwesens

Wenn bislang von der kirchlichen Gemeinwesenarbeit neben der staatlichen bzw. zivilgesellschaftlichen Gemeinwesenarbeit gesprochen wurde, so geschah dies mit den Begriffen der «Vernetzung»[1429] bzw. des konsequenten «in den Raum menschlicher Welt und Geschichte»[1430] Verwiesen-Seins der kirchlichen Diakonie. Mit diesen Begrifflichkeiten ist jedoch die Verhältnisbestimmung zwischen «naher Diakonie» und Sozialstaat bzw. Zivilgesellschaft im Raum des Gemeinwesens noch nicht ausreichend festgelegt. Eine dreifache Spezifizierung dieses Verhältnisses, wie sie die reformierte Zürcher Landeskirche in ihrem Diakoniekonzept vornimmt,[1431] ist in dieser Hinsicht hilfreich:

Zum Ersten wird der nahen Diakonie die Rolle einer «Pionierin» zugeschrieben.[1432] Ausgehend vom Diktum «Not macht erfinderisch» hat die Diakonie seit jeher in verschiedensten historischen Phasen und Kontexten die je vorfindlichen Notlagen von Menschen zum Ausgangspunkt genommen, um in eigener und kreativer Weise auf diese Notlagen zu reagieren. Die Gründung der grossen diakonischen Anstalten angesichts der Verarmung grosser Teile der Bevölkerung in der Mitte des 19. Jahrhunderts sowie – spezifisch aus Zürcher Perspektive – die Gründung der Sozialwerke Ernst Sieber angesichts des Elends der Drogenkranken am Platzspitz sind exemplarisch hierfür.[1433] Wo die nahe Diakonie mit neuen, konkreten Projekten als Pionierin handelt, da lässt sie diese Projekte nicht «zum Privatbesitz erstarren,» sondern es gilt: «Wo sich die Neuerungen bewähren, gibt die Kirche sie weiter an Private oder den Staat. Sie selber wird frei für neue Pioniertaten.»[1434] Um es mit den Worten von Schranz zu formulieren: «Ihre Pionier-Leistungen werden geteilt und zur Nachahmung weitergegeben, statt patentiert.»[1435]

1429 Vgl. dazu III.1.2. «Diakonisches Handeln in der ‹intermediären Sphäre›».

1430 Bedford-Strohm, Zivilgesellschaft, 60.

1431 Evangelisch-reformierte Landeskirche des Kantons Zürich, Diakoniekonzept, 35.

1432 Ebd.

1433 Ebd.

1434 Ebd.

1435 Schranz, Engagement, 14.

Sodann tritt die nahe Diakonie als «Stellvertreterin» auf – dies ist etwa dann der Fall, «wenn politische Ordnungsmächte fehlen oder an Grenzen stossen».[1436] Beispiele wie die kirchlichen Paarberatungsstellen, Kindertagesstätten und schulischen Mittagstische[1437] zeigen auf, dass diese Rolle der nahen Diakonie als Stellvertreterin weitgehend dem Verständnis des «Wohlfahrtspluralismus»[1438] entspricht, wonach nicht mehr der Sozialstaat allein, sondern eine Vielzahl einzelner, zivilgesellschaftlicher Akteure im einem Netzwerk zur Produktion von Wohlfahrt beitragen. Die Problematik dieser Rolle besteht in der Gefahr, dass politische Verantwortungsträger angesichts schwindender Ressourcen die Arbeit in den entsprechenden Handlungsfeldern der Diakonie überlassen, sich zurückziehen und somit «der Versuchung erliegen, die Stellvertretung als Dauerlösung zu missbrauchen.»[1439]

Schliesslich wird drittens die nahe Diakonie als «ergänzende Kraft»[1440] verstanden, worin das oben beschriebene Verständnis der Vernetzung unter Partnern besonders deutlich zum Vorschein kommt: «Wo unterschiedliche Partner je eigene Stärken einbringen [...], wird ein Ganzes.»[1441] Wenn etwa Kirchen über das Potenzial verfügen, ehrenamtliche Mitarbeitende zu mobilisieren und damit zivilgesellschaftliches Engagement auszulösen, so können staatliche Instanzen ihrerseits «Amtsmacht, Recht und Gerechtigkeit durchsetzen.»[1442] Flughafenpfarrämter, Bahnhofskirchen und die Armeeseelsorge sind demnach passende Beispiele für diese Rolle des konkreten, diakonischen Handelns im Sinne der «ergänzenden Kraft».[1443]

1436 Evangelisch-reformierte Landeskirche des Kantons Zürich, Diakoniekonzept, 35.

1437 Vgl. dazu die Liste ebd.

1438 Vgl. dazu die Ausführungen in grundsätzlicher Hinsicht in I.2.1. «Das Konzept des Wohlfahrtspluralismus» sowie in Bezug auf die Handlungsoptionen der Diakonie in III.1.2. «Diakonisches Handeln in der ‹intermediären Sphäre›».

1439 Evangelisch-reformierte Landeskirche des Kantons Zürich, Diakoniekonzept, 35.

1440 Ebd.

1441 Ebd.

1442 Ebd.

1443 Ebd.

III.2.2. Modelldiskussion 1: Besuchs- und Entlastungsdienste für pflegende Angehörige

Die «nahe Diakonie» wurde im obigen Abschnitt als eine Form der kirchlichen Gemeinwesenarbeit bestimmt, die sich zunutze macht, dass die Ressourcen des Sozialraumes vielfach ihren eigenen Ressourcen entsprechen (vgl. die genannten Ressourcen «flächendeckende Präsenz», «Zugang zu den Menschen vor Ort», «Mitarbeitende» sowie «Verfügbarkeit von Räumen»), und die je nach Projekt in einem spezifischen Verhältnis zu weiteren zivilgesellschaftlichen und/oder sozialstaatlichen Akteuren steht (vgl. die genannten Verhältnisbestimmungen «Pionierin», «Stellvertreterin» und «ergänzende Kraft»).

Darauf aufbauend werden im nachfolgenden Abschnitt konkrete Handlungsoptionen der Teilhabeförderung für pflegende Angehörige, die im Rahmen der «nahen Diakonie» – d.h. in der Gemeinwesenarbeit von Kirchgemeinden – in Erscheinung treten, dargestellt und eingeordnet. Diese Handlungsoptionen sollen in grundsätzlicher Weise hinsichtlich ihrer Relevanz für die Förderung der Teilhabe bei pflegenden Angehörigen dargestellt werden.[1444] Darüber hinaus werden sie eingeordnet zum Ersten bezüglich der Frage, auf welche der Ressourcen kirchlicher Gemeinwesenarbeit sich die Handlungsoptionen beziehen (vgl. III.2.1.2.), sowie zum Zweiten auf die Frage, welcher Verhältnisbestimmung zwischen kirchlichem und zivilgesellschaftlichem Handeln sie zuzuordnen sind (vgl. III.2.1.3.).

Ein erster Blick auf die Konzeption der diakonischen Handlungsfelder in Landeskirchen und Kirchgemeinden lässt erkennen, dass pflegende Angehörige kaum je direkt als explizite Anspruchsgruppe in den Blick kommen.[1445] Zumeist sind die Angehörigen mit ihren Lebenssituationen und

---

1444 Dabei dienen insbesondere die Ausführungen in II.3. «Teilhabe bei pflegenden Angehörigen» als Bezugsgrösse.

1445 Vgl. hierzu insbesondere die synoptischen Darstellungen unterschiedlicher Konzeptionen diakonischer Handlungsfelder im schweizerischen Rahmen bei Schranz, Engagement, 11–13 sowie bei Stückelberger, Herausforderungen, 190–192.

ihren Bedürfnissen subsumiert und behandelt im Handlungsfeld der Altersarbeit, gelegentlich auch im Handlungsfeld der Familienarbeit.[1446]

Einschlägige Konzepte kirchlich-diakonischer Altersarbeit verweisen darauf, dass die Altersarbeit in den reformierten Kirchen eine «lange Tradition» habe und als oftmals als «starker Pfeiler»[1447] des diakonischen Engagements in Kirchgemeinden fungiere. Im Wissen um die veränderten demografischen und soziologischen Verhältnisse (höhere Lebenserwartung, veränderte Altersbilder, Vervielfältigung von Anliegen und Bedürfnissen bei älteren Menschen) folgern die Konzeptverantwortlichen, dass diese Entwicklungen und Veränderungen «nicht ohne Auswirkungen auf die Altersarbeit der Kirchgemeinden»[1448] bleiben können, zumal sich die Erwartungen der älteren Menschen an die Kirchgemeinden verändert und vor allem vervielfältigt haben.[1449] Auf der Basis dieser veränderten Ausgangslage empfehlen sie, die kirchgemeindlichen Angebote der Altersarbeit auszurichten an den Zielen a. der Schaffung von Zugehörigkeit bzw. Förderung von Gemeinschaft,[1450] b. des anwaltschaftlichen Einstehens für die Anliegen und Rechte von älteren und von pflegebedürftigen Menschen[1451] sowie c. des Raum Schaffens für die Auseinandersetzung mit den «letzten Fragen».[1452] Indem die Kirchgemeinden dadurch die älteren Menschen «befähigt, aktiviert und mobilisiert»,[1453] tragen sie dazu bei, deren «*Teilhabe* an der Gesellschaft [zu] fördern».[1454]

1446 Vgl. dazu die Positionierung des von mehreren Landeskirchen getragenen Netzwerks familien-generationenkirche.ch, Familien, 2–4.

1447 Evangelisch-reformierte Landeskirche des Kantons Zürich, Lebensabschnitt Alter, 3.

1448 Ebd.

1449 Vgl. Interkantonale Arbeitsgruppe «Runder Tisch Alter», Empfehlungen, 9.

1450 Vgl. Interkantonale Arbeitsgruppe «Runder Tisch Alter», Empfehlungen, 10 sowie Evangelisch-reformierte Landeskirche des Kantons Zürich, Lebensabschnitt Alter, 3.

1451 Vgl. Interkantonale Arbeitsgruppe «Runder Tisch Alter», Empfehlungen, 10 (Hervorhebung S.H.).

1452 Interkantonale Arbeitsgruppe «Runder Tisch Alter», Empfehlungen, 9; vgl. auch Evangelisch-reformierte Landeskirche des Kantons Zürich, Lebensabschnitt Alter, 3.

1453 Interkantonale Arbeitsgruppe «Runder Tisch Alter», Empfehlungen, 17.

1454 Ebd., wobei erwähnt wird, dass hierfür die «Methode der Gemeinwesenarbeit besonders geeignet sei» (ebd.); vgl. dazu auch die vorangehenden Abschnitte III.2.1.1. «Das Konzept der ‹Gemeinwesenarbeit›» sowie III.2.1.2. «Kirchliche Gemeinwesenarbeit».

Bei all diesen kirchgemeindlichen Massnahmen der Altersarbeit, die «handlungsfelderübergreifend» geschehen soll,[1455] stehen jedoch in aller Regel die älteren bzw. pflegebedürftigen Personen selber im Zentrum, nur im Rahmen der Behandlung der sozialen Beziehungen bzw. des familiären oder verwandtschaftlichen Netzes der älteren Menschen[1456] geraten die Angehörigen (zumindest indirekt) in den Blick. Eine solche Bezugnahme auf Angehörige erfolgt in der kirchlichen Altersarbeit vorwiegend bei zwei Typen von Projekten der Altersarbeit; zum Ersten ist das bei kirchlichen bzw. kirchgemeindlichen Besuchs- und Entlastungsdiensten[1457] der Fall (vgl. III.2.2.1./III.2.2.2.), zum Zweiten bei Kooperationsprojekten an der Schnittstelle zwischen informellen und formellen Pflegesystemen (vgl. III.2.3.). Auf beide Projekttypen ist in der Folge einzugehen.[1458]

III.2.2.1. Modelle von Besuchs- bzw. Entlastungsdiensten in Kirchgemeinden

Ein Grossteil der reformierten Kirchgemeinden – seien es kleine Kirchgemeinden auf dem Land, Gemeinden im Agglomerationsgebiet oder Stadt(teil)gemeinden – führt und unterhält Besuchsdienste,[1459] in welchen ehrenamtliche Mitarbeitende angeleitet von professionellen Mitarbeitenden Personen, die dies wünschen, im Gemeindegebiet besuchen. Als Anlass für solche Besuche kommt Unterschiedliches in Frage: Es werden

---

1455 Die Evangelisch-reformierte Landeskirche des Kantons Zürich (Lebensabschnitt Alter, 25) formuliert: «Diakonie als tätige Nächstenliebe, Seelsorge als Begegnung und Gespräch, Verkündigung durch Wort und Musik, Bildung und Spiritualität leuchten in vielen Angeboten und Projekten von Senioren- und Altersarbeit auf und ergänzen einander im Idealfall.»

1456 Vgl. dazu Interkantonale Arbeitsgruppe «Runder Tisch Alter», Empfehlungen, 17.

1457 Vgl. dazu bspw. Schranz, Engagement, 90.

1458 Diese Schwerpunktsetzung bringt freilich mit sich, dass nicht auf alle kirchlichen bzw. kirchgemeindlichen Konzepte, die (pflegende) Angehörige zumindest teilweise mit im Blick haben, eingegangen werden kann. Dies betrifft insbesondere Konzepte der Palliative Care, die in aller Regel bei der Begleitung von Schwerkranken und Sterbenden die Angehörigen der Betroffenen systematisch mit einbeziehen. Vgl. dazu grundlegend etwa Noth/Kohli Reichenbach (Hg.), Palliative und Spiritual Care; Bundesamt für Gesundheit/Schweizerische Konferenz der kantonalen Gesundheitsdirektorinnen und -direktoren, Strategie; Näf-Hofmann/Näf, Palliative Care.

1459 Vgl. Reformierte Kirchen Bern-Jura-Solothurn, Weiterbildungskonzept, 1. Einen ähnlichen Schluss, wonach zahlreiche Kirchgemeinden Besuchsdienste führen, lässt die Erhebung von Schranz (Engagement, 47.90) zu.

etwa Personen, die neu im Gemeindegebiet wohnen, besucht, sodann (ältere) Jubilarinnen und Jubilare, trauernde Menschen, ältere Personen, deren soziales Netz ausgedünnt ist und die neue Kontakte schätzen[1460] – je nach Art des Anlasses finden die Besuche einmalig, sporadisch oder regelmässig statt.[1461] Mit den vielfältigen Aufgaben, die die ehrenamtlichen Mitarbeitenden bei den Besuchen wahrnehmen – «sie begrüssen, gratulieren, begleiten, führen Gespräche, diskutieren, plaudern, machen einen gemeinsamen Spaziergang oder Ausflug, […] und vieles mehr»[1462] –, zielen die Besuchsdienste darauf ab, zum Einen die «Lebensqualität der besuchten Personen zu verbessern»,[1463] zum Anderen aber (wo nötig) sie auch in der Bewältigung des Alltags zu unterstützen und das private Beziehungsnetz zu ergänzen.[1464] Dabei steht das Angebot der Besuchsdienste in der Regel nicht nur den Mitgliedern der Kirchgemeinde, sondern allen im jeweiligen Gebiet wohnhaften Personen offen.[1465]

Solche Besuche bzw. Besuchsdienste stellen in vielen Gemeinden ein nicht wegzudenkendes Element ihres sozialen Handelns dar und werden denn zuweilen auch als «Kernstücke ihrer Diakonie»[1466] bezeichnet. Dadurch, dass die Besuchsdienste in ihrer Arbeit «über blosse Kontaktbesuche»[1467] hinausgehen, machen sie deutlich, was eine «Kirchgemeinde unter Gemeinschaft versteht».[1468] Indem sie mit ihren Besuchen «Möglichkeiten der Begegnung und der Gemeinschaft [schaffen]»,[1469] nehmen die Besuchsdienste eine grundlegende Dimension des diakonischen Auftrags der Kirchen und Gemeinden auf, wie sie etwa in Kirchenordnungen zu finden

---

1460 Vgl. Evangelisch-reformierte Landeskirche des Kantons Zürich/Reformierte Kirchen Bern-Jura-Solothurn, Konzeptvorlage, 2.

1461 Vgl. Evangelisch-reformierte Landeskirche des Kantons Zürich/Reformierte Kirchen Bern-Jura-Solothurn, Argumente, 1.

1462 Vgl. ebd.

1463 Evangelisch-reformierte Landeskirche des Kantons Zürich/Reformierte Kirchen Bern-Jura-Solothurn, Argumente, 2.

1464 Evangelisch-reformierte Landeskirche des Kantons Zürich/Reformierte Kirchen Bern-Jura-Solothurn, Rahmenbedingungen, 1.

1465 Vgl. Evangelisch-reformierte Landeskirche des Kantons Zürich/Reformierte Kirchen Bern-Jura-Solothurn, Argumente, 1.

1466 Pace, Gemeindeglieder besuchen, 9.

1467 Ebd.

1468 Ebd.

1469 Evangelisch-reformierte Landeskirche des Kantons Zürich, Kirchenordnung, Art. 66 Abs. 1.

sind, und erfüllen damit eine «ureigenste Aufgabe der Kirche».[1470] Konzeptdokumente von reformierten Kantonalkirchen zu Besuchsdiensten weisen denn auch auf die biblischen Grundlagen der Besuche von Gemeindemitgliedern und Personen, die der Begleitung bedürfen, hin[1471] und betonen, dass solche Besuche «wichtige diakonische und gemeinschaftsbildende Aufgaben vom frühesten Christentum an bis heute»[1472] seien.

Während die Besuche bzw. Besuchsdienste von Gemeindegliedern über lange Zeit eher informell und lose organisiert waren, so nahmen seit den 1970er Jahren die Bestrebungen zu, die Dienste professioneller zu organisieren, konzeptuell klarer in die Arbeit der Gemeinden einzubetten und hierfür die Landeskirchen mit der organisatorischen Unterstützung zu beauftragen.[1473] So ist seither «die Besuchsdienstarbeit, die sich als Zweig der Gemeindearbeit und des Engagements der Laien weithin etabliert hat, [...] langsam und leise gewachsen.»[1474] Im Zuge dieses organisatorischen Auf- und Ausbaus verfügen die meisten Besuchsdienste heute über professionelle Leitungen (meistens Pfarrpersonen, Sozialdiakoninnen/Sozialdiakone oder andere Personen mit sozialfachlicher Ausbildung), die für den laufenden Betrieb und die Gewinnung der ehrenamtlichen Mitarbeitenden zuständig sind,[1475] über regional oder kantonal organisierte Austausch- und Weiterbildungsangebote[1476] sowie weitere Instrumente, die der Sicherung der Qualität der Besuchsdienste dienen.[1477]

1470 Pace, Gemeindeglieder besuchen, 8.

1471 In alttestamentlicher Perspektive wird auf die zahlreichen Stellen verwiesen, in denen die Bedeutung «persönlicher Beziehungen» sowie die «Selbstverständlichkeit [...] von Menschen, [...] andere zu besuchen und zu begleiten» (Pace, Gemeindeglieder besuchen, 23) zum Tragen kommt. In neutestamentlicher Perspektive wird anhand zahlreicher Stellen aus den Evangelien hervorgehoben, dass «Jesus regelmässig Menschen [besuchte], die es nötig hatten [...] und [...] alle anderen an[regte], es ihm gleich zu tun» (Evangelisch-reformierte Landeskirche des Kantons Zürich/Reformierte Kirchen Bern-Jura-Solothurn, Argumente, 1).

1472 Vgl. ebd.

1473 Vgl. dazu Pace, Gemeindeglieder besuchen, 19.

1474 Pace, Gemeindeglieder besuchen, 21.

1475 Vgl. bspw. die Anforderungen an Besuchsdienstleitungen in Evangelisch-reformierte Landeskirche des Kantons Zürich/Reformierte Kirchen Bern-Jura-Solothurn, Besuchsdienstleitung, 1f.

1476 Vgl. bspw. Evangelisch-reformierte Landeskirche des Kantons Zürich/Reformierte Kirchen Bern-Jura-Solothurn, Erfahrungsaustausch, 1–3 sowie Evangelisch-reformierte Landeskirche des Kantons St. Gallen, Besuchsdienste.

1477 Dazu gehören etwa institutionalisierte Vorgaben zum Umgang mit der Schweigepflicht zum Einen für die ehrenamtlichen Mitarbeitenden und zum Anderen für die

Die bisherigen Ausführungen zu Konzeption und Betrieb der Besuchsdienste haben vor Augen geführt, dass darin die Angehörigen der besuchten Personen nicht systematisch mit im Blick sind. Es gilt weithin, dass sie neben den besuchten Personen – meistens ältere oder betagte Gemeindemitglieder –, die als «primär Betroffene»[1478] verstanden werden, oftmals nur in der zweiten Reihe des Interesses stehen und auch hierin eher als «konsekutiv Betroffene»[1479] gelten. Immerhin jedoch tauchen die pflegenden Angehörigen in den Besuchsdienstkonzepten implizit auf – wenn in längeren Listen von Zielgruppen auch «belastete Familien»[1480] genannt werden und gemäss den notierten Zielen das «private Beziehungsnetz»[1481] entlastet werden soll – oder aber sie werden explizit genannt, wenn etwa in längeren Aufgabenliste auch davon die Rede ist, Besuchende «entlasten Angehörige».[1482]

III.2.2.2. Kombinierte Entlastungsmodelle: Das «Circle Model» der Church of Sweden

Bei einer Übersicht über kirchliche bzw. kirchgemeindliche Besuchs- bzw. Entlastungsdienste ist schliesslich auf ein in der Angehörigenarbeit bekannt gewordenes Projekt aus Schweden hinzuweisen, das in einer breiten Zusammenarbeit von kirchlichen, diakonischen und gerontologischen Institutionen entwickelt und durchgeführt wurde:[1483]

Besuchsdienstleitenden (vgl. Evangelisch-reformierte Landeskirche des Kantons Zürich/Reformierte Kirchen Bern-Jura-Solothurn, Diskretion, 1f.), Planungshilfen für den Neuaufbau von Besuchsdiensten (vgl. Evangelisch-reformierte Landeskirche des Kantons Zürich/Reformierte Kirchen Bern-Jura-Solothurn, Planungshilfe, 1f.) sowie Evaluationssysteme (vgl. Evangelisch-reformierte Landeskirche des Kantons Zürich/Reformierte Kirchen Bern-Jura-Solothurn, Evaluation, 1f.).

1478 Haslinger, Pastoral, 172 sowie die Ausführungen in III.3.2.2.1. «Erste Gemeinsamkeit: Pflegende Angehörige als ‹konsekutiv Betroffene› bzw. als ‹sekundär Abhängige›».

1479 Haslinger, Pastoral, 172; vgl. dazu ebenfalls die Ausführungen in III.5.1. «Aufmerksamkeit bzw. Fähigkeit zur öffentlichen Interessenartikulation».

1480 Evangelisch-reformierte Landeskirche des Kantons Zürich/Reformierte Kirchen Bern-Jura-Solothurn, Konzeptvorlage, 2.

1481 Ebd.

1482 Evangelisch-reformierte Landeskirche des Kantons Zürich/Reformierte Kirchen Bern-Jura-Solothurn, Argumente, 1.

1483 Beteiligt sind daran das Stockholm Gerontology Research Center, die Church of Sweden Commission of Congregational Life, die Ersta Association for Deaconal

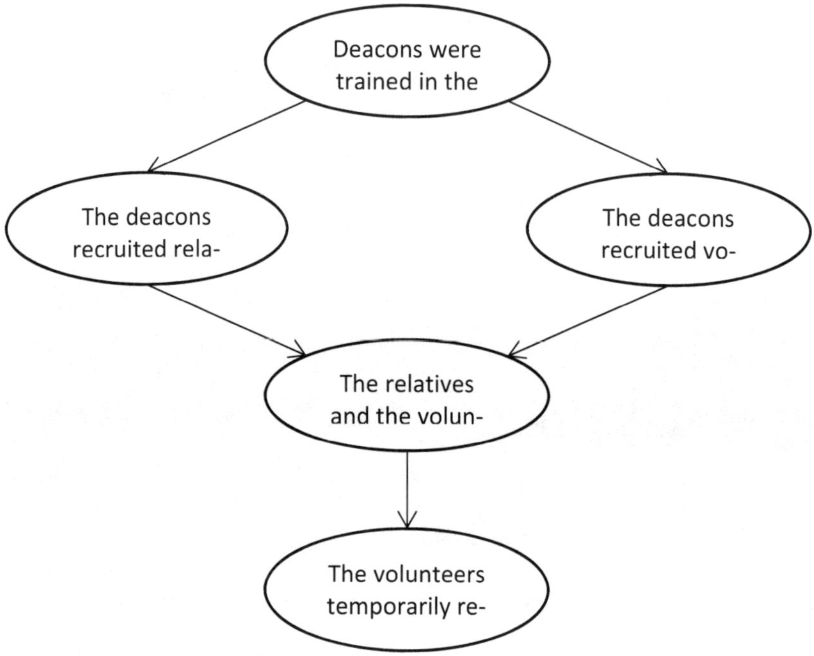

(Abb. 4. The Circle Model[1484])

Das «Circle Model», d.h. «Kreis-» bzw. «Zirkelmodell», das Unterstützung für Angehörige von Menschen mit Demenzerkrankungen bietet. Wie viele ähnliche Projekte basiert es auf der Ausgangslage, dass nach wie vor mehrheitlich innerfamiliäre Ressourcen für die Betreuung von pflegebedürftigen Angehörigen zuständig sind. Da angesichts der demografischen Entwicklung sowohl die absolute Zahl der betreuungsbedürftigen Personen

Work, die National Dementia Association in Schweden sowie die Swedish Christian Educational Association (Jansson et al., Circle Model, 676).

1484 Jansson et al., Circle Model, 675. Das Bild macht sichtbar, dass die verwendeten Begriffe «Zirkel» bzw. «Kreis» nicht vollständig korrekt sind, zumal im Projektverlauf keine Zirkel- oder Kreisbewegung entsteht; vielmehr geht es um einen einlinearen Ablauf mit einem (in der Rekrutierungsphase) zweispurigen Vorgehen.

als auch die je individuelle Belastung der betreuenden Personen zunehmen,[1485] werden «alternative solutions to support and lessen family caregivers' burden»[1486] gesucht. Zur genannten Entlastung der betroffenen Familienmitglieder setzt das Projekt spezifisch geschulte ehrenamtliche Mitarbeitende aus Kirchgemeinden ein.

Die Organisation und der Verlauf des Projekts lassen sich in sechs Phasen abbilden. In der ersten Phase wurden Diakoninnen und Diakone der schwedischen Kirche für das Projekt rekrutiert, die alle zu Fragen demenzieller Erkrankungen und des Umgangs damit eine Schulung durchliefen.[1487] Die Diakoninnen und Diakone ihrerseits suchten dann in der zweiten Phase in ihren Gemeinden pflegende Angehörige von demenzkranken Menschen, die bereit waren, am Entlastungsprojekt mitzumachen. Gleichzeitig wurde eine gleich hohe Zahl von ehrenamtlichen Mitarbeitenden rekrutiert.[1488] Nachdem in Phase drei die Studienleiter alle Angehörigen besucht und über ihren Pflegealltag befragt hatten, ging es in der vierten Phase darum, die pflegenden Angehörigen und die ehrenamtlichen Mitarbeitenden gemeinsam in kleinen «study circles»[1489] auszubilden. Diese anlässlich wöchentlicher Treffen erfolgte Ausbildung (zu gerontologischen Kenntnissen über Demenzerkrankungen, praktischen Umgangsformen mit an Demenz erkrankten Personen, zur Darstellung der Unterstützungsressourcen aus den Gemeinden sowie zu ethischen Aspekten) diente schliesslich als Vorbereitung für die praktischen Entlastungseinsätze: Die fünfte Phase begann mit einzelnen Treffen des Kennenlernens zwischen der ehrenamtlich mitarbeitenden Person und der an Demenz erkrankten Person in Begleitung der Angehörigen; anschliessend erfolgten die von den ehrenamtlichen Mitarbeitenden geleisteten, wöchentlichen

---

1485 So auch die geschilderte Ausgangslage in I.1.1.3.2. «Ausmass des zukünftigen Hilfe- und Pflegebedarfs in der Schweiz» sowie in I.1.2.1.2. «Wie viel Zeit wenden die pflegenden Angehörigen auf?»

1486 Jansson et al., Circle Model, 674.

1487 Das Setting umfasste 15 Diakoninnen und Diakone (darunter 14 Diakoninnen und ein Diakon); die Ausbildung umfasste ein fünfwöchtiges Vollzeitstudium (vgl. Jansson et al., Circle Model, 676).

1488 Das Projekt umfasste im Anfangsstadium 27 pflegende Angehörige (in einer Altersspanne von 39 bis 86 Jahren) sowie 27 ehrenamtliche Mitarbeitende (darunter 26 Frauen und nur ein Mann); die pflegenden Angehörigen wurden in Zusammenarbeit mit den örtlichen ambulanten Pflegediensten gefunden (vgl. Jansson et al., Circle Model, 676f.).

1489 Die Gruppen umfassten je vier bis fünf Angehörige und ehrenamtliche Mitarbeitende (vgl. Jansson et al., Circle Model, 676).

Entlastungseinsätze von je ca. vier bis fünf Stunden in einer Projektzeitdauer von vier Monaten.[1490] In Phase sechs fand sodann nach Projektabschluss eine Auswertung statt, wobei drei Fragen im Zentrum standen: Die Erfahrungen der Angehörigen sowohl zur Ausbildung als auch zu den Entlastungseinsätzen, die gemachten Erfahrungen der ehrenamtlichen Mitarbeitenden sowie die Rolle der Diakoninnen und Diakone.[1491] Eine grafische Darstellung dieses Phasenverlaufs ergibt einen Kreis bzw. einen Zirkel, woraus das Projekt seinen Namen hat (vgl. Abb. 4).

Ein bedeutendes Alleinstellungsmerkmal des «Circle Models» besteht darin, dass die pflegenden Angehörigen sowie die ehrenamtlichen Mitarbeitenden gemeinsam in den «study circles» ausgebildet wurden.[1492] Diese Studienzirkel waren als Kleingruppen von 8–10 Personen, d.h. 4–5 Pflege-Entlastungs-Paare, konzipiert und gewährleisteten so «through sharing common problems and emotional support»[1493] zunehmendes Wissen und Fähigkeiten, die «enabled them to cope with their relatives' dementia more effectively during the course of the disease».[1494] Während die ehrenamtlichen Mitarbeitenden die Studienzirkel vor allem schätzten, um sich theoretisches und praktisches Wissen über Demenzkrankheiten anzueignen,[1495] so waren die Zirkel für die pflegenden Angehörigen von mehrfachem Nutzen: Neben den neu angeeigneten Kenntnissen über den Umgang mit Demenzkranken (und damit neu erworbenen Copingstrategien) sowie über sozialstaatliche Unterstützungsmöglichkeiten war für sie vor allem der Erfahrungsaustauschs unter Betroffenen von grossem Nutzen: «The category *experience exchanges* was emphasized as being very important, since many of the participants had not previously had the opportunity to express and share their feelings and experiences with others.»[1496] Für einige unter ihnen war der Austausch dermassen hilfreich, dass sie die Studienzirkel auch über die Zeit des Projektabschlusses hinaus weiterführten.[1497]

[1490] Dabei war über die gesamte Projektdauer je eine ehrenamtlich mitarbeitende Person je einer an Demenz erkrankten Person zugewiesen (vgl. ebd.).

[1491] Vgl. Jansson et al., Circle Model, 676f.

[1492] Vgl. Jansson et al., Circle Model, 679.

[1493] Jansson et al., Circle Model, 680.

[1494] Ebd.

[1495] Vgl. Jansson et al., Circle Model, 678.

[1496] Ebd. (Hervorhebung im Original).

[1497] Vgl. ebd.

Bei den mehrstündigen Entlastungseinsätzen ging es nicht so sehr darum, die Einsätze der ambulanten Pflegedienste zu übernehmen, d.h. Pflege- und Hilfeleistungen im engeren Sinne wahrzunehmen, sondern vielmehr darum, für die an Demenz erkrankte Person als Begleit- und Orientierungsperson da zu sein, während die bzw. der pflegende Angehörige sich eine Auszeit gönnen konnte.[1498] Es war nicht zuletzt ein Ergebnis der vorangehenden gemeinsamen Treffen und Schulungen, dass die pflegenden Angehörigen Vertrauen zu den ehrenamtlichen Mitarbeitenden fassen konnten und sich daher während der Auszeiten sicher und entspannt fühlten.[1499] Die ehrenamtlichen Mitarbeitenden erhielten für ihre Entlastungseinsätze keinerlei monetäre Entschädigung, sie empfanden jedoch bei ihren Einsätzen – nach anfänglicher Unsicherheit angesichts ihrer Unerfahrenheit im Umgang mit an Demenz erkrankten Personen[1500] – oftmals ein Gefühl der Genugtuung «by doing something valuable for another person».[1501]

Die Studienautoren ziehen ein sehr positives Fazit aus der Durchführung des Projekts, zumal wie geschildert beide Seiten – sowohl die pflegenden Angehörigen als auch die ehrenamtlichen Mitarbeitenden – je einen Nutzen für sich daraus ziehen konnten.[1502] Die schwierigste Aufgabe in der Projektdurchführung bestand ihrer Auffassung nach in der Gewinnung von pflegenden Angehörigen, die bereit waren, sich sowohl an den «study circles» zu beteiligen als auch die entsprechenden Entlastungseinsätze anzunehmen. Dabei haben sie das «phenomenon of ‹closing the door›»[1503] beobachtet, wonach einige Angehörige sich nicht im Stande sahen, trotz starker Belastungen externe Hilfe anzunehmen und von ihrem Pflegearrangement zeitweise loszulassen – eine Beobachtung, die bereits im einleitenden Abschnitt über die pflege- und sozialwissenschaftlichen Eckwerte der Pflegesettings gemacht und als «fehlende Kultur des ‹Sich-helfen-Lassens›»[1504] bezeichnet wurde.[1505]

1498 Vgl. Jansson et al., Circle Model, 680.
1499 Vgl. Jansson et al., Circle Model, 678.
1500 Vgl. Jansson et al., Circle Model, 679.
1501 Ebd.
1502 Vgl. Jansson et al., Circle Model, 680.
1503 Ebd.
1504 Heinemann-Knoch et al., Zeitaufwand, 417.
1505 Vgl. dazu die Ausführungen in I.1.2.2.3. «Ressourcen der Angehörigen».

III.2.2.3. Diskussion

Der Diskussion sowohl der Besuchs- bzw. Entlastungsdienste als auch des «Circle Model» (hinsichtlich der darin zum Tragen kommenden gemeinwesenorientierten Ressourcen sowie hinsichtlich ihrer Verhältnisbestimmung zu weiteren Akteuren) wird ein Seitenblick auf eine pflegewissenschaftliche Kategorisierung von nahräumlichen, ortsbezogenen Interventionsmodellen vorangestellt: Pflegewissenschaftliche Studien weisen darauf hin, dass die durchaus grosse Zahl an bestehenden Unterstützungsmodellen für pflegende Angehörige hinsichtlich ihrer Interventionsformen typisiert bzw. kategorisiert werden kann. Dabei geht es insbesondere um drei Interventionsformen, namentlich die unterstützenden Angebote («support groups»), die pflegeentlastenden Angebote («respite care») sowie die psychoedukativen Interventionen.[1506]

Als *unterstützende Angebote* gelten diejenigen Interventionen, die im Sinne von Intervisionsgruppen konzipiert sind und dem Erfahrungsaustausch zwischen verschiedenen Betroffenen, d.h. zwischen den pflegenden Angehörigen, dienen. Der Austausch von Erfahrungen und das Teilen der gemeinsamen Anliegen und Sorgen stehen im Vordergrund, allerdings sind kaum ausbildende Elemente enthalten.[1507] Die Form des losen Erfahrungsaustauschs bringt es mit sich, dass die unterstützenden Angebote «relativ unstrukturiert»[1508] funktionieren und nicht nach einem konzis aufgebauten Konzept verlaufen müssen.

Die *pflegeentlastenden Angebote* bezwecken, den pflegenden Angehörigen Auszeiten zu verschaffen und ihnen «Zeit für sich selbst und für eigene Aktivitäten»[1509] zu ermöglichen. Unterschieden werden dabei die beiden Formen der institutionellen Pflegeentlastung in entsprechenden stationären Einrichtungen (Pflege- bzw. Tagesheime) einerseits sowie der Entlastung in der Wohnung der Betroffenen andererseits. Bei letzterer Variante der häuslichen Entlastung bestehen die zwei Formen der zeitweisen Betreuung der Betagten durch professionelle Pflegekräfte[1510] oder durch ehrenamtliche Mitarbeitende.

1506 Vgl. dazu Seidl/Labenbacher, Angehörige, 152ff.

1507 Vgl. dazu Seidl/Labenbacher, Angehörige, 172.

1508 Ebd.

1509 Seidl/Labenbacher, Angehörige, 176.

1510 Vgl. ebd. Siehe zu diesem Modell der professionellen Entlastungsdienste in kirchlich-diakonischem Zusammenhang etwa die Modelle bei Diakonie Ruhr, Häuslicher Betreuungsdienst sowie Diakoniewerk Österreich, Angehörigen-Entlastungsdienst.

Schliesslich beziehen sich die *psychoedukativen Interventionen* auf Ausbildungsangebote für die pflegenden Angehörigen (bzw. zuweilen auch für ihr Umfeld), in welchen die Betroffenen in dreifacher Hinsicht geschult werden. Zum Ersten wird ihnen gerontologisches Wissen (z.B. Eigenheiten demenzieller Erkrankungen) vermittelt, das ihnen Zugänge zum möglicherweise als problematisch erachteten Verhalten ihrer betagten Angehörigen verschafft. Zum Zweiten werden sie in praktischer Hinsicht geschult hinsichtlich spezifischer Techniken für pflegerische Verrichtungen, die ihnen den Pflegealltag erleichtern sollen. Zum Dritten wird bei den psychoedukativen Interventionen das eigene Verhalten der pflegenden Angehörigen thematisiert; sie lernen dabei neue Formen von Entspannungstechniken und Problemlösungsstrategien im Pflegealltag.[1511]

Werden nun die oben dargestellten Modelle von *Besuchs- bzw. Entlastungsdiensten* dahingehend geprüft, welche der ausgeführten *Interventionsformen* für pflegende Angehörige darin zum Tragen kommen, so fällt auf, dass es – wenn überhaupt – nur die pflegeentlastenden Angebote sind, sofern die Besuchsdienste auch die erwähnte entlastende Komponente beinhalten; Aus- bzw. Weiterbildungsangebote als psychoedukative Interventionen sowie Formen des Erfahrungsaustausches als unterstützende Angebote bestehen in aller Regel bloss für die ehrenamtlichen Mitarbeitenden, jedoch nicht für die Angehörigen.

Hingegen greifen die Besuchsdienste auf die gesamte Breite der gemeinwesenorientierten *Ressourcen* der Kirchgemeinden zu. So wurde aufgeführt, dass ein Grossteil der Kirchgemeinden einen Besuchsdienst führt; angesichts der parochialen Strukturen der reformierten Kirchgemeinden kann also hervorgehoben werden, dass in Gebieten mit reformierten Gemeinden fast flächendeckend Besuchsdienste bestehen. In dieser grossen Abdeckung setzen sich eine Vielzahl von ehrenamtlichen Mitarbeitenden ein und gewährleisten so einen direkten Zugang zu einer Vielzahl von betroffenen bzw. an Besuchen interessierten Personen.

Im Gegensatz zu den Besuchs- bzw. Entlastungsdiensten deckt das in III.2.2.2. dargestellte «Circle Model» mit seinen zwei Hauptelementen, den «study circles» sowie den Entlastungseinsätzen, gleich alle drei in den pflegewissenschaftlichen Diskursen behandelten Interventionsformen ab:

1511 Vgl. Seidl/Labenbacher, Angehörige, 168.

Die «study circles» dienen sowohl als Austauschforen unter Betroffenen (unterstützende Angebote) als auch als Bildungsforen (psychoedukative Interventionen); die Einsätze der ehrenamtlichen Mitarbeitenden bei den Betroffenen zu Hause sind sodann im klassischen Sinne Entlastungseinsätze (pflegeentlastende Angebote).

Das «Circle Model» macht sich zudem in vielfacher Weise die Ressourcen der Kirchgemeinden zunutze: Durch die Zusammenarbeit mit der Schwedischen Kirche können die Projektverantwortlichen erstens von deren flächendeckender Präsenz profitieren und über die engagierten Diakoninnen und Diakone haben sie zweitens direkten Zugang zu pflegenden Angehörigen vor Ort. Nicht zuletzt kann das Projekt drittens auf die grosse Zahl ehrenamtlicher Mitarbeitender der Kirchgemeinden zugreifen, die ihrerseits mit ihren Entlastungseinsätzen eine zentrale Rolle im Projekt einnehmen.

Dass das Projekt dabei nicht als Stellvertreter sozialstaatlichen Handelns konzipiert ist, sondern (insbesondere gegenüber den ambulanten Diensten) als Ergänzung funktioniert,[1512] weist auf, dass sich die Projektverantwortlichen der Möglichkeiten, aber auch der Grenzen der kirchlich-diakonischen Arbeit bewusst sind.

Dieser kurze Durchgang weist auf, dass das «Circle Model» als ein ganz wesentlich auf die diakonische Arbeit der Schwedischen Kirche abstützendes Projekt sowohl sämtliche pflegewissenschaftlichen Interventionsformen abdeckt als auch sich dabei alle kirchgemeindlichen Ressourcen der kirchlichen Gemeinwesenarbeit zunutze macht – trotz seines pionierhaften Handelns versieht es dabei seinen Platz im wohlfahrtspluralistischen Arrangement treffenderweise als eine Ergänzung zu sozialstaatlichen Aktivitäten. Es kann daher in paradigmatischer Art und Weise als vortreffliches Projekt der «nahen Diakonie» zur Unterstützung pflegender Angehöriger bezeichnet werden.

1512 Jansson et al. (Circle Model, 681) halten fest: «The fully developed model should serve as a complement to social services and not as a substitute for it.»

III.2.3. Modelldiskussion 2: Kooperationsprojekte an der Schnittstelle zwischen informellen und formellen Pflegesystemen

In der obigen Modelldiskussion (Besuchs- bzw. Entlastungsdienste sowie «Circle Model») kamen Projekte der «nahen Diakonie» in den Blick, die im sozialen Nahraum stattfinden und vorwiegend innerkirchlich bzw. innergemeindlich ausgerichtet sind. Sowohl hinsichtlich ihrer geografischen Reichweite als auch hinsichtlich der eingesetzten Ressourcen überschreiten sie in ihrer Grundstruktur den Raum der Parochie nicht oder nur selten.[1513]

Darüber hinaus sollen in vorliegendem Abschnitt nun auch Projekte dargestellt, analysiert und diskutiert werden, die – immer noch in der «nahen Diakonie» eingeordnet – den Blick weiten und in konstitutiven Formen mit zivilgesellschaftlichen Akteuren ausserhalb der kirchlichen Diakonie zusammenarbeiten. Es werden also Projekte behandelt, welche die Ausführungen aus III.1.2. «Diakonisches Handeln in der ‹intermediären Sphäre›» aufnehmen und sich der Tatsache bewusst sind, dass das jeweilige ortsspezifische Gesamtarrangement gesellschaftlichen Helfens je als «mehrpoliges Netz»[1514] unterschiedlicher Akteure in einer ‹intermediären Sphäre›[1515] zu verstehen ist, wobei sich gerade auch die kirchlich-diakonischen Akteure darin zu positionieren und ihre Rolle zu finden haben.[1516]

Die beiden in der Folge vorgestellten, in der ‹intermediären Sphäre› positionierten Projekte stammen zum Esten aus der Schweiz (III.2.3.1.) sowie zum Zweiten aus den Niederlanden (III.2.3.2.).

1513 Beim «Circle Model» mag eingewendet werden, dass sich das gesamte Projekt auf viele verschiedene Parochien bezieht und eine Zusammenarbeit mit verschiedenen überparochialen Organisationen besteht; jedoch besteht dessen Grundstruktur wiederum weitgehend aus einer Sammlung aus parochial organisierten Teilprojekten (vgl. Janssen et al., Circle Model, 677).

1514 Evers/Olk, Versorgung, 349.

1515 Eurich, Transformation, 410; vgl. zur Begrifflichkeit auch die Ausführungen in III.1.2. «Diakonisches Handeln in der ‹intermediären Sphäre›».

1516 Vgl. ebenfalls dazu die Ausführungen in III.1.2. «Diakonisches Handeln in der ‹intermediären Sphäre›».

III.2.3.1. va bene – besser leben zuhause

Im Jahr 2010 hat das Institut Neumünster der Stiftung Diakoniewerk Neumünster in Zusammenarbeit mit der Evangelisch-reformierten Landeskirche des Kantons Zürich, dem Zürcher Stadtarzt PD Dr. Wettstein sowie der Pro Senectute des Kantons Zürich das Pilotprojekt «va bene – besser leben zuhause» entwickelt und umgesetzt.

Ähnlich wie andere Projekte im Altersbereich nimmt das Projekt «va bene» empirische Daten aus der gerontologischen Forschung zur Ausgangslage, wonach Anzahl und Anteil der alten Menschen, insbesondere auch der hochaltrigen Menschen, markant wachsen werde und «historisch gesehen ein neues Phänomen»[1517] darstelle. Dabei wohnen alte und hochaltrige Menschen nach wie vor mehrheitlich in privaten Haushaltungen, wenn sich auch im vierten Lebensalter der Sozialraum mehr und mehr in Richtung sozio-medizinischer Einrichtungen verschiebt.[1518] Die Projektinitiantinnen und -initianten gehen davon aus, dass diese Personen zur Aufrechterhaltung ihrer Lebensqualität und zur Bewältigung ihres Alltags auf unterschiedliche finanzielle, soziale und fachliche Ressourcen angewiesen sind, die sie jedoch nicht immer selbständig erkennen und – sofern vorhanden – mobilisieren können.

Hier setzt nun das Projekt an: Mit dem Instrument der aufsuchenden Beratung soll ein Beratungs- und Unterstützungsangebot entstehen, in welchem ehrenamtliche Mitarbeitende – vorwiegend rekrutiert durch die reformierten Kirchgemeinden – ältere Menschen zu Hause besuchen «mit dem Auftrag, gemeinsam mit ihnen und ihren Angehörigen zu eruieren, ob sie in bestimmten Lebensbereichen Unterstützung brauchen, damit sie ihren Alltag weiterhin möglichst selbständig und für alle Beteiligten befriedigend meistern können».[1519] Zur Installierung eines solchen Beratungs- und Unterstützungsangebots kommt nun die Kooperation unter den genannten Projektpartnern zum Tragen, mit welcher Synergien genutzt bzw. jeweilige Lücken der einzelnen Partner durch andere Projektpartner abgedeckt werden können:[1520] Die Evangelisch-reformierte Kirche sieht ihre Stärken und Kompetenzen zum Ersten darin, dass die Altersarbeit bzw.

1517 Institut Neumünster, Pilotprojekt, 3. Vgl. dazu auch die Ausführungen in I.1.1.3. «Zukünftiger Pflegebedarf in der Schweiz».

1518 Vgl. Institut Neumünster, Pilotprojekt, 4.

1519 Institut Neumünster, Pilotprojekt, 7.

1520 Vgl. Institut Neumünster, Pilotprojekt, 5.

die Unterstützungstätigkeit gemäss Kirchenordnung zu ihren grundlegenden diakonischen Aufgaben gehört, wenn die Kirchenordnung formuliert: «Die Landeskirche […] unterstützt Menschen in der selbständigen Lebensgestaltung und schafft Möglichkeiten der Begegnung und der Gesellschaft.»[1521] Zum Zweiten macht sie geltend, dass die Gemeinden auf ein bestehendes und bewährtes Beziehungsnetz aufbauen können, zumal die meisten Kirchgemeinden im Kanton über aufsuchende Strukturen verfügen und dabei vorwiegend ältere Menschen besuchen,[1522] wobei jeweils auch die spirituelle Dimension Platz finden kann.[1523] Dass die Kirchgemeinden die älteren Menschen nicht nur besuchen können, sondern dies geradezu tun sollen, kommt zum Ausdruck, wenn formuliert wird, dass die Kirchen «die einzigen Organisationen [sind], von denen erwartet wird, dass sie die Menschen besuchen».[1524] Zum Dritten fühlt sich die Evangelisch-reformierte Kirche des Kantons dem Wohlergehen der älteren Bevölkerung verpflichtet, da die betroffenen Personen «heute mehrheitlich reformiert»[1525] seien und damit in den Zuständigkeitsbereich der Evangelisch-reformierten Kirche fallen. Das gerontologische bzw. geriatrische Fachwissen, das den Beteiligten der Kirchen in der Regel fehlt, um ein vollständiges Beratungsangebot zu installieren, wird sodann von den weiteren Projektpartnern abgedeckt, namentlich der Pro Senectute des Kantons Zürich, dem stadtärztlichen Team sowie dem Institut Neumünster,[1526] denen jedoch ihrerseits die «Möglichkeit [fehlt], ohne Auftrag alte Menschen aufzusuchen».[1527]

In dieser Kooperation und Kombination der sich ergänzenden Kompetenzen haben die Projektpartner ein zweistufiges Angebot eingerichtet: In einer ersten Stufe geht es darum, dass spezifisch geschulte ehrenamtliche Mitarbeitende der Kirchgemeinden ältere Menschen zu Hause besuchen, um gemeinsam mit ihnen und ihren Angehörigen zu eruieren, ob sie in bestimmten Lebensbereichen – seien es die sozialen Kontakte, unfall-

1521 Vgl. Evangelisch-reformierte Landeskirche des Kantons Zürich, Kirchenordnung, Art. 66 Abs. 1.

1522 Vgl. Bianca, va bene, 1.

1523 Vgl. Institut Neumünster, Pilotprojekt, 5.

1524 Bianca, va bene, 1.

1525 Ebd.

1526 Vgl. ebd. sowie Institut Neumünster, Pilotprojekt, 5.

1527 Institut Neumünster, Pilotprojekt, 5.

präventive Massnahmen in der Wohnungseinrichtung, medizinische Fragen oder anderes – zur Aufrechterhaltung eines eigenverantworteten Alltags auf Unterstützung angewiesen sind.[1528] Soweit die Besuchenden kompetent sind, erkennen sie gemeinsam mit den älteren Personen und ihrem sozialen Umfeld die vor Ort vorhandenen Ressourcen, halten einen allfälligen Unterstützungsbedarf fest und definieren erste Massnahmen zur Umsetzung.[1529] Sobald die ehrenamtlichen Mitarbeitenden feststellen, dass ihre fachlichen oder persönlichen Grenzen erreicht sind, kann in gegenseitigem Einvernehmen auf die zweite Stufe, d.h. auf ein bestehendes Netzwerk von Fachpersonen zurückgegriffen werden, die in komplexen Situationen insbesondere über medizinisches und pflegerisches Fachwissen verfügen[1530] und die gegebenenfalls an weiteres Fachpersonal der Kirche (z.B. Pfarrpersonen), ambulante Dienste oder weitere Beratungsangebote vermitteln.

Durch die spezifischen Schulungen werden die ehrenamtlichen Mitarbeitenden der Evangelisch-reformierten Kirche in die Lage versetzt, «Gespräche mit älteren Menschen zu führen, [den] gewünschten Unterstützungsbedarf abzuklären und wenn nötig geeignete Hilfe zu vermitteln»,[1531] wobei sie begleitend unterrichtet werden über gerontologisches Grundwissen, über sozialstaatliche und zivilgesellschaftliche Unterstützungsangebote für ältere Menschen und über Einsatzmöglichkeiten des Instruments der aufsuchenden Beratung.[1532]

Das Projekt «va bene» stösst innerhalb der reformierten Kirchgemeinden des Kantons Zürich auf reges Interesse. Während bei Projektbeginn zu Beginn des Jahres 2011 vier Pilotgemeinden mitmachten,[1533] so sind es mittlerweile bereits neun Gemeinden.[1534] In diesen neun Gemeinden konnten insgesamt 45 Besuchsverhältnisse eingerichtet werden, die von den im Rahmen des Projekts geschulten Personen begleitet wurden.[1535]

1528 Vgl. Institut Neumünster, Pilotprojekt, 7.
1529 Vgl. ebd.
1530 Diese Leistungen sind kostenpflichtig (vgl. ebd.).
1531 Evangelisch-reformierte Landeskirche des Kantons Zürich, Schulung, 1.
1532 Vgl. ebd.
1533 Vgl. Evangelisch-reformierte Landeskirche des Kantons Zürich, Va bene, 1.
1534 Stand Anfang 2015 (vgl. Angst Fuchs/Oppikofer, Besuchsdienst, 19).
1535 Vgl. Angst Fuchs/Oppikofer, Besuchsdienst, 20.

Auch bei diesem Projekt gilt es festzuhalten, dass die pflegenden Angehörigen nicht im primären Fokus des Konzepts stehen; sie sind jedoch im Rahmen der Abklärungen und Beratungen durch die Besuchenden stets konzeptionell mit eingebunden. So werden die ehrenamtlichen Mitarbeitenden grundlegend darauf hingewiesen, sowohl bei der Erkennung der Ressourcen als auch bei der Eruierung eines möglichen Unterstützungsbedarfs jeweils nicht allein die ältere Person, sondern auch das soziale Umfeld, insbesondere die Angehörigen, zu beachten.[1536]

III.2.3.2. Buurtzorg Nederland

Als nächstes ist auf ein Projekt der ambulanten Pflege aus den Niederlanden einzugehen, in welchem dem sozialen Beziehungsnetz um die pflegebedürftige Person eine ausgeprägte Bedeutung zukommt. Pflegende Angehörige und weitere Beteiligte aus dem sozialen Nahraum der betroffenen Person sind darin als Teil eines integrierten Betreuungskonzepts mitbedacht.

Im Jahr 2006 wurde in den Niederlanden mit «Buurtzorg», zu Deutsch «Nachbarschaftspflege», ein Projekt gegründet, das beansprucht, ein neues Modell bzw. sogar ein neues Paradigma der häuslichen Pflege in den Niederlanden zu initialisieren.[1537]

Ausgangspunkt des Projekts waren Entwicklungen in der niederländischen Pflegelandschaft, wie sie auch aus anderen europäischen Ländern bekannt sind: Bis in die 1990er Jahre war die ambulante Pflegelandschaft geprägt von Gemeindekrankenschwestern bzw. Gemeindepfleger,[1538] die im Auftrag von lokalen Kreuz-Organisationen[1539] und in enger Zusammenarbeit mit weiteren Akteuren des Nahraumes (Allgemeinmediziner, Sozialarbeiter) für die pflegerische Betreuung der Betagten verantwortlich waren und ein qualitativ hochstehendes System der ambulanten Pflege aufrechterhalten konnten. Ökonomische Zwänge sowie staatliche Stan-

---

[1536] Die Projektinformation (Institut Neumünster, Pilotprojekt) spricht an sämtlichen Stellen, in welchen das Beratungs- und Unterstützungsangebot thematisiert wird, nicht allein von den älteren Personen, sondern auch vom «sozialen Umfeld» bzw. direkt von den «Angehörigen» (vgl. Institut Neumünster, Pilotprojekt, 2.4.6.7).

[1537] Vgl. Monsen/de Blok, Buurtzorg, 55.

[1538] «Community nurses», vgl. de Blok, Buurtzorg, 83.

[1539] In den Niederlanden bestanden Organisationen des weissen, des gelben und des grünen Kreuzes, wobei diese je für eine unterschiedliche Konfession stehen (vgl. ebd.).

dardisierungsvorschriften führten jedoch seither dazu, dass die Pflegeorganisationen grossräumig zusammengelegt wurden, wodurch nicht nur die unmittelbare Nähe der Pflegeleistenden zu den Betreuungsbedürftigen verloren ging, sondern darüber hinaus auch eine Fragmentierung der Pflegeleistungen entstand, der administrative Aufwand für die bürokratischen Anforderungen anstieg und insgesamt deutlich weniger Zeit für die Pflegehandlungen im eigentlichen Sinn übrig blieb.[1540] Auf beiden Seiten des Pflegearrangements stieg die Unzufriedenheit über die Arbeitssituation bzw. die Qualität der Pflegeleistungen.[1541]

Jos de Blok, ein Krankenpfleger mit Managementerfahrung im Gesundheitswesen, hat daraufhin ein neues System der ambulanten Pflege konzipiert, das zum Einen auf den früheren Prinzipien der nahräumlichen, ambulanten Pflege aufbaut[1542] und diese zum Anderen zugleich mit neuen Organisationsformen und technologischer Unterstützung verbindet: Das System von «Buurtzorg» basiert auf kleinen, lokal organisierten Pflegeteams, die jeweils rund zwölf Pflegerinnen bzw. Pfleger umfassen. Diese arbeiten weitgehend selbstorganisiert und autonom, d.h. sie organisieren ihr Team eigenständig, planen ihre Einsätze selber und sind je für die (Patienten-)Administration zuständig.[1543]Die übergeordnete Buurtzorg-Organisation ist sehr klein gehalten, verantwortet lediglich die Personaladministration und stellt bei Bedarf einen beratenden Coach zur Verfügung.[1544] Auf diese Weise ist die organisatorische Hierarchie insgesamt sehr flach gehalten. Die geringe Grösse der übergeordneten Strukturen ist insbesondere dank der eigens für Buurtzorg entwickelten Webapplikation möglich, über welche die Teams die (vereinfachte) Patientenadministration erledigen können, die jedoch gleichzeitig als Kommunikations- und Weiterbildungsinstrument der Organisation dient.[1545]

Die genannten Pflegeteams sind in der Regel zuständig für ein Gebiet, das rund 15 000 Einwohnerinnen und Einwohner umfasst, und betreuen darin 40 bis 60 Klientinnen und Klienten. In dieser übersichtlichen Grössenordnung ist es ihnen möglich, eng mit weiteren Professionellen des ambulanten Pflege- und Betreuungssystems zusammenzuarbeiten, so etwa

---

1540 Vgl. Monsen/de Blok, Buurtzorg, 55 sowie Mathwig, Take Care, 4.

1541 Vgl. Monsen/de Blok, Buurtzorg, 55.

1542 Vgl. de Blok, Buurtzorg, 83.

1543 Vgl. Monsen/de Blok, Buurtzorg, 56.

1544 Vgl. de Blok, Buurtzorg, 86.

1545 Vgl. Monsen/de Blok, Buurtzorg, 57.

mit Sozialarbeitern, Physiotherapeutinnen und psychiatrischem Fachpersonal;[1546] von zentraler Bedeutung ist jedoch auch die Zusammenarbeit mit den im informellen Pflegesystem Beteiligten wie den pflegenden Angehörigen.[1547] Die Casemanagement-artige Fallbetreuung der einzelnen Betagten durch Buurtzorg[1548] ermöglicht die Verwirklichung der zentralen Absicht, je die pro Klientin bzw. Klient vorhandenen Ressourcen – gerade auch die Ressourcen aus dem informellen Umfeld der betroffenen Person – gezielt in das Pflegesystem mit einzubauen. So kehrt das Konzept die übliche Funktionsweise von Versorgungsnetzwerken um: «Die betroffene Person begibt sich nicht in ein solches Netz, sondern das Netz baut sich um die Person herum auf.»[1549]

Das System scheint sich aufgrund verschiedener Erfolge ausgezeichnet zu bewähren. Zum Ersten ist dies aufgrund der Arbeitszufriedenheit der Mitarbeitenden festzustellen. In den Jahren 2010 bis 2012 wurde das Unternehmen aufgrund von Erhebungen bei Mitarbeitenden dreimal nacheinander zum besten Arbeitgeber in den ganzen Niederlanden gewählt.[1550] Die Mitarbeitenden beurteilen ihre Arbeitszufriedenheit als sehr hoch; sie schätzen an der Unternehmenskonzeption, dass sie sich stark auf ihre eigentliche Pflegetätigkeit konzentrieren können – «[they] get their profession back».[1551] Zum Zweiten ist aus ökonomischer Perspektive anzuführen, dass Buurtzorg im Vergleich zu anderen ambulanten Pflegediensten – trotz einem höheren Anteil an gut ausgebildeten und damit auch teureren Mitarbeitenden[1552] – gemäss externen Untersuchungen eine deutlich höhere Produktivität und zugleich eine längere Einsatzzeit für die eigentliche Pflegetätigkeit aufweist.[1553] Zum Dritten lässt sich der Erfolg des Modells daran ablesen, dass Buurtzorg, das vor wenigen Jahren mit einem einzigen Team gestartet ist, heute das am schnellsten wachsende Unternehmen der Niederlande ist[1554] und mittlerweile 6000 Mitarbeitende

---

1546 Vgl. dazu de Blok, Buurtzorg, 84.

1547 Ebd.

1548 Vgl. ebd.

1549 Mathwig, Take Care, 4.

1550 Vgl Monsen/de Blok, Buurtzorg, 58.

1551 De Blok, Buurtzorg, 83.

1552 Mehr als zwei Drittel der Mitarbeitenden haben mindestens einen Bachelorabschluss in pflegerischer bzw. pflegewissenschaftlicher Richtung (vgl. Monsen/de Blok, Buurtzorg, 56).

1553 Vgl. Monsen/de Blok, Buurtzorg, 58.

1554 Vgl. de Blok, Buurtzorg, 83.

in rund 500 Pflegeteams beschäftigt.[1555] Die grosse Verbreitung von Buurtzorg in den Niederlanden[1556] hat dazu geführt, dass einige Unternehmensgrundsätze in nationalen Reglementierungen zur ambulanten Pflege übernommen und somit zum nationalen Standard wurden.[1557] Bereits sind Bestrebungen im Gang, das Buurtzorg-System über die Grenzen der Niederlande hinauszutragen; Projekte, welche es in Schweden sowie in den USA etablieren wollen, sind bereits angelaufen.[1558]

Wenn auch die pflegenden Angehörigen im System der ambulanten Pflege von Buurtzorg nicht im Zentrum stehen, so ist doch gerade aus ihrer Perspektive auf die Bedeutung hinzuweisen, wonach die Pflegepersonen gemäss der Grundkonzeption ihres Pflegeverständnisses bestrebt sind, das Betreuungsarrangement für die pflegebedürftigen Personen in enger Zusammenarbeit mit Familienangehörigen, übrigen pflegerischen und medizinischen Diensten sowie auch dem weiteren nahen Umfeld aufzubauen.[1559] «They use all the available resources in the environment of the patient, including family, neighbors, or even volunteers to make patients less reliant on the nurses' care.»[1560] Gerade diese systematische Beachtung des Umfelds der pflegebedürftigen Person und der jeweiligen Ressourcen erlaubt es, je spezifisch wahrzunehmen, wie viel die Angehörigen zu leisten vermögen, und darauf aufbauend auszuhandeln, welche weiteren Unterstützungsformen und -ressourcen für die vollständige Betreuung herangezogen werden sollen.

Bislang ist das Buurtzorg-Konzept in kirchlich-diakonischen Kreisen hierzulande noch auf keine breite Rezeption gestossen;[1561] zudem sind selbst kirchlich-diakonische Akteure in den Niederlanden nicht systematisch in das Buurtzorg-Konzept mit eingebunden – ausser in denjenigen Situationen, wo sie über die Einbindung der jeweiligen nahräumlichen Ressourcen (etwa über die kirchliche Freiwilligenarbeit) im je persönlichen

---

1555 Vgl. Monsen/de Blok, Buurtzorg, 55.

1556 In einigen Gebieten decken sie 80 bis 90 Prozent des Bedarfs an ambulanter Pflege ab (vgl. Monsen/de Blok, Buurtzorg, 57).

1557 Vgl. Monsen/de Blok, Buurtzorg, 55.

1558 Vgl. Monsen/de Blok, Buurtzorg, 59.

1559 Vgl. Monsen/de Blok, Buurtzorg, 56.

1560 De Blok, Buurtzorg, 84.

1561 Was gemäss Mathwig (Take Care, 4) mitunter daran liegt, dass die entsprechenden Projektunterlagen «fast ausschliesslich in holländischer Sprache» verfasst sind, so dass «bisher keine Arbeiten zu den Voraussetzungen, Möglichkeiten und Grenzen einer Umsetzung in der Schweiz (und in anderen europäischen Ländern) vorliegen».

Betreuungsarrangement involviert sind. Angesichts der Tatsache, dass die Kirchgemeinden jedoch oftmals «Teil des sozialen Netzes der betroffenen Personen und damit [in] ihrem räumlichen Umfeld verortet»[1562] sind, würde es nahe liegen, gerade diese «lokale und dezentrale Verortung der Kirchgemeinden und ihrer diakonischen Arbeit für das [...] homecare-Modell [von Buurtzorg, erg. S.H.] fruchtbar zu machen».[1563] In dieser Hinsicht bestünde in einem solchen kirchlich-diakonischen Konzept eine grosse Nähe zu kirchlichen Community Care-Projekten, die sich durch den «Aufbau von Netzwerken und Kontakten im Gemeinwesen»[1564] auszeichnen und damit den «Sozialraum und die sozialen Netzwerke der Menschen in das Zentrum der Aufmerksamkeit»[1565] rücken.

III.2.3.3. Diskussion

Das Projekt «va bene» besticht zuallererst dadurch, dass es «die Vorteile bestehender Strukturen und Dienstleistungen zu kombinieren»[1566] sucht und dabei nicht nur auf innerkirchliche Akteure setzt, sondern ein breites Netz mit zivilgesellschaftlichen und auch sozialstaatlichen Partnerorganisationen spannt, die je ihre eigenen Kompetenzen einbringen, aber je allein nicht die ganze Palette an notwendigen Kenntnissen abdecken könnten. So tritt das kirchliche Projekt bewusst über die innerkirchlichen Grenzen hinaus, positioniert sich inmitten der «intermediären Sphäre»[1567] und interagiert nicht allein, sondern in einem «mehrpolige[n] Netz»[1568] unterschiedlicher Akteure. Dadurch verbindet das Projekt die informellen Unterstützungsstrukturen in Familien mit einer breiten Palette an formellen Unterstützungs- und Beratungsangeboten. Als Schnittstelle und «Triagestelle» fungieren hierfür die ehrenamtlichen Mitarbeitenden der reformierten Kirchgemeinden, die einen Schlüsselpunkt für das Funktionieren dieser Verbindung darstellen. Mit dieser Positionierung nimmt «va bene» –

1562 Mathwig, Take Care, 3.

1563 Mathwig, Take Care, 5 (Hervorhebung im Original).

1564 Liedke, Theorie, 24.

1565 Liedke, Theorie, 25.

1566 Institut Neumünster, Pilotprojekt, 5.

1567 Eurich, Transformation, 410.

1568 Evers/Olk, Versorgung, 349. Vgl. dazu auch die einleitenden Ausführungen zu Projekten, die sich im intermediären Raum positionieren, in III.2.3. «Modelldiskussion 2: Kooperationsprojekte an der Schnittstelle zwischen informellen und formellen Pflegesystemen».

ähnlich wie das vorangehend vorgestellte «Circle Model» – sowohl die Rolle einer Pionierin als auch die Rolle der ergänzenden Kraft im intermediären System ein.

Mit dem Abstützen auf die ehrenamtlichen Mitarbeitenden als zentrale Pfeiler des Konzepts sowie mit dem dadurch verbundenen Zugang zu den älteren Menschen vor Ort und der (intendierten) flächendeckenden Abdeckung der Nahräume bringen die reformierten Kirchgemeinden sodann sämtliche der für sie spezifischen und verfügbaren Ressourcen in die Projektpartnerschaft ein.

Durch die Schulungsangebote für die ehrenamtlichen Mitarbeitenden sowie auch durch deren anschliessende Beratungstätigkeit in den Familien mit älteren Menschen kann das Projekt «va bene» der Kategorie der psychoedukativen Interventionsform zugeordnet werden:[1569] Die Schulungs- und Beratungstätigkeit hat letztendlich einen befähigenden Impetus; durch Vermittlung von Wissen und Kompetenzen sowie durch gezielten Einbezug weiterer Ressourcen sollen die älteren Menschen und ihre Angehörigen darin gestärkt und befähigt werden, ihren Lebensalltag möglichst selbständig zu gestalten. Auffallend gegenüber anderen, klassischen Besuchs- oder Entlastungsdiensten ist gewiss, dass die pflegeentlastende Komponente[1570] (zeitliche Entlastung der Angehörigen) keinen integralen Bestandteil des Konzepts bildet.

Das Buurtzorg-Modell aus den Niederlanden mag auf den ersten Blick nicht vollständig in die Reihe der dargestellten Besuchs-, Entlastungs- bzw. Beratungsdienste und -angebote passen, da es primär als neues Konzept der ambulanten Pflege auftritt und in diesem Bereich insbesondere durch die neuartigen Organisationsprinzipien qualitative und ökonomische Erfolge zeitigt. Es sind jedoch gerade vorwiegend diese neuen Organisationsprinzipien, welche das Buurtzorg-Modell durchaus anschlussfähig machen gegenüber den vorangehend beschriebenen Projekten. Insbesondere die Umstände, dass Buurtzorg im Wesentlichen auf dieselben Ressourcen zurückgreift wie die Kirchgemeinden in ihrer nahräumlich organisierten, diakonischen Arbeit verweisen auf das hohe Potenzial von Verbindungen. So ist Buurtzorg zum Ersten mit ihrer auf kleine lokale Pflegeteams abge-

1569 Vgl. hierzu die in III.2.2.3. «Diskussion» dargestellte Kategorisierung aus pflegewissenschaftlichen Diskursen.

1570 Vgl. auch hierzu die Kategorisierung in III.2.2.3. «Diskussion».

stützten Organisation ähnlich nahräumlich ausgerichtet wie die Kirchgemeinden, zum Zweiten verfügen sie über ihre mittlerweile fast flächendeckende Präsenz einen privilegierten Zugang zu einer grossen Zahl von pflegebedürftigen Personen im ganzen Land; dabei arbeiten sie in all diesen Pflegesituationen mit den je vorhandenen Ressourcen, d.h. u.a. mit ehrenamtlichen Mitarbeitenden sowie Angehörigen zusammen. Die hierin zur Anwendung kommende Perspektive, wonach «das Netz [...] sich um die Person herum auf[baut]»,[1571] erlaubt eine systematische Beachtung des Umfeldes der pflegebedürftigen Person und damit auch die genaue Einplanung von Ressourcen und Grenzen der pflegenden Angehörigen – ganz ähnlich wie etwa im Projekt «va bene», diesmal jedoch nicht aus kirchlich-diakonischer Warte, sondern aus der Position der ambulanten Pflegedienste.

1571 Mathwig, Take Care, 4. Vgl. dazu auch schon III.2.3.2. «Buurtzorg Nederland».

III.3. «Gesellschaftspolitische Diakonie»: Handlungsoptionen im Bereich des anwaltschaftlichen Handelns

III.3.1. Zur «gesellschaftspolitischen Diakonie»

Am anderen Ende des diakonischen Handlungsspektrums, d.h. am gegenüberliegenden, komplementären Pol zur «nahen Diakonie», ist die «gesellschaftspolitische Diakonie» verortet, nach welcher die Überzeugung vertreten wird, dass sich «gelebte Nächstenliebe nicht nur in zwischenmenschlichen Beziehungen, sondern ebenso im öffentlichen Raum bewährt und in der menschengerechten Gestaltung von […] gesellschaftlichen Verhältnissen ausdrückt.»[1572] Demnach ist die «aus der Liebe Gottes gespeiste christliche Berufung zu leidenschaftlicher Gottes- und tätiger Nächstenliebe nicht nur individual, [sondern] auch sozialethisch zu leben und in die konkrete Gestalt organisierten Liebeshandelns zu übersetzen»[1573] – dies wiederum impliziert «notwendigerweise sozialpolitischen Einsatz für Gerechtigkeit, besonders für die Armen und sozial Ausgegrenzten»,[1574] d.h. für diejenigen Gruppen, «die sich selbst nicht wirksam artikulieren können»[1575].

III.3.1.1. Diakonische Anwaltschaft und das «Wächteramt» der Kirche

Es ist mittlerweile üblich, diese Funktion der «gesellschaftspolitischen Diakonie» mit Begrifflichkeiten rund um das Vokabular von «Anwaltschaft» auszudrücken: Die kirchliche Diakonie sei als «Fürsprecherin»[1576] der von Not Betroffenen «zur Anwaltschaft herausgefordert»,[1577] sie habe eine «advokatorische Rolle»[1578] zu übernehmen bzw. sei «öffentliche Anwältin der

[1572] Dietschy, Diakonie, 160.
[1573] Baumann, Anwaltschaft, 459.
[1574] Ebd.
[1575] Bruhin, Kirche, 97.
[1576] Gohde, Anwaltschaft, 33. Vgl. dazu auch Kottnik, Altersarmut, 677.
[1577] Gohde, Anwaltschaft, 32.
[1578] Klie, Diakonik, 584. Vgl. dazu auch Benedict, Gemeinwesenarbeit, 278.

Gerechtigkeit».[1579] Der Begriff der «Anwaltschaft», als Bezeichnung für die genannte Rolle der Diakonie gegenüber den gesellschaftlichen Kräften, kam insbesondere in der zweiten Hälfte der 1990er Jahre sowie in der ersten Hälfte der 2000er Jahre auf[1580] und erscheint hierfür angesichts der breiten Rezeption als fest etabliert – wenn auch zuweilen bei dessen Verwendung kritisiert wird, dass paternalistische Tendenzen mittransportiert werden (können).[1581]

Von reformierter Seite ist an dieser Stelle gewiss die theologische Lehre Huldrych Zwinglis vom «Wächteramt» der Kirche heranzuziehen.[1582] Diese fusst in seiner Konzeption von Kirche und Staat – beide bildeten zu seiner Zeit in Zürich zwar eine Einheit (die Pfarrer in seiner Kirche waren Staatsbeamte[1583]), trotzdem mussten sie voneinander unterschieden

---

1579 Bedford-Strohm, Gerechtigkeit, 8. Vgl. dazu auch Baumann, Anwaltschaft, 458. Freilich ist die für das Feld der «gesellschaftspolitischen Diakonie» verwendete Nomenklatur in der einschlägigen Literatur nicht einheitlich, sondern durchaus sehr unterschiedlich. Neben dem – mittlerweile wohl dominanten – Begriff der «Anwaltschaft» werden auch andere Begrifflichkeiten verwendet. Als Auswahl seien genannt: Die Evang.-ref. Landeskirche des Kantons Zürich spricht von «weiter bzw. politischer Diakonie» (als Gegenpol zur «nahen Diakonie», Diakoniekonzept, 33f.), Rüegger/Sigrist von «makrosystemisch auf Gerechtigkeit fokussierte sozialpolitische Diakonie» (neben der «mikrosystemisch auf mehr oder weniger spontanes, freiwilliges Helfen fokussierte karitative Diakonie», Diakonie, 239), Lob-Hüdepohl (Zivilgesellschaft, 61) von «politisch-ethische[r] Diakonie» (neben der «sozial-karitative[n] Diakonie»). Bei allen Differenzen in der Nomenklatur bleibt doch der beschriebene Sachverhalt – von Nuancen abgesehen – derselbe.

1580 Vgl. dazu Haslinger, Diakonie, 383.

1581 Dies rührt vom Sachverhalt her, dass das Begriffsfeld der «Anwaltschaft» bzw. der «Fürsprache» aus der Jurisprudenz stammt und den Sachverhalt bezeichnet, wonach eine Partei eines Rechtshandels einen rechtskundigen und bevollmächtigten «Anwalt» bzw. «Fürsprecher» *mandatiert* und diesen zur Verteidigung der eigenen Interessen mit der Rechtsvertretung *beauftragt*. Die Gefahr des Paternalismus bei der Verwendung des Begriffs «Anwaltschaft» in der Diakonie besteht darin, dass die durch die kirchliche Diakonie vertretenen Personen – in der Regel von Notlagen betroffene Personengruppen – kaum je *direkt* die Kirchen bzw. diakonische Institutionen mit der Vertretung ihrer Interessen *mandatiert* haben. Vielmehr gehen die Kirchen mit ihrem diakonisch-anwaltschaftlichen Engagement davon aus, dass sie *im Sinne* der betroffenen Personen handeln – ohne sich jedoch dabei vollständig rückversichern zu können. Vgl. zu weiteren kritischen Anfragen an den Begriff der «Anwaltschaft»: Haslinger, Diakonie, 383-385.

1582 Vgl. Zwingli, Hirt, 249; zur Einordnung: Jehle, Kirchenstruktur, 59.
Heute werden die Begrifflichkeiten «Anwaltschaft» und «Wächteramt» zuweilen synonym verwendet; siehe dazu etwa Gohde, Anwaltschaft, 33.

1583 Vgl. Jehle, Kirchenstruktur, 59.

werden. So hat Zwingli seit 1523 vor dem Hintergrund der Situation in Zürich – mit der Einheit von Kirchen- und Stadtgemeinde – die Lehre vom Unterschied und von der Beziehung zwischen göttlicher und menschlicher Gerechtigkeit entwickelt:[1584] Während die Kirche Liebesgemeinschaft ist, der Staat als Gemeinschaft der äusseren Ordnung jedoch lediglich Rechtsgemeinschaft, so dienten doch beide demselben Zweck, nämlich der Verwirklichung der Herrschaft Gottes über das Leben.[1585] Die im Raum der Rechtsgemeinschaft vorherrschende menschliche Gerechtigkeit unterschiedet sich von der im Raum der Liebesgemeinschaft vorherrschenden göttlichen Gerechtigkeit dadurch, dass sie bloss eine «äusserlich-bürgerliche Rechtschaffenheit»[1586] zustande bringt, die allein vor Gott nicht gerecht macht. Die «Obrigkeit», die weltliche Regierung, hat darin die Aufgabe, für äussere Ordnung zu sorgen und «dem Predigtamt Raum [zu] geben, es [zu] fördern und mit ihm zusammen[zu]wirken bei der Erziehung der Gemeinde.»[1587]

Dieser Obrigkeit gebühre Gehorsam, jedoch nur solange ihre Anordnungen dem Wort Gottes nicht entgegenstünden. Die Pfarrer sollten der Obrigkeit nicht nach dem Mund predigen, sondern gegenüber der Regierung vielmehr ein «Wächteramt» einnehmen.[1588] In der am 28. Oktober 1523 im Grossmünster Zürich vor zahlreichen Pfarrern gehaltenen Predigt «Der Hirt» führt Zwingli diese kritische Funktion gegenüber der weltlichen Obrigkeit aus und betont, dass «der Hirt auch dem König, Fürsten oder Oberen nichts durchgehen lassen darf, sondern jedem seinen Irrtum anzeigen soll, sobald er sieht, dass jener vom Weg abkommt.»[1589] Die Kompromisslosigkeit dieser Haltung wird zudem deutlich, wenn Zwingli fordert, die Pfarrer sollten «den Finger auf wunde Stellen legen und Schlimmes verhüten, keinen schonen, […] sich weder durch Grösse, Einfluss und Zahl, noch durch irgendwelche Schreckmittel beeindrucken lassen, […] und nicht nachlassen, bis sie sich ändern.»[1590]

1584 Vgl. Hauschild, Lehrbuch, 339.

1585 Vgl. ebd.

1586 Ebd.

1587 Hauschild, Lehrbuch, 340.

1588 Der Begriff des «Wächters» stammt aus der von Zwingli zitierten Prophetenstelle Ez 33,1–8.

1589 Zwingli, Hirt, 271.

1590 Zwingli, Hirt, 278.
Martin Luther vertrat in seinen eigenen Predigten und Schriften zwar denselben Grundsatz, jedoch wird die Eindringlichkeit und Konsequenz der Haltung Zwinglis

Wenn auch die spezifische historische Situation Zwinglis eine unkritische hermeneutische Aneignung auf die heutige Situation erschwert, so darf doch unzweifelhaft festgehalten werden, dass die Kirche nach Zwinglis Verständnis wesenhaft mit einem öffentlichen Auftrag versehen ist.[1591] Gerade die Reformation hat sich in ihren vielfältigen und prägenden Einflüssen auf die gesamte Gesellschaft als eine öffentliche Bewegung verstanden: «Den Protestantismus als vielgliedrige zivilisatorische Erscheinung gäbe es nicht, wenn die Kirchen der Reformation nicht so selbstverständlich öffentlich aufgetreten wären, das Wort der Schrift und seine Auslegung öffentlich gemacht hätten, das öffentliche Leben mit neuen Impulsen von Theologie, Frömmigkeit, Kunst, Wissenschaft und Bildung versehen und dadurch das Selbstverständnis der Menschen und die gesellschaftliche Ordnung verändert hätten.»[1592]

III.3.1.2. Notwendigkeit öffentlichen Handelns der Diakonie als intermediärer Institution

Diese unverzichtbare Bedeutung der Öffentlichkeit kommt schon im biblischen Auftrag zur Geltung, wo sich das Zeugnis und der Dienst der Kirche – «das öffentliche Wirken Jesu und der Propheten, die Sendung der christlichen Gemeinde in die Welt, die öffentliche Predigt des Evangeliums und die Auseinandersetzung des christlichen Glaubens mit den sozialen, kulturellen und religiösen Gegebenheiten seiner Umwelt»[1593] – grundlegend über die Grenzen der eigenen Institution hinaus auf das Ganze von Öffentlichkeit und Gesellschaft beziehen. Diesen Anspruch kirchlichen Handelns auf die Öffentlichkeit hat wohl die Barmer Theologische Erklärung am pointiertesten zum Ausdruck gebracht. Angesichts der Gleichschaltungsversuche durch die nationalsozialistische Herrschaft halten die Autoren in der 2. These fest: «Wir verwerfen die falsche Lehre, als gebe es Bereiche unseres Lebens, in denen wir nicht Jesus Christus, sondern anderen Herren zu eigen wären, Bereiche, in denen wir nicht der

in dieser Sache als wesentlich deutlicher und profilierter erachtet: Während Zwingli viel Wert auf das «Wächteramt» der Kirche legte, so betonte Luther – etwa aufgrund der Auslegung des biblischen Gebots der Elternehrung – mehr den Gehorsam gegenüber der Obrigkeit (vgl. Jehle, Kirchenstruktur, 59; Schäfer, Grundlagen, 10).

1591 Vgl. Schäfer, Grundlagen, 1.

1592 Ebd.

1593 Ebd.

Rechtfertigung und Heiligung durch ihn bedürften».[1594] So bezieht sich «Gottes kräftiger Anspruch auf unser ganzes Leben»,[1595] wodurch für die Christenheit die Aufgabe erwächst, nicht bloss in der eigenen Kirche, sondern darüber hinaus «in Politik und Wirtschaft, in allen Bereichen des Lebens zu bezeugen, dass auch hinter den vielen Neins, die wir täglich vor uns sehen oder selbst erfahren, am Ende Gottes großes Ja steht».[1596]

Diese öffentliche Funktion der Anwaltschaft bzw. des «Wächteramtes» ist also als ein «veränderndes kirchliches Handeln in der Öffentlichkeit» bzw. als «Einflussnahme auf staatliche Institutionen oder gesellschaftliche Strukturen»[1597] zu verstehen; diese Funktion als «wachsame und kritische Begleiterin» von Debatten in Politik und Gesellschaft wird zuweilen sogar als «eine der möglichen und sogar bevorzugten Formen der christlichen Liebe»[1598] bezeichnet.

Dabei betreiben die Kirchen selbst nicht Politik, noch verstehen sie sich als politische Partei, sondern «sie wollen Politik möglich machen»[1599] bzw. die «Voraussetzungen für eine Politik schaffen, die sich an den Massstäben der Solidarität und Gerechtigkeit orientiert».[1600] Das impliziert ein kirchliches Handeln, das die gesellschaftlichen Entscheidungsträger an ihre «Verantwortung für menschenwürdige Existenzbedingungen [erinnert] und zur Veränderung»[1601] ihrer Politik bewegt und dabei durchaus

---

1594 Bekenntnissynode der Deutschen Evangelischen Kirche Barmen 1934, Erklärung, These II. Bei Bonhoeffer etwa ist die grundlegende Bedeutung der Öffentlichkeit in seiner Versöhnungslehre angelegt, aufgrund derer er den kirchlichen Bezug zu sämtlichen gesellschaftlichen Vollzügen für konstitutiv hält: «In Christus begegnet uns das Angebot, an der Gotteswirklichkeit und an der Weltwirklichkeit zugleich teil zu bekommen, eines nicht ohne das andere. Die Wirklichkeit Gottes erschliesst sich nicht anders als indem sie mich ganz in die Weltwirklichkeit hineinstellt, die Weltwirklichkeit aber finde ich immer schon getragen, angenommen, versöhnt in der Wirklichkeit Gottes vor.» (Ethik, 40).

1595 Bekenntnissynode der Deutschen Evangelischen Kirche Barmen 1934, Erklärung, These II.

1596 Bedford-Strohm, Glaube, 18.

1597 Dietschy, Diakonie, 171.

1598 Synode 72. Diözese Basel, Gesamtband, IX/2.

1599 Bruhin, Kirche, 97.

1600 Ebd.

1601 Eurich, Transformation, 418.
Freilich ist diese öffentliche Funktion kirchlicher «Anwaltschaft» nicht überall unumstritten; vorwiegend Vertreterinnen und Vertreter der den kirchlichen Positionen entgegengesetzten Haltungen duellieren sich selten mit den Kirchen auf argumentativer

auch «Kritik an Zuständen und Entwicklungen [übt], in denen die Würde der menschlichen Person und die Grundlagen eines gerechten gesellschaftlichen Zusammenlebens gefährdet oder aufgehoben werden».[1602] Ein Verzicht auf eine solche Funktion ist aus kirchlicher Sicht nicht denkbar: «Der prinzipielle Verzicht auf Öffentlichkeit ist notwendigerweise mit einem Selbstbetrug verbunden.»[1603]

Diese politische Verantwortung hatten die Kirchen bis in die jüngste Vergangenheit vorwiegend «im Gegenüber zum Staat wahrgenommen»[1604] – wobei ihre Haltungen bei der Wahrnehmung dieser Rolle oszillierten zwischen einem «Gehorsam gegenüber der Obrigkeit» und dem genannten kritischen «Wächteramt».[1605] Die Ausführungen in III.1.2. («Diakonisches Handeln in der ‹intermediären Sphäre›») zum «Wohlfahrtspluralismus» haben jedoch vor Augen geführt, dass der Sozialstaat seine Monopolstellung in der Gestaltung des gesellschaftlichen Hilfehandelns weitgehend verloren hat, wobei an seine Stelle ein vielgestaltiges Geflecht bzw. eine «intermediäre Sphäre»,[1606] bestehend aus unterschiedlichen Akteuren aus den Sektoren Staat, Markt und Zivilgesellschaft, getreten ist. Entsprechend wird deutlich, dass die kirchliche Diakonie ihre politische Verantwortung nicht mehr (allein) gegenüber dem Staat, son-

---

Ebene, sondern sprechen ihnen oftmals generell die ‹Berechtigung› zu politisch-anwaltschaftlichem Handeln ab (nach dem Motto «Konzentriert Euch auf das Beten», vgl. Bedford-Strohm, Glaube, 15). Interessanterweise scheint die gesellschaftliche Akzeptanz dieser öffentlichen Funktion der Kirchen je nach historisch-gesellschaftlichen Konstellationen in unterschiedlichem Masse gegeben zu sein. Noch in den 1980er Jahren war es hoch umstritten, ob sich Kirchen zu gesellschaftlichen Debatten äussern sollten. Link formulierte dazu: «Nimmt die Kirche gar als Institution zu politischen Fragen Stellung, so ist die Grenze zum Skandal fast überschritten» (Kirche, 125). Dies ist jedoch nach Bedford-Strohm seither «grundlegend anders» (Glaube, 15) geworden, so dass «viele in Politik und Gesellschaft [...] heute sogar von den Kirchen [erwarten], dass sie sich in die öffentlichen Debatten einmischen» (ebd.).

1602 Huber, Rolle, Abs. 5.

1603 Bedford-Strohm, Glaube, 18. Bruhin (Kirche, 97) formuliert gar unmissverständlich: «Das Evangelium nur im privaten (seelsorgerlichen) Bereich, nicht aber im wirtschaftlichen und politischen Bereich zur Geltung zu bringen, wäre geistliche Schizophrenie.»

1604 Huber, Rolle, Abs. 5.

1605 Vgl. ebd.

1606 Eurich, Transformation, 410.

dern neu gegenüber der Vielzahl an Akteuren der Zivilgesellschaft, in welcher «sich das politische Wollen einer Gesellschaft [formt]»,[1607] wahrzunehmen hat.[1608] In dieser intermediären Sphäre der Zivilgesellschaft, in welcher die Kirchen einen eigenständigen Platz einnehmen, können sie ihrerseits eine Rolle einer «intermediären Institution»[1609] einnehmen und sich in dieser «Zwischenstellung»[1610] eine «lebendige zivilgesellschaftliche Kraft für jenen solidarischen Zusammenhalt der Gesellschaft und für jene Achtung der Würde jedes Menschen sein, deren die freiheitliche, säkularisierte Staatsordnung als Voraussetzung bedarf, die sie jedoch nicht aus eigener Kraft garantieren kann».[1611] Die Wahrnehmung einer solchen Rolle als «intermediäre Institution» in der Zivilgesellschaft ist gewiss nicht minder anspruchsvoll als früher, zumal die Kirchen – wollen sie wirklich substanziell zur öffentlichen Debatte beitragen[1612] – hohen Anforderungen der Interdisziplinarität sowie der Bilingualität genügen müssen: Die Anforderung der Interdisziplinarität bezieht sich auf die Notwendigkeit des Gesprächs mit angrenzenden Disziplinen,[1613] um sich in öffentlichen Diskursen angemessen bewegen zu können. Dabei komme es nicht so sehr darauf an, dass «alles gewusst wird», sondern dass vielmehr «auf der Basis ethischer Reflexion die richtigen Fragen»[1614] gestellt würden. Die Anforderung der Bilingualität verweist auf die grundlegende Notwendigkeit einer «verständliche[n], gesellschaftliche kommunizierbare[n] Sprache»[1615] ihrer öffentlichen Äusserungen – neben dem binnentheologischen Diskurs –, die Gewähr bieten soll, um überhaupt in «die Spielregeln der Gesellschaft Einlass zu finden» und «der Gesellschaft als ganzer […] eine neue Orientierung zu geben».[1616]

1607 Huber, Rolle, Abs. 5.

1608 Vgl. ebd.

1609 Ebd.

1610 Pietz, Diakonie, 163.

1611 Baumann, Anwaltschaft, 457, mit Verweis auf Böckenförde, Staat, 60f.

1612 Vgl. Bedford-Strohm, Glaube, 16.

1613 Bedford-Strohm (ebd.) nennt explizit die Wirtschaftswissenschaft, die Politologie, die Soziologie sowie die Naturwissenschaften.

1614 Ebd.

1615 Link, Kirche, 136.

1616 Ebd. Vgl. hierzu auch Bedford-Strohm, Zivilgesellschaft, 9.

III.3.1.3. Seitenblick: Problematik des anwaltschaftlichen Mandats der Diakonie in Deutschland

Schliesslich soll – bevor an dieser Stelle im Sinne der «Anwaltschaft» für die Betroffenen im schweizerischen Kontext einige sozialpolitische Instrumente zur Teilhabeförderung bei pflegenden Angehörigen diskutiert werden – ein Blick in den deutschen Raum gewagt und eine spezifische Problemstellung diakonischer Debatten um das Mandat der Anwaltschaft in Deutschland behandelt werden:

Die Strukturen der Diakonie in Deutschland unterscheiden sich von den schweizerischen insofern, als dass die institutionelle Diakonie als grosser, nationaler Wohlfahrtsverband (neben der Caritas) selber ein zentraler Träger und Dienstleister im deutschen Wohlfahrtssystem ist. In konfessionellen Spitälern, Kindertagesstätten, ambulanten Pflegezentren u.a.m. arbeiten rund 450 000 Angestellte,[1617] was die Bedeutung der Diakonie Deutschland nochmals hervorhebt. Politische und gesellschaftliche Stellungnahmen von Kirchen und der institutionellen Diakonie sowie ggf. daraus folgende politische Entscheidungen haben nicht selten unmittelbare Konsequenzen für die Arbeit der institutionellen Diakonie selber: D.h., angesichts der Tatsache, dass die kirchliche Diakonie als Institution selber Arbeitgeberin und damit an Verteilungsprozessen im Sozial- und Gesundheitswesen beteiligt ist und somit staatliche Gelder erhält, um ihre Aufgabe als Sozialdienstleiterin wahrnehmen zu können,[1618] wird ihr gegenüber zunehmend der Vorwurf entgegengebracht, dass ihre sozialpolitischen Aktivitäten nicht so sehr in anwaltschaftlichem Sinne den Betroffenen dienten, sondern vielmehr als «eigennütziger Lobbyismus grosser Sozialverbände»[1619] zu deuten sei. Entsprechend stünde ihre politische Einflussnahme, so die Vorwürfe, im Interesse der eigenen Besitzstandwahrung, der Sicherung von Marktanteilen in einem zunehmend umkämpften Sozialmarkt – was mitunter zur Folge haben könne, dass sich je persönliche Armuts- bzw. soziale Notlagen stabilisierten.[1620] Eine solche

[1617] Vgl. Haslinger, Diakonie, 126. In der Caritas sind es sogar gegen 500 000 Personen (ebd.). Siehe dazu auch die Ausführungen in 4.5. «Kontextgebundenheit diakonischen Handelns».

[1618] Vgl. dazu Levend, Armut, 8f.

[1619] So die Aufnahme des Vorwurfs bei Baumann, Anwaltschaft, 445.

[1620] Vgl. Baumann, Anwaltschaft, 450.

«Spannung zwischen der Unternehmens- und Anwaltsfunktion»[1621] innerhalb der Diakonie erschwert die Wahrnehmung eines kritischen Wächteramts gegenüber Staat und Zivilgesellschaft ganz wesentlich.

Bei aller schweizerischen Wehklage über die vergleichsweise geringe institutionelle und sozialpolitische Bedeutung der Diakonie hierzulande, kann zumindest festgehalten werden: Angesichts der geringen Bedeutung der institutionellen Diakonie in der Schweiz als von öffentlichen Geldern finanzierte, soziale Dienstleisterin kann ihr hierzulande kaum der Vorwurf des «eigennützigen Lobbyismus» gemacht werden.

III.3.2. Modelldiskussion 1: Finanzielle Transferleistungen für pflegende Angehörige

Nachdem die Bedingungs- und Ermöglichungsfaktoren des anwaltschaftlichen Handelns in der kirchlichen Diakonie im vorangehenden Abschnitt benannt wurden, geht es nun im vorliegenden Abschnitt darum, konkrete Handlungsoptionen der Teilhabeförderung für pflegende Angehörige, die in politischen sowie in zivilgesellschaftlichen Diskursen der Schweiz behandelt werden, zuerst darzustellen und sodann aus diakonischer Sicht kritisch zu prüfen. Diese Prüfung hat sich insbesondere daran auszurichten, erstens inwiefern die diskutierten sozialstaatlichen und zivilgesellschaftlichen Handlungsoptionen geeignet sind, um den in II.5. formulierten Orientierungen zur Teilhabeförderung für pflegende Angehörige zu entsprechen sowie zweitens – sollte diese Entsprechung nicht oder nur teilweise gegeben sein – wie anwaltschaftliches Handeln zu Gunsten der Angehörigen, d.h. das Einbringen der diakonischen Positionen in die politischen und gesellschaftlichen Diskurse, konkret ausgestaltet sein könnte.

Im Wissen darum, dass innerhalb des schweizerischen wohlfahrtspluralistischen Systems viele unterschiedliche Akteure in Frage kommen, um Massnahmen zur Teilhabeförderung pflegender Angehöriger – wie bspw. Formen der Unterstützung, der Entlastung oder der Anerkennung – umzusetzen,[1622] so konzentriert sich die folgende Darstellung und Diskussion

---

1621 Sell, Umbau, 4.

1622 Vgl. dazu die Darstellung in I.2. «Wohlfahrtsproduktion im Bereich der häuslichen Pflege betagter Menschen».

auf sozial- bzw. familienpolitische Massnahmen auf nationaler sowie gegebenenfalls auf kantonaler Ebene.[1623]

Sozial- und familienpolitische Massnahmen und Leistungen, die in einem weiten Sinn auf unterschiedliche Formen der häuslichen Sorge und Pflege ausgerichtet sind,[1624] lassen sich hinsichtlich ihres Leistungscharakters unterscheiden in finanzielle Transferzahlungen, Dienstleistungen bzw. sonstige soziale Rechte für die Sorge leistenden Personen.[1625]

Die Transferzahlungen beziehen sich auf finanzielle Leistungen des Staates, die im Fall des jeweiligen Sorgehandelns entrichtet werden (Kinderzulagen, Pflegegeld, odg.); diese Leistungen stehen oftmals im Zentrum öffentlichen und wissenschaftlichen Interesses.[1626] Zu beachten ist jedoch, dass entsprechende Dienstleistungen (dazu gehören etwa Unterstützungs- bzw. Entlastungsinfrastrukturen) bzw. soziale Rechte (dazu sind insbesondere Zeitrechte wie Mutterschafts-/Elternschaftsurlaube/Karenzzeiten sowie Pflegezeiten zu rechnen) für die Betroffenen ebenfalls von grosser Bedeutung sein können. Erst die Gesamtheit der entsprechenden sozial- und familienpolitischen Leistungen ergibt ein genaues Bild über das Ausmass der Teilhabeförderung für Sorgeleistende,[1627] im vorliegenden Fall für pflegende Angehörige.

Dieser Aufstellung entsprechend sollen in der Folge bekannte Modelle von beiden genannten Leistungen, d.h. von finanziellen Transferzahlungen und von Zeitleistungen, dargestellt und diskutiert werden. Im Vordergrund der sozial- und familienpolitischen Debatten stehen dabei Formen von Pflegeversicherungen als finanzielle Transferzahlungen (vgl. III.3.2.1.) sowie Formen von Pflegezeitgesetzen und Zeitgutschriftenmodellen als Zeitleistungen (vgl. III.3.3.).[1628]

1623 Diese Schwerpunktsetzung hat zur Folge, dass etwa die Frage, was privatwirtschaftliche und öffentliche Unternehmen beitragen können, um die Vereinbarkeit von Beruf und Angehörigenpflege von erwerbstätigen Personen mit innerbetrieblichen Massnahmen zu fördern, an dieser Stelle nicht explizit behandelt werden kann. Siehe zu dieser Frage exemplarisch: Bischofberger et al., Berufstätigkeit; van Holten et al., Vereinbarkeit, sowie Erne-Widmer, work & care.

1624 Dazu gehören u.a. auch die Kindererziehung sowie die Pflege und Betreuung von erwachsenen Menschen mit Behinderungen.

1625 Vgl. dazu Bahle, Familienarbeit, 129f.

1626 So Bahle, Familienarbeit, 130.

1627 Vgl. Bahle, Familienarbeit, 131.

1628 Die genannte Auswahl mit ihrer Konzentration auf Modelle von Pflegeversicherungen, Pflegezeitgesetzen und Zeitgutschriften widerspiegelt freilich nicht die Gesamtheit der politischen Instrumente, die sich mit der Unterstützung oder Entlastung

III.3.2.1. Modelle von Pflegeversicherungen – Diskussionen aus Deutschland, Österreich und der Schweiz

In Bezug auf im Rahmen der informellen, häuslichen Pflege ausgerichtete finanzielle Transferzahlungen stehen zumeist Formen von Pflegegeldern bzw. Pflegeversicherungen im Zentrum entsprechender Debatten. Ein Durchgang durch Modelle bzw. Modelldiskussionen aus Deutschland, Österreich und der Schweiz soll in einem ersten Schritt die konzeptionellen Eckwerte solcher Modelle beleuchten, in einem zweiten Schritt werden kirchlich-diakonische Positionen zu diesen Modellen von Pflegeversicherungen dargestellt, bevor im dritten Schritt eine kritische Diskussion dieser Modelle anhand der in II.5. entwickelten Orientierungen erfolgt.

Bis in die Mitte der 1990er Jahre war das allgemeine Lebensrisiko einer Pflegebedürftigkeit in *Deutschland* noch nicht eigenständig sozialversicherungsrechtlich abgesichert. Pflegekosten wurden zum einen Teil von den Krankenkassen übernommen, zum anderen Teil aus vorhandenen Eigenmitteln der Betroffenen getragen und wo letztere nicht ausreichten, so wurden sie von der Sozialhilfe übernommen.[1629] Die stetig zunehmenden Pflegekosten, gerade im stationären Bereich, führten jedoch dazu, dass die Sozialhilfe nicht mehr nur im Sinne eines letzten Schutznetzes einspringen musste, sondern mehr und mehr eine Regelleistung darstellte.[1630] Angesichts dieser Regelungslücke war allen politischen Kräften klar, dass die demografische Entwicklung sowie die veränderten Vorstellungen zu Pflege und Sorgehandeln innerhalb von Familien eine eigenständige Absicherung des Lebensrisikos der Pflegebedürftigkeit bedürfen. So wurde 1995, nach jahrelangen Reformdiskussionen, die gesetzliche Pflegeversicherung als fünfte Säule der Sozialversicherung (neben Kranken-, Unfall-, Renten- und Arbeitslosenversicherung) bundesweit eingeführt,[1631] mit welcher finanzielle Folgen der Pflegebedürftigkeit «nach den Prinzipien

pflegender Angehöriger beschäftigen, sie machen jedoch in den politischen Debatten die gewichtigsten Projekte aus und wurden daher ausgewählt, um spezifisch untersucht und diskutiert zu werden.

1629 Vgl. Mayert, Entwicklung, 1.

1630 Vgl. Herrmann-Stojanov, Pflegeversicherung, 1.

1631 Vgl. ebd.

des solidarischen Ausgleichs finanziell abzufedern versucht»[1632] werden sollen.[1633]

Die Pflegeversicherung ist als Pflichtversicherung ausgestaltet, d.h., alle bei der gesetzlichen Krankenversicherung versicherten Personen, haben auch Beiträge zur Pflegeversicherung zu leisten.[1634] Damit erwerben sie sich einen Rechtsanspruch darauf, «dass sie Hilfe erhalten, wenn sie einmal pflegebedürftig werden»,[1635] wobei die Leistungen staatsbürgerschaftsbezogen geleistet werden, d.h. sie werden einkommens- und vermögensunabhängig erbracht.[1636]

Die Pflegeversicherung ist jedoch nicht in dem Sinn als Vollversicherung konzipiert, als dass sie alle im Zusammenhang einer Pflegebedürftigkeit stehenden Kosten übernehmen würde.[1637] Vielmehr bestehen nach oben hin begrenzte Höchstsätze;[1638] falls diese nicht ausreichen, müssen die Betroffenen – seien es die Pflegebedürftigen oder deren Angehörige – mit Eigenmitteln für die Pflegekosten aufkommen und sofern diese aufgebraucht sind, springt die Sozialhilfe ein.[1639] In diesem Sinne bietet die deutsche Pflegeversicherung nur einen «Teilversicherungsschutz»,[1640] mit welchem die finanzielle Last für die Beteiligten zwar reduziert, jedoch nicht vollumfänglich abgedeckt wird.[1641]

1632 Ebd.

1633 Angesichts der bereits sehr hohen Lohnnebenkosten erklärten sich die Sozialpartner, insbesondere die Arbeitgeber, nur bereit, eigene Beiträge zur Pflegeversicherung zu leisten, wenn gleichzeitig Kompensationsmassnahmen ergriffen würden. So strich die Bundesregierung als Kompensationsmassnahme schliesslich einen staatlich anerkannten Feiertag, den Bettag, und wandelte diesen in einen Arbeitstag um, was insbesondere von den Kirchen – bei grundsätzlicher Unterstützung der Einführung der Pflegeversicherung – sehr kritisch aufgenommen wurde (vgl. Hermann-Stojanov, Pflegeversicherung, 4).

1634 Vgl. dazu Hermann-Stojanov, Pflegeversicherung, 1; Bundesministerium für Gesundheit, Bericht, 10. Privat Krankenversicherte unterliegen jedoch einer Versicherungspflicht in einer privaten Pflegeversicherung (vgl. Mayert, Entwicklung, 1).

1635 Bundesministerium für Gesundheit, Bericht, 11, wobei als pflegebedürftig und somit leistungsberechtigt diejenigen Personen gelten, die «dauerhaft, d.h. für mindestens sechs Monate wegen einer körperlichen, geistigen oder psychischen Krankheit oder Behinderung auf erhebliche Hilfe bei der täglichen Lebensführung angewiesen sind.» (Hermann-Stojanov, Pflegeversicherung, 1).

1636 Ebd.

1637 Vgl. Bundesministerium für Gesundheit, Bericht, 10.

1638 Vgl. Mayert, Entwicklung, 1.

1639 Vgl. Bundesministerium für Gesundheit, Bericht, 10; Mayert, Entwicklung, 1.

1640 So der Begriff bei Mayert, Entwicklung, 2.

1641 Vgl. dazu Haberkern, Pflege, 74.

Die genannten Leistungssätze richten sich zum Einen nach dem Grad der Pflegebedürftigkeit sowie zum Anderen nach der Wahl der Pflegeform, sei es die stationäre oder die ambulante Pflege. Bei Letzterer besteht weiter die Wahlmöglichkeit zwischen Geld- und Sachleistungen. Unter Sachleistungen wird die Inanspruchnahme von ambulanten Pflegediensten bzw. Sozialstationen verstanden; die Geldleistungen können für eine nicht-professionelle Pflegeperson, welche die betagte Person zu Hause betreut, eingesetzt werden, sofern diese die pflegebedürftige Person «nicht erwerbsmässig wenigstens 14 Stunden wöchentlich betreuen».[1642] Allerdings sind die Beiträge, die als Geldleistungen ausgerichtet werden, deutlich geringer als die als Sachleistungen für die ambulanten Dienstleistungen ausgerichteten Beiträge.[1643]

Über diese Form der Geldleistungen können also finanzielle Mittel für die Entlohnung von pflegenden Angehörigen bezogen werden – wenn auch festzuhalten ist, dass die Pflegeversicherung die «Geldleistungen an die pflegebedürftige Person und nicht an die Pflegeperson auszahlt»,[1644] so dass also «keine direkte Entlohnung der Pflegeperson über die Pflegeversicherung»[1645] erfolgt.

Zur Kritik und Weiterentwicklung der Pflegeversicherung seit deren Einführung im Jahr 1995: Zwar wird die Pflegeversicherung in Deutschland als notwendige Säule sozialer Sicherung anerkannt und geschätzt, ja, sie gilt bisweilen «im internationalen Vergleich als Vorbild»[1646] bzw. sogar als «zukunftsweisendes Modell der sozialen Sicherung»,[1647] jedoch ist zugleich allen Beteiligten bewusst, dass sowohl in finanzieller Hinsicht wie auch in Bezug auf die leistungsbezogene Ausgestaltung erheblicher Reformbedarf bestand und auch weiter besteht.[1648] Die zahlreichen, die Pflegeversicherung betreffenden Gesetzesrevisionen, die im Verlauf ihres unterdessen 20-jährigen Bestehens vorgenommen wurden, weisen auf die

---

1642 Behning, Richtungswechsel, 105.

1643 Vgl. ebd. Etwa für eine pflegebedürftige Person der Pflegestufe I («erheblich pflegebedürftig») wurden im Jahr 2012 450 Euro pro Monat ausgerichtet (vgl. Leibold, Pflege, 525).

1644 Behning, Richtungswechsel, 110.

1645 Ebd.

1646 Bundesministerium für Gesundheit, Bericht, 19.

1647 Ebd.

1648 Vgl. dazu Bundesministerium für Gesundheit, Bericht, 19, sowie Leibold, Pflege, 525.

vielfachen, vorgenommenen Nachbesserungen bezüglich Konzeption und Finanzierung hin.[1649]

Im Zentrum der Reformdebatten stehen dabei vier unterschiedliche Themen: Zum Ersten wird bemängelt, dass die Pflegeversicherung noch keine Balance zwischen Einnahmen- und Ausgabenentwicklung gefunden hat, zumal die Einnahmen mit den festgelegten Beiträgen auf das Bruttoeinkommen der Versicherten[1650] weitgehend gedeckelt sind, die Ausgaben aufgrund der zunehmenden Zahl von pflegebedürftigen Personen und der vorgenommenen Erweiterungen des Leitungskataloges jedoch stetig steigen.[1651] Gesucht wird also eine langfristig nachhaltige – und zugleich bezahlbare – Finanzierungsbasis.[1652] Zum Zweiten ist lange Zeit bemängelt worden, dass die Definition der Pflegebedürftigkeit gemäss Pflegeversicherungsgesetz einseitig an einem verrichtungsbezogenen und auf die somatischen Beeinträchtigungen ausgerichteten Ansatz orientiert ist.[1653] Damit konnten jedoch besondere Bedarfe der Begleitung, Beaufsichtigung und Kommunikation sowie der besondere Hilfebedarf bei kognitiven und psychischen Beeinträchtigungen, wie sie etwa bei demenziell erkrankten Menschen vorkommen, nicht angemessen erfasst und entschädigt werden.[1654] Erst mit den jüngsten Gesetzesrevisionen wurde dieser Sachverhalt durch die Ausrichtung von Leistungen für Personen mit besonderem Betreuungsbedarf aufgenommen.[1655] Drittens wird moniert, dass die Leistungssätze seit der Einführung der Pflegeversicherung erst einmal angepasst wurden und sich insgesamt immer noch auf tiefem Niveau bewegen. In der häuslichen Pflege erfahren insbesondere die ambulanten Dienstleister einen deutlichen Realwertverlust ihrer Leistungen; jedoch bringt die fehlende Anpassung an die allgemeine Preisentwicklung auch für die pflegenden Angehörigen eine deutliche Kaufkraftreduktion mit

---

[1649] Zu nennen sind etw das Änderungsgesetz zum Sozialgesetzbuch (SGB) XI von 1999, das Pflegeleistungs-Ergänzungsgesetz von 2002, das Pflegeversicherungs-Weiterentwicklungsgesetz von 2008 sowie das Pflege-Neuausrichtungsgesetz von 2013 (vgl. dazu Mayert, Entwicklung, 4).

[1650] Seit einer Revision im Jahr 2008 werden 1.95% des persönlichen Bruttoeinkommens für die Pflegeversicherung abgezogen (vgl. Hermann-Stojanov, Pflegeversicherung, 1).

[1651] Vgl. Mayert, Entwicklung, 2.

[1652] Vgl. Diakonie Deutschland, Positionen, 5.

[1653] Vgl. Diakonie Deutschland, Positionen, 6 sowie Hibbeler, Reform. Siehe dazu die ähnlich lautende Kritik in der Einführung dieser Arbeit unter 3. «Klärung und Eingrenzung des Forschungsgegenstandes».

[1654] Vgl. Diakonie Deutschland, Positionen, 6.

[1655] Vgl. Leibold, Pflege, 525.

sich.[1656] In dieser Frage der Dynamisierung des Leistungssatzes hat sich nun die Bundesregierung verpflichtet, eine Anpassung in regelmässigen Abständen zu prüfen.[1657] Als viertes besteht Regelungsbedarf bezüglich Abgrenzungsproblemen zwischen unterschiedlichen Sozialversicherungszweigen: So fallen Menschen mit Behinderungen, die aufgrund ihrer Beeinträchtigungen in alltäglichen Vollzügen pflegebedürftig sind, zuweilen zwischen Stuhl und Bank der beiden Versicherungszweige und können nicht in gleichem Masse von den Leistungen, die nicht-pflegebedürftigen Menschen mit Behinderungen zustehen, profitieren.[1658]

Zu Vergleichszwecken kann etwa das *österreichische* Modell der Pflegeversicherung beigezogen werden. In Österreich bestanden vor der Einführung der Pflegeversicherung ähnliche demografische Herausforderungen sowie leistungsbezogene Probleme: Auch hier deckte die Krankenversicherung nicht alle anfallenden Kosten von Pflegebedürftigen ab. Diese sahen sich im Falle fehlender Eigenmittel gezwungen, Sozialhilfegelder in Anspruch zu nehmen, was jedoch aufgrund strenger Bedarfsabklärungen oftmals mit einer «Bevormundung durch öffentliche Stellen»[1659] sowie «demütigenden Untersuchungen der Lebenssituation»[1660] verbunden war.

Um bisherige Defizite im System der Pflegevorsorge zu schliessen, wurde 1993 mit dem Bundespflegegeldgesetz die «Schaffung eines bundesweit einheitlichen, bedarfsorientierten Pflegegeldes für pflege- und hilfsbedürftige Menschen»[1661] beschlossen. Diese österreichische Form der Pflegeversicherung weist hinsichtlich ihrer Konzeption weitgehende Ähnlichkeiten mit dem deutschen Modell auf: So steht das Pflegegeld in Österreich wohnhaften Personen zu, deren Pflegebedürftigkeit (unterteilt in sieben Stufen unterschiedlichen Pflege- und Betreuungsbedarfs[1662]) voraussichtlich mindestens sechs Monate dauert. Die Leistungen werden wie in Deutschland unabhängig von einer direkten Beitragsleistung sowie auch unabhängig von Einkommen und Vermögen geleistet und sind somit

---

1656 Vgl. Diakonie Deutschland, Positionen, 8.
1657 Vgl. Mayert, Entwicklung, 4.
1658 Vgl. hierzu die Problematik bei Mayert, Entwicklung, 7.
1659 Mairhuber, Regulierung, 172.
1660 Ebd.
1661 Mairhuber, Regulierung, 174.
1662 Vgl. Mairhuber, Regulierung, 175.

nicht erwerbsarbeitsbezogen, sondern staatsbürgerschaftsbezogen konzipiert.[1663] Allerdings ist die Höhe der Beitragssätze nach dem vorliegenden Modell nicht so ausgerichtet, dass sie alle im Rahmen der Pflegebedürftigkeit anfallenden Kosten abdecken;[1664] auch die österreichische Pflegeversicherung bietet also bloss einen Teilversicherungsschutz.

Bei der Schaffung des Pflegegeldes wurde in Österreich ebenfalls besonders Wert darauf gelegt, dass die pflegebedürftigen Personen eine Wahlmöglichkeit haben und entscheiden können, ob sie sich zu Hause von Angehörigen pflegen lassen wollen oder aber ob sie Leistungen von ambulanten Pflegedienstleistern in Anspruch nehmen wollen.[1665] Damit besteht also die Möglichkeit, mit einem «intrafamiliäre[n] Geldtransfer»[1666] die pflegenden Angehörigen teilweise zu entschädigen, so dass sie ihre Arbeit «nicht mehr völlig unentgeltlich»[1667] leisten; eine direkte Entlohnung der pflegenden Angehörigen erfolgt jedoch auch nach diesem Modell nicht.

Im ersten Teil dieser Arbeit ist bereits darauf hingewiesen worden, dass gerade die *Schweiz* – ansonsten bekannt für ein gut ausgebautes Sozialversicherungssystem[1668] – keine Pflegeversicherung bzw. kein Pflegegeld im eigentlichen Sinne kennt,[1669] vielmehr sind in den verschiedenen Sozialversicherungszweigen unterschiedliche Pflegeversicherungsleistungen vorgesehen. So bestehen etwa die Pflegeversicherungsleistungen der Krankenversicherung im Ersatz von Spital-, Heim- und Spitexkosten,[1670] darüber hinaus existieren in der ersten Säule der Alterssicherung (AHV/IV) mit der Hilflosenentschädigung sowie der Übernahme der

1663 Vgl. Schnabl, Gerecht sorgen, 133.

1664 Vgl. Mairhuber, Regulierung, 177.

1665 Vgl. ebd. Diese Vorstellung der «Wahlmöglichkeit» bzw. «Wahlfreiheit» der pflegebedürftigen Personen, die auf anthropologischen Bildern einer Unabhängigkeit, Autonomie und selbständigen Entscheidungsmöglichkeit der Pflegebedürftigen abstützt, wird weiter unten (III.3.2.3. «Diskussion») kritisch zu diskutieren sein.

1666 Mairhuber, Regulierung, 180.

1667 Ebd.

1668 Vgl. dazu etwa Haberkern, Pflege, 70.

1669 Vgl. dazu die Ausführungen in I.2.2.1.1.2. «Sozialversicherungsleistungen für pflegebedürftige Betagte».

1670 Vgl. Landolt, Pflegefinanzierung, 20.

Grund- und Behandlungspflegekosten weitere Elemente einer Versicherung der Pflegekosten.[1671] Schliesslich ist auf die Bedeutung der Ergänzungsleistungen als «Auffangpflegeversicherung»,[1672] die im Bedarfsfall von Nicht-Begüterten beansprucht werden können, hingewiesen worden.

Angesichts der gegenüber der Situation in Deutschland und Österreich durchaus vergleichbaren Situation der demografischen Entwicklung und der daher stetig zunehmenden Kosten für die Pflege im Alter werden auch hierzulande Diskussionen um die Einführung einer Pflegeversicherung im eigentlichen Sinne, welche die unterschiedlichen Pflegeleistungen der verschiedenen Sozialversicherungsbereiche bündelt, geführt. Der ausgereifteste und konkreteste Beitrag zur Einführung einer Pflegeversicherung legte der liberale Thinktank «Avenir Suisse» im Sommer 2014 vor. In einer Studie mit dem Titel «Generationenungerechtigkeit überwinden»[1673] problematisierte der Thinktank die aktuelle Form des Generationenvertrages zwischen jüngeren und älteren Bürgerinnen und Bürgern. Ausgehend von der Prämisse, wonach «der Handlungsspielraum einer Kohorte möglichst wenig durch die Entscheide und Handlungen früherer Kohorten eingeschränkt werden»[1674] dürfe, postuliert die Studie, dass die aktuelle Form des sozialpolitischen Generationenvertrages aufgrund der zunehmenden finanziellen Lasten der Pflege im Alter für die jüngeren Generationen aus dem Gleichgewicht zu fallen drohe. Im Wissen um die Komplexität und die wechselseitigen Abhängigkeitsverhältnisse unter verschiedenen Generationen[1675] behandeln sie die Fragen nicht monothematisch, sondern schlagen einen «bunten Strauss von Massnahmen»[1676] vor.

Kernstück ihrer Forderungen bildet der Vorschlag für ein «obligatorisches Vorsparen für die Alterspflege»,[1677] mit welcher Menschen ab 55

[1671] Vgl. Landolt, EL, 188. Vgl. dazu auch die Ausführungen in I.2.2.1.1.2. «Sozialversicherungsleistungen für pflegebedürftige Betagte».

[1672] Landolt, EL, 189.

[1673] Cosandey, Generationenungerechtigkeit.

[1674] Cosandey, Generationenungerechtigkeit, 9.

[1675] Vgl. Cosandey, Generationenungerechtigkeit, 7.

[1676] Cosandey, Generationenungerechtigkeit, 6.

[1677] Cosandey, Generationenungerechtigkeit, 24.

Jahren durch eine neue Versicherungspflicht je auf ein eigenes Sparguthaben monatliche Beiträge einzahlen,[1678] das im Falle einer Pflegebedürftigkeit die durchschnittlich anfallenden Kosten abdecken würde.[1679] Ähnlich wie bei der Situation in Deutschland und Österreich schrecken die hohen Kosten hierfür auf den ersten Blick ab, es ist jedoch in allen Fällen zu beachten, dass dadurch andere Konten von Sozialversicherungen, in der Schweiz vor allem die Krankenkassenprämien sowie die Ergänzungsleistungen, massiv entlastet würden.[1680]

Bezeichnend ist jedoch auch in diesem Vorschlag einer Pflegeversicherung, dass die pflegebedürftigen Personen selber im Fokus der Aufmerksamkeit stehen; nur im Fall, dass eine pflegebedürftige Person stirbt, bevor das individuell geäufnete Kapital aufgebraucht ist, solle dies an die Erben gehen, was einer «indirekte[n] Entlöhnung der Angehörigen»[1681] gleichkomme.

1678 D.h., im Gegensatz zum deutschen und dem österreichischen Modell basiert der Vorschlag nicht auf dem stark von der demografischen Entwicklung abhängigen Umlageverfahren, sondern auf dem Kapitaldeckungsverfahren, wie es in der Schweiz in der 2. Säule der Alterssicherung (berufliche Vorsorge) zur Anwendung kommt (vgl. ebd.).

1679 Gemäss Modellrechnungen von Avenir Suisse müssten sich in dieser je persönlichen Pflegekasse CHF 134 000 befinden (durchschnittliche heutige Pflegedauer multipliziert mit den aktuellen Pflegekosten pro Tag). Dieser Betrag könnte mit einer monatlichen Einlage von 285 CHF ab 55 Jahren (plus Verzinsung) erreicht werden (vgl. Lenzin, Zwangssparen).

1680 Vgl. ebd. Angesichts der Finanzierungsproblematik gehen Exponenten der nationalen Politik davon aus, dass die aktuellen Chancen zur Einführung eines solchen Modells gering seien, zugleich betonen sie jedoch die Notwenigkeit der zu führenden Diskussionen über Modelle von Pflegeversicherungen (vgl. FDP-Nationalrat Ignazio Cassis in Renz, Unsterblichkeit sowie Peter Gomm, Präsident der Konferenz der kantonalen Sozialdirektoren, in Schmid, Einführung).

1681 Lenzin, Zwangssparen. Eine eigentliche Entschädigung direkt für pflegende Angehörige besteht interessanterweise im Kanton Freiburg. Seit über 20 Jahren wird ein Pauschalbeitrag entrichtet (früher von Kanton und Gemeinden gemeinsam, seit 1997 allein von den Gemeinden getragen), der Personen aus demselben Haushalt bzw. aus der unmittelbaren Nachbarschaft zugute kommt , sofern sie eine Person pflegen, die während mindestens 60 Tagen der Pflege bedarf. Die Höhe der Entschädigung, je nach Bedürfnisgrad zwischen 15 und 25 Franken pro Tag, ist indes sehr gering (vgl. King, Freiburg, 26).

III.3.2.2. Kirchliche Positionen zu den Modellen der Pflegeversicherungen

Bereits zum Einstieg in dieses Kapitel wurde auf die Problematik hingewiesen, dass insbesondere die verbandlich organisierte Diakonie in Deutschland angesichts ihrer prägenden Rolle als Akteurin im Sozialmarkt stets zwei Hüte trägt – neben dem anwaltschaftlichen auch einen an eigenen, institutionellen Interessen orientierten Hut.[1682] Dass den Diakonieorganisationen in dieser «Spannung zwischen der Unternehmens- und Anwaltsfunktion» [1683] zuweilen die eigenen unternehmerischen Anliegen klarer vor Augen sind als die Anliegen der Akteure der häuslichen Pflege, ist aus institutionenspezifischer Sicht nicht ganz von der Hand zu weisen.

So ist es gewiss unbestreitbar, dass die verbandlich organisierte Diakonie in Deutschland ein eminentes Interesse an der Ausgestaltung und den Leistungen der Pflegeversicherung hat – immerhin finanziert sie wesentliche Teile ihrer Altenpflege in Spitälern, Alters- und Pflegeheimen sowie in ambulanten Diensten über Gelder der Pflegeversicherung.

Die besagte Spannung zwischen anwaltschaftlichen und unternehmerischen Anliegen kommt etwa in sozialpolitischen Stellungnahmen zur Weiterentwicklung der Pflegeversicherungen zum Ausdruck: Auf der einen Seite wird hervorgehoben, dass sich die Arbeit der diakonischen Institutionen «an den sozialethischen Grundsätzen der evangelischen Kirche»[1684] orientiere. Der christliche Glaube wisse «um die besondere Würde eines jeden Menschenlebens, das auch in Zeiten von Verletzlichkeit, Hilfe- und Pflegebedürftigkeit nicht von seinem Wert» [1685] einbüsse, entsprechend setzen sich die Diakonie gemeinsam mit der evangelischen Kirche «für Versorgungsstrukturen ein, die pflegebedürftige Menschen wie auch deren Angehörige»[1686] unterstützten. Nach dieser Einführung stehen sodann jedoch vorwiegend institutionell-unternehmerische Anliegen im

---

1682 Vgl. die Ausführungen in III.3.1.3. «Seitenblick: Problematik des anwaltschaftlichen Mandats der Diakonie in Deutschland». In ähnlicher Form könnte es auch für die verbandlich organisierte Diakonie in Österreich formuliert werden.

1683 Sell, Umbau, 4.

1684 Diakonie Deutschland, Positionen, 3.

1685 Ebd.

1686 Ebd.

Vordergrund, wenn die Rede ist von «Anforderungen an das Begutachtungsverfahren»,[1687] «Finanzierung der Pflegeeinrichtungen und -dienste»,[1688] «Personalbemessung»[1689] sowie «Entbürokratisierung».[1690] Der «Sitz im Leben» dieser Themen und Forderungen der verbandlichen Diakonie befindet sich mit Sicherheit nicht in der Wohnstube der Pflegebedürftigen und ihrer Angehörigen.[1691]

In der Schweiz sind es auf nationaler Ebene vorwiegend die Konferenzen des Schweizerischen Evangelischen Kirchenbundes (SEK), namentlich die Diakoniekonferenz (DK) sowie die Frauenkonferenz (FK), die in letzter Zeit zu Fragen der Angehörigenpflege Stellung bezogen haben. Die beiden Konferenzen wurden 1993 gegründet[1692] und bilden «einen Ort der Zusammenarbeit zwischen dem SEK, seinen Mitgliedkirchen und den ihm nahe stehenden Werken und Organisationen»,[1693] wobei sich deren Delegierte aus den Mitgliedkirchen sowie weiteren Organisationen zweimal jährlich zu thematischen Debatten treffen. Sie beteiligen sich so gemäss Eigenbeschreibung an diakonischen bzw. genderspezifischen Debatten und leisten mit ihren öffentlichen Stellungnahmen «zusammen mit anderen zivilgesellschaftlichen, politischen und sozialen Kräften einen notwendigen Beitrag zur Anwaltschaft gegenüber den Benachteiligen in der Gesellschaft.»[1694]

1687 Diakonie Deutschland, Positionen, 6.

1688 Diakonie Deutschland, Positionen, 16.

1689 Diakonie Deutschland, Positionen, 18.

1690 Diakonie Deutschland, Positionen, 19.

1691 Über die Positionsbezüge zur Pflegeversicherung im engeren Sinne hinaus ist anzumerken, dass die Debatte um die «Opferung» des Bettages als ein «Stück des ‹Tafelsilbers› evangelischen Traditionsgutes» (Hermann-Stojanov, Pflegeversicherung, 5) zu Gunsten der Pflegeversicherung nie ganz verstummt ist. Insbesondere wird zuweilen Kritik an der evangelischen Kirche geübt für ihre «relative Widerstandslosigkeit» (ebd.) in dieser Angelegenheit.

1692 Vgl. Schweizerischer Evangelischer Kirchenbund, Reglement für die Konferenzen.

1693 Schweizerischer Evangelischer Kirchenbund, Reglement für die Konferenzen, Art. 3 Abs. 1.

1694 So in Schweizerischer Evangelischer Kirchenbund, Beschreibung der Diakoniekonferenz.

Ihre Konferenzdebatten haben in den vergangenen Jahren mehrfach hierzu relevante Themenkreise bearbeitet wie die unbezahlte (Sorge-) Arbeit im häuslichen, familiären Kontext (2009),[1695] prekäre Arbeits- und Lebensverhältnisse aufgrund von Sorgetätigkeiten (2012)[1696] sowie den Unterstützungs- bzw. Entlastungsbedarf pflegender Angehöriger (2014).[1697]

In den die Konferenzen abschliessenden Stellungnahmen wurde jeweils in genereller Art betont, dass die Lage der pflegenden Angehörigen in häuslichen Pflegesettings von erheblicher diakonischer bzw. genderspezifischer Relevanz sei. Ihre Situation und ihre Bedürfnisse müssten «von der Kirche thematisiert werden»[1698] bzw. die Kirchen seien «gefordert, ihren Beitrag zu leisten, und zwar auf der praktischen wie auch auf der politischen Ebene.»[1699] In (selbst-)kritischer Weise hielten die Konferenzteilnehmerinnen und -teilnehmer jedoch fest, dass sich die Kirchen in solchen Debatten bislang «zu weit zurückgezogen [hätten], nun gelte es, die eigene Rolle im aktuellen Kontext neu zu interpretieren und einzubringen».[1700] Sozialpolitische Forderungen waren bislang eher allgemein gehalten; eine explizite Forderung nach einer Pflegeversicherung ist darin nicht aufgetaucht. Die Forderungen betrafen in den genannten Konferenzen etwa die Frage der Erhöhung des Rentenalters für Frauen[1701] sowie eine Anhebung der finanziellen Unterstützung für Pflegepersonen.[1702]

III.3.2.3. Diskussion

Sind die dargestellten Modelle von Pflegeversicherungen geeignet, um die Möglichkeiten zur selbstgewählten Teilhabe für pflegende Angehörige zu fördern? Nach der erfolgten Darstellung der Funktionsweise und der Ausgestaltungsformen verschiedener Pflegeversicherungslösungen in Deutschland, Österreich sowie (gemäss Modelldiskussionen) in der Schweiz sind diese nun aus diakonischer Sicht kritisch zu prüfen, wobei

---

1695 Vgl. Schweizerischer Evangelischer Kirchenbund, Arbeit.

1696 Vgl. Schweizerischer Evangelischer Kirchenbund, Care-Arbeit.

1697 Vgl. Schweizerischer Evangelischer Kirchenbund, Entlastung.

1698 Ebd.

1699 Schweizerischer Evangelischer Kirchenbund, Wer pflegt unsere Alten?

1700 Schweizerischer Evangelischer Kirchenbund, Arbeit.

1701 Vgl. ebd.

1702 Etwa über die Anhebung der Hilflosenentschädigung (HE) der ersten Säule der Alterssicherung, vgl. Schweizerischer Evangelischer Kirchenbund, Care-Arbeit.

die in II.5. formulierten «Orientierungen zur Teilhabeförderung für pflegende Angehörige» als Prüfsteine hierfür herangezogen werden. Inwiefern die Modelle der Pflegeversicherungen diesen Orientierungen zu entsprechen vermögen bzw. zu welchen Punkten kritische Bemerkungen vorzunehmen sind, wird in der Folge ausgeführt:

In II.5.6. («*Sozialstaatliche Rahmung*») wurde die Forderung aufgestellt, wonach die bislang bestehende weitgehende Alleinverantwortung von pflegenden Angehörigen im Pflegesetting angesichts der tragenden Funktion ihrer Tätigkeit für ein Gemeinwesen auf eine neue Ebene der Mitverantwortung der ganzen Gesellschaft gehoben werden solle.[1703] Mit einer solchen Festschreibung familiären Sorgehandelns als gesellschaftlich relevantes Thema würde die Pflegetätigkeit nicht mehr allein als individuelles, sondern als «öffentliches Gut»[1704] betrachtet. In der Konsequenz der Ausgestaltung der wohlfahrtsstaatlichen Leistungen bedeutete dies sodann, dass sie nicht mehr so sehr erwerbsarbeitsbezogen – wodurch pflegende Angehörige aufgrund der damit in Konflikt stehenden Pflegetätigkeit stets Nachteile zu gewärtigen haben –, sondern vielmehr staatsbürgerschaftsbezogen, d.h., als bedarfsorientierte, von Erwerbsarbeit unabhängige Leistungen, zu konzipieren seien.

Die Pflegeversicherungsleistungen gemäss deutschem und österreichischem Modell sind nun genau nach solchen Vorstellungen konzipiert: Das Recht auf Pflegeversicherungsleistungen gilt unabhängig von vorher geleisteter Erwerbsarbeit, sie werden bedarfsorientiert gewährt. Damit bestehe, so halten insbesondere Kommentatorinnen fest, «erstmals die Möglichkeit zur monetären Vergütung von Familienarbeit durch die Leistungen einer Sozialversicherungsgesetzgebung,»[1705] darüber hinaus können noch rentenversicherungsrechtliche Ansprüche erlangt werden.[1706] Mit dieser «Form einer StaatsbürgerInnensicherung»[1707] werde die «Erwerbsarbeitszentriertheit des Sozialversicherungssystems in der Rentenversicherung teilweise aufgebrochen,»[1708] was zumindest einer «teilweisen

[1703] Vgl. dazu auch Diakonie Deutschland, Positionen, 3.
[1704] Schnabl, Gerecht sorgen, 234.
[1705] Behning, Richtungswechsel, 104.
[1706] Ebd.
[1707] Mairhuber, Regulierung, 180.
[1708] Behning, Richtungswechsel, 112.

Abkehr»[1709] von tradierten Prinzipien gleichkomme. In dieser Hinsicht könne die Pflegeversicherung als dasjenige «Sozialversicherungsgesetz gewertet werden, das der Gleichstellung von Erwerbs- und Familienarbeit am nächsten»[1710] komme.

Dennoch: Trotz dieser grundsätzlichen Übereinstimmung sei eine «Gleichstellung von Pflege- und Erwerbsarbeit» aufgrund verschiedener Mängel dennoch «nicht existent».[1711] Diese Kritikpunkte lassen sich wie folgt ausführen:

– Zweifellos sind Pflegeversicherungen geeignet, um öffentliche *Aufmerksamkeit* (II.5.1.) auf das Sorgehandeln in privaten Pflegesettings zu ziehen. Durch die Möglichkeit des Bezugs von Geldleistungen für die informelle Pflege haben sich die Gesetzgeber dazu bekannt, dass Leistungen in der häuslichen Pflege zu einem gewissen Mass entschädigt werden sollen. Die Pflegeversicherung stellt einen wichtigen Teil der Sozialversicherungen dar und portiert damit also auch die häusliche Pflege ins gesellschaftliche Bewusstsein. Zu problematisieren an den vorhandenen Lösungen ist jedoch, dass die Geldleistungen stets direkt an die pflegebedürftigen Personen gehen. Es findet also «keine direkte Entlohnung der Pflegeperson statt,»[1712] ja, die pflegebedürftigen Personen sind sogar «in keiner Weise verpflichtet, die Geldleistungen an die Pflegeperson weiterzuleiten»,[1713] was durchaus brisante Abhängigkeitssituationen generieren kann. Daher kann gefolgert werden: Die Pflegeversicherungen verfügen zwar durchaus über bewusstseinsbildendes Potenzial in Bezug auf die häusliche Pflege, die Aufmerksamkeit wird jedoch aufgrund des Finanzierungsmechanismus mehr auf das Faktum der Pflegebedürftigkeit an sich gelenkt und nicht so sehr auf die damit verbundene Notwendigkeit der privaten Pflege, d.h. auf die pflegenden Angehörigen.

– In Aufnahme dieses Finanzierungsmechanismus, der die Auszahlung der Leistungen an die Pflegebedürftigen vorsieht, ist eine weitere Kritik vorzubringen: In II.5.4. («*Gerechtigkeit*») wurde dargestellt, dass erwerbsarbeitszentrierte soziale Sicherungssysteme in aller Regel auf kontraktualistischen Konzeptionen beruhen, wonach alle Beteiligten als freie und gleiche Entscheidungsträger funktionieren – was jedoch gerade

---

[1709] Behning, Richtungswechsel, 104.
[1710] Behning, Richtungswechsel, 113.
[1711] Behning, Richtungswechsel, 112.
[1712] Behning, Richtungswechsel, 110.
[1713] Ebd.

im Bereich der Pflege mit ihren Abhängigkeits- und Bedürftigkeitssituationen nicht der Fall ist. Pflegeversicherungen brechen wie erwähnt dieses Prinzip der Erwerbsarbeitsorientierung zu Teilen auf, schaffen jedoch gleichzeitig eine neue Schwierigkeit: Sowohl in den deutschen als auch in den österreichischen Debatten zur Einrichtung der Pflegeversicherung wurde Wert auf das «Selbstbestimmungsrecht» bzw. die «Wahlfreiheit» der pflegebedürftigen Menschen gelegt. Mit der Möglichkeit zur Auswahl entweder von Sachleistungen (ambulante Pflege) oder aber Geldleistungen (Finanzierung informeller Pflege) sollte diese Wahlfreiheit denn auch gewährleistet werden. Damit wird jedoch eine Unabhängigkeit der Pflegebedürftigen postuliert, die – «ähnlich wie im Falle der postulierten Freiheit des autonomen (männlichen) Erwerbstätigen»[1714] – übersieht oder zumindest verschleiert, dass das Vorhandensein einer bzw. eines pflegenden Angehörigen die grundlegende Voraussetzung bildet, damit die pflegebedürftige Person überhaupt auswählen kann.

– So löblich die Absicht zur Ermöglichung einer Wahlmöglichkeit für pflegebedürftige Personen auch ist, so problematisch sind also die damit verbundenen Voraussetzungen. Basis für eine grundlegende Kritik an den vorliegenden Konzeptionen von Pflegeversicherungen ist jedoch in diesem Zusammenhang, dass keine Pflegeversicherung die Ermöglichung der Wahlfreiheit für die pflegenden Angehörigen selber vorsieht (vgl. II.5.5. «*Entscheidungsfreiheit*»). «Die Möglichkeit [...], zwischen einer die eigene Existenz absichernden Erwerbstätigkeit und der [...] privaten Pflegearbeit wählen zu können, stand in keiner Phase des Entscheidungsfindungsprozesses wirklich zur Diskussion.»[1715]

– Mit der Möglichkeit zur finanziellen Entschädigung der häuslichen, informellen Pflegetätigkeit wird durch die Pflegeversicherungen eine Form der Anerkennung (vgl. II.5.2. «*Anerkennung*») geschaffen, zumindest was deren monetäre Ebene anbetrifft. Inwiefern mit den Pflegeversicherungsleistungen auch die symbolische und die soziale Ebene der Anerkennung gefördert werden,[1716] ist nur schwer zu fassen. Die Tatsache, dass «die Geldleistungen [für Angehörige, erg. SH] der Pflegekassen deutlich geringer ausfallen als die alternativ wählbaren Sachleistungen [für ambulante Dienste, erg. SH]»,[1717] schafft jedoch indirekt eine Hierarchie von

---

1714 Mairhuber, Regulierung, 179.

1715 Mairhuber, Regulierung, 179f.

1716 Vgl. dazu Krebs, Arbeit, 71f.

1717 Hermann-Stojanov, Pflegeversicherung, 6.

Wertigkeiten der Anerkennung – und in dieser Hierarchie steht die Angehörigenpflege angesichts der rund halb so grossen Beiträge gegenüber der Pflege durch die ambulanten Dienste[1718] nach wie vor tief unten.

Diese geringe Höhe der Leistungen für die informelle Pflege muss sodann weiter genau diskutiert werden, da der Höhe der ausgerichteten Leistungen deutlich mehr Bedeutung zukommt als dem Vorhandensein einer Leistung an sich: In II.5.2. wurde darauf hingewiesen, dass Leistungen je nach Ausgestaltung affirmative oder transformative Wirkungen in Bezug auf die Anerkennung zeitigen könnten,[1719] wobei affirmative Wirkungen vorhandene Situationen eher bestätigen und nur transformative Wirkungen bestehende Differenzen in Frage zu stellen und aufzuweichen vermögen. In dieser Hinsicht wird nun allgemein gegenüber den bestehenden Leistungen der Pflegeversicherungen moniert, dass diese Leistungen viel zu tief ausfallen, sie seien «vergleichbar einem besseren Taschengeld».[1720] Solange eine der Erwerbsarbeit entsprechende Entlöhnung der Tätigkeit pflegender Angehöriger nicht vorliege, sei eine ausreichende Anerkennung ihres Wirkens nicht gegeben, so wirkten die Leistungen vorwiegend affirmativ.[1721]

Mit den generell tiefen Sätzen der Entlöhnung der informellen Pflegetätigkeit werden, so die Erfahrungen aus Deutschland und Österreich, zudem noch die bestehenden Geschlechterverhältnisse in der häuslichen Pflege, d.h. die vorrangige Übernahme der Pflegetätigkeit durch Frauen, stabilisiert (vgl. II.5.3. «*Verteilung*»): Durch die aktuelle Ausgestaltung der Pflegeversicherungsleistungen wird «die ‹Familiarisierung› von Frauen forciert, die traditionelle Arbeitsteilung und das hierarchische Geschlechterverhältnis gefestigt».[1722] Wenn also die Leistungen der Pflegeversicherung tendenziell zu einer «Institutionalisierung privater, weiblicher Pflege- und Betreuungsarbeit»[1723] führen, so haben sie auch in Bezug auf die Verteilung der Pflegearbeit unter den Geschlechtern affirmative, d.h. bestandesstabilisierende Wirkung.

1718 Vgl. ebd.
1719 Vgl. Schnabl, Gerecht sorgen, 479f.
1720 Hermann-Stojanov, Pflegeversicherung, 6.
1721 Vgl. Behning, Richtungswechsel, 114.
1722 Mairhuber, Regulierung, 180.
1723 Mairhuber, Regulierung, 181.

Die Leistungen der Pflegeversicherungen nach deutschem und österreichischem Vorbild sind also hinsichtlich der Förderung einer selbstbestimmten Teilhabe für pflegende Angehörige als durchaus ambivalent zu beurteilen.

Massnahmen zur Verbesserung der Pflegeversicherungsmodelle, die die Teilhabemöglichkeiten von pflegenden Angehörigen befördern würden – und die entsprechend auch von kirchlich-diakonischen Institutionen in die sozialpolitischen Debatten eingebracht werden sollten –, beziehen sich darauf, dass

– finanzielle Leistungen direkt an pflegende Angehörige gerichtet sein sollen,

– diese Leistungen deutlich höher ausfallen und möglichst als Ersatz für eine Erwerbsarbeit gelten können,

– in den Leistungen auch rentenrechtliche Ansprüche integriert sind sowie

– (für pflegende Angehörige im berufstätigen Alter) die Möglichkeit zum Wiedereinstieg ins Berufsleben nach Beendigung der Pflegetätigkeit rechtlich abgesichert ist.[1724]

III.3.3. Modelldiskussion 2: Zeitleistungen für pflegende Angehörige

Innerhalb der familien- bzw. sozialpolitischen Massnahmen für pflegende Angehörige verdienen wie in III.3.2. erwähnt neben den finanziellen Leistungen auch die sozialen Rechte, darunter sind insbesondere Zeitrechte zu verstehen, besondere Aufmerksamkeit. Bahle[1725] weist darauf hin, dass sozial- bzw. familienpolitische Massnahmen mit spezifischen Rechtsansprüchen zeitlicher Art zentrale Rahmenbedingungen für das informelle Pflegeumfeld zu schaffen vermögen – was seiner Erfahrung gemäss jedoch «häufig übersehen wird.».[1726] Denn die «Koordination der Zeitstruktur zwischen verschiedenen Institutionen stellen wichtige Restriktionen und/oder Ressourcen»[1727] für die an der informellen Pflege be-

1724 Vgl. zu ähnlichen Forderungen auch Behning, Richtungswechsel, 115.
1725 Familienarbeit, 130.
1726 Ebd.
1727 Ebd.

teiligten Personen dar. «Die Abstimmung von Zeitplänen und die Kontrolle über die Zeit sind gerade in unserer institutionell differenzierten Gesellschaft [...] von großer Bedeutung.»[1728]

Diese Aussagen Bahles schliessen unmittelbar an die in den vorangehenden Kapiteln geschilderte Problematik an,[1729] wonach aus Sicht der Angehörigen nicht allein das quantitative Ausmass der aufgewendeten Zeit, sondern insbesondere auch die Lage der Zeit (im Sinne der breiten zeitlichen Streuung der Pflegeeinsätze im Tages- und Wochenverlauf) sowie die Verteilung der Zeit (im Sinne der Unkalkulierbarkeit des eigenen Lebensrhythmus angesichts der Ausrichtung am Pflegebedürfnis der betagten Person)[1730] entscheidende Auswirkungen auf die Möglichkeit bzw. die Unmöglichkeit zur Teilhabe an gesellschaftlichen Vollzügen haben.

III.3.3.1. Pflegezeit- bzw. Familienpflegezeitgesetze in Deutschland

Der Bundestag und die Bundesregierung in *Deutschland* haben anlässlich der Pflegereform 2008[1731] den Umstand der eingeschränkten Zeitverfügbarkeit von pflegenden Angehörigen aufgenommen und im *Pflegezeitgesetz* zwei entsprechende Zeitleistungen geschaffen mit der Intention, für berufstätige pflegende Angehörige zu einer «besseren Vereinbarkeit von Pflege und Beruf»[1732] beizutragen. Die erste Leistung, die «Pflegezeit», schafft für die berufstätigen pflegenden Angehörigen einen Rechtsanspruch, sich für die Dauer von maximal sechs Monaten für die Pflege einer bzw. eines nahen Angehörigen von der beruflichen Tätigkeit freistellen zu lassen,[1733] wobei die Freistellung von der bisherigen Arbeitstätigkeit so ausgestaltet sein kann, dass sich die Arbeitnehmerin bzw. der Arbeitnehmer vollständig von der Arbeit zurückzieht oder aber das bisherige Arbeitspensum (in zu vereinbarendem Ausmass) reduziert.[1734] Der Umfang der

---

1728 Ebd.

1729 Vgl. dazu die Ausführungen in I.3.1. «Der Faktor ‹Zeit›» sowie in II.3.2.2.2. «Zweite Gemeinsamkeit: Die Dimensionen der Ausgrenzung bei pflegenden Angehörigen».

1730 Vgl. dazu grundsätzlich Rinderspacher et al., Zeiten, 117–124.

1731 Vgl. oben in III.3.2.1. «Modelle von Pflegeversicherungen – Diskussionen aus Deutschland, Österreich und der Schweiz».

1732 Hermann-Stojanov, Pflegeversicherung, 2.

1733 Vgl. Bundesministerium für Familie, Senioren, Frauen und Jugend, Familienpflegezeit, 4.

1734 Vgl. Wirtschaftsverband Emsland, Informationsbroschüre, 3.

«Angehörigen» ist dabei recht eng gefasst und bezieht sich direkt auf Familienangehörige (intergenerationell: Grosseltern, Eltern, Schwiegereltern; intragenerationell: Ehegatten, Lebenspartner, Geschwister),[1735] was zugleich heisst, dass etwa die Einforderung der Pflegezeit für die Betreuung von Nachbarn oder engen Freunden nicht möglich ist. Die Ausgestaltung der Leistungen der Pflegezeit sieht so aus, dass der Arbeitgeber der pflegenden Person nach Ablauf der Pflegetätigkeit die Rückkehr an den bisherigen Arbeitsplatz garantieren muss;[1736] in der Zwischenzeit besteht für die pflegende Person ein besonderer Kündigungsschutz.[1737] Bei all diesen arbeitsrechtlichen Sicherheiten, über die die pflegende Person im Falle einer Pflegezeit verfügt, ist jedoch festzuhalten, dass sie in der vereinbarten Pflegezeit kein Gehalt bekommen; es handelt sich also um eine unbezahlte Freistellung.[1738] Immerhin, so lässt sich konstatieren, bleiben während der Pflegezeit einige sozialversicherungsrechtliche Ansprüche erhalten: So haben die pflegenden Angehörigen weiterhin Anspruch auf eine Absicherung in der gesetzlichen Rentenversicherung[1739] und sie sind automatisch in den Schutz der gesetzlichen Unfallversicherung mit einbezogen.[1740] Allerdings sind sie während der Zeit der Pflegetätigkeit nicht automatisch krankenversichert und müssen hierfür selber aufkommen.[1741]

Gemäss der zweiten Leistung, der «Pflegefreistellung», haben berufstätige Personen das Recht, «bis zu 10 Arbeitstage der Arbeit fernzubleiben, wenn dies erforderlich ist, um für einen pflegebedürftigen nahen Angehörigen in einer akut aufgetretenen Pflegesituation eine bedarfsgerechte Pflege zu organisieren oder eine pflegerische Versorgung in dieser Zeit sicherzustellen.»[1742] Dabei sind die Arbeitnehmerinnen und Arbeitnehmer

---

1735 Vgl. Wirtschaftsverband Emsland, Informationsbroschüre, 2. Darüber hinaus gilt die Pflegezeit auch für die Pflege von Angehörigen nachkommender Generationen (Kinder, Adoptivkinder, Schwieger- und Enkelkinder), die jedoch hier nicht zur Debatte stehen.

1736 Vgl. Leibold, Pflege, 525.

1737 Vgl. Bundesministerium für Familie, Senioren, Frauen und Jugend, Familienpflegezeit, 4.

1738 Vgl. ebd.; Leibold, Pflege, 525.

1739 Sofern sie während wenigstens 14 Stunden wöchentlich in der häuslichen Pflege engagiert sind (vgl. Wirtschaftsverband Emsland, Informationsbroschüre, 10).

1740 Vgl. Wirtschaftsverband Emsland, Informationsbroschüre, 11.

1741 Ebd.

1742 Wirtschaftsverband Emsland, Informationsbroschüre, 2. Vgl. auch Hermann-Stojanov, Pflegeversicherung, 2.

verpflichtet, ihre Absenz sowie die voraussichtliche Dauer der Pflegefreistellung ihrem Arbeitgeber «unverzüglich mitzuteilen».[1743] Auch bei dieser zweiten Zeitleistung handelt es sich um eine unbezahlte.[1744] Wenn auch die hierfür mögliche Bezugszeit von maximal zehn Arbeitstagen gering ist, so ist diese Zeitleistung – entsprechend den im ersten Kapitel geschilderten Umständen des oftmals plötzlichen Eintretens eines Pflegefalles[1745] – durchaus als hilfreich und notwendig einzustufen.

Trotz diesen insgesamt hilfreichen Zeitleistungen des Pflegezeitgesetzes standen und stehen die pflegenden Angehörigen häufig vor der Herausforderung, dass die gemäss Pflegezeitgesetz vorgesehene Höchstbezugsdauer von sechs Monaten nicht ausreicht – zumal die betagten Personen nicht selten über einen längeren Zeitraum der Pflege und Betreuung bedürfen und folglich die Pflegeverhältnisse meistens mehrere Jahre andauern.[1746] Als Reaktion auf diese deutlich längeren Zeiterfordernisse hat die deutsche Bundesregierung per 2012 das *Familienpflegezeitgesetz* in Kraft gesetzt. Mit dem Familienpflegezeitgesetz wird den Arbeitnehmerinnen und Arbeitnehmern ermöglicht, während der Dauer von maximal zwei Jahren ihre Arbeitszeit auf ein Pensum von mindestens 15 Stunden pro Woche zu reduzieren, um parallel zur Erwerbsarbeit Zeit zu haben für die Pflege von Angehörigen.[1747] Dabei kommt ein interessanter Finanzierungsmechanismus zum Tragen, indem das Gehalt nur um die Hälfte der reduzierten Arbeitszeit gekürzt wird. D.h., «wenn zum Beispiel eine Vollzeitbeschäftigte ihre Arbeitszeit von 100 auf 50 Prozent verringert, erhält sie

---

1743 Wirtschaftsverband Emsland, Informationsbroschüre, 2.

1744 Vgl. Wirtschaftsverband Emsland, Informationsbroschüre, 3.

1745 In I.1.2.2.1. «Zustandekommen und Motivationen zur Pflegeübernahme» wurde formuliert: «Pflegebedarf [entsteht u.a.] durch markante Ereignisse wie eine plötzlich eintretende Krankheit, einen Unfall oder aber durch Verwitwen (und somit den Wegfall einer bisherigen Pflegeperson). In solchen Situationen springen nicht selten Angehörige, meistens Kinder, ein, und stehen vor der Herausforderung, sich ohne adäquate Vorbereitung in kürzester Zeit auf die neue Pflegebeziehung einzustellen. Vor die völlig neue Situation gestellt, sehen sich die wenigsten Angehörigen in der Lage, den Pflegebedarf und dessen Entwicklungen zu antizipieren, sondern sie handeln aus kurzfristiger Notwendigkeit ohne längerfristige Planung. Mangels Alternativen wird aus dem Einspringen als Pflegeperson im Sinne einer Übergangsregelung häufig eine permanente, lang andauernde Pflegebeziehung.»

1746 Vgl. zur Dauer der Pflegearrangements: I.1.2.2.1. «Wer pflegt die Angehörigen zu Hause?» sowie Perrig-Chiello et al., SwissAgeCare, 23.

1747 Vgl. Deutsche Seniorenliga, Familienpflegezeit, 9.

weiterhin ein Gehalt von 75 Prozent des letzten Bruttoeinkommens».[1748] Jedoch ist dies bloss als Vorschussleistung anzusehen, da die Arbeitnehmenden nach Beendigung der Familienpflegezeit wieder ihr ursprüngliches Arbeitspensum aufnehmen müssen, hierfür jedoch nur das reduzierte Gehalt erhalten, «bis der Gehaltsvorschuss nachgearbeitet ist».[1749] Als besondere Leistungen zu Gunsten der Arbeitnehmerinnen und Arbeitnehmer ist hervorzuheben, dass sie in der Pflegezeit von einem besonderen Kündigungsschutz profitieren, darüber hinaus werden ihre Rentenansprüche bis ca. auf den Umfang der ursprünglichen Arbeitsleistung kompensiert.[1750]

Beachtenswert ist jedoch weiter, dass das Familienpflegezeitgesetz keinen Rechtsanspruch für die Betroffenen schafft; vielmehr benötigt eine solche Regelung die Zustimmung des jeweiligen Arbeitgebers, wobei die Details der Familienpflegezeit in einer individuellen Vereinbarung festzuhalten sind.[1751] Damit orientiert sich die Familienpflegezeit – im Sinne einer innerbetrieblichen freiwilligen Absprache – am Modell der Altersteilzeit, «die auch ohne gesetzliche Vorgaben ein grosser Erfolg war».[1752] Die freiwillige Zustimmung zur Einrichtung von Familienpflegezeiten wird den Arbeitgebern schmackhaft gemacht mit nutzenorientierten Vorstellungen, wonach sie dadurch etwa von der «Reduzierung von Fehlzeiten

1748 Bundesministerium für Familie, Senioren, Frauen und Jugend, Familienpflegezeit, 1.

1749 Ebd. Das zuständige Bundesamt fungiert dabei für die Arbeitgeber als «Kreditgeber»: Die Arbeitgeber können für das zusätzlich zu bezahlende Gehalt beim Bundesamt für Familie und zivilgesellschaftliche Aufgaben (BAFzA) ein zinsloses Darlehen beziehen, um die Refinanzierung sicherzustellen (vgl. Bundesministerium für Familie, Senioren, Frauen und Jugend, Familienpflegezeit, 3).

1750 Vgl. Deutsche Seniorenliga, Familienpflegezeit, 11.14. Für die Aufrechterhaltung der Rentenansprüche muss der Pflegeaufwand jedoch mindestens 14 Stunden pro Woche betragen (ebd.). Wenn das Bundesministerium für Familie, Senioren, Frauen und Jugend schreibt (Familienpflegezeit, 2), dass sich die Arbeitnehmenden mit der Familienpflegezeit gar «doppelte Rentenansprüche» erwerben, so ist dies als Euphemismus einzustufen: Denn die zweite, «doppelte» Rentenleistung, d.h. die Einzahlung von Rentenleistungen durch die Pflegekassen, bezieht sich lediglich auf die Kompensation der Leistungsausfalls aufgrund der Pflegetätigkeit – von einer Verdoppelung der Rentenleistungen kann keine Rede sein.

1751 Vgl. Bundesministerium für Familie, Senioren, Frauen und Jugend, Familienpflegezeit, 3f.

1752 Deutsche Seniorenliga, Familienpflegezeit, 12. Angesichts der nicht bindenden Verpflichtungen reduziert sich die Leistung des Familienpflegezeitgesetzes jedoch beträchtlich: Das Gesetz hält damit bloss die «Idee» fest, darüber hinaus leistet der Gesetzgeber noch (weit geringere) Leistungen im Sinne des genannten «Kreditgebers» sowie in Form der Gewährung von Rentenleistungskompensationen.

und Kündigungen/höhere[r] Mitarbeitermotivation/Verbesserung der Arbeitszufriedenheit […]»[1753] profitierten.

III.3.3.2. Zeitgutschriftensysteme

Ein weiteres Instrument zur Gewährung von Zeitrechten besteht im Modell der Zeitdatenbanken bzw. der nicht-zeitgleichen Zeitgutschriften, insbesondere für Betreuungsleistungen zu Gunsten älterer oder betagter Menschen. Das Modell wurde in den 1980er Jahren zum ersten Mal in den USA erprobt[1754] und basiert auf der Idee, dass leistungsfähige Rentnerinnen und Rentner «freiwillig häusliche Unterstützungsdienste für betreuungsbedürftige Menschen leisten und im Gegenzug Zeitgutschriften als Entschädigung erhalten, die sie zeitlich verzögert bei eigenem Betreuungsbedarf als Zahlungsmittel einsetzen können.»[1755] Die Zeitgutschrift stellt die «fundamentale Tausch- und Verrechnungseinheit»[1756] dar; dabei «entspricht eine Stunde Arbeit einer Person einer Stunde Arbeit einer anderen Person».[1757] Die Eigenheit «nicht-zeitgleich» weist darauf hin, dass der Bezug der Leistung aufgrund der geleisteten Arbeit auch erst in einem viel späteren Zeitraum erfolgen sollen kann; die Zeitgutschrift ist zins- und inflationsfrei, daher entspricht «eine Stunde Arbeit im Rahmen eines Zeitgutschriftensystems heute […] einer Stunde Arbeit in 20 Jahren».[1758]

Angesprochen als Leistungserbringende sind in diesem System insbesondere Personen im dritten Lebensalter (Nach-Pensionierungsphase), die innerhalb eines definierten Leistungskatalogs für betagte Personen pflegeunterstützende Dienste und Dienstleistungen für die Bewältigung des Alltags leisten,[1759] wobei diese Leistungen von Laien ohne ausführliche zusätzliche Ausbildung geleistet werden können müssen.[1760]

1753 Deutsche Seniorenliga, Familienpflegezeit, 13.

1754 Unter dem Namen «Time Dollars», Initiator war Edgar S. Cahn (vgl. Oesch/Künzi, Zeitgutschriften, 3).

1755 Oesch/Künzi, Zeitgutschriften, III.

1756 Ebd.

1757 Oesch/Künzi, Zeitgutschriften, 3.

1758 Ebd.

1759 Vgl. Oesch/Künzi, Zeitgutschriften, V.

1760 Vgl. Jochum-Müller/Harringer, Zeitvorsorge, 8. Innerhalb üblicher Leistungskataloge werden die folgenden Kategorien genannt: «Haushaltshilfen, pflege- und krank-

Die Zeitgutschriftensysteme sind nicht nur im Ursprungsland der USA verbreitet, sondern finden sich auch etwa in Japan, Grossbritannien sowie im deutschsprachigen Raum (Deutschland und Österreich).[1761] Ihnen gemein ist die Absicht, auf neuartige Weise auf die Herausforderung der demografischen Entwicklung, insbesondere der Alterung der Gesellschaft,[1762] zu reagieren und durch die Aktivierung des Potenzials der nahräumlichen Freiwilligenarbeit dem erhöhten Bedarf an Betreuungsleistungen, der Kostenentwicklung sowie der drohenden Personalknappheit im Pflegebereich entgegentreten zu können.[1763]

In organisatorischer bzw. struktureller Hinsicht lassen sich die vorfindlichen Modelle von Zeitgutschriften nicht ohne Weiteres klar einem Bereich im Wohlfahrtspluralismus zurechnen:[1764] Während sich «lokale Zeitgutschriftensysteme kleiner Grösse […] als erweiterte Form familiärer

heitsbezogene Dienste, Hospizdienste, Fahrdienste, handwerkliche Hilfen, Essensdienste, Beratung/schriftliche Arbeiten, Besuchsdienste und Entlastungsdienste für betreuende Familienangehörige» (Oesch/Künzi, Zeitgutschriften, 41f.).

1761 Vgl. zur Darstellung der verschiedenen Systeme: Oesch/Künzi, Zeitgutschriften, 35ff. Sie weisen darauf hin, dass gelegentlich «gemischte Tauschsysteme» vorzufinden sind, d.h., in diesen Systemen erfolgt die Entschädigung für die Leistungserbringenden «wahlweise in Zeit oder Geld» (vgl. Oesch/Künzi, Zeitgutschriften, 28); siehe dazu auch Evangelische Frauen Schweiz, Zeitgutschriften, 2.

1762 Vgl. dazu die Ausführungen in I.1.1. «Hilfs- und Pflegebedarf in der Schweiz».

1763 Vgl. Jochum-Müller/Harringer, Zeitvorsorge, 4. Die Studie von Oesch/Künzi (Zeitgutschriften) ist insbesondere der Frage gewidmet, welche Wirkungen solche Modelle von Zeitgutschriften gegenüber diesen Zielorientierungen – Aktivierung des Potenzials der Freiwilligenarbeit, Bedarfsentwicklung an Betreuungsleistungen sowie Kostenfolgen im Gesundheitswesen – bei einer allfälligen Modellimplementierung in der Schweiz zeitigen würden. Sie kommen in der Studie zum Schluss, dass – soweit sich die Fragen überhaupt beantworten lassen – die Ziele nur teilweise erreicht werden könnten: Inwiefern erstens Zeitgutschriftenmodelle die Motivation von Personen im dritten Lebensalter zur Teilnahme an freiwilliger Altersbegleitung stärkt, scheint umstritten zu sein. Der prognostizierte Mehrbedarf an ambulanten Betreuungsleistungen kann zweitens nicht allein mit Zeitgutschriftenmodellen, sondern nur gemeinsam mit einem Ausbau der professionellen ambulanten Dienste erreicht werden. Schliesslich, drittens, erscheint es als durchaus möglich, dass mit der Implementierung von Zeitgutschriftenmodellen kleine Beiträge zur Senkung des Kostenwachstums im Gesundheitswesens geleistet werden können (insbesondere durch das Hinauszögern eines Heimeintritts der betreuten Betagten) (vgl. zu diesen Wirkungsuntersuchungen: Oesch/Künzi, Zeitgutschriften, 7ff.).

1764 Vgl. zum Modell die Ausführungen in I.2.1. «Das Konzept des Wohlfahrtspluralismus».

sowie auch nachbarschaftlicher Hilfe interpretieren lassen»,[1765] so sind andere als Teil der Privatwirtschaft und damit des Marktsektors aufzufassen. Dritte sind finanziell und/oder organisatorisch stark von der öffentlichen Hand getragen, was sie zu einem Teil des öffentlichen Sektors macht.[1766] Nicht zuletzt bestehen auch «Mischformen, die Charakteristiken aller Institutionstypen vereinig[en]».[1767]

Für den vorliegenden Zusammenhang ist die Frage von zentraler Bedeutung, ob und inwiefern auch pflegende Angehörige für ihre Betreuungsleistungen Zeitgutschriften generieren können. Ein Überblick über verschiedene bestehende Systeme weist aus, dass dies in einzelnen Systemen «theoretisch möglich und nicht verboten»[1768] sei, in anderen jedoch nicht gestattet ist.[1769] Die Behauptung der Studienautoren, wonach «die Verrechnung von Betreuungsleistungen innerhalb von Familien für die Beteiligten ökonomisch uninteressant»[1770] sei, kann an dieser Stelle nicht nachvollzogen werden, zumal die pflegenden Angehörigen mit der Äufnung einer stattlichen Summe von Zeitgutschriften ein gewisses Ausmass an nicht-sozialversicherungsrechtlicher, nachbarschaftlicher Alterssicherung generieren könnten.

In der Schweiz wurde die Diskussion um Modelle von Zeitgutschriften vor allem durch das Bundesamt für Sozialversicherungen (BSV) lanciert,[1771] ein erstes Pilotprojekt ist seither in enger Zusammenarbeit mit dem BSV in der Stadt St. Gallen implementiert worden.[1772] Das von den

---

1765 Oesch/Künzi, Zeitgutschriften, 5.

1766 Vgl. ebd. Dem öffentlichen Sektor kommt in zweierlei Hinsicht hervorgehobene Bedeutung zu: Zum Ersten funktionieren Zeitgutschriftensysteme nur, wenn zu Beginn sogenannte «Schöpfungsrechte» (Oesch/Künzi, Zeitgutschriften, V) gratis an betagte Personen verteilt werden, um das System in Gang zu bringen. Diese werden oftmals von der öffentlichen Hand finanziert. Zum Zweiten ist die «Besicherung» (Jochum-Müller/Harringer, Zeitvorsorge, 14) bzw. die «Einlösegarantie» (Oesch/Künzi, Zeitgutschriften, V) ein zentrales Element für das einwandfreie Funktionieren der Zeitgutschriftensysteme – derartige Garantien werden häufig von der öffentlichen Hand übernommen (vgl. hierzu Jochum-Müller/Harringer, Zeitvorsorge, 3).

1767 Oesch/Künzi, Zeitgutschriften, 5.

1768 So z.B. im System der Seniorengesellschaft Riedlingen (DE) (vgl. Oesch/Künzi, Zeitgutschriften, 33).

1769 Vgl. ebd.

1770 Ebd.

1771 Als Auftraggeber der Studie Oesch/Künzi, Zeitgutschriften.

1772 Vgl. Jochum-Müller/Harringer, Zeitvorsorge.

Stadtbehörden getragene Projekt ist breit abgestützt und als wohlfahrtspluralistische Mischform organisiert. Es umfasst u.a. die reformierten und katholischen Kirchgemeinden der Stadt, Pro Senectute, die Spitex und das Rote Kreuz.[1773] Personen ab 60 Jahren können sich darin als Leistungserbringende melden und werden von den beteiligten Institutionen zu Einsätzen bei betagten Personen vermittelt, durch welche sie ihrem persönlichen Zeitkonto maximal 750 Einsatzstunden gutschreiben lassen können.[1774]

III.3.3.3. Diskussion

Nun sind auch die vorgestellten Zeitleistungen, zuerst gemäss dem deutschen Pflegezeitgesetz sowie dem Familienpflegezeitgesetz (III.3.3.1.), anschliessend gemäss den Modellen der Zeitgutschriften (III.3.3.2.), hinsichtlich ihrer Leistungsfähigkeit in Bezug auf die Teilhabeförderung für pflegende Angehörige zu prüfen:

Wenn auch die dargelegten staatlichen Zeitleistungen (Pflegezeit- bzw. Familienpflegezeitgesetz, III.3.3.1.) mit der Pflegeversicherung (vgl. III.3.2.1.) die Gemeinsamkeit teilen, dass sich der Gesetzgeber damit direkt mit der häuslichen Pflege auseinandergesetzt hat, so unterscheiden sie sich doch in grundsätzlicher Weise hinsichtlich der Art der Leistungen sowie teilweise auch hinsichtlich deren Adressaten.

Positiv hervorzuheben an diesen Zeitleistungen des deutschen Gesetzgebers ist das Faktum, dass sich die Leistungen direkt an die pflegenden Angehörigen richten. Während bei der Pflegeversicherung kritisiert wurde, dass die Gelder direkt an die pflegebedürftigen Personen fliessen und daher die pflegenden Angehörigen nicht direkt im Fokus der Leistungen stehen, so ist dies hier anders: Die Leistungen gemäss Pflegezeit- und Familienpflegezeitgesetz beziehen sich explizit auf die pflegenden Angehörigen und generieren damit der Notwendigkeit der Unterstützung ihrer

---

1773 Vgl. Krummenacher, Zeit.

1774 Vgl. ebd. Darauf, dass Zeitgutschriftensysteme aus der Perspektive der Freiwilligenarbeit auch kritisch betrachtet werden können, weist Lotti Isenring, Beauftragte für Freiwilligenarbeit der reformierten Zürcher Landeskirche, hin: «Persönlich bin ich skeptisch, sobald Zwang ins Spiel kommt. Freiwilligenarbeit muss freiwillig sein, sonst verliert sie ihre ganz eigene Qualität. Ich möchte nicht als alter Mensch im Rollstuhl von jemandem herumgeschoben werden, der unbedingt Pflegegutscheine sammeln muss» (Amstutz, Heute, 4).

informellen Pflegetätigkeit ein nicht zu unterschätzendes Mass an öffentlicher *Aufmerksamkeit* (vgl. II.5.1.)!

Allein dieses Faktum – die Verankerung von besonderen rechtlichen Ansprüchen pflegender Angehöriger auf Bundesebene – sorgt zu weiten Teilen dafür, dass die *Anerkennung* ihrer Tätigkeit auf symbolischer und sozialer Ebene befördert wird (vgl. II.5.2.): Es bestehen rechtliche Instrumente zur besseren Vereinbarkeit von Berufstätigkeit und privater Pflege, womit die bisherige Schieflage der im Erwerbsleben unsichtbaren, privaten Pflegetätigkeit zumindest partiell behoben werden kann. Eine Anerkennung auf monetärer Ebene erfolgt durch die Zeitleistungen jedoch bloss in geringem Ausmass: Die unbezahlten Freistellungen (Pflegezeitgesetz) bzw. der finanzielle Kompensationsmechanismus (Familienpflegezeitgesetz) können nicht als monetäre Leistungen betrachtet werden, lediglich die Aufrechterhaltung der Rentenansprüche bzw. in gewissem Sinne auch der besondere Kündigungsschutz sind als finanzielle Leistungen einzustufen.

Mit den geringen finanziellen Entschädigungen der Zeiteinsätze wird zugleich auch die *Entscheidungsfreiheit*[1775] der pflegenden Angehörigen beeinträchtigt (II.5.5.): Zum Ersten ist zu betonen, dass Berufstätige, die ihre Angehörigen pflegen möchten, dies nur tun können, sofern sie es sich finanziell leisten können – die Entscheidungsfreiheit ist also nicht für alle in gleichem Masse gegeben. Zum Zweiten ist zu beachten, dass die Entscheidungsfreiheit (wenn überhaupt) nur für Berufstätige gegeben ist. Sie können, sofern die finanzielle Basis gegeben ist, entscheiden, ob sie ihr Berufspensum reduzieren wollen; für Nicht-Erwerbstätige hingegen, die womöglich bereits pflegend tätig sind und die ins Erwerbsleben einsteigen möchten, haben die vorliegenden Gesetze keine Leistungen zu bieten.[1776]

Damit wird eine Ausrichtung der Pflegezeitgesetze sichtbar, die bereits in den vorangehenden Abschnitten thematisiert wurde: Die Leistun-

---

[1775] Die Entscheidungsfreiheit bezieht sich gemäss den Ausführungen in II.5.5. erstens auf den «Entscheid, die Pflegetätigkeit zu übernehmen oder nicht zu übernehmen, zweitens auf den Entscheid, welche [...] Unterstützungsformen beansprucht werden sowie drittens [...] auf den Entscheid, das Ausmass der Pflegetätigkeit entsprechend den eigenen Vorstellungen und Möglichkeiten festzulegen».

[1776] Diese Feststellung folgt aus der Annahme, dass Arbeitgeber wohl kaum bereit und interessiert sind, den neu eingestellten Personen gleich einmal eine Freistellung bzw. eine Arbeitspensenreduktion zu gewähren – wer im Bewerbungsprozess solche Absichten äussert, wird wohl geringere Chancen auf eine Anstellung haben.

gen konzentrieren sich auf die Erwerbstätigen, sie sind also erwerbsarbeitsbezogen und nicht staatsbürgerschaftsbezogen (vgl. II.5.6. «*Sozialstaatliche Rahmung*» sowie II.5.4. «*Gerechtigkeit*»). Gerade mit der Ausrichtung von Rentenleistungen bei reduzierter oder aufgegebener Erwerbstätigkeit bestünde hier ein probates Instrument, um diese strikte Erwerbsarbeitsbezogenheit aufzuheben – ein Instrument, das etwa bei den Betreuungsgutschriften für die AHV in der Schweiz zur Anwendung kommt.[1777]

Inwiefern schliesslich diese Pflegezeitgesetze dazu beitragen, die normativen Zuschreibungen der Pflegetätigkeit zum weiblichen Geschlecht (vgl. II.5.3. «*Verteilung*») aufzulockern, ist schwierig abzuschätzen. Insbesondere beim erst kürzlich eingeführten Familienpflegezeitgesetz (2012) wird sich zeigen müssen, ob es gerade die Frauen sind, die von der Arbeitspensenreduktion Gebrauch machen, oder ob – angesichts der Tatsache, dass die Männer die Mehrheit der Erwerbstätigen stellen – anteilsmässig mehr Männer die entsprechende Möglichkeit in Anspruch nehmen.

Interessanterweise haben also die vorgestellten Pflegezeitgesetze hinsichtlich einzelner Eckwerte (Erwerbsarbeitsbezogenheit, Umfang der Betroffenen, Generierung von Aufmerksamkeit) geradezu komplementäre Wirkungen gegenüber den Leistungen der Pflegeversicherungen: Die Vorteile der Einen sind die Nachteile der Anderen, und umgekehrt.

Ein anwaltschaftliches Engagement kirchlich-diakonischer Akteure zur Verbesserung der Pflegezeitgesetze für pflegende Angehörige hat sich folglich auf Massnahmen zu beziehen, die

– die staatlichen Zeitleistungen auf alle pflegenden Angehörigen ausweiten und somit staatsbürgerschaftsbezogen sind,

– in finanzieller Hinsicht mehr zu leisten vermögen als bloss die Gewährleistung der bisherigen rentenrechtlichen Ansprüche,

– so beschaffen sind, dass sie auch für Nicht-Erwerbstätige die Möglichkeit der Entscheidungsfreiheit zur Übernahme der Pflegetätigkeit sicherstellen.

Dass die vorgestellten *Zeitgutschriftensysteme* (III.3.3.2.) in vielen Fällen – so etwa auch im schweizerischen Pilotprojekt in St. Gallen – von pflegenden Angehörigen nicht genutzt werden können, mag in der Sorge begründet

1777 Vgl. dazu I.2.2.1.1.3. «Sozialversicherungsleistungen für pflegende Angehörige».

liegen, die Angehörigen würden angesichts ihrer grossen Betreuungsleistungen das Zeitgutschriftensystem an eine Leistungs- und Finanzierungsgrenze bringen. Ein solcher prinzipieller Ausschluss ist insbesondere daher bedauerlich, weil damit die öffentliche *Aufmerksamkeit* (vgl. II.5.1.) im Bereich der Alterspflege gerade nicht auf die Angehörigen bzw. gerade weg von den Angehörigen gerichtet wird. Dabei wäre es mit solchen Zeitgutschriften möglich, auf implizit monetärer sowie damit auch auf symbolischer Ebene eine *Anerkennung* (vgl. II.5.2.) der Tätigkeit pflegender Angehöriger zu befördern.

In Bezug auf den Wirkungsmechanismus würden Zeitgutschriften für pflegende Angehörige in vielerlei Hinsicht den Betreuungsgutschriften entsprechen, wie sie im Bereich der Alters- und Hinterbliebenenversicherung (AHV) in der Schweiz bereits angewendet werden,[1778] was wiederum als Beitrag zu einer Loslösung der strikten Erwerbsarbeitsbezogenheit von Rentenleistungen zu verstehen wäre (vgl. II.5.4. «*Gerechtigkeit*»).

Angesichts der bislang nur spärlich gemachten Erfahrungen mit Zeitgutschriftensystemen kann noch kaum abgeschätzt werden, welche Wirkungen sie auf die *Verteilung* (vgl. II.5.3.) der häuslichen Pflegetätigkeit unter den Geschlechtern haben würden.

Im Sinne eines anwaltschaftlichen Engagements bietet es sich daher für kirchlich-diakonische Akteure an, sich erstens bei vorliegenden Pilotprojekten von Zeitgutschriftensystemen – im Sinne einer Partizipation an den Bestrebungen im Raum des Gemeinwesens – an der Trägerschaft zu beteiligen sowie zweitens sich darin für die Integration der Leistungen pflegender Angehöriger einzusetzen.

[1778] Vgl. die Ausführungen in I.2.2.1.1.3. «Sozialversicherungsleistungen für pflegende Angehörige».

III.4. Résumé: Möglichkeiten kirchlich-diakonischen Handelns in der Angehörigenarbeit

Die Übersicht über die kirchgemeindlichen Besuchs- und Entlastungsdienste im Bereich der «nahen Diakonie» (III.2.) hat aufgezeigt, dass die Gemeinden der reformierten Kirchen annähernd flächendeckend Angebote (insbesondere) für ältere Menschen unterhalten und für diese Angebote ihre wesentlichen Ressourcen der Gemeinwesenarbeit einzusetzen vermögen: Über ihre Präsenz vor Ort und ihre Fähigkeit zur Einbindung der Mitglieder verfügen sie über einen privilegierten Zugang zu betroffenen Personen je in ihrem Nahraum und unterhalten mit diesen Kontakte nicht allein über ihre professionellen Mitarbeitenden, sondern insbesondere auch mit ihrer grossen Zahl an ehrenamtlichen Mitarbeitenden. Die Kirchgemeinden sind somit innerhalb der «intermediären Sphäre»[1779] neben staatlichen, zivilgesellschaftlichen, marktwirtschaftlichen sowie privaten Partnern wichtige Akteure der Altersarbeit.

Aus der Perspektive der Fragestellung der vorliegenden Arbeit ist jedoch festzuhalten, dass die pflegenden Angehörigen der älteren oder betagten Personen bei den herkömmlich ausgerichteten Besuchs- und Entlastungsprojekten nur selten als explizite Anspruchsgruppe direkt in den Blick kommen. Die referierten Pilotprojekte weisen allerdings auf, dass in dieser Hinsicht, d.h. in der konzeptionellen Einbindung und Mitbeachtung der Angehörigen, durchaus einiges Potenzial besteht. So zeigen die als «best practices» vorgestellten Projekte wie «Circle Model» (vgl. III.2.2.2.) und «va bene» (vgl. III.2.3.1),[1780] dass es unter Aufbietung derselben gemeinwesenorientierten, kirchgemeindlichen Ressourcen möglich ist, spezifisch auf pflegende Angehörige ausgerichtete Angebote zu konzipieren. Diese sind als pionierhaft einzustufen (vgl. III.2.2.3./III.2.3.3.) und untermauern dadurch die Rolle der Kirchen als engagierte Akteure und starke Partner im Feld des sozialen Handelns – unabhängig davon, ob sie nun

---

1779 Eurich, Transformation, 410. Vgl. dazu auch die Ausführungen in III.1.2. «Diakonisches Handeln in der ‹intermediären Sphäre›».

1780 In ähnlicher Art und Weise, jedoch aus der Perspektive der ambulanten Pflegedienste auch «Buurtzorg Nederland» (vgl. III.2.3.2.).

wesentlich innerkirchlich (wie das «Circle Model») oder aber in konstitutiver Kooperation mit Partnern der intermediären Sphäre (wie «va bene») ausgerichtet sind.

Um die herkömmlichen, auf ältere Personen ausgerichteten Besuchs- und Entlastungsdienste neu auch auf die pflegenden Angehörigen auszurichten, wäre ein zweiter Entwicklungsschritt vonnöten: Einen ersten Entwicklungsschritt haben die meisten dieser Dienste ab den 1970er Jahren vorgenommen, als sie – ausgehend von oftmals nur lose organisierten und konzeptionell unklar ausgerichteten Besuchsdiensten – eine Professionalisierung in *struktureller* Hinsicht erfuhren, indem sie durch Einführung von Leitungsstrukturen, Ausbildungs- und Intervisionsformen sowie Qualitätssicherungsmassnahmen neue Meilensteine setzten. Angesichts der gegebenen Dringlichkeit zur Unterstützung pflegender Angehöriger würde es nun nahe liegen, wenn die herkömmlichen Besuchs- und Entlastungsdienste – im Sinne der dargestellten «best practices»-Modelle – einem zweiten Entwicklungsschritt unterzogen würden und ihre *Anspruchsgruppen*orientierung neu fokussierten. Eine solche neue Fokussierung, in welcher der Blickwinkel von den «primär Betroffenen» hin zu den «konsekutiv Betroffenen»[1781] wie den pflegenden Angehörigen geweitet würde, bedeutete freilich auch eine weitgehende Neukonzeptionierung der bestehenden Angebote in Richtung einer Schaffung von Entlastungsstrukturen, entsprechenden Schulungsangeboten sowie einer Vernetzung mit weiteren Partnern im Nahraum.

Dass solche Schritte möglich sind, weisen die Pilotprojekte unzweifelhaft vor.

Anlässlich der im Rahmen der «gesellschaftspolitischen Diakonie» (III.3.) angestellten Untersuchungen über sozial- und familienpolitische Massnahmen zur Teilhabeförderung von pflegenden Angehörigen, namentlich über Pflegeversicherungen, Pflegezeitgesetze und Zeitgutschriftensysteme, hat sich herausgestellt, dass in der Schweiz nur in sehr geringem Masse entsprechende Leistungen bestehen. Zwar ist sich die Politik der Problematik durchaus bewusst, allerdings befinden sich die entsprechen-

---

[1781] Haslinger, Pastoral, 172. Vgl. dazu auch die Ausführungen in II.3.2.2.1. «Erste Gemeinsamkeit: Pflegende Angehörige als ‹konsekutiv Betroffene› bzw. als ‹sekundär Abhängige›».

den Diskussionen erst im Stadium der Modelldebatten (Pflegeversicherungsmodelle)[1782] bzw. in der Phase der Pilotprojekte (Zeitgutschriftenmodelle).

Dass auf sozial- und familienpolitischer Ebene durchaus Möglichkeiten zur Teilhabeförderung von pflegenden Angehörigen bestünden, hat u.a. der Blick auf die Pflegeversicherungsmodelle und Pflegezeitgesetze in Deutschland und (teilweise) in Österreich gezeigt. Dabei ist jedoch klar geworden, dass diese Massnahmen aus der Perspektive der Teilhabeförderung für pflegende Angehörige nicht ausschliesslich positiv zu beurteilen sind, sondern zuweilen auch problematische Auswirkungen haben und somit in ihren Wirkungen mitunter als ambivalent einzustufen sind. Werden diese Massnahmen hinsichtlich der in II.5. aufgestellten Orientierungen überprüft, so fällt auf, dass die diskutierten Pflegeversicherungsmodelle (vgl. III.3.2.1./III.3.2.3.) darin ihre Stärke haben, dass sie meistens nicht erwerbsarbeitsorientiert, sondern bedarfsorientiert konzipiert sind und somit (zumindest implizit) die ganze Gesellschaft in einer Mitverantwortung gegenüber häuslichen Pflegetätigkeiten sehen. Hingegen bestehen ihre Schwächen darin, dass sie aus Sicht der Angehörigen kaum eine Wahlmöglichkeit erlauben, ob die Angehörigen die Pflegetätigkeit übernehmen wollen oder nicht; zudem zeitigen sie bezüglich gesellschaftlicher Anerkennung und Verteilung unter den Geschlechtern tendenziell eher affirmative, d.h. statusstabilisierende Wirkungen. Geradezu umgekehrt sieht es bei den diskutierten Pflegezeit- bzw. Familienpflegezeitgesetzen aus (vgl. III.3.3.1./III.3.3.3.): Dadurch dass die Leistungen direkt an die pflegenden Angehörigen gerichtet sind, generieren sie ein nicht zu unterschätzendes Mass an öffentlicher Aufmerksamkeit für die Anliegen bzw. an Anerkennung für die Leistungen der Angehörigen. Hingegen ist zu monieren, dass sie vorwiegend erwerbsarbeitsbezogen konzipiert sind, d.h. sich vor allem an Erwerbstätige richten. Eine interessante Alternative zu staatlichen Pflegezeitleistungen sind die Modelle von Zeitgutschriften, die in der Regel wohlfahrtsstaatlich breit getragen werden, jedoch bislang noch kaum für Angehörige zugänglich gemacht wurden (vgl. III.3.3.2.). Die Leistungen

---

[1782] Vgl. dazu die Ausführungen zum Modell einer umlagefinanzierten Pflegeversicherung des ThinkTanks «avenir suisse» in III.3.2.1. «Modelle von Pflegeversicherungen – Diskussionen aus Deutschland, Österreich und der Schweiz». Ein ähnlich lautendes Fazit wurde in I.3. «Diskussion: Herausforderungen, Bedürfnisse und Probleme pflegender Angehöriger» gezogen.

von Pflegeversicherungen und Pflegezeitgesetzen verhalten sich interessanterweise weitgehend komplementär. Dieser Sachverhalt verweist erneut auf die grundlegende Feststellung, wonach erst die Gesamtheit der entsprechenden sozial- und familienpolitischen Leistungen ein genaues Bild über das Ausmass der Teilhabeförderung für pflegende Angehörige ergibt;[1783] d.h., erst ein Mixtum aus mehreren Leistungen, die je ihre Stärken und Schwächen aufweisen, vermag eine tragfähige sozialpolitische Sicherung der Teilhabe für pflegende Angehörige zu bieten.

Angesichts des Umstands, dass auf der nahräumlichen Ebene des Gemeinwesens durchaus eine Vielfalt an Angeboten für pflegende Angehörige besteht,[1784] jedoch auf gesamtgesellschaftlicher, politischer Ebene kaum Ansätze zu einer wirkungsvollen Unterstützung pflegender Angehöriger vorliegen, ist aus kirchlich-diakonischer Sicht die Notwendigkeit gegeben, ihr anwaltschaftliches Mandat vertieft wahrzunehmen (vgl. III.3.1.1.) und sich durch ihr öffentliches Handeln und die Wahrnehmung politischer Verantwortung (vgl. III.3.1.2.) für die Anliegen pflegender Angehöriger einzusetzen. Dass dies nicht direkt im Sinne einer politischen Partei, sondern durch Ermöglichung von «Voraussetzungen für eine Politik […], die sich an den Massstäben der Solidarität und Gerechtigkeit orientiert»,[1785] geschieht und auf ein «veränderndes kirchliches Handeln in der Öffentlichkeit»[1786] zielt, wurde oben bereits ausgeführt. Ihrem Auftrag entsprechend sollen die kirchlich-diakonischen Akteure daher stellvertretend für die pflegenden Angehörigen die Stimme erheben im politischen Diskurs und für sie grundlegende Teilhabemöglichkeiten einfordern. Die in II.5. ausgeführten Orientierungen mögen dabei als verantwortete Beurteilungskriterien für alle zukünftigen sozial- und familienpolitischen Massnahmen zur Teilhabeförderung von pflegenden Angehörigen dienen, an denen sie sich zu messen haben.

1783 Vgl. Bahle, Familienarbeit, 131. Siehe dazu auch die Ausführungen in III.3.2. «Modelldiskussion 1: Finanzelle Transferleistungen für pflegende Angehörige».

1784 Vgl. dazu etwa die Darstellung in I.2.2.2. «Leistungen aus dem Dritten Sektor».

1785 Bruhin, Kirche, 97.

1786 Dietschy, Diakonie, 171.

Literaturverzeichnis

Albert, Anika Christina, *Helfen* als Gabe und Gegenseitigkeit. Perspektiven einer Theologie des Helfens im interdisziplinären Diskurs (Veröffentlichungen des Diakoniewissenschaftlichen Instituts an der Universität Heidelberg VDWI 42), Heidelberg 2010.

Amstutz, Christa, «*Heute* ist Vieles im Umbruch». Interview mit Lotti Isenring, in: reformiert. Ausgabe Zürich vom 26. November 2010, 4.

Angst Fuchs, Silvia/Oppikofer, Sandra, *Besuchsdienst* «va bene – besser leben zuhause» – Ein Interventionsprojekt der reformierten Landeskirche Kanton Zürich in Kooperation mit dem Institut Neumünster Zürich. Evaluationsbericht, Zürich 2014.

Anhorn, Roland, *Einleitung*. Warum sozialer Ausschluss für Theorie und Praxis Sozialer Arbeit zum Thema werden muss, in: ders./Bettinger, Frank/Stehr, Johannes (Hg.), Sozialer Ausschluss und Soziale Arbeit. Positionsbestimmungen einer kritischen Theorie und Praxis Sozialer Arbeit, Wiesbaden ²2008, 11–41.

Bachmann, Patrick/Rufener, Marianne, *10 Jahre* SPITEX BERN – ein Blick zurück, in: Heimspiel 1 (2007), 5–9.

Bahle, Thomas, *Familienarbeit* und Typen der Familienpolitik in Europa, in: Netzler, Andreas/Opielka, Michael (Hg.), Neubewertung der Familienarbeit in der Sozialpolitik, Opladen 1998, 125–138.

Bank-Mikkelsen, Nils Erik, Das *Normalisierungsprinzip* – eine Rückschau, in: Thimm, Walter (Hg.), Das Normalisierungsprinzip – Ein Lesebuch zu Geschichte und Gegenwart des Reformkonzepts, Marburg 2005, 62–76.

Bannwart, Bettina, *Who cares*? Job and Elder Care: Die Pflege von Angehörigen als gleichstellungspolitische Herausforderung, in: Caritas Schweiz (Hg.), Sozialalmanach 2011. Schwerpunkt: Das vierte Lebensalter, Luzern 2011, 73–86.

Bauer, Frank et al., *Arbeitszeit* 2003. Arbeitszeitgestaltung, Arbeitsorganisation und Tätigkeitsprofile, Köln 2004.

Baumann, Klaus, Sozialpolitische *Anwaltschaft* gegen Armut und soziale Ausgrenzung – eine Grundfunktion verbandlicher Caritas, in: Eurich, Johannes et al. (Hg.), Kirchen aktiv gegen Armut und Ausgrenzung.

Theologische Grundlagen und praktische Ansätze für Diakonie und Gemeinde, Stuttgart 2011, 445–459.

Bayer-Oglesby, Lucy/Höpflinger, François, *Statistische Grundlagen* zur regionalen Pflegeheimplanung in der Schweiz. Methodik und kantonale Kennzahlen (Obsan Bericht 47), Neuenburg 2010.

Becker, Uwe (Hg.), *Perspektiven* der Diakonie im gesellschaftlichen Wandel, Neukirchen-Vluyn 2011.

Bedford-Strohm, Heinrich, «*Gerechtigkeit* erhöhe ein Volk…» – Öffentliche Theologie und Wirtschaftsleben, in: epd-Dokumentation 30 (2010), 4–11.

Bedford-Strohm, Heinrich, Christlicher *Glaube* und politische Verantwortung, in: epd-dokumentation 16 (2012), 15–24.

Bedford-Strohm, Heinrich, *Vorrang* für die Armen. Auf dem Weg zu einer theologischen Theorie der Gerechtigkeit, Gütersloh 1993.

Bedford-Strohm, Heinrich, *Zivilgesellschaft* – Wohlfahrtsstaat – Diakonie: Internationale Entwicklungsperspektiven, Vortrag gehalten am Kongress des Diakoniewissenschaftlichen Instituts vom 23. September 2010 in Heidelberg.

Behning, Ute, *Richtungswechsel* in der Sozialversicherungspolitik? Zur Anerkennung von nicht-professionellen häuslichen Pflegeleistungen durch das Pflege-Versicherungsgesetz, in: dies. (Hg.), Das Private ist ökonomisch. Widersprüche der Ökonomisierung privater Familien- und Haushalts-Dienstleistungen, Berlin 1997, 103–117.

Bekenntnissynode der Deutschen Evangelischen Kirche Barmen 1934, Theologische *Erklärung* zur gegenwärtigen Lage der Deutschen Evangelischen Kirche, in: Bekenntnisschriften und Kirchenordnungen der nach Gottes Wort reformierten Kirche, hg. v. Wilhelm Niesel, Zollikon-Zürich 1938, 333–337.

Bender-Junker, Birgit/Kubon-Gilke, Gisela, *Gerechtigkeit*, in: Herrmann, Volker et al. (Hg.), Theologie und soziale Wirklichkeit. Grundbegriffe, Stuttgart 2011, 107–115.

Benedict, Hans-Jürgen, Kirchliche *Gemeinwesenarbeit.* Historische Entwicklung, theologische Grundlegung und praktische Probleme gemeinwesenorientierter Arbeit von Kirchengemeinden und Diakonie im aktivierenden Sozialstaat, in: Eurich, Johannes et al. (Hg.), Kirchen aktiv gegen Armut und Ausgrenzung. Theologische Grundlagen und praktische Ansätze für Diakonie und Gemeinde, Stuttgart 2011, 261–279.

Berger, Peter L./Luckmann, Thomas, *Modernität*, Pluralismus und Sinnkrise. Die Orientierung des modernen Menschen, Gütersloh 1995.

Besuchsdienst Bern, *Zu Besuch*, URL: http://www.besuchsdienst-bern.ch/index.php?m=zu_besuch&s= (o.D.), Zugriff am 10. Januar 2016.

Bianca, Andrea Marco, «*Va bene* – besser leben zuhause» – Rolle und Beitrag der Zürcher Landeskirche. Statement anlässlich der Medienorientierung vom 18. Januar 2011 in Zürich.

Bischofberger, Iren et al., *Berufstätigkeit* und Angehörigenpflege vereinbaren, in: Schweizerisches Rotes Kreuz (Hg.), Who cares? Pflege und Solidarität in der alternden Gesellschaft, Zürich 2013, 162–184.

Bittman, Michael et al., *Making* the invisible visible. The life and time(s) of informal caregivers, in: Folbre, Nancy/Bittman, Michael (Hg.), Family Time. The Social Organization of Care (Routledge IAFFE Advances in Feminist Economics 2), New York 2004, 69–89.

Blinkert, Baldo/Klie, Thomas, *Solidarität* in Gefahr? Pflegebereitschaft und Pflegebedarfsentwicklung im demografischen und sozialen Wandel, Hannover 2004.

Blüher, Stefan, «*Liebesdienst* und Pflegedienst» – theoretische Überlegungen und empirische Befunde zur Vergesellschaftung in häuslichen Pflegearrangements, in: ders./Stosberg, Manfred (Hg.), Neue Vergesellschaftungsformen des Alter(n)s, Wiesbaden 2004, 11–51.

Böckenförde, Ernst-Wolfgang, *Staat*, Gesellschaft, Freiheit, Frankfurt a.M. 1976.

Bonassi, Sandra, Neuer Finanzausgleich und die Änderungen im Sozialbereich, in: Soziale Sicherheit CHSS 5 (2007), 243–247.

Bonhoeffer, Dietrich, *Ethik*, hg. v. Eberhard Bethge u.a. (Dietrich Bonhoeffer Werke DBW 6), München 1992.

Bourdieu, Pierre, Die verborgenen *Mechanismen* der Macht, Hamburg 1997.

Bourdieu, Pierre, Die feinen *Unterschiede*, Frankfurt a.M. 2010.

Braun, Dietmar/Giraud, Olivier, *Régimes* de prise en charge des personnes dépendantes et styles politiques en Suisse: comparer et expliquer les configurations régionales helvétiques, URL: http://www.nfp52.ch/f_dieprojekte.cfm?Projects.Command=download&file=04_07_2006_09_34_26-Braun_f.pdf&name=Braun_f.pdf (2006), Zugriff am 10. Januar 2016.

Breidert, Ute, *Demenz* – Pflege – Familie. Hilfen zur Bewältigung emotionaler Belastungen in der ambulanten Pflege, Stuttgart 2001.

Brückner, Margrit, Der gesellschaftliche *Umgang* mit menschlicher Hilfsbedürftigkeit. Fürsorge und Pflege in westlichen Wohlfahrtsregimen, in: Österreichische Zeitschrift für Soziologie 29/2 (2004), 7–23.

Brüschweiler, Bettina/Wigger, Annegret, Prekäre *Versorgung* mit Care-Leistungen – Trends und Mechanismen, in: Soziale Sicherheit CHSS 4 (2014), 215–218.

Bruhin, Josef, *Kirche* und Sozialpolitik. Stellungnahme und persönliche Erfahrungen, in: Acklin Zimmermann, Béatrice et al. (Hg.), Ist mit Religion ein Staat zu machen? Zu den Wechselbeziehungen von Religion und Politik, Zürich 2009, 95–102.

Bucher, Delf, *Verborgen* und verfügbar – Frauen in der Privatpflege, URL: http://www.reformiert.info/sites/default/files/pdf/e-paper/130517_REFORMZH.pdf (2013), Zugriff am 10. Januar 2016.

Buffoni Sedler, Brigitte, Zeitgemässe *Verwandtenunterstützungspflicht*, in: Mandat. Die Klientenschrift des St. Gallischen Anwaltsverbandes SGAV 1 (2011), 19–21.

Bundesagentur für Arbeit, *Arbeitsmarkt* in Deutschland. Zeitreihen bis 2009, Nürnberg 2010.

Bundesamt für Gesundheit (BAG)/Schweizerische Konferenz der kantonalen Gesundheitsdirektorinnen und -direktoren (GDK), Nationale *Strategie* Palliative Care 2010–2012, Bern 2009.

Bundesamt für Sozialversicherungen (BSV), *EL-Grundlagen*, URL: http://www.bsv.admin.ch/themen/ergaenzung/00030/index.html?lang=de (2015), Zugriff am 10. Januar 2016.

Bundesamt für Sozialversicherungen (BSV), *Kreisschreiben* über die Betreuungsgutschriften (11.11), Bern 2012.

Bundesamt für Sozialversicherungen (BSV), Wichtige *Masszahlen* im Bereich der beruflichen Vorsorge, Bern 2010.

Bundesamt für Sozialversicherungen (BSV), Die wirtschaftliche *Situation* von Erwerbstätigen und Personen im Ruhestand (Beiträge zur sozialen Sicherheit 1/2008), Bern 2008.

Bundesamt für Sozialversicherungen (BSV), *Wegleitung* über die Renten (RWL) in der Eidgenössischen Alters-, Hinterlassenen- und Invalidenversicherung (11.12), Bern 2013.

Bundesamt für Statistik (BFS), *Arbeit* und Erwerb. Panorama, Neuenburg *2014*.

Bundesamt für Statistik (BFS), *Arbeit* und Erwerb. Panorama, Neuenburg *2012*.

Bundesamt für Statistik (BFS), *Armut* in der Schweiz. Ergebnisse 2007 bis 2012, Neuenburg 2014.

Bundesamt für Statistik (BFS), Volkswirtschaftliche *Gesamtrechnung*. Eine Einführung in Theorie und Praxis, Neuenburg 2003.

Bundesamt für Statistik (BFS), *Gesundheit* und Gesundheitsverhalten in der Schweiz 2007. Schweizerische Gesundheitsbefragung, Neuenburg 2010.

Bundesamt für Statistik (BFS), Schweizerische *Gesundheitsbefragung* 2012. Übersicht, Neuenburg 2013.

Bundesamt für Statistik (BFS), Finanzielle *Situation* der privaten Haushalte. Zusammensetzung und Verteilung der Einkommen, Neuenburg 2007.

Bundesamt für Statistik (BFS), *Statistik* der Hilfe und Pflege zu Hause. Ergebnisse 2013: Zahlen und Trends, Neuenburg 2014.

Bundesamt für Statistik (BFS), *Szenarien* zur Bevölkerungsentwicklung der Schweiz 2010–2060, Neuenburg 2010.

Bundesamt für Statistik (BFS), Ständige *Wohnbevölkerung* nach Alter und Altersmasszahlen nach Kanton, am 31.12.2013. Definitive Jahresergebnisse, URL: http://www.bfs.admin.ch/bfs/portal/de/index/themen/01/02/blank/key/bevoelkerungsstand/02.Document.141983.xls (2013), Zugriff am 10. Januar 2016.

Bundesamt für Statistik (BFS), Die *Zukunft* der Langlebigkeit in der Schweiz, Neuenburg 2009.

Bundesministerium für Familie, Senioren, Frauen und Jugend (Hg.), *Altenhilfestrukturen* der Zukunft. Abschlussbericht der wissenschaftlichen Begleitforschung zum Bundesmodellprogramm, Berlin 2004.

Bundesministerium für Familie, Senioren, Frauen und Jugend, *Familienpflegezeit*, Berlin 2012.

Bundesministerium für Familie, Senioren, Frauen und Jugend (Hg.), *Möglichkeiten und Grenzen* selbständiger Lebensführung in Privathaushalten. Ergebnisse der Studie MuG *III*, Berlin 2005.

Bundesministerium für Gesundheit, Vierter *Bericht* über die Entwicklung der Pflegeversicherung, URL: http://bmg.bund.de/fileadmin/dateien/Publikationen/Pflege/Berichte/Vierter_Bericht_ueber_die_Entwicklung_der_Pflegeversicherung.pdf (2008), Zugriff am 10. Januar 2016.

Bundschuh, Konrad, Allgemeine *Heilpädagogik*. Eine Einführung, Stuttgart 2010.

Caritas Europa, *Zero Poverty*. Armut mitten unter uns, Brüssel 2009.

Castel, Robert, De l'*indigence* à l'exclusion: la désaffiliation, in: Danzelot, Jacques (Hg.), Face à l'exclusion. Le modèle français, Paris 1991, 137–169.

Castel, Robert, Die *Metamorphosen* der sozialen Frage. Eine Chronik der Lohnarbeit, Konstanz 2000.

Chambers, Robert, Rural *Development*. Putting the Last First, London 1983.

Commission of the European Communities, *Social Europe*. Towards Europe of Solidarity: Combatting Social Exclusion, in: Supplement 4/93, Brüssel 1993.

Conradi, Elisabeth, *Take Care*. Grundlagen einer Ethik der Achtsamkeit, Frankfurt a.M., 1999.

Cosandey, Jérôme, *Generationenungerechtigkeit* überwinden. Zusammenfassung, Zürich 2014.

Dabrock, Peter/Ried, Jens, *Befähigungsgerechtigkeit* als theologisch-sozialethisches Leitkriterium für die Priorisierung knapper Ressourcen im Gesundheitswesen, in: Zeitschrift für medizinische Ethik 55 (2009), 29–44.

Dalferth, Ingolf, *Umsonst*. Eine Erinnerung an die kreative Passivität des Menschen, Tübingen 2011.

Daly, Mary/Lewis, Jane, The *concept* of social care and the analysis of contemporary welfare states, in: British Journal of Sociology 51/2 (2000), 281–298.

De Blok, Jos, *Buurtzorg Nederland*: A new perspective on elder care in the Netherlands, in: AARP International – The Journal (Summer 2011), 82–86.

Degen, Markus, III. *Geschichte* der NPO in der Schweiz, in: Helmig, Bernd/Lichtsteiner, Hans/Gmür, Markus (Hg.), Der Dritte Sektor der Schweiz. Die Schweizer Länderstudie im Rahmen des Johns Hopkins Comparative Nonprofit Sector Project (CNP), Bern 2010, 59–97.

DemoSCOPE Research & Marketing, *Evaluation* Diakoniekampagne 2014, Foliensatz zur Präsentation vom 16. September 2014.

Dempfer, Robert, *Das Rote Kreuz*. Von Helden im Rampenlicht und diskreten Helfern, Wien 2009.

Despland, Béatrice/von Ballmoos, Claudia, La *prise en charge*, par l'assurance-maladie, des soins dispensés par un membre de la famille. Etude exploratoire, Lausanne 2008.

Despland, Béatrice/von Ballmoos, Claudia, *Vergütung* der Pflegeleistungen von Familienangehörigen durch die Krankenversicherung, in: Soziale Sicherheit *CHSS* 6 (2010), 352–354.

Despland, Béatrice/von Ballmoos, Claudia, *Vergütung* der Pflegeleistungen von Familienangehörigen durch die Krankenversicherung, *Lausanne* 2009.

Deutsche Seniorenliga, *Familienpflegezeit.* Eine Information für Beschäftigte, Bonn 2013.

Deutscher Caritasverband, *Sozialraumorientierung* in der Caritasarbeit, in: neue caritas 8 (2011), 36–43.

Diakonatskonferenz der Evangelisch-Reformierten Kirchen der deutschsprachigen Schweiz, *Übereinkunft* Sozial-diakonische Dienste, Aarau 2005.

Diaconis, *Ausbildung* zur freiwilligen Seniorenbegleitung, Bern 2012.

Diakonie Deutschland, *Positionen* der Diakonie zur Weiterentwicklung der Pflegeversicherung, Berlin 2014.

Diakonie Ruhr, *Häuslicher Betreuungsdienst.* Entlastung für pflegende Angehörige von Demenzkranken, Bochum o.J.

Diakoniewerk Österreich, Diakonie.mobil bietet *Angehörigen-Entlastungsdienst*, URL: http://www.diakoniewerk.at/de/pressetexte-2014-presseunternehmen/IDpress=19010 (2014), Zugriff am 10. Januar 2016.

Diakonisches Werk der EKD, *Geschäftsbericht* 2012, Stuttgart 2012.

Dietschy, Beat, *Diakonie* in entwicklungspolitischer Sicht, in: Sigrist, Christoph/Rüegger, Heinz (Hg.), Helfendes Handeln im Spannungsfeld theologischer Begründungsansätze, Zürich 2014, 165–183.

Dingeldey, Irene, *Koordination* zwischen Staat, Markt und Familie? Kritik der selektiven Perspektiven in der vergleichenden Wohlfahrts- und Arbeitsmarktforschung, in: Lütz, Susanne/Czada, Roland (Hg.), Wohlfahrtsstaat – Transformation und Perspektiven, Wiesbaden 2004, 107–124.

Direktion für Bildung, Soziales und Sport der Stadt Bern, *Alterskonzept* 2020 der Stadt Bern. Bern – eine altersfreundliche Stadt, Bern 2011.

Direktion für Bildung, Soziales und Sport der Stadt Bern, *Mein persönlicher Pflegestar.* Entlastung für betreuende Angehörige, Bern 2011.

Direktion für Bildung, Soziales und Sport der Stadt Bern, *nimmergrün.* Informationen für Seniorinnen und Senioren, Bern [3]2009.

Dörner, Klaus, *Leben* und sterben, wo ich hingehöre. Dritter Sozialraum und neues Hilfesystem, Neumünster 2007.

Duden, Barbara, *Arbeit* aus Liebe – Liebe als Arbeit. Ein Rückblick, in: Madörin, Mascha/Wiederkehr, Susi (Hg.), Care-Ökonomie. Neue Landschaften von feministischen Analysen und Debatten (Olympe. Feministische Arbeitshefte zur Politik 30), Zürich 2009, 16–26.

Eckart, Christel, *Fürsorglichkeit.* Soziale Praxis und moralische Orientierung, in: Jansen, Birgit et al. (Hg.), Soziale Gerontologie. Ein Handbuch für Lehre und Praxis, Weinheim/Basel 1999, 414–425.

Ehrwein Nihan, Céline, Die Care Economy als *Paradigma* der Verschmelzung von Öffentlichkeit und Privatsphäre?, Vortrag gehalten am 14. April 2011 in Bern.

Eidgenössisches Departement des Innern (EDI), *Beitritt* der Schweiz zur UNO-Behindertenrechtskonvention, Medienmitteilung vom 15. April 2014, URL: http://www.news.admin.ch/message/index.html?lang=de&msg-id=52666 (2014), Zugriff am 10. Januar 2016.

Eidgenössisches Departement für auswärtige Angelegenheiten (EDA), *Übereinkommen* vom 13. Dezember 2006 über die Rechte von Menschen mit Behinderungen; Ergebnis des Vernehmlassungsverfahrens und der Erlassvorlage, Medienmitteilung vom 19. Dezember 2012, URL: https://www.news.admin.ch/message/index.html?lang=de&msg-id=47280 (2012), Zugriff am 10. Januar 2016.

Erne-Widmer, Eveline, *«work & care»*: Vereinbarkeit von Erwerbstätigkeit und Angehörigenpflege – Praxisbeispiel Bank Coop AG, in: Schweizerisches Rotes Kreuz (Hg.), Who cares? Pflege und Solidarität in der alternden Gesellschaft, Zürich 2013, 185–195.

Eurich, Johannes et al., *Kirchen* aktiv gegen Armut und Ausgrenzung. Einleitende Überlegungen, in: ders. et al. (Hg.), Kirchen aktiv gegen Armut und Ausgrenzung. Theologische Grundlagen und praktische Ansätze für Diakonie und Gemeinde, Stuttgart 2011, 9–18.

Eurich, Johannes, *Diakonie* als kirchlicher Ort in der Gesellschaft, in: Kunz, Ralph/Schlag, Thomas (Hg.), Handbuch für Kirchen- und Gemeindeentwicklung, Neukirchen-Vluyn 2014, 261–268.

Eurich, Johannes, Diakonie angesichts der *Herausforderung* interreligiöser Begegnung, in: Sigrist, Christoph/Rüegger, Heinz (Hg.), Helfendes Handeln im Spannungsfeld theologischer Begründungsansätze, Zürich 2014, 199–220.

Eurich, Johannes, *Gerechtigkeit* für Menschen mit Behinderung. Ethische Reflexionen und sozialpolitische Perspektiven, Frankfurt a.M. 2008.

Eurich, Johannes, Diakonie in der *Transformation* des Wohlfahrtsstaates, in: Theologische Literaturzeitung 138/4 (2013), 405–420.

Eurofamcare-Consortium (Hg.), *Eurofamcare.* Services for Supporting Family Carers of Older Dependent People in Europe: Characteristics, Coverage and Usage, Hamburg 2006.

Evangelische Frauen Schweiz (EFS), *Zeitgutschriften* für die Begleitung und Betreuung älterer Menschen. Standpunkt, Zürich 2013.

Evangelische Kirche in Deutschland/Deutsche Bischofskonferenz, Für eine *Zukunft* in Solidarität und Gerechtigkeit. Wort des Rates der Evangelischen Kirche in Deutschland und der Deutschen Bischofskonferenz zur wirtschaftlichen und sozialen Lage in Deutschland, Hannover/Bonn 1997.

Evangelisch-reformierte Landeskirche des Kantons St. Gallen, *Besuchsdienste* in evangelischen Kirchgemeinden, Manuskript, St. Gallen (o.J.).

Evangelisch-reformierte Landeskirche des Kantons Zürich/Reformierte Kirchen Bern-Jura-Solothurn, *Argumente* für Besuchsdienste in der reformierten Kirche. Arbeitsblätter für die Besuchsdienstleitung, Zürich/Bern 2012.

Evangelisch-reformierte Landeskirche des Kantons Zürich/Reformierte Kirchen Bern-Jura-Solothurn, *Besuchsdienstleitung*: Aufgaben und Anforderungen. Arbeitsblätter für die Besuchsdienstleitung, Zürich/Bern 2012.

Evangelisch-reformierte Landeskirche des Kantons Zürich/Reformierte Kirchen Bern-Jura-Solothurn, *Erfahrungsaustausch* für Besuchsdienste. Arbeitsblätter für die Besuchsdienstleitung, Zürich/Bern 2012.

Evangelisch-reformierte Landeskirche des Kantons Zürich/Reformierte Kirchen Bern-Jura-Solothurn, *Evaluation* und Weiterentwicklung im Besuchsdienst. Arbeitsblätter für die Besuchsdienstleitung, Zürich/Bern 2012.

Evangelisch-reformierte Landeskirche des Kantons Zürich/Reformierte Kirchen Bern-Jura-Solothurn, *Konzeptvorlage.* Arbeitsblätter für die Besuchsdienstleitung, Zürich/Bern 2012.

Evangelisch-reformierte Landeskirche des Kantons Zürich/Reformierte Kirchen Bern-Jura-Solothurn, *Planungshilfe* für den Aufbau eines Besuchsdienstes. Arbeitsblätter für die Besuchsdienstleitung, Zürich/Bern 2012.

Evangelisch-reformierte Landeskirche des Kantons Zürich/Reformierte Kirchen Bern-Jura-Solothurn, *Rahmenbedingungen* für den Besuchsdienst. Arbeitsblätter für die Besuchsdienstleitung, Zürich/Bern 2012.

Evangelisch-reformierte Landeskirche des Kantons Zürich/Reformierte Kirchen Bern-Jura-Solothurn, *Diskretion* und Schweigepflicht im Besuchsdienst. Merkblatt für Besuchende. Arbeitsblätter für die Besuchsdienstleitung, Zürich/Bern 2012.

Evangelisch-reformierte Landeskirche des Kantons Zürich, *Diakoniekonzept* der Zürcher Landeskirche, Zürich 2012.

Evangelisch-reformierte Landeskirche des Kantons Zürich, *Kirchenordnung* der Evangelisch-reformierten Landeskirche des Kantons Zürich vom 17. März 2009 (181.10), Zürich 2009.

Evangelisch-reformierte Landeskirche des Kantons Zürich, *Lebensabschnitt Alter*, Zürich 2010.

Evangelisch-reformierte Landeskirche des Kantons Zürich, *Va bene* – besser leben zuhause, Rundbrief Nr. 2. vom April 2011.

Evangelisch-reformierte Landeskirche des Kantons Zürich, *Schulung* «va bene – besser leben zuhause» (DS 1426), URL: http://www.zh.ref.ch/handlungsfelder/ds/alter/schulung/schulung-va-bene -ds1426 (o.J.), Zugriff am 10. Januar 2016.

Evers, Adalbert/Olk, Thomas, Von der pflegerischen *Versorgung* zu hilfreichen Arrangements. Strategien der Herstellung optimaler Beziehungen zwischen formellem und informellem Hilfesystem im Bereich der Pflege älterer Menschen, in: dies. (Hg.), Wohlfahrtspluralismus. Vom Wohlfahrtsstaat zur Wohlfahrtsgesellschaft, Opladen 1996, 347–372.

Evers, Adalbert/Olk, Thomas, *Wohlfahrtspluralismus* – Analytische und normativ-politische Dimensionen eines Leitbegriffs, in: dies. (Hg.), Wohlfahrtspluralismus. Vom Wohlfahrtsstaat zur Wohlfahrtsgesellschaft, Opladen 1996, 9–60.

Evers, Ralf et al., *Theologie* und Soziale Wirklichkeit – zur Einführung in die Reihe und in den Band, in: Herrmann, Volker et al. (Hg.), Theologie und Soziale Wirklichkeit. Grundbegriffe, Stuttgart 2011, 7–10.

Falk, Katrin et al., *Arm*, alt, pflegebedürftig. Selbstbestimmungs- und Teilhabechancen im benachteiligten Quartier, Berlin 2011.

Faus, José Ignacio González, *Sünde*, in: Ellacuría, Ignacio/Sobrino, Jon (Hg.), Mysterium Liberationis, Bd. 2, Luzern 1996, 725–740.

Fluder, Robert et al., Ambulante *Alterspflege* und Altershilfe. Schlussbericht, Bern 2011.

Franck, Georg, *Ökonomie* der Aufmerksamkeit, in: Merkur 534/535 (1993), 748–761.

Franck, Georg, Die neue *Währung*: Aufmerksamkeit. Zum Einfluss der Hochtechnik auf Zeit und Geld, in: Merkur 486 (1989), 688–701.

Fraser, Nancy/Honneth, Axel, *Umverteilung* oder Anerkennung? Eine politisch-philosophische Kontroverse, Frankfurt a.M. 2003.

Freeman, Samuel (Hg.), *The Cambridge Companion to Rawls*, Cambridge 2008.

Fröchtling, Andrea, «Und dann habe ich auch noch den *Kopf* verloren ...». Menschen mit Demenz in Theologie, Seelsorge und Gottesdienst wahrnehmen, Leipzig 2008.

Fuchs, Ottmar, Religiös motivierte *Lebenshilfe* in interreligiösen und interkulturellen Kontexten, in: Wege zum Menschen 66 (2014), 202–217.

Furler, Frieder, Der theologische *Ansatz* des Diakoniekonzepts der reformierten Kirche des Kantons Zürich, in: Sigrist, Christoph/Rüegger, Heinz (Hg.), Helfendes Handeln im Spannungsfeld theologischer Begründungsansätze, Zürich 2014, 141–151.

Furler, Frieder, *Diakonie* – eine praktische Perspektive. Vom Wesensmerkmal zum sichtbaren Zeichen der Kirche, Zürich 2012.

Gebhard, Dörte, Pneumatologische und eschatologische *Begründungsperspektiven* von Diakonie, in: Sigrist, Christoph/Rüegger, Heinz (Hg.), Helfendes Handeln im Spannungsfeld theologischer Begründungsansätze, Zürich 2014, 79–93.

Geister, Christina, «Weil ich für meine *Mutter* verantwortlich bin». Der Übergang von der Tochter zur pflegenden Tochter, Bern 2004.

Gemeinschaft Evangelischer Kirchen in Europa (GEKE), Die *Kirche* Jesu Christi. Der reformatorische Beitrag zum ökumenischen Dialog über die kirchliche Einheit (Leuenberger Texte 1), Frankfurt a.M. 1995.

Generalversammlung des Lateinamerikanischen Episkopates (Hg.), Die *Evangelisierung* Lateinamerikas in Gegenwart und Zukunft. Dokument der III. Generalkonferenz des lateinamerikanischen Episkopates in Puebla, 13. Februar 1979.

Gesundheits- und Fürsorgedirektion des Kantons Bern, *Alters- und Behindertenamt*, URL: http://www.gef.be.ch/gef/de/index/direktion/organisation/alba.html (o.J.), Zugriff am 10. Januar 2016.

Gesundheits- und Fürsorgedirektion des Kantons Bern, Alterspolitik im Kanton Bern. *Zwischenbericht* 2007, Bern 2007.

Gesundheits- und Fürsorgedirektion des Kantons Bern, *Bericht* zur Alterspolitik im Kanton Bern 2011, Bern 2011.

Gesundheits- und Fürsorgedirektion des Kantons Bern, *Leistungsvertrag* Pflege 2016, URL: http://www.gef.be.ch/gef/de/index/direktion/organisation/alba/formulare/organisationen_derhilfeundpflegezuhause.assetref/dam/documents/GEF/ALBA/de/Formulare_Bewilligungen_Gesuche/Organisationen_Hilfe_Pflege_Zuhause/LV_Spitex-Pflege_2016_d.docx (2016), Zugriff am 10. Januar 2016.

Globig, Christine, *Care* und Gender. Ein Beitrag zum heutigen Diakonieverständnis, in: Sigrist, Christoph/Rüegger, Heinz (Hg.), Helfendes Handeln im Spannungsfeld theologischer Begründungsansätze, Zürich 2014, 155–164.

Gmür, Heidi/Sonderegger, Christian, *Arbeit* und Beschäftigung, in: Sonderegger, Christian/Stampfli, Marc (Hg.), Aktuelle Schweiz. Lexikon für Politik, Recht, Wirtschaft, Gesellschaft, Aarau 2004, 305–314.

Gmür, Markus/Lichtsteiner, Hans, VIII. *Ausblick*: 10 Thesen zur Entwicklung der Organisationen im Dritten Sektor der Schweiz, in: Helmig, Bernd/Lichtsteiner, Hans/Gmür, Markus (Hg.), Der Dritte Sektor der Schweiz. Die Schweizer Länderstudie im Rahmen des Johns Hopkins Comparative Nonprofit Sector Project (CNP), Bern 2010, 239–250.

Gmür, Markus/Helmig, Bernd/Bärlocher, Christoph, II. *Der Dritte Sektor* im internationalen Vergleich, in: Helmig, Bernd/Lichtsteiner, Hans/Gmür, Markus (Hg.), Der Dritte Sektor der Schweiz. Die Schweizer Länderstudie im Rahmen des Johns Hopkins Comparative Nonprofit Sector Project (CNP), Bern 2010, 41–58.

Gohde, Jürgen, Zur *Anwaltschaft* herausgefordert, in: Welker, Michael (Hg.), Brennpunkt Diakonie, Neukirchen-Vluyn [2]1999, 15–38.

Gronbach, Sigrid, Von der *Verteilung* zur Teilhabe. Sozialhilfe- und arbeitsmarktpolitische Gerechtigkeitsdiskurse unter Rot-Grün 1998–2005, Berlin 2007.

Gröschke, Dieter, *Arbeit* Behinderung Teilhabe. Anthropologische, ethische und gesellschaftliche Bezüge, Bad Heilbrunn 2011.

Gutgesell, Katrin, Die Konzepte der «*Normalisierung*» und «Teilhabe» – eine Begriffsbestimmung. Studienarbeit am Masterstudiengang «Sozialarbeit in der Psychiatrie» (Mental Health), München 2008.

Haas, Hanns-Stephan, Diakonische *Gemeinde*, in: Herrmann, Volker/Horstmann, Martin (Hg.), Studienbuch Diakonik. Diakonisches Handeln, diakonisches Profil, diakonische Kirche, Neukirchen-Vluyn 2006, 305–318.

Haberkern, Klaus, *Pflege* in Europa. Familie und Wohlfahrtsstaat, Wiesbaden 2009.

Härle, Wilfried, Zur *Gegenwartsbedeutung* der «Rechtfertigungs»-Lehre. Eine Problemskizze, in: Zeitschrift für Theologie und Kirche 95. Beiheft 10 (1995), 101–139.

Haslinger, Herbert, *Diakonie*. Grundlagen für die soziale Arbeit der Kirche, Paderborn 2009.

Haslinger, Herbert, Die wissenschaftstheoretische *Frage* nach der Praxis, in: ders. (Hg.), Handbuch Praktische Theologie. Bd. 1: Grundlegungen, Mainz 1999, 102–121.

Haslinger, Herbert, *Pastoral* bei Familien mit behinderten Angehörigen, in: Eurich, Johannes (Hg.), Inklusive Kirche (Behinderung – Theologie – Kirche 1), Stuttgart 2011, 171–182.

Hauschild, Wolf-Dieter, *Lehrbuch* der Kirchen- und Dogmengeschichte, Bd. 2. Reformation und Neuzeit, Gütersloh [2]2001.

Hauser, Richard, *Armut*, in: Deutscher Verein für Öffentliche und Private Fürsorge Frankfurt am Main (Hg.), Fachlexikon der sozialen Arbeit, Baden-Baden [6]2007, 65–67.

Heinemann-Knoch, Marianne/Knoch, Tina/Korte, Elke, *Zeitaufwand* in der häuslichen Pflege: Wie schätzen ihn Hilfe- und Pflegebedürftige und ihre privaten Hauptpflegepersonen selbst ein?, in: Zeitschrift für Gerontologie und Geriatrie 39/6 (2006), 413–417.

Helmig, Bernd/Lichtsteiner, Hans/Gmür, Markus (Hg.), *Der Dritte Sektor der Schweiz*. Die Schweizer Länderstudie im Rahmen des Johns Hopkins Comparative Nonprofit Sector Project (CNP), Bern 2010.

Helmig, Bernd et al., V. Methodische *Erläuterungen* zur Erfassung des Dritten Sektors in der Schweiz, in: ders./Lichtsteiner, Hans/Gmür, Markus (Hg.), Der Dritte Sektor der Schweiz. Die Schweizer Länderstudie im Rahmen des Johns Hopkins Comparative Nonprofit Sector Project (CNP), Bern 2010, 145–171.

Helmig, Bernd et al., I. *Grundlagen* und Abgrenzungen, in: ders./Lichtsteiner, Hans/Gmür, Markus (Hg.), Der Dritte Sektor der Schweiz. Die Schweizer Länderstudie im Rahmen des Johns Hopkins Comparative Nonprofit Sector Project (CNP), Bern 2010, 15–40.

Helmig, Bernd et al., VI. *Statistik* des Dritten Sektors in der Schweiz, in: ders./Lichtsteiner, Hans/Gmür, Markus (Hg.), Der Dritte Sektor der Schweiz. Die Schweizer Länderstudie im Rahmen des Johns Hopkins Comparative Nonprofit Sector Project (CNP), Bern 2010, 173–205.

Herrmann-Stojanov, Irmgard (Sozialwissenschaftliches Institut der EKD), Stichwortartikel: *Pflegeversicherung*, URL: http://www.ekd.de/sozialethik/download/Gesetzl_Pflegeversicherung.pdf (2009), Zugriff am 10. Januar 2016.

Heusinger, Josefine/Klünder, Monika, Die *Einflüsse* des Milieus auf die Steuerung in häuslichen Pflegearrangements, in: Blüher, Stefan/Stosberg, Manfred (Hg.), Neue Vergesellschaftungsformen des Alter(n)s, Wiesbaden 2004, 183–196.

Heusinger, Josefine, *Pflegeorganisation* und Selbstbestimmung in häuslichen Pflegearrangements, in: Zeitschrift für Gerontologie und Geriatrie 39/6 (2006), 418–422.

Hinte, Wolfgang, Von der *Gemeinwesenarbeit* zur Sozialraumorientierung, in: Herrmann, Volker/Horstmann, Martin (Hg.), Wichern drei – gemeinwesendiakonische Impulse, Neukirchen-Vluyn 2010.

Hinte, Wolfgang, Das Fachkonzept «*Sozialraumorientierung*», in: Haller, Dieter/Hinte, Wolfgang/Kummer, Bernhard (Hg.), Jenseits von Tradition und Postmoderne. Sozialraumorientierung in der Schweiz, Österreich und Deutschland, Weinheim 2007, 98–115.

Höffe, Otfried (Hg.), John *Rawls*: Eine Theorie der Gerechtigkeit, Berlin 2013.

Höhn, Monika, Häusliche *Pflege*. … und sich selbst nicht vergessen, Köln 1995.

Höpflinger, François et al., Pflegebedürftigkeit und *Langzeitpflege* im Alter. Aktualisierte Szenarien für die Schweiz (Buchreihe des Schweizerischen Gesundheitsobservatoriums), Bern 2011.

Höpflinger, François/Hugentobler, Valérie, Familiale, ambulante und stationäre *Pflege* im Alter. Perspektiven für die Schweiz (Buchreihe des Schweizerischen Gesundheitsobservatoriums), Bern 2005.

Höpflinger, François/Hugentobler, Valérie, *Pflegebedürftigkeit* in der Schweiz. Prognosen und Szenarien für das 21. Jahrhundert (Buchreihe des Schweizerischen Gesundheitsobservatoriums), Bern 2003.

Höpflinger, François, *Altern* in der Schweiz – demografische, gesundheitliche und gesellschaftliche Entwicklungen, in: Perrig-Chiello, Pasqualina/Höpflinger, François (Hg.), Pflegende Angehörige älterer Menschen. Probleme, Bedürfnisse, Ressourcen und Zusammenarbeit mit der ambulanten Pflege, Bern 2012, 29–62.

Höpflinger, François, Demographische *Alterung* – Trends und Perspektiven, URL: http://www.hoepflinger.com/fhtop/Demografische-Alterung.pdf (2011), Zugriff am 10. Januar 2016.

Höpflinger, François, *Pflegebedürftigkeit* und soziale Lebensformen im Alter, Referat gehalten am 4. Zürcher Gerontologietag vom 1. Oktober 2003 in Zürich.

Höpflinger, François, Zuhause lebende *Menschen* im Alter – soziale Netzwerke, Gesundheit und ambulante Unterstützung, in: Perrig-Chiello, Pasqualina/Höpflinger, François (Hg.), Pflegende Angehörige älterer Menschen. Probleme, Bedürfnisse, Ressourcen und Zusammenarbeit mit der ambulanten Pflege, Bern 2012, 63–107.

Horstmann, Martin, Auf dem *Weg* zu «Caring Communities»? Kirchengemeinden als sozialkapitalbildende Orte, in: epd-Dokumentation 39 (2011), 53–60.

Horstmann, Martin, Stichwort *Gemeinwesendiakonie*, URL: https://diakonisch.files.wordpress.com/2010/06/stichwort-gemeinwesendiakonie.pdf (2010), Zugriff am 10. Januar 2016.

Huber, Wolfgang, Die *Rolle* der Kirchen als intermediärer Institutionen in der Gesellschaft, Referat gehalten am Symposion «Die Zukunft des Sozialen» vom 14. September 2010 in Berlin.

Hutchison, Sara et al., *Entlastungsmöglichkeiten* für pflegende Angehörige, in: Perrig-Chiello, Pasqualina/Höpflinger, François (Hg.), Pflegende Angehörige älterer Menschen. Probleme, Bedürfnisse, Ressourcen und Zusammenarbeit mit der ambulanten Pflege, Bern 2012, 211–271.

Informationsstelle AHV/IV, *Betreuungsgutschriften* (1.03), Bern 2015.

Informationsstelle AHV/IV, *Ergänzungsleistungen* zur AHV/IV (5.01), Bern 2015.

Informationsstelle AHV/IV, *Altersrenten* und Hilflosenentschädigungen der AHV (3.01), Bern 2015.

Institut Neumünster, *Pilotprojekt* «va bene – besser leben zuhause», Zollikerberg 2010.

Interkantonale Arbeitsgruppe «Runder Tisch Alter», *Empfehlungen* für die Altersarbeit in Kirchgemeinden, Bern 2011.

Jakob, Dominique/Huber, Roman, IV. Rechtliche *Rahmenbedingungen* für NPO in der Schweiz, in: Helmig, Bernd/Lichtsteiner, Hans/Gmür, Markus (Hg.), Der Dritte Sektor der Schweiz. Die Schweizer Länderstudie im Rahmen des Johns Hopkins Comparative Nonprofit Sector Project (CNP), Bern 2010, 99–143.

Jansen, Birgit/Klie, Thomas, *Häuslichkeit*. Berichte und Fragen an Soziale Gerontologie und Pflegewissenschaft, in: Jansen, Birgit et al. (Hg.), Soziale Gerontologie. Ein Handbuch für Lehre und Praxis, Weinheim/Basel 1999, 521–539.

Jansen, Birgit, Informelle *Pflege* durch Angehörige, in: dies. et al. (Hg.), Soziale Gerontologie. Ein Handbuch für Lehre und Praxis, Weinheim/Basel 1999, 604–628.

Jansson, Wallis et al., The Circle Model – Support for Relatives of People with Dementia, in: International of Geriatric Psychiatry 13/10 (1998), 674–681.

Jehle, Frank, Die andere *Kirchenstruktur*: Die Teilung der Ämter, in: Krieg, Matthias/Zangger-Derron, Gabrielle (Hg.), Die Reformierten. Suchbilder einer Identität, Zürich 2002, 57–62.

Jent, Adrian, Die immaterielle *Beistandspflicht* zwischen Ehegatten unter dem Gesichtspunkt des Persönlichkeitsschutzes, Bern 1985.

Jochum-Müller, Gernot/Harringer, Reinhold, *Zeitvorsorge* – Solidarität zwischen dem dritten und vierten Lebensalter. Kurzfassung der Machbarkeitsstudie für ein Zeitvorsorgesystem in der Stadt St. Gallen, Dornbirn 2011.

Jüngel, Eberhard, *Hoffen*, Handeln – und Leiden. Zum christlichen Verständnis des Menschen aus theologischer Sicht, in: ders. (Hg.), Beziehungsreich. Perspektiven des Glaubens, Stuttgart 2002, 13–40.

Kainzbauer, Stefanie, Caritative *Befähigungspraxis*. Herkunftsbedingte Bildungsbenachteiligung und der christlich-ethische Anspruch auf gelingendes Leben (Diakonik 9), Berlin 2011.

Kälin, Walter et al., Mögliche *Konsequenzen* einer Ratifizierung der UN-Konvention über die Rechte von Menschen mit Behinderungen durch die Schweiz, Bern 2008.

Karrer, Dieter/Baumeister, Barbara, «*Auf Betroffene hören*». Soziale Unterschiede im Belastungserleben pflegender Angehöriger, URL: http://www.infostelle.ch/filedownload.html?cdid=6397&file=0 (2008), Zugriff am 10. Januar 2016.

Katz, Sidney et al., *Studies* of Illness in the Aged. The Index of ADL. A Standardized Measure of Biological and Psychosocial Function, in: Journal of the American Medical Association (JAMA) 185 (1963), 914–919.

Kaufmann, Franz-Xaver, *Staat* und Wohlfahrtsproduktion, in: Derlien, Hans-Ulrich/Gerhardt, Uta/Scharpf, Fritz W. (Hg.), Systemrationalität und Partialinteresse. FS Renate Mayntz, Baden-Baden 1994, 357–380.

Kehrli, Christin, *Armut* in der Schweiz. Die Fakten, in: Caritas Schweiz (Hg.), Sozialalmanach 2010. Schwerpunkt: Armut verhindern, Luzern 2010, 101–114.

Kersting, Wolfgang, *John Rawls zur Einführung*, Hamburg [3]2008.

Kesselring, Annemarie, Angehörige pflegen: *Herausforderung* für die Zukunft?, Antrittsvorlesung vom 31. Mai 2001 in Basel.

Kesselring, Annemarie, *Angehörige* zu Hause pflegen: Anatomie einer Arbeit, in: Schweizerische Ärztezeitung 85/10 (2004), 504–506.

King, Sarah, Zum Beispiel *Freiburg*: Entschädigung für Angehörige, in: Spitex Magazin 4 (2014), 26.

Kirchenamt der EKD, *Gerechte Teilhabe*. Befähigung zu Eigenverantwortung und Solidarität, Gütersloh 2006.

Kirchenamt der EKD, *Herz* und Mund und Tat und Leben. Grundlagen, Aufgaben und Zukunftsperspektiven der Diakonie. Eine evangelische Denkschrift, Gütersloh [3]1998.

Kittay, Eva, *Behinderung*, gleiche Würde und Fürsorge, in: Concilium 39/2 (2003), 226–237.

Klein, Stephanie, *Erkenntnis* und Methode in der Praktischen Theologie, Stuttgart 2005.

Klie, Thomas, *Diakonik*: Für(s) Alte(r) sorgen. Zwischen Betreuung und Altersmanagement, in: ders./Kumlehn, Martina/Kunz, Ralph (Hg.), Praktische Theologie des Alterns (Praktische Theologie im Wissenschaftsdiskurs 4), Berlin/New York 2009, 575–595.

Knoll, Alex et al., *Wisch und weg*! Sans-Papiers-Hausarbeiterinnen zwischen Prekarität und Selbstbestimmung, Zürich 2012.

Kohlen, Helen/Kumbruck, Christel, *Care-(Ethik)* und das Ethos fürsorglicher Praxis. Literaturstudie (artec-paper 151), Bremen 2008.

Kohler, Marc Edouard, *Kirche* als Diakonie, Zürich 1991.

Koller, Thomas, Die *Verwandtenunterstützungspflicht* im schweizerischen Recht oder: Der «verlorene Sohn» im Spannungsfeld zwischen Fiskalinterese und Privatinteresse, in: FamPra.ch 4 (2007), 769–796.

Konradt, Matthias, *Gericht* und Gemeinde. Eine Studie zur Bedeutung und Funktion von Gerichtsaussagen im Rahmen der paulinischen Ekklesiologie und Ethik im 1 Thess und 1 Kor (BZNW 117), Berlin/New York 2003.

Körtner, Ulrich H. J., 4.2. *Diakonie* und Wissenschaft, in: Horneber, Markus/Helbich, Peter/Raschzok, Klaus (Hg.), Dynamisch Leben gestalten. Perspektiven zukunftsorientierter Unternehmen in der Sozial- und Gesundheitswirtschaft (Dynamisch Leben gestalten 1), Stuttgart 2010, 193–227.

Kottnik, Klaus-Dieter K., *Altersarmut* und diakonische Gemeinde, in: Eurich, Johannes et al. (Hg.), Kirchen aktiv gegen Armut und Ausgrenzung. Theologische Grundlagen und praktische Ansätze für Diakonie und Gemeinde, Stuttgart 2011, 668–680.

Krebs, Angelika, *Arbeit* und Liebe. Die philosophischen Grundlagen sozialer Gerechtigkeit, Frankfurt a.M. 2002.

Krill, Marie-Jeanne, *Hilfsbedürftig* und doch selbständig, in: Schweizerischer Nationalfonds – Horizonte, September 2006, 18–19.

Kronauer, Martin, «Exklusion» in der *Armutsforschung* und der Systemtheorie. Anmerkungen zu einer problematischen Beziehung, in: SOFI-Mitteilungen 26 (1998), 117–126.

Kronauer, Martin, *Exklusion.* Die Gefährdung des Sozialen im hoch entwickelten Kapitalismus, Frankfurt a.M. 2002.

Kronauer, Martin, Exklusion und das Europäische *Sozial(staats)modell*, in: Kurswechsel 1 (2007), 62–74.

Kronig, Winfried, Der relative *Nutzen* der Ware Bildung – Über die Grenzen der Verhinderung von Armut durch Bildung, in: Caritas Schweiz (Hg.), Sozialalmanach 2010. Schwerpunkt: Armut verhindern, Luzern 2010, 173–184.

Krummenacher, Jörg, *Zeit* sparen fürs Alter, in: Neue Zürcher Zeitung NZZ vom 2. Juni 2014, URL: http://www.nzz.ch/aktuell/schweiz/zeit-sparen-fuers-alter-1.18314384, Zugriff am 10. Januar 2016.

Krummenacher, Jürg, *Pflegen*, betreuen und bezahlen, in: Soziale Sicherheit CHSS 5 (2006), 276–277.

Künemund, Harald, «Produktive» *Tätigkeiten*, in: Kohli, Martin/Künemund, Harald (Hg.), Die zweite Lebenshälfte. Gesellschaftliche Lage und Partizipation im Spiegel des Alters-Survey, Wiesbaden 2005, 277–317.

Lamura, Giovanni et al., *Erfahrungen* von pflegenden Angehörigen älterer Menschen in Europa bei der Inanspruchnahme von Unterstützungsleistungen. Ausgewählte Ergebnisse des Projektes EUROFAMCARE, in: Zeitschrift für Gerontologie und Geriatrie 39/6 (2006), 429–442.

Landert, Charles, *Die Leistungen der Reformierten Kirchen Bern-Jura* in Diakonie und Beratung, Bildung und Kultur, Zürich 2000.

Landert, Charles, *Die sozialen und kulturellen Leistungen* der Evangelisch-reformierten Landeskirche des Kantons Zürich, Zürich 1995.

Landolt, Hardy, *Angehörigenpflege.* Sozialpolitische Herausforderungen, in: Paracontact 4 (2010), 22–23.

Landolt, Hardy, *Betreuungsgutschriften* für betreuende Angehörige, in: Paracontact 2 (2011), 27.

Landolt, Hardy, Die *EL* als Pflegeversicherung, in: Schweizerische Zeitschrift für Sozialversicherung und berufliche Vorsorge SZS 2 (2011), 184–206.

Landolt, Hardy, Die neue *Pflegefinanzierung*, in: Schweizerische Zeitschrift für Sozialversicherung und berufliche Vorsorge SZS 1 (2010), 18–34.

Landolt, Hardy, *Pflegerecht.* Band II: Schweizerisches Pflegerecht, Bern 2002.

Landolt, Hardy, *Soziale Sicherheit* von pflegenden Angehörigen, in: Haftpflichtrecht Versicherungsrecht. Band 1, Zürich 2010, 59–97.

Lanz, Anni, *Frauenmigration* – Bedeutung für die Pflege und die Betreuung in der Schweiz, in: Madörin, Mascha/Wiederkehr, Susi (Hg.), Care-Ökonomie. Neue Landschaften von feministischen Analysen und Debatten (Olympe. Feministische Arbeitshefte zur Politik 30), Zürich 2009.

Latzel, Günther/Andermatt, Christoph, *Personen* mit einer Hilflosenentschädigung IV: Verfügung von Pflege und Betreuung durch die Ergänzungsleistungen. Forschungsbericht 6/08 (Beiträge zur Sozialen Sicherheit), Zürich 2008.

Lawton, M. Powell/Brody, Elaine, *Assessment* of Older People: Self-Maintaining and Instrumental Activities of Daily Living, in: Gerontologist 9 (1969), 179–186.

Leibold, Stefan, Was ist gute *Pflege*? Eine Bewertung der Reform der Pflegeversicherung, in: Herder Korrespondenz 10 (2007), 525–529.

Lenzin, René, 285 Franken *Zwangssparen* für die Alterspflege, in: Tagesanzeiger vom 11. Juli 2014, URL: http://www.tagesanzeiger.ch/

schweiz/285-Franken-Zwangssparen-fuer-die-Alterspflege/story/28000869 (2014), Zugriff am 10. Januar 2016.
Lessenich, Stephan, Die *Neuerfindung* des Sozialen. Der Sozialstaat im flexiblen Kapitalismus, Bielefeld 2008.
Lessenich, Stephan, *Wohlfahrtsstaat*, in: Baur, Nina et al. (Hg.), Handbuch Soziologie, Wiesbaden 2008, 483–498.
Lettke, Frank, *Pflegen* wollen, sollen, müssen oder dürfen? Zur Ambivalenz von Generationenbeziehungen im Alter, in: Motel-Klingebiel, Andreas et al. (Hg.), Lebensqualität im Alter. Generationenbeziehungen und öffentliche Servicesysteme im sozialen Wandel (Alter[n] und Gesellschaft 4), Opladen 2002, 71–94.
Leu, Agnes/Bischofberger, Iren, *Pflegende Angehörige* als Angestellte in der Spitex: Eine Annäherung aus rechtlicher, qualifikatorischer und konzeptioneller Perspektive, in: Pflegerecht 1/4 (2012), 210–218.
Levend, Helga, *Armut*: «Das kirchliche Engagement ist problematisch». Interview mit dem Politikwissenschaftler Ernst-Ulrich Huster, in: Psychologie heute 9 (2008), 8–9.
Lévinas, Emmanuel, *Die Spur des Anderen*, Freiburg i.Br./München 1983.
Liebig, Brigitte, *Care-Arbeit*, Gleichstellung und soziale Sicherheit: Wirkungszusammenhänge und Handlungsansätze, in: Soziale Sicherheit CHSS 4 (2014), 209–211.
Liedke, Ulf, *Menschen*. Leben. Vielfalt. Inklusion als Gabe und Aufgabe für Kirchgemeinden, in: PTh 3 (2012), 71–86.
Liedke, Ulf, *Theorie* und Praxis der Inklusion, in: ders./Kunz, Ralph (Hg.), Inklusion in der Kirchgemeinde, Göttingen 2012, 11–29.
Liedke, Ulf, *Inklusion* in theologischer Perspektive, in: ders./Kunz, Ralph (Hg.), Inklusion in der Kirchgemeinde, Göttingen 2012, 31–52.
Link, Christian, Die *Kirche* als Grenze des Staates. Zum Auftrag politischer Diakonie, in: Welker, Michael (Hg.), Brennpunkt Diakonie, Neukirchen-Vluyn [2]1999, 125–138.
Lob-Hüdepohl, Andreas, *Inklusion* als theologisch-ethische Grundnorm – auch für die Armutsbekämpfung?, in: Eurich, Johannes et al. (Hg.), Kirchen aktiv gegen Armut und Ausgrenzung. Theologische Grundlagen und praktische Ansätze für Diakonie und Gemeinde, Stuttgart 2011, 158–174.

Lob-Hüdepohl, Andreas, Vielfältige *Teilhabe* als Menschenrecht – ethische Grundlage inklusiver Praxis, in: Wittig-Koppe, Holger et al. (Hg.), Teilhabe in Zeiten verschärfter Ausgrenzung? Kritische Beiträge zur Inklusionsdebatte, Neumünster 2010, 13–21.

Lob-Hüdepohl, Andreas, *Zivilgesellschaft* als «Tatlandschaften» – Sozialethische Anmerkungen zur Gestaltungsmacht zivilgesellschaftlicher Akteure, in: Bauer, Lothar et al. (Hg.), Zukunft verantworten – Teilhabe gestalten. Zivilgesellschaftliche Impulse Gustav Werners (Veröffentlichungen des Diakoniewissenschaftlichen Instituts an der Universität Heidelberg VDWI 43), Heidelberg 2012, 51–62.

Lucas, Barbara/Giraud, Olivier, *Beziehungen* zwischen Staat und Familie bei der Betreuung unterstützungsbedürftiger Personen, in: Soziale Sicherheit CHSS 5 (2006), 238–241.

Lucas, Barbara, La *problématique* du «care» en Suisse. Vers une approche transversale du soin aux personnes dépendantes?, in: Actualité sociale 7 (2007), 5–6.

Luhmann, Niklas, Die *Gesellschaft* der Gesellschaft. Zweiter Teilband, Frankfurt a.M. 1997.

Luhmann, Niklas, *Inklusion* und Exklusion, in: ders., Soziologische Aufklärung, 6. Die Soziologie und der Mensch, Opladen 1995, 237–264.

Luther, Henning, *Wahrnehmen* und Ausgrenzen oder die doppelte Verdrängung. Zur Tradition des seelsorgerlich-diakonischen Blicks, in: Theologia Practica 23 (1988), 250–266.

Madörin, Mascha/Wiederkehr, Susi (Hg.), *Care-Ökonomie.* Neue Landschaften von feministischen Analysen und Debatten (Olympe. Feministische Arbeitshefte zur Politik 30), Zürich 2009.

Madörin, Mascha, *Beziehungs- oder Sorgearbeit?* Versuch einer Orientierung, in: dies./Wiederkehr, Susi (Hg.), Care-Ökonomie. Neue Landschaften von feministischen Analysen und Debatten (Olympe. Feministische Arbeitshefte zur Politik 30), Zürich 2009, 66–69.

Madörin, Mascha, *Care* Ökonomie als zentrale Herausforderung für die Zukunft, Referat gehalten an der Frauenkonferenz des SEK vom 26. Oktober 2009 in Bern.

Madörin, Mascha, Die andere *Hälfte* der Wirtschaft. Care Economy: Die Oekonomie des Sorgens und Pflegens, in: Attac Schweiz (Hg.), «Verstehen um zu verändern». Reader der ersten Sommerakademie, Vernamiège 2004.

Madörin, Mascha, Verschiedene *Varianten*, das Ganze zu denken – eine Einleitung, in: dies./Wiederkehr, Susi (Hg.), Care-Ökonomie. Neue Landschaften von feministischen Analysen und Debatten (Olympe. Feministische Arbeitshefte zur Politik 30), Zürich 2009, 8–13.

Mager, Hans Christian, Informelle *Pflege(sicherungs)arrangements*: Ökonomische Aspekte komplexer Generationenbeziehungen, in: Motel-Klingebiel, Andreas et al. (Hg.), Lebensqualität im Alter. Generationenbeziehungen und öffentliche Servicesysteme im sozialen Wandel (Alter[n] und Gesellschaft 4), Opladen 2002, 95–127.

Mairhuber, Ingrid, Die *Regulierung* des Geschlechterverhältnisses im Sozialstaat Österreich. Traditionen, Wandel und feministische Umbauoptionen, Frankfurt a.M. 2002.

Maly, Nicole, *Töchter*, die ihre Mütter pflegen. Eine Analyse ihrer Lebenssituation (Dortmunder Beiträge zur Sozial- und Gesellschaftspolitik 34), Münster 2001.

Manderscheid, Hejo/Hake, Joachim (Hg.), Wie viel *Caritas* braucht die Kirche – wie viel Kirche braucht die Caritas?, Stuttgart [2]2006.

Marti, Michael, *Dienstleistungen*, Nutzen und Finanzierung von Religionsgemeinschaften in der Schweiz (Projekt FAKIR), Bern 2010.

Martin, Mike et al., *Kantonale Alterspolitiken* in der Schweiz (Beiträge zur Sozialen Sicherheit 11/10), Bern 2010.

Mathwig, Frank, *Herausforderung* Sozialstaat. Pluralistische Gesellschaften zwischen individueller Freiheit und gemeinschaftlicher Verantwortung, unveröffentlichtes Manuskript, Bern 2006.

Mathwig, Frank, *Take Care*. Die Bedeutung kirchlicher Diakonie für eine integrative Betreuung von Betagten und Hochbetagten, unveröffentlichtes Manuskript, Bern 2012.

Mayert, Andreas (Sozialwissenschaftliches Institut der EKD), *Entwicklung* und aktuelle Problemlagen der deutschen Pflegeversicherung, URL: http://www.ekd.de/sozialethik/download/Mayert_Entwicklung_und_aktuelle_Problemlagen_der_deutschen_Pflegeversicherung.pdf (2013), Zugriff am 10. Januar 2016.

Monsen, Karen/de Blok, Jos, *Buurtzorg Nederland*, in: American Journal of Nursing 8 (2013), 55–59.

Moor, Caroline/Aemisegger, Andreas, *Unterstützung* pflegender Angehöriger in den Kantonen. Zusatzanalyse zum Bericht «Kantonale Alterspolitiken in der Schweiz», Zürich 2011.

Mosimann, Peter, *Genf* in einer Vorreiterrolle, in: Schauplatz Spitex 4 (2010), 41.

Myers, Bryant, *Walking* with the Poor. Principles and Pradices of Transformational Development, New York 1999.

Näf-Hofmann, Marlies/Näf, Andreas, *Palliative Care* – Ethik und Recht. Eine Orientierung, Zürich 2011.

Nationale Konferenz der Katholischen Bischöfe der Vereinigten Staaten von Amerika, *Wirtschaftliche Gerechtigkeit* für alle: Die Katholische Soziallehre und die amerikanische Wirtschaft (dt. Fassung), hg. v. Sekretariat der Deutschen Bischofskonferenz (Stimmen der Weltkirche 26), Bonn 1986.

Neher, Peter, Der *Einsatz* für Menschen am Rande – ethische Orientierungen, Vortrag gehalten am 26. Februar 2009 in Freiburg i.Br.

Neher, Peter, Die sozialräumliche *Arbeit* der Caritas, in: Eurich, Johannes et al. (Hg.), Kirchen aktiv gegen Armut und Ausgrenzung. Theologische Grundlagen und praktische Ansätze für Diakonie und Gemeinde, Stuttgart 2011, 555–568.

Netzwerk Artikel 3, *Schattenübersetzung* – Übereinkommen über die Rechte von Menschen mit Behinderungen, URL: http://www.netzwerk-artikel-3.de/attachments/article/93/093_schattenuebersetzung-endgs.pdf (o.J.), Zugriff am 10. Januar 2016.

Netzwerk familien-generationenkirche.ch, *Familien* stärken und entlasten, Bern 2012.

Nirje, Bengt, Das *Normalisierungsprinzip* und seine Auswirkungen in der fürsorgerischen Betreuung, in: Kugel, Robert B./Wolfensberger, Wolf (Hg.), Geistig Behinderte – Eingliederung oder Bewahrung? Heutige Vorstellungen über die Betreuung geistig behinderter Menschen, Stuttgart 1974, 33–46.

Nollert, Michael/Budowski, Monica, VII. Politischer *Kontext* und zukünftige Herausforderungen, in: Helmig, Bernd/Lichtsteiner, Hans/Gmür, Markus (Hg.), Der Dritte Sektor der Schweiz. Die Schweizer Länderstudie im Rahmen des Johns Hopkins Comparative Nonprofit Sector Project (CNP), Bern 2010, 207–238.

Noth, Isabelle/Kohli Reichenbach, Claudia (Hg.), *Palliative und Spiritual Care*. Aktuelle Perspektiven in Medizin und Theologie, Zürich 2014.

Nothelle-Wildfeuer, Ursula, Die *Option* für die Armen als Option für Beteiligung(sgerechtigkeit), in: Eurich, Johannes et al. (Hg.), Kirchen aktiv gegen Armut und Ausgrenzung. Theologische Grundlagen und praktische Ansätze für Diakonie und Gemeinde, Stuttgart 2011, 135–157.

Nussbaum, Martha, Langfristige *Fürsorge* und soziale Gerechtigkeit. Eine Herausforderung der konventionellen Ideen des Gesellschaftsvertrages, in: Deutsche Zeitschrift für Philosophie 51/2 (2003), 179–198.

Oesch, Thomas/Künzi, Kilian (Büro für arbeits- und sozialpolitische Studien BASS), *Zeitgutschriften* für die Begleitung, Betreuung und/oder Pflege älterer Menschen. Literaturübersicht und Einschätzungen von Experten aus der Praxis, Bern 2008.

Pace, Georg, *Gemeindeglieder besuchen* und begleiten andere Gemeindeglieder, Moutier 1994.

Perrig-Chiello, Pasqualina, Familiale *Pflege* – ein näherer Blick auf eine komplexe Realität, in: dies./Höpflinger, François (Hg.), Pflegende Angehörige älterer Menschen. Probleme, Bedürfnisse, Ressourcen und Zusammenarbeit mit der ambulanten Pflege, Bern 2012, 111–210.

Perrig-Chiello, Pasqualina et al., Pflegende Angehörige von älteren Menschen in der Suisse Latine (*AgeCare-Suisse Latine*), Bern 2011.

Perrig-Chiello, Pasqualina et al., *SwissAgeCare* 2010. Pflegende Angehörige von älteren Menschen in der Schweiz, Bern 2010.

Pietz, Hans-Wilhelm, *Diakonie* in einer säkularen Gesellschaft, in: Welker, Michael (Hg.), Brennpunkt Diakonie, Neukirchen-Vluyn [2]1999, 153–164.

Pro Senectute Kanton Bern, *Jahresbericht* 2013, Ittigen 2014.

Pro Senectute Region Bern, *Jahresbericht* 2013, Bern 2014.

Pro Senectute Region Bern, *Leitbild*, Bern 2009.

Pro Senectute Region Bern, Mehr *Lebensqualität* im Alter, Bern 2011.

Pro Senectute, *Betreuungs- und Pflegevertrag*, Zürich 2013.

Pro Senectute, Betreuungs- und Pflegevertrag. *Empfehlungen*, Zürich 2013.

Pro Senectute, *Chronik* Pro Senectute. Von der Alterspflege zur umfassenden Unterstützung im Alter, Zürich 2007.

Pro Senectute, *Leistungsbericht* 2013–2014, Zürich 2014.

Rawls, John, *Eine Theorie der Gerechtigkeit*, Frankfurt a.M. 1975.

Razavi, Shahra, *The Political and Social Economy of Care* in a Development Context. Conceptual Issues, Research Questions and Policy Options, Geneva 2007.

Reformierte Kirchen Bern-Jura-Solothurn, *Weiterbildungskonzept* für den Besuchsdienst von Refbejuso, Bern 2010.

Rendtorff, Trutz, *Ethik*. Grundelemente, Methodologie und Konkretionen einer ethischen Theologie. Band I, Stuttgart 1980.

Rensch, Katharina, *Herausforderung* oder Überforderung? Pflege und Betreuung demenzkranker Menschen durch Angehörige (Wissenschaftliche Beiträge aus dem Tectum Verlag. Reihe Pädagogik 32), Marburg 2012.

Renz, Fabian, «Wir streben ja alle, bewusst oder unbewusst, nach *Unsterblichkeit*», in: Tagesanzeiger vom 11. Juli 2014, URL: http://www.tagesanzeiger.ch/schweiz/standard/Wir-streben-ja-alle-bewusst-oder-unbewusst-nach-Unsterblichkeit/story/12657391 (2014), Zugriff am 10. Januar 2016.

Reuter, Hans-Richard, *Teilhabegerechtigkeit*. Karriere und Unschärfen einer neuen Wertidee, in: Zeitschrift für evangelische Ethik ZEE 4/56 (2012), 244–248.

Rich, Arthur, *Wirtschaftsethik*. Band 1: Grundlagen in theologischer Perspektive, Gütersloh 1984.

Rich, Arthur, *Sachzwänge* und strukturell Böses in der Wirtschaft. Analysen und Konsequenzen aus der Sicht der christlichen Sozialethik, in: Zeitschrift für evangelische Ethik ZEE 26 (1982), 62–82.

Rinderspacher, Jürgen P. et al., *Zeiten* der Pflege. Eine explorative Studie über individuelles Zeitverhalten und gesellschaftliche Zeitstrukturen in der häuslichen Pflege (Studien zur Pflege 2), Berlin 2009.

Ringeling, Hermann, Der diakonische *Auftrag* der Kirche – Versuch eines Konzeptes, in: Herrmann, Volker/Horstmann, Martin (Hg.), Studienbuch Diakonik. Diakonisches Handeln, diakonisches Profil, diakonische Kirche, Neukirchen-Vluyn 2006, 109–116.

Röber, Michaela, *Wohlfahrtspluralismus* und häusliche Pflegearrangements, Frankfurt a.M. 2005.

Rotes Kreuz Bern-Mittelland, *Jahresbericht* 2013, Bern 2014.

Rotes Kreuz Bern-Mittelland, *Portrait* Schweizerisches Rotes Kreuz Bern-Mittelland, Bern 2013.

Ruddat, Günter/Schäfer, Gerhard K., *Diakonie* in der Gemeinde, in: dies. (Hg.), Diakonisches Kompendium, Göttingen 2005, 203–227.

Rudin, Melania/Strub, Silvia (Büro für arbeits- und sozialpolitische Studien BASS), Zeitlicher *Umfang* und monetäre Bewertung der Pflege und

Betreuung durch Angehörige. Datenzusammenstellung, Factsheet, Bern 2014.

Rüegger, Heinz/Sigrist, Christoph, Grundlegende *Aspekte* einer theologischen Begründung von Diakonie, in: dies. (Hg.), Helfendes Handeln im Spannungsfeld theologischer Begründungsansätze, Zürich 2014, 271–277.

Rüegger, Heinz/Sigrist, Christoph, Zur schöpfungstheologischen *Begründung* von Diakonie, in: dies. (Hg.), Helfendes Handeln im Spannungsfeld theologischer Begründungsansätze, Zürich 2014, 65–77.

Rüegger, Heinz/Sigrist, Christoph (Hg.), *Diakonie* – eine Einführung. Zur theologischen Begründung helfenden Handelns, Zürich 2011.

Rüegger, Heinz/Sigrist, Christoph, *Du sollst dich nicht überheben.* Grundlegende Aspekte einer theologischen Begründung von Diakonie, in: epd sozial 13 (2014), 3–4.

Rumpf, Mechthild, *Geschlechterverhältnisse* und Ethos fürsorglicher (Pflege)Praxis im Wandel. Literaturstudie und Problemskizzen zu häuslicher Pflege (artec-Paper 144), Bremen 2007.

Salamon, Lester M., *Third Party Government.* Ein Beitrag zu einer Theorie der Beziehungen zwischen Staat und Nonprofit-Sektor im modernen Wohlfahrtsstaat, in: Evers, Adalbert/Olk, Thomas (Hg.), Wohlfahrtspluralismus. Vom Wohlfahrtsstaat zur Wohlfahrtsgesellschaft, Opladen 1996, 79–102.

Schäfer, Otto, Arbeitsgruppe «*Grundlagen*». Arbeitspaket «Wächteramt & Menschenrechte», unveröffentlichtes Manuskript, Bern 2012.

Schäper, Sabine, *Kirche* als Inklusionsagentur und/oder -akteurin? – Chancen und Widersprüche auf der Suche nach einer neuen Rolle, in: Eurich, Johannes (Hg.), Inklusive Kirche (Behinderung – Theologie – Kirche 1), Stuttgart 2011, 146–162.

Schilliger, Sarah, *Hauspflege*: aktuelle Tendenzen in der Entstehung eines globalisierten, deregulierten Arbeitsmarktes, in: Madörin, Mascha/Wiederkehr, Susi (Hg.), Care-Ökonomie. Neue Landschaften von feministischen Analysen und Debatten (Olympe. Feministische Arbeitshefte zur Politik 30), Zürich 2009, 120–126.

Schmid, Simone, «Wir müssen über die *Einführung* einer Pflegeversicherung sprechen.» Interview mit Regierungsrat Peter Gomm, in: Tages-Anzeiger vom 29. Juni 2014, URL: http://www.tagesanzeiger.ch/schweiz/standard/Wir-muessen-ueber-die-Einfuehrung-einer-Pflege versicherung-sprechen/story/28345606 (2014), Zugriff am 10. Januar 2016.

Schmid, Josef, Der *Welfare-Mix* in der vergleichenden Politikforschung: Der Weg vom Etatismus über den Korporatismus zum Pluralismus – und einige methodische Stolpersteine, in: Evers, Adalbert/Olk, Thomas (Hg.), Wohlfahrtspluralismus. Vom Wohlfahrtsstaat zur Wohlfahrtsgesellschaft, Opladen 1996, 186–207.

Schmidt, Heinz, *Diakoniewissenschaft* seit 2000: Ethik – Menschenwürde – Diakonie, in: Theologische Rundschau 78 (2013), 201–236.

Schnabl, Christa, *Fürsorge.* Eine Kategorie feministischer Ethik und ihre Bedeutung für die christliche Sozialethik, in: Spiess, Christian/Winkler, Katja (Hg.), Feministische Ethik und christliche Sozialethik (Schriften des Instituts für christliche Sozialwissenschaften 57), Berlin 2008, 219–252.

Schnabl, Christa, *Fürsorgearbeit* in modernen Gesellschaften. Eine sozialethische Reflexion, in: Emunds, Bernhard et al. (Hg.), Die Zwei-Verdiener-Familie. Von der Familienförderung zur Kinderförderung? (Studien zur christlichen Gesellschaftsethik 8), Münster 2003, 52–86.

Schnabl, Christa, *Gerecht sorgen.* Grundlagen einer sozialethischen Theorie der Fürsorge (Studien zur theologischen Ethik 109), Freiburg i.Üe. 2005.

Schneekloth, Ulrich/Wahl, Hans-Werner (Hg.), *Selbständigkeit* und Hilfebedarf bei älteren Menschen in Privathaushalten. Pflegearrangements, Demenz, Versorgungsangebote, Stuttgart [2]2008.

Schneekloth, Ulrich, *Entwicklungstrends* und Perspektiven in der häuslichen Pflege. Zentrale Ergebnisse der Studie Möglichkeiten und Grenzen selbständiger Lebensführung (MuG III), in: Zeitschrift für Gerontologie und Geriatrie 39/6 (2006), 405–412.

Schnegg, Brigitte/Matter, Sonja, Von der *Unterstützung* der «würdigen» Armen zum Recht auf Existenzsicherung. Die Ausgestaltung der Schweizer Sozialhilfe im 20. Jahrhundert, in: Caritas Schweiz (Hg.), Sozialalmanach 2010. Schwerpunkt: Armut verhindern, Luzern 2010, 129–142.

Schnegg, Brigitte, Die (un)gezählten *Stunden.* Care Ökonomie in der Schweiz, Referat gehalten an der Frauenkonferenz des SEK vom 26. Oktober 2009 in Bern.

Schnelle, Udo, *Theologie* des Neuen Testaments, Göttingen 2007.

Schranz, Stephan, Das soziale *Engagement* der Reformierten Kirchen Bern-Jura-Solothurn, Wien 2009.

Schulz, Claudia, *Ausgegrenzt* und abgefunden? Innenansichten der Armut (Protestantische Impulse für Gesellschaft und Kirche 6), Berlin 2007.

Schulz, Claudia, *Einleitung*, in: dies. (Hg.), Ausgegrenzt und abgefunden? Innenansichten der Armut (Protestantische Impulse für Gesellschaft und Kirche 6), Berlin 2007, 3–17.

Schweiker, Wolfhard, Inklusive *Praxis* als Herausforderung praktisch-theologischer Reflexion und kirchlicher Handlungsfelder, in: Eurich, Johannes (Hg.), Inklusive Kirche (Behinderung – Theologie – Kirche 1), Stuttgart 2011, 131–145.

Schweitzer, Rosemarie von, *Einführung* in die Wirtschaftslehre des privaten Haushalts, Stuttgart 1991.

Schweizerische Alzheimervereinigung, *Priorität Demenz*. Immer mehr Menschen mit Demenz leben zu Hause, Yverdon-les-Bains o.D.

Schweizerischer Evangelischer Kirchenbund (SEK), Die meiste *Arbeit* in der Schweiz wird unbezahlt geleistet, Pressemitteilung zur Frauenkonferenz vom 27. Oktober 2009 in Bern.

Schweizerischer Evangelischer Kirchenbund (SEK), *Beschreibung der Diakoniekonferenz* des SEK, verabschiedet an der Versammlung vom 25. Oktober 2005 in Bern.

Schweizerischer Evangelischer Kirchenbund (SEK), *Gerechtes Haushalten* und faires Spiel. Studie zu den jüngsten Finanz- und Wirtschaftskrisen aus evangelischer Sicht, Bern 2010.

Schweizerischer Evangelischer Kirchenbund (SEK), *Motion Diakonie.* Analysebericht des Rates SEK, Bern 2013.

Schweizerischer Evangelischer Kirchenbund (SEK), *Reglement für die Konferenzen* des Schweizerischen Evangelischen Kirchenbundes vom 10. November 2003.

Schweizerischer Evangelischer Kirchenbund (SEK), Weibliche *Care-Arbeit*: ein blinder Fleck der Prekaritätsdebatte, Pressemitteilung zur Frauenkonferenz vom 31. Oktober 2012 in Bern.

Schweizerischer Evangelischer Kirchenbund (SEK), *Wer pflegt unsere Alten?* Und wer pflegt die Pflegenden?, Einladung zur Frauenkonferenz vom 24. März 2014 in Bern.

Schweizerischer Evangelischer Kirchenbund (SEK), Zur *Entlastung* der Angehörigen: Die Pflege alter Menschen im Fokus der Frauenkonferenz des SEK, Pressemitteilung zur Frauenkonferenz vom 26. März 2014 in Bern.

Schweizerischer Evangelischer Kirchenbund (SEK)/Schaad, Theo, *Kirchliche Arbeit* bietet der Gesellschaft einen Mehrwert. Würdigung, Bern 2010.

Schweizerischer Evangelischer Kirchenbund (SEK)/Zapf, Lucas, *Kirchliche Arbeit* bietet der Gesellschaft einen Mehrwert. Stellungnahme, Bern 2010.

Schweizerisches Rotes Kreuz (SRK), Die *Geschichte* des Schweizerischen Roten Kreuzes von 1866 bis heute, URL: https://www.srk-zuerich.ch/srk/pdf/Wer_wir_sind/geschichte_srk.pdf (o.J.), Zugriff am 10. Januar 2016.

Schweizerisches Rotes Kreuz (SRK), Vom *Hülfsverein* zum modernen Hilfswerk: 140 Jahre SRK, Bern 2006.

Schweizerisches Rotes Kreuz, *Jahresbericht* 2013, Bern 2014.

Schweizerisches Rotes Kreuz, SRK-*Strategie* 2020, Bern 2013.

Schweppe, Cornelia, *Alter* und Familie, in: Ecarius, Jutta (Hg.), Handbuch Familie, Wiesbaden 2007, 270–284.

Schwöbel, Christoph, *Menschsein* als Sein-in-Beziehung, in: ders. (Hg.), Gott in Beziehung, Tübingen 2002, 193–226.

Schwöbel, Christoph, Die *Trinitätslehre* als Rahmentheorie des christlichen Glaubens, in: ders. (Hg.), Gott in Beziehung, Tübingen 2002, 25–51.

Seidl, Elisabeth/Labenbacher, Sigrid (Hg.), Pflegende *Angehörige* im Mittelpunkt. Studien und Konzepte zur Unterstützung pflegender Angehöriger demenzkranker Menschen, Wien 2007.

Sekretariat der Deutschen Bischofskonferenz (Hg.), *Enzyklika «Deus caritas est»* von Papst Benedikt XVI. an die Bischöfe, an die Priester und Diakone, an die gottgeweihten Personen und an alle Christgläubigen über die christliche Liebe (Verlautbarungen des Apostolischen Stuhls 171), Bonn [6]2008.

Sell, Stefan, Der *Umbau* des Sozialstaates und die Freie Wohlfahrtspflege: Treiber oder Getriebene?, Vortrag am Sozialpolitischen Abend der LIGA der Spitzenverbände der freien Wohlfahrtspflege Rheinland-Pfalz vom 7. Februar 2007 in Mainz.

Sigrist, Christoph, Die geladenen *Gäste*. Diakonie und Ethik im Gespräch, Bern 1995.

Sigrist, Christoph, *Gemeinde* im sozialen Nahraum, in: Kunz, Ralph/Schlag, Thomas (Hg.), Handbuch für Kirchen- und Gemeindeentwicklung, Neukirchen-Vluyn 2014, 327–335.

Sigrist, Christoph, *Kirchen* Diakonie Raum. Untersuchungen zu einer diakonischen Nutzung von Kirchenräumen, Zürich 2014.

Sigrist, Christoph, *Reflections* on the paradigm shift in voluntary work, with reference to Switzerland, in: Eurich, Johannes/Hübner, Ingolf (Hg.), Diaconia against Poverty and Exclusion in Europa. Challanges – Contexts – Perspectives, Leipzig 2013, 137–145.

Sigrist, Christoph/Rüegger, Heinz (Hg.), *Helfendes Handeln* im Spannungsfeld theologischer Begründungsansätze, Zürich 2014.

Sigrist, Christoph/Rüegger, Heinz, *Einführung*, in: dies. (Hg.), Helfendes Handeln im Spannungsfeld theologischer Begründungsansätze, Zürich 2014, 7–11.

Spitex Bern, *Zahlen und Fakten*, URL: https://www.spitex-bern.ch/ueber-uns/zahlen-und-fakten-spitex-bern.html (o.J.), Zugriff am 10. Januar 2016.

Spitex Verband Aargau, *Spitex* ist …, URL: http://www.spitexag.ch/Das-ist-Spitex/PdO24/?fontsize=7 (o.J.), Zugriff am 10. Januar 2016.

Spitex Stadt Luzern, *Geschichte*, URL: https://www.spitex-luzern.ch/ueber-uns/verein/ (o.J.), Zugriff am 10. Januar 2016.

Spring, Kathrin, Kaum *Entlastung*, in: Schauplatz Spitex 5 (2010), 12–16.

Stadt Bern, *Alters- und Versicherungsamt*, URL: http://www.bern.ch/politik-und-verwaltung/stadtverwaltung/bss/alters-und-versicherungsamt (o.J.), Zugriff am 10. Januar 2016.

Städtische Gesundheitsdienste Stadt Zürich, *Geschichte* der Spitex in der Stadt Zürich, URL: https://www.stadt-zuerich.ch/content/dam/stzh/gud/Deutsch/Gesundheit/Spitex/weitere%20Dokumente/Geschichte%2023%2002%2010.pdf (2010), Zugriff am 10. Januar 2016.

Stolz, Jörg/Ballif, Edmée, Die *Zukunft* der Reformierten. Gesellschaftliche Megatrends – kirchliche Reaktionen, Zürich 2010.

Strohm, Theodor, *Diakonie* im Sozialstaat. Überlegungen und Perspektiven, in: ders., Diakonie und Sozialethik. Beiträge zur sozialen Verantwortung der Kirche (Veröffentlichungen des Diakoniewissenschaftlichen Instituts an der Universität Heidelberg VDWI 6), Heidelberg 1993, 207–213.

Stückelberger, Christoph, Ethische, ekklesiologische und ökonomische *Herausforderungen* der diakonischen Arbeit in der Schweiz, in: Sigrist,

Christoph (Hg.), Diakonie und Ökonomie. Orientierungen im Europa des Wandels, Zürich 2006, 185–202.

Stutz, Heidi/Strub, Silvia, *Leistungen* der Familien in späteren Lebensphasen, in: Eidgenössische Koordinationskommission für Familienfragen (Hg.), Pflegen, betreuen und bezahlen. Familien in späteren Lebensphasen, Bern 2006, 73–101.

Südbeck-Baur, Wolf, «Wir brauchen mehr als *Geld*». Interview mit Ina Prätorius, URL: http://www.aufbruch.ch/3136 (2013), Zugriff am 10. Januar 2016.

Suter, Regula/Marbacher, Reto, Die *Schenkung*, URL: http://www.fellmann-partner.com/downloads/aktuell_2010_oktober.pdf (2010), Zugriff am 10. Januar 2016.

Synode 72. Diözese Basel, Gesamtband, Solothurn 1978.

Theissen, Gerd, Die *Bibel* diakonisch lesen. Die Legitimitätskrise des Helfens und der barmherzige Samariter, in: Herrmann, Volker/Horstmann, Martin (Hg.), Studienbuch Diakonik. Bd. 1: Biblische, historische und theologische Zugänge zur Diakonie, Neukirchen-Vluyn ²2008, 88–116.

Theunissen, Georg, *Wege* aus der Hospitalisierung. Empowerment in der Arbeit mit schwerstbehinderten Menschen, Bonn ⁴1999.

Theunissen, Georg, *Zeitgemässes Wohnen* von Menschen mit geistiger Behinderung, in: Neue Praxis 35/4 (2005), 324–339.

Thimm, Walter, Das *Normalisierungsprinzip* – eine Einführung, Marburg ⁵1994.

Tillich, Paul, Der *Protestantismus*, Stuttgart 1950.

Tobler Sibylle Ruth, Lösungsorientierte *Kurzberatung* im Arbeitslosenbereich unter Perspektiven der Hoffnung. Entwicklung eines integrativen Beratungsmodells auf der Basis von psychologischer Arbeitslosenforschung, lösungsorientierter Kurztherapie und Theologie, Diss. theol., Bern 2002.

Torcasso, Rita, Der *Wert* der Pflege, in: Sprechstunde 4 (2010), 32–33.

Traunmüller, Richard et al., *Zivilgesellschaft* in der Schweiz. Analysen zum Vereinsengagement auf lokaler Ebene, Zürich 2012.

Troxler, Ueli, *Gemeinwesenarbeit* in der Schweiz, in: Stövesand, Sabine/Stoik, Christoph/Troxler, Ueli (Hg.), Handbuch Gemeinwesenarbeit (Theorie, Forschung und Praxis der Sozialen Arbeit 4), Opladen 2013.

United Nations, *Treaty Series*. Treaties and international agreements registered or filed and recorded with the Secretariat of the United Nations. Volume 2515, New York 2011.

Van Holten, Karin/Sax, Anna/Bischofberger, Iren, *Vereinbarkeit* von Erwerbstätigkeit und Angehörigenpflege als Erfolgsfaktor für die Wirtschaft?, in: Die Volkswirtschaft 3 (2014), 43–45.

Vereinte Nationen, *Übereinkommen* über die Rechte von Menschen mit Behinderungen (Arbeitsübersetzung vom 16. Februar 2007), New York 2007.

Wansing, Gudrun, *Teilhabe* an der Gesellschaft. Menschen mit Behinderung zwischen Inklusion und Exklusion, Wiesbaden 2005.

Weber, Joachim, *Wahrnehmung* und Wissenschaft, in: Zitt, Renate et al. (Hg.), Wahrnehmen (Theologie und Soziale Wirklichkeit. Studium – Lehre – Praxis), Stuttgart 2013, 10–51.

Wegner, Gerhard, *Befähigung* zur Teilhabe. Sozialethische Paradigmen einer gerechten Gesellschaft in Deutschland, Referat gehalten am 18. August 2006 in Duisburg.

Wegner, Gerhard, «*Enabling Churches*» – Kirchen als Inklusionsagenten, in: Eurich, Johannes et al. (Hg.), Kirchen aktiv gegen Armut und Ausgrenzung. Theologische Grundlagen und praktische Ansätze für Diakonie und Gemeinde, Stuttgart 2011, 211–231.

Wegner, Gerhard, *Teilhabegerechtigkeit* und Nachhaltigkeit. Sozialethische Positionierungen der Evangelischen Kirche seit dem Gemeinsamen Wort 1997, URL: http://www.ekd.de/si/download/Teilhabe gerechtigkeit3.pdf (2011), Zugriff am 10. Januar 2016.

Wegner, Gerhard, Erneuerte *Sozialität*. Die Rolle von Kirchengemeinden im Gemeinwesen, Foliensatz zum Vortrag an der Veranstaltung «Wieviel Kirche braucht die Stadt?» vom 2. Februar 2012 in Berlin.

Wegner, Gerhard, *Teilhabe fördern* – christliche Impulse für eine gerechte Gesellschaft, Stuttgart 2010.

Wellhöner, Volker, «*Wirtschaftswunder*» – Weltmarkt – westdeutscher Fordismus. Der Fall Volkswagen (Theorie und Geschichte der bürgerlichen Gesellschaft 12), Münster 1996.

Welti, Felix, *Behinderung* und Rehabilitation im sozialen Rechtsstaat. Freiheit, Gleichheit und Teilhabe behinderter Menschen (Jus Publicum 139), Tübingen 2005.

Widmer, Judith, Höhere *Grenzwerte* der Verwandtenunterstützungspflicht in der Sozialhilfe, in: Jusletter 18. Mai 2009, 1–8.

Wilz, Gabriele, *Belastungsverarbeitung* bei pflegenden Angehörigen von Demenzkranken. Eine Tagebuchstudie (Reihe Psychosoziale Medizin 8), Göttingen 2002.

Wipf, Thomas, *Christsein* in der einen Wirklichkeit. Zur Bedeutung Arthur Richs für Theologie und Kirche heute, Rede anlässlich der Gedenkfeier zum 100. Geburtstag von Arthur Rich vom 21. Januar 2010 in Schaffhausen.

Wirtschaftsverband Emsland, *Informationsbroschüre* zum neuen Pflegezeitgesetz, URL: http://www.familienstiftung-emsland.de/upload/beratung_und_initiativen/BroschuereBerufundPflegePersonaler.pdf (o.J.), Zugriff am 10. Januar 2016.

Wolf, Douglas A., *Valuing* informal elder care, in: Folbre, Nancy/Bittman, Michael (Hg.), Family Time. The Social Organization of Care (Routledge IAFFE Advances in Feminist Economics 2), New York 2004, 110–129.

Wüthrich Rösch, Erika, Mit *Strategie* die Weichen der Spitex Burgdorf-Oberburg rechtzeitig stellen, Bern 2006.

Wunder, Michael, *Inklusion* – nur ein neues Wort oder ein anderes Konzept?, in: Wittig-Koppe, Holger et al. (Hg.), Teilhabe in Zeiten verschärfter Ausgrenzung? Kritische Beiträge zur Inklusionsdebatte, Neumünster 2010, 22–37.

Zank, Susanne/Schacke, Claudia, *Evaluation* von Effekten gerontopsychiatrischer und geriatrischer Tagesstätten auf ihre Besucher(innen) und deren Angehörigen (Schriftenreihe des Bundesministeriums für Familie, Senioren, Frauen und Jugend 210), Stuttgart 2001.

Zeindler, Matthias, Auf *Erzählungen* hören. Zur Ethik der Aufmerksamkeit, in: Hofheinz, Marco/Mathwig, Frank/Zeindler, Matthias (Hg.), Ethik und Erzählung. Theologische und philosophische Beiträge zur narrativen Ethik, Zürich 2009, 275–301.

Zeindler, Matthias, *Gotteserfahrung* in der christlichen Gemeinde. Eine systematisch-theologische Untersuchung, Stuttgart 2001.

Zellfelder, Paul-Hermann, Die gesellschaftsdiakonische *Bedeutung* von Kirchengemeinden, in: Herrmann, Volker/Horstmann, Martin (Hg.), Wichern drei – gemeinwesendiakonische Impulse, Neukirchen-Vluyn 2010, 68–77.

Zitt, Renate, *Theologie* und Soziale Wirklichkeit: Wahrnehmen, in: dies. et al. (Hg.), Wahrnehmen (Theologie und Soziale Wirklichkeit. Studium – Lehre – Praxis), Stuttgart 2013, 7–9.

Zogg, Claudio, Wer zahlt die *Pflege*? Die neue Pflegefinanzierung, in: Caritas Schweiz (Hg.), Sozialalmanach 2011. Schwerpunkt: Das vierte Lebensalter, Luzern 2011, 87–106.

Zwingli, Huldrych, Der *Hirt* (1524), in: ders., Schriften I. Im Auftrag des Zwinglivereins hg. v. Thomas Brunnschweiler und Samuel Lutz, Zürich 1995, 243–312.

Ausführliches Inhaltsverzeichnis